光與健康

LIGHT AND HEALTH

以實證設計為根基，
引領全球光與照明的研究與應用

郝洛西・曹亦瀟 著

健康照明的需求與解決之道

陽光、空氣、水是生命三要素，當代的我們都已深知空氣汙染及空氣的不舒適，會帶來什麼樣的惡果，所以我們會設置空氣清淨機以及空調設備來確保健康舒適的空氣環境；我們也明白水質的重要，所以我們會需要淨水設備來確保我們有清潔的用水，我們甚至會調節水的軟、硬度或礦物質組成，來讓我們泡茶、釀酒的口感有更好的感受；可是我們對光與健康的研究，要從 2002 年 David Berson 發現並確認了 IpRGCs 作為光的非視覺信號傳導路徑，帶動了光對腦神經科學以及晝夜節律系統作用的諸多研究，尤以在 2017 年諾貝爾生物跟醫學獎頒發給了對研究生物時鐘有著傑出貢獻的 Jeffrey C.Hall、Michael Robsbash、Michael W. Young 三位科學家之後，我們才更加有系統的了解到，原來光跟我們的晝夜節律、情緒、內分泌系統的健康與否存在著緊密的連結。所以為了打造更舒適、更健康的光環境，也為了讓我們的內分泌系統能夠不被劣質的人造光照明系統一步一步的破壞。現存的市內照明普遍存在白天不夠亮、晚上不夠暗，所以白天無法提供皮質醇激素充分的刺激、夜晚時又抑制了褪黑激素的分泌，晝夜節律失調的立即結果是惡劣的睡眠品質，而日積月累下來就會引起導致諸如：糖尿病、消化系統疾病甚至引起自律神經失調、憂鬱症、失智症等文明病、慢性病，所以我們必須充分了解什麼樣的光環境系統才能夠讓我們健康。

自從工業革命後高速城市化的發展，現代人（特別是居住在城市裡的現代人）如今有近 90% 的時間是生活在人造電光源環境之下，而自從日光燈興起後，人造電光源幾乎都是定照度、恆色溫、光譜失缺，而無法依照我們人類在經過百萬年演進之中，自然光在我們身上烙印的的生理節律而變化調節。世界衛生組織（WHO）也因為理解到晝夜節律失調對於身體的損傷，而把夜班工作定為 2A 級的致癌風險，而這一困境正是以 LED 技術為主的半導體照明全光譜、可變光譜、亮度可調等等能夠真正改變人工照明，卻未被充分理解跟體現的潛能。

我們從 WELL 國際健康建築標準可以了解到，要提供一個健康的、宜居的光環境，除了在照明器具的選擇必須要考慮光源品質、閃爍頻率、炫光控制，並且必須建構一個可變、可控的智能照明系統，以滿足人在不同的空間、時間及活動狀態所需要的視覺、生理跟心理的要求。而如何建構「全景光」所需要的健康「光配方」？以下可依照預算或者需求分為三個等級：

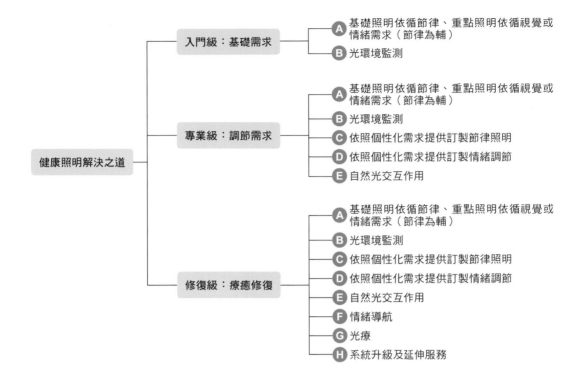

現在雖然光健康已逐漸被重視，也有許多照明企業以此為訴求，然不乏劣質廠商穿鑿附會、不知所云，僅有少數專業照明公司能提出則基於科學的研究而構建完整的產品體系，建議建築師及設計師在選擇時必須慎思明辨，而消費者更需睜大雙眼，免得花了冤枉錢還因使用劣質產品而得不償失。

現在的室內建築照明主要是由建築師、照明設計師及室內設計師兩個群體來完成設計及照明設計實施，而地下室等公共設施又絕大部份由機電技師來設計。故唯有建築師、設計師、機電機師們都能更加理解光與健康的重要性與實施方式，加上業主健康意識的認知與覺醒，我們才有可能打造宜居、舒適、健康的建築室內光環境。

郝洛西老師是華人世界建築照明領域的專家，在同濟大學及全球建築照明學術界擁有崇高的學術地位，育才無數、澤披四海。本書將光與健康從頂層邏輯到科學實證、甚至設計方案實施的建議可謂鞭辟入裡、深入淺出，相信不僅對 LED 與照明產業，乃至建築與室內設計都指出了一條康莊大道。

大峽谷智慧照明執行長

推薦

光孕育生命，光守護健康，光與建築共生。

人類為了克服自然光的時空局限性，不斷地探索和改進人工光照明。從油燈發展到白熾燈、日光燈、LED 燈，現代人在夜間延續使用建築和城市空間的能力有了無限的擴展。但是這些人工光環境的亮度、顏色和變化規律符合人的視力需求和身心健康嗎？不良的光和色彩會對人產生哪些負面影響甚至傷害呢？這是照明技術和照明設計人員面臨的一個深層次問題。

本書作者關注這一課題，並與醫務工作者合作，出色完成了許多研究項目，其成果收錄於本書。此外，作者在書中對國際上相關領域的研究成果和動向也作了廣泛介紹。

本書的問世將對提高照明產品研究開發和照明設計水平產生深遠影響。

中國 / 清華大學建築學院 詹慶旋教授

光是人類生命的源泉，在人類對自然的不斷探索中，對光的研究也不斷深入，既研究了光的物理性質，它的光譜組成、測量方法、顏色顯示，也研究了光對人類健康的影響。

促進健康，提高生命品質，「光與健康」的研究，是一個很重要的課題。

眾所周知，光在醫學上有很多應用。近年來，關於人居健康研究愈來愈受到高度關注。本書系統介紹了光的基本物理性能，特別是光對人類健康的影響，光的健康效應、心理療效。透過光環境來改善亞健康人群的健康狀態。作者在「光與健康」領域做了很多探索性工作。

本書內容廣泛，涵蓋了人類生存中各種光環境的應用，是一本很有價值的參考文獻。

中國 / 浙江大學光電科學與工程學院 葉關榮教授

2002 年，戴維‧布森發現第三類感光細胞。錐狀細胞和桿狀細胞負責視覺，而第三類感光細胞控制人的生理節律。2017 年諾貝爾生理學或醫學獎頒給三名科學家，表彰他們在控制生理節律機制研究中的成就。兼顧人的視覺和生理需求，成為健康照明的使命。作者郝洛西教授採用實證學的方法對各種場合（尤其是各類醫院）下光的視覺和生理效應進行深入研究，積累了大量的數據，經科學分析從中提煉出寶貴的結果，使本書具有非常堅實的基礎。郝洛西教授是分管國際照明委員會（International Commission on Illumination, CIE）出版工作的副主席，教學科研工作繁重，能和博士研究生曹亦瀟合作完成這部大作，實屬不易。感謝她們為健康照明所作的傑出貢獻。

中國 / 復旦大學信息學院光源與照明工程系 周太明教授

建築技術是工程類學科，它密切配合人居活動多個方面（例如：視覺、聽覺、體感等）的需求，也涉及提高工作效率、改善環境、節約能源以及人類功效和健康等問題，跨學科範圍很是廣泛。

本院郝洛西教授及其研究團隊積十年之功，聚焦於光與健康的科學研究，總結了豐碩的設計實踐經驗，著成《光與健康》一書。這是「研究、設計、應用和評估」密切結合的成果，反映了作者可貴的創新理念和求索精神，為建築技術學科開拓了新的領域。

中國 / 同濟大學建築與城市規畫學院 王季卿教授

近年來，建築光環境的研究從視覺層面進入生理節律及情緒的健康層面，為人類更好地感知環境、利用環境提供了新的視角。郝洛西教授團隊近十年專注於健康照明研究領域，結合其在人居空間的設計實踐，將健康研究透過實證設計的研究方法應用於醫療、學校、工廠等空間，連接起了基礎研究與設計應用。本書是她的心血之作，也希望健康照明的理念透過這本書能夠更加深入人心。建築光環境作為建築與城市規畫中的重要一環，值得更多學者的持續研究。

中國 / 同濟大學建築與城市規畫學院 楊公俠教授

The nexus between light and health was known from ancient times but was forgotten by many designers as building technology disconnected people from outdoor world. Technology provided better shelter, greater safety and long-lasting buildings, and the invention of air-conditioning and mechanical ventilation, along with the electric lamp meant that there was no need for a human link with the outdoors. But humans are not machines and they need an intimate relationship with the environment for their wellbeing in the broadest sense. Modern technology, particularly solid-state light sources and electronics, can assist in restoring that symbiosis. This book explores the issues. Professor Hao has been a national, regional and international leader in research in the application of light for not only better and more enjoyable seeing conditions but also promoting wellbeing.

Warren Julian, Emeritus Professor, School of Architecture, Design, And Planning, The University of Sydney
澳洲 / 雪梨大學建築、設計與規畫學院榮譽教授

前言

　　照明在人類文明發展中具有不可或缺的作用，具有賦予人們幸福感、獲得感和安全感的功能。隨著技術的進步、社會的發展，人們對照明的研究更加深入，特別是近年來健康照明的理念受到愈來愈多的重視，研究成果也已在不斷融入實際應用之中。

　　地球上所有生命物種的誕生都源於太陽光的作用，所有生命物體的生長過程也都離不開陽光，因此，所有生命體內都蘊藏著與「光」緊密相關的「密碼」。同濟大學郝洛西教授所著的《光與健康》就是關於如何破解這些「密碼」，如何用光給人們帶來健康的力作。

　　我們知道人類眼睛接收到可見光，經由視網膜的錐狀細胞和桿狀細胞產生視覺訊號，傳遞到大腦，產生客觀世界的視覺圖像，實現對周邊的觀察與了解。2002 年，美國布朗大學的戴維・布森（David Berson）等發現了哺乳動物視網膜的第三類感光細胞——內在光敏視網膜神經節細胞（ipRGC），這類感光細胞能參與調節許多人體非視覺生物效應，包括：人體生命特徵的變化、激素的分泌和興奮程度。光對人體非視覺通道的發現，推開了照明科學的又一扇大門，為照明科學注入了新的研究內容，把照明科學的重要性推向了一個新的高度。同時也對照明科學的研究方法提出了新要求，照明品質由原來單一的視覺效果評價過渡到視覺效果和非視覺效果的雙重評價，前者注重視覺功能性，後者則與人體健康密切相關。

　　人類眼睛的非視覺光生物效應表明了光和照明與人類健康、精神狀態、舒適度、警覺性、注意力、工作效率等有著密切的關係，隨著照明科學、醫學和生物學的深入研究，揭示了光可以透過刺激褪黑激素分泌產生調節人體生物節律的作用，從而可以透過控制照明參數和照明環境來創造符合人體健康的照明環境，還可以透過特別設計的照明環境來干預人的負面情緒，改善某些疾病病況。

　　特定的照明環境需要訂製光譜、光亮度等參數，這在 LED 照明時代以前難以做到，但隨著近年來 LED 照明技術的出現和發展，現在已經基本可以做到對照明光譜的精確控制，這為健康照明的研究注入了強勁動力。

　　郝洛西教授是光與健康研究領域的先驅者和領軍者，近年來，郝教授在此領域的教學、科學研究與產業應用等方面都取得了令人矚目的成就。非常榮幸能拜讀郝教授的《光與健康》書稿，該著作是郝教授近些年教學與科研生涯凝聚的精華，它既是一本非常好的專業教材，也是一本學術價值很高的科學研究用書，更可以作為實際應用設計的

指導材料。在照明科技快速發展的今天，本書的出版非常及時，相信該著作的出版會對光與健康領域的教學與科研發展產生很大的推動作用，對指導相關產業的發展也具有深遠的意義。本書可以說是目前光與健康領域成果的集大成者，內容系統全面，包含較多的專業和技術方面的知識增長點，該書適合大學生和研究生、技術開發人員、科研人員的學習，也可作為工程師、相關管理層人員的參考書。

　　就在我寫以上文字的時候，一位從事光學研究的資深教授來到我辦公室，他翻看我案頭的這本書稿，愛不釋手，連連問道在哪裡可以買到此書。我笑著對他說：「你是慧眼識珠啊！不急，很快就會發行。」在此，祝賀郝洛西教授又一力作的出版，感謝郝洛西教授將最前沿的知識和她的經驗和智慧與我們分享！

梁荣庆

上海市照明學會 理事長
復旦大學信息學院光源與照明工程系 教授

寫在開頭的話

　　眼下新冠肺炎疫情在全球肆虐，人類正經歷著一場前所未有的生存危機，這讓所有人不得不重新審視和思考人類健康與地球環境的關係。聯合國環境規畫署執行主任英格‧安德森女士（Inger Andersen）在 2020 年世界環境日致詞中特別發出呼籲：「是時候聽聽地球的警告了！」人類對自身賴以為生的生態系統和物種多樣性已造成嚴重破壞，我們不僅失去了一個健康的自然界，更將人類未來暴露於更大規模流行病爆發的風險中。敬畏生命，保護地球，我們必須處理好矛盾中的兩個指向關係命題：「以人為本？抑或以自然為本？」

　　作為負責人，我曾經帶領團隊完成了「2010 上海世博園區夜景照明規畫與設計」等諸多科研與工程實踐，那個階段的工作更多聚焦於建築與城市光環境。2009 年，我在上海市第十人民醫院心內科的一次住院經歷，引發了我對光在建築環境中療癒效應的思考。在徐亞偉主任的熱情鼓勵和支持下，開啟了光對射頻消融手術心臟病患者的療癒探索。經過數十年的深耕，研發出一套「情緒與節律改善的健康型光照系統」，並進行了廣泛應用。

　　過去的十年裡，在中國國家自然科學基金及科技部國家重點研發計畫的支持下，從心內科到婦產科，從急診手術室到重症加護病房，從眼科醫院到血液科病房，從大學生心理健康中心到養老院，從大、中、小學教室到南極長城站、中山站。在今天，健康照明在國家政策的引導下，除了在醫療、極地之外，我們還陸續開展了教室、城市等健康光照實證研究。

　　我與團隊繼承「光療」先驅、諾貝爾獎獲得者丹麥科學家尼爾斯‧呂貝里‧芬森（Niels Ryberg Finsen）的衣鉢，努力去研究分析各類環境中人的負面情緒及心理產生的誘因，嘗試用光與色彩進行非侵入式、非藥物干預，緩解病患在就醫期間的心理壓力，促進康復並提高生命品質。

　　我做過多場關於「光與健康」主題的講座，如：「提升教學質量與學習績效的兒童健康光照環境研究與設計」、「面向 5G 時代的人居健康照明」、「視覺殘障人群的光健康循證研究與實踐」、「城市照明與人居健康」等。目前我們正在嘗試用光去幫助那些整夜不能入睡、與我同齡的姐妹們。我深知女性睡眠障礙往往來自心理上的焦慮，期待能夠用光引導睡眠，擺脫長期服用各類安眠藥物帶來的副作用。總而言之，面對民生疾苦，發揮專業作用，讓光發揮健康的功效，是我的理想與目標。於是我時常關注航空航太、生命科學、醫學睡眠、老年醫學、神經認知和照明技術等不同領域的趨勢動態。

去年，我當選國際照明委員會副主席，負責出版工作，有了更多機會接觸從事這個領域的國際學者。我們來自不同的大學院所、研究機構，採取不同的研究方法和技術路線，關注的學術問題也不盡相同，但都聚焦於光與健康的研究與實踐。

從美國能源部節能建築認證到 WELL 健康建築認證的陸續出現，建成環境設計從追求建築性能向關注人居健康轉變。十年來，我們透過實證研究、醫工合作，嘗試更多先進的實驗手段，獲得了更多的客觀實證數據，透過使用後評估（Post-Occupancy Evaluation, POE）與醫療機構、工業界共同研發了具有實效的產品和技術。我深知光與健康研究問題高度複雜，涉及人體、倫理、生命、光的科學，遠超我個人的專業所及。十年過去了，解決這類問題，我依然做不到像完成一個工程專案那樣思路清晰。研究對象和空間換了，問題也變了。但就是這樣，我們一點點、一步步慢慢積累了研究經驗，逐漸領悟形成了相對成熟的研究思路。今後對我來說，最具挑戰的大概就是時間了，我需要更多的時間深入課題，需要更多的時間在現場身體力行，需要更多的時間去更為洞見地對問題整體把握和獨立思考。

本書合著者曹亦瀟博士生從碩士階段起便協助我進行教學、研究工作，我們朝夕相處、謀畫探索，她的孜孜不倦以及她對趨勢焦點問題的高度敏銳和深度把握，成就了本書的框架結構，除了對她工作的感謝，我亦深深地祝福她！感謝團隊的「設計總監」邵戎鑣高工，為全面推進系統研發和工程實踐所付出的巨大努力，她在碩士生期間曾負責世博園區夜景照明規畫的文本統籌，其博士生論文選題是：「光照對心境障礙患者的干預作用研究」。感謝碩士生李一丹、王雨婷、管夢玲，博士生汪統岳、馮凱，博士後曾堃為本書所作出的貢獻。此外，梁潤淇博士對本書進行了專業知識的校對，博士生代書劍、王燕妮、李娟潔以及碩士生張淼桐、李仲元協助繪製本書的插圖，本書的前期排版由碩士生羅路雅、羅曉夢完成，在此一併致謝！

感謝我所在的同濟大學建築與城市規畫學院提供的堅實研究平台和自由探索的學術氛圍，讓光健康研究付諸實踐。

感謝同濟大學出版社以及本書的責任編輯張睿，讓光與健康的研究思路和實踐經歷成為了一種紀錄，與大家一同分享。

光，作為對人體最為重要的健康授時因子，我們的研究才剛剛開始。

2020 年 10 月 22 日於同濟大學文遠樓

致謝

郝洛西教授的光與健康研究，得益於以下諸位熱心人士的提攜與幫助。在此特別向他們致謝！

同濟大學科研管理部部長賀鵬飛教授（時任）

同濟大學醫學院黨委書記張軍教授

上海市第十人民醫院心臟中心主任、同濟大學醫學院泛血管病研究所所長徐亞偉教授

上海市第十人民醫院心內科陸芸嵐總護士長

中國極地研究中心張體軍副主任

國家海洋局極地考察辦公室吳雷釗博士

自然資源部第三海洋研究所妙星先生

上海長征醫院鄭興東院長（時任）

上海長征醫院院務處（營房處）李玲女士

廈門蓮花醫院李力院長

溫州醫科大學眼視光醫學部主任瞿佳教授

溫州醫科大學附屬眼視光醫院院長助理、發展規畫處（院地合作處）處長曹敏女士

上海市第三社會福利院張黎菲院長（時任）

河南科技大學第一附屬醫院血液科主任秦玲教授

同濟大學附屬養志康復醫院院長靳令經教授

同濟大學附屬同濟醫院副院長、血液腫瘤中心主任梁愛斌教授

中國第 35 次南極科學考察隊中山站崔鵬惠站長

中國第 36 次南極科學考察隊長城站站長助理魏力先生

同濟大學心理健康教育與咨詢中心副主任劉翠蓮博士（時任）

最後，致謝曾經與郝洛西教授團隊共同開展研發工作的各位照明工業界同仁！

Chapter 0

光與健康研究概覽 ⋯⋯⋯⋯⋯⋯⋯ 15

Chapter 1

最健康的光──自然光 ⋯⋯⋯⋯⋯ 27

Chapter 2

光的健康效應 ⋯⋯⋯⋯⋯⋯⋯⋯⋯ 61

第 **0** 章

光與健康 ————————
研究概覽

光與健康的研究、設計與應用，是延續千年卻歷久彌新的先驅科學課題。它與人類的生活息息相關，涉及地球生態、城市發展、人居環境、醫療健康、衛生保健等各方面。它的內容繁多、體系複雜，是處於諸多科學與工程學科跨領域的熱門議題。本書的開始，利用科學知識圖譜，將本書所闡述關於這個領域的重要知識概念與發展進程以視覺化方法呈現，期待帶給讀者一個更好的閱讀體驗。

生命起源於光。對光的探索與應用是最古老也是最活躍的人類科學領域。諾貝爾獎也多次授予光學研究領域的學者們：1901 年，首位諾貝爾物理學獎得主德國物理學家倫琴（Wilhelm Conrad Röntgen）發現了 X 光，開創了醫療影像技術先河，拯救了數以萬計的生命；1903 年，丹麥醫生尼爾斯‧呂貝里‧芬森（Niels Ryberg Finsen）憑借光線放射治療狼瘡和其他皮膚疾病榮獲諾貝爾生理學或醫學獎；到了 21 世紀，2009 年的諾貝爾物理學獎，由英國華裔科學家高錕（Charles Kuen Kao）的光纖通訊技術突破與美國科學家威拉德‧博伊爾（Willard Boyle）和喬治‧E. 史密斯（George Elwood Smith）共同發明的電荷耦合元件（CCD）摘取，這些技術已運用到現代人日常生活的各方面；2014 年，諾貝爾物理學獎在半導體照明領域誕生，藍色發光二極體（LED）讓人類擁有了更加持久、高效的白光光源；2018 年，諾貝爾物理學獎由光鑷技術奪下，其利用光與物質之間的相互作用產生的微力來移動、捕獲微小物體，讓生命科學研究的深度和精準度有了極大的擴展。

一直以來，光技術聚焦在提高社會福祉、滿足人類需求、改善人類生活品質以及可持續發展的願景上，全球各領域的學者紛紛被這個充滿希望且意義深遠的研究領域所吸引，共同推動著光與健康研究的發展。

光健康是處於諸多科學與工程跨領域的研究議題，其內容複雜而龐大。儘管人類在理解光與健康的複雜關係方面剛剛跨過門檻，但已有初步的成果。Web of Science 中「光」與「健康」相關話題的文獻紀錄多達 34,988 筆（截至 2020 年 9 月），涵蓋生物機制、技術方法、應用策略、規範標準等多個方向。在光健康研究風起雲湧的發展過程中，雷射醫學、光纖內視鏡、光動力治療、光遺傳技術、視覺功效、非視覺光照、光生物安全、光生物調節、光與色彩療癒、光療美容、紅外紫外光療、殺菌淨水、光汙染預防控制等數百個研究主題相繼出現。可以說，光健康的概念在不斷被拓展和顛覆。本書在開篇之前，借助科學知識圖譜（Mapping Knowledge Domains）方法，透過關鍵詞分析圖、關鍵詞時間線圖、國家與作者合作分析圖、機構合作分析圖等對光與人居健康研究的知識結構及其焦點以視覺化直觀呈現，期待讀者透過閱讀，對本書的主題——光與健康的研究、設計和應用形成初步概念 [1,2]。

圖譜分析數據來自 Web of Science 的核心數據庫 Web of Science Core Collection，透過 TS =（light AND health）OR（health AND lighting）OR（human-centric AND lighting），（lighting AND human）OR（lighting AND environment），（light AND human AND research）OR（light AND human AND design）OR（light AND human AND application）三個檢索式，搜尋了時間跨度為 1990 年至 2020 年的文獻紀錄後，我們手動剔除檢索結

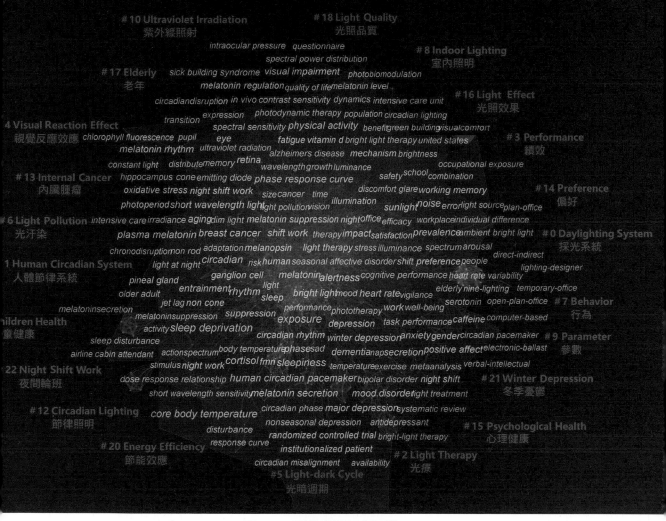

圖 0-1　關鍵詞聚類分析圖譜

果中動物研究、基因研究、環境治理等和光與人居健康研究關聯度較低的紀錄，共收到了 3,389 筆檢索訊息。由於光與人居健康研究關聯廣泛，涉及非常多的關鍵詞檢索，我們篩選出來的文獻並未涵蓋所有數據，且傾向選擇了與本書章節相關性較高的代表性條目。我們的分析並非為了全面呈現光與健康研究及其發展的全貌，僅對光與健康研究全景進行側寫。

研究焦點與動態分析

在科學知識圖譜繪製軟體 Citespace 中，以關鍵詞為節點進行運算，可以了解從 1990 年至今國際光與人居健康研究的關注重點及其發展。關鍵詞聚類分析圖譜（圖 0-1）顯示，光與人居健康研究的關鍵詞共現網路結構聚集度高，關鍵詞對相關性強，各個研

究領域間呈現相互影響、共同演進的態勢。主要研究議題包括：日光系統、人體晝夜節律、光療、績效、視覺效應、光暗循環、光汙染、光照對行為的影響、室內照明、光照參數、紫外線輻射、光偏好等方面。這些內容既涵蓋了對視覺光照環境的關注，也覆蓋了對光照非視覺生物效應、光生物安全和光照殺菌消毒等方面的探索。研究問題除了聚焦於光照對人眼、激素分泌、睡眠、節律相位、壓力、體溫、精神狀態（喚醒度、警覺度）以及癌症等人體自身生理指標和健康水準產生的作用，也關注到了光照刺激對老年年人、兒童、病患、夜間輪班工作者等特殊族群所帶來的影響，顯現出多元化、細分化趨勢。

從表 0-1 檢索到的光與人居健康研究重要關鍵詞來看，高強度光照的作用與應用、光照非視覺節律效應作用機制及其對睡眠覺醒狀態的影響、光照健康干預手段等幾部分內容是研究者們非常感興趣的話題。例如，傑佛森大學（Thomas Jefferson University）喬治‧布雷納德教授（George C. Brainard）於 1984 年起便致力於晝夜節律和神經內分

表 0-1　光與人居健康研究重要關鍵詞（出現頻率 1～20）

1	Bright Light（明亮光照）	16	Alertness（警覺性）
2	Circadian Rhythm（晝夜節律）	17	Natural Light（自然光）
3	Light Exposure（曝光）	18	Action Spectrum（作用光譜）
4	Light Therapy（光照療癒）	19	Shift Work（輪班工作）
5	Human Health（人類健康）	20	Lighting System（照明系統）
6	Visual Comfort（視覺舒適）	21	Circadian Disruption（晝夜節律紊亂）
7	Performance（績效）	22	Light Treatment（光療）
8	Artificial Light（人造光源）	23	Breast Cancer（乳腺癌）
9	Sleep（睡眠）	24	Mood（情緒）
10	Melatonin（褪黑激素）	25	Circadian Phase（節律相位）
11	Light Pollution（光汙染）	26	Color Temperature（色溫）
12	Lighting Condition（照明條件）	27	Lighting Design（照明設計）
13	Seasonal Affective Disorder（季節性情緒失調）	28	Office Building（辦公建築）
14	Light Intensity（光照強度）	29	Retinal Ganglion Cell（視網膜神經節細胞）
15	Light Emitting Diode（發光二極體）	30	White Light（白光）

泌系統光生物調節的研究 [3]，除了開展透過放射免疫測定、放射酶測定以及標準化的心理物理和精神病學測試技術，探討光對人體神經內分泌、節律、神經行為影響等機制性研究以外，喬治‧布雷納德教授還進行了將機制轉化為非臨床療法和臨床療法的應用研究 [4-6]，他與美國國家航空暨太空總署（National Aeronautics and Space Administration, NASA）太空生物醫學研究所合作，利用光照對策解決太空人在太空飛行中經歷的睡眠和晝夜節律紊亂問題 [7]。布朗大學（Brown University）的神經學教授大衛‧柏森（David Berson）則將注意力集中於視網膜神經元上，探索眼睛向大腦傳遞的訊息。

2002 年，他發現了人眼第三類感光細胞——內在光敏視網膜神經節細胞，開啟了非視覺光生物效應與健康照明的研究熱潮 [8]。拉什大學（Rush University）查曼‧伊士曼教授（Charmane I. Eastma）來自精神病學與行為科學領域，她的研究重點在針對輪班工作、跨時區飛行、早班等人為晝夜節律「紊亂」的光照策略，發表了 100 多篇相關論文 [9]。此外，光健康效應的應用，即如何利用光來創造更好的人居品質、提高生命品質也是出現頻率高的研究關鍵詞，如：照明系統、光照參數、照明設計、光照模式、辦公及工作場所光照等。這些問題的研究範圍更廣，跨足多學科內容，也具有相當的探索性，近年來受到的關注持續上升。

在時間線分析圖（圖 0-2）中，光與健康研究的關鍵詞按照它們出現的年份，在所屬的聚類中排列，使人們可以直觀地追蹤學術動態，了解各個時間區段內的研究重點與早期趨勢。如圖 0-2 所示，近 30 年來，光與人居健康研究的熱度逐年增加，光對人體健康帶來的影響得到了愈來愈多的關注和重視。2010 年前後為一個成長高峰，關鍵詞數量與種類明顯增多，光健康開始成為照明研究的核心板塊。光照對人體晝夜節律系統的影響、光療、光與人的行為、室內照明環境等是人居光健康研究從 1990 年至今的經典話題與焦點。1998 年以後，人居光健康關注的重點更為多元，與人居和人類行為的關係也更加密切。

研究者關注到了夜間光線暴露與城市光汙染造成的癌症風險，亦致力於將光作為癌症的新型精準治療方式，利用光來減輕患者的痛苦；注意到了過量紫外線輻射導致的角膜炎、視網膜病變、紅斑反應、皮膚癌等一系列問題，亦致力於借助特定波段的紫外線輻射促進人體維生素 D 合成、殺菌消毒和免疫調節；注意到了缺少光照以及不正常的光暗週期節奏引起的情感障礙與睡眠失調，亦致力於將光作為情緒與節律的改善工具，

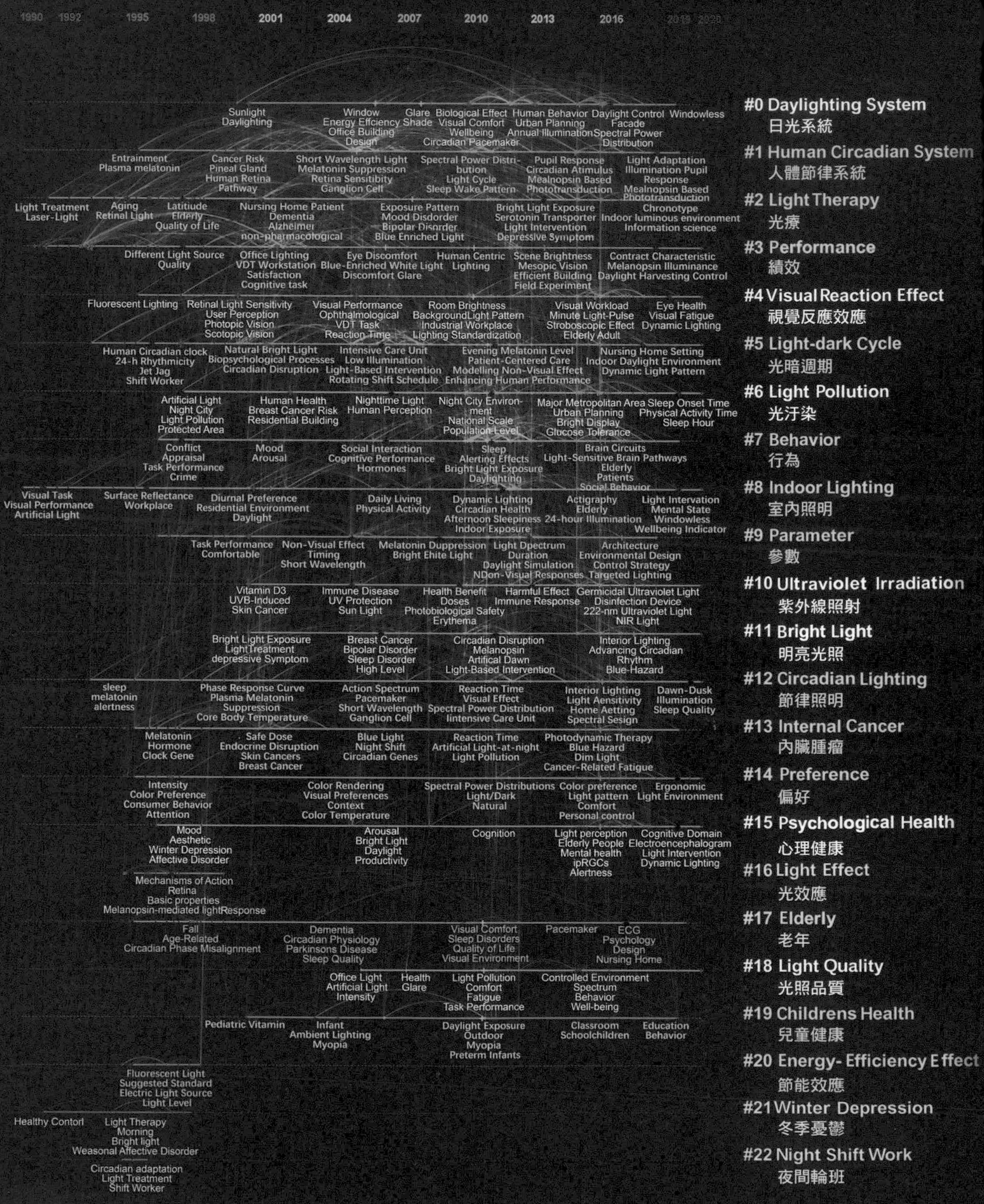

Timeline axis: 1990 1992 1995 1998 2001 2004 2007 2010 2013 2016 2019 2020

#0 Daylighting System 日光系統
#1 Human Circadian System 人體節律系統
#2 Light Therapy 光療
#3 Performance 績效
#4 Visual Reaction Effect 視覺反應效應
#5 Light-dark Cycle 光暗週期
#6 Light Pollution 光汙染
#7 Behavior 行為
#8 Indoor Lighting 室內照明
#9 Parameter 參數
#10 Ultraviolet Irradiation 紫外線照射
#11 Bright Light 明亮光照
#12 Circadian Lighting 節律照明
#13 Internal Cancer 內臟腫瘤
#14 Preference 偏好
#15 Psychological Health 心理健康
#16 Light Effect 光效應
#17 Elderly 老年
#18 Light Quality 光照品質
#19 Childrens Health 兒童健康
#20 Energy- Efficiency Effect 節能效應
#21 Winter Depression 冬季憂鬱
#22 Night Shift Work 夜間輪班

#0: Sunlight; Daylighting; Window; Energy Efficiency Shade; Office Building; Design; Glare; Visual Comfort; Circadian Pacemaker; Biological Effect; Urban Planning; Wellbeing; Human Behavior; Annual Illumination; Daylight Control; Facade; Spectral Power Distribution; Windowless

#1: Entrainment; Plasma melatonin; Cancer Risk; Pineal Gland; Human Retina; Pathway; Short Wavelength Light; Melatonin Suppression; Retina Sensibility; Ganglion Cell; Spectral Power Distribution; Light Cycle; Sleep Wake Pattern; Pupil Response; Circadian Atimulus; Mealnopsin Based; Phototransduction; Light Adaptation; Illumination Pupil; Response; Mealnopsin Based; Phototransduction

#2: Light Treatment; Laser-Light; Aging; Retinal Light; Latitude; Elderly; Quality of Life; Nursing Home Patient; Dementia; Alzheimer; non-pharmacological; Exposure Pattern; Mood Disdorder; Bipolar Disorder; Blue Enriched Light; Bright Light Exposure; Serotonin Transporter; Light Intervention; Depressive Symptom; Chronotype; Indoor luminous environment; Information science

#3: Different Light Source; Quality; Office Lighting; VDT Workstation; Satisfaction; Cognitive task; Eye Discomfort; Blue-Enriched White Light; Discomfort Glare; Human Centric; Lighting; Scene Brightness; Mesopic Vision; Efficient Building; Field Experiment; Contract Characteristic; Melanopsin Illuminance; Daylight Harvesting Control

#4: Fluorescent Lighting; Retinal Light Sensitivity; User Perception; Photopic Vision; Scotopic Vision; Visual Performance; Ophthalmological; VDT Task; Reaction Time; Room Brightness; BackgroundLight Pattern; Industrial Workplace; Lighting Standardization; Visual Workload; Minute Light-Pulse; Stroboscopic Effect; Elderly Adult; Eye Health; Visual Fatigue; Dynamic Lighting

#5: Human Circadian clock; 24-h Rhythmicity; Jet lag; Shift Worker; Natural Bright Light; Biopsychological Processes; Circadian Disruption; Intensive Care Unit; Low Illumination; Light-Based Intervention; Rotating Shift Schedule; Evening Melatonin Level; Patient-Centered Care; Modelling Non-Visual Effect; Enhancing Human Performance; Nursing Home Setting; Indoor Daylight Environment; Dynamic Light Pattern

#6: Artificial Light; Night City; Light Pollution; Protected Area; Human Health; Breast Cancer Risk; Residential Building; Nighttime Light; Human Perception; Night City Environment; National Scale; Population Level; Major Metropolitan Area; Urban Planning; Bright Display; Glucose Tolerance; Sleep Onset Time; Physical Activity Time; Sleep Hour

#7: Conflict; Appraisal; Task Performance; Crime; Mood; Arousal; Social Interaction; Cognitive Performance; Hormones; Sleep; Alerting Effects; Bright Light Exposure; Daylighting; Brain Circuits; Light-Sensitive Brain Pathways; Elderly; Patients; Social Behavior

#8: Visual Task; Visual Performance; Artificial Light; Surface Reflectance; Workplace; Diurnal Preference; Residential Environment; Daylight; Daily Living; Physical Activity; Dynamic Lighting; Circadian Health; Afternoon Sleepiness 24-hour Illumination; Indoor Exposure; Actigraphy; Elderly; Light Intervation; Mental State; Wellbeing Indicator

#9: Task Performance; Comfortable; Non-Visual Effect; Timing; Short Wavelength; Melatonin Duppression; Bright Ehite Light; Daylight Simulation; NDon-Visual Responses; Light Dpectrum; Duration; Architecture; Environmental Design; Control Strategy; Targeted Lighting

#10: Vitamin D3; UVB-Induced; Skin Cancer; Immune Disease; UV Protection; Sun Light; Health Benefit; Doses; Photobiological Safety; Erythema; Harmful Effect; Immune Response; Germicidal Ultraviolet Light; Disinfection Device; 222-nm Ultraviolet Light; NIR Light

#11: Bright Light Exposure; Light Treatment; depressive Symptom; Breast Cancer; Bipolar Disorder; Sleep Disorder; High Level; Circadian Disruption; Melanopsin; Artifical Dawn; Light-Based Intervention; Interior Lighting; Advancing Circadian; Rhythm; Blue-Hazard

#12: sleep; melatonin; alertness; Phase Response Curve; Plasma Melatonin; Suppression; Core Body Temperature; Action Spectrum; Pacemaker; Short Wavelength; Ganglion Cell; Reaction Time; Visual Effect; Spectral Power Distribution; Iintensive Care Unit; Interior Lighting; Light Aensitivity; Home Aetting; Spectral Sesign; Dawn-Dusk; Illumination; Sleep Quality

#13: Melatonin; Hormone; Clock Gene; Safe Dose; Endocrine Disruption; Skin Cancers; Breast Cancer; Blue Light; Night Shift; Circadian Genes; Reaction Time; Artificial Light-at-night; Light Pollution; Photodynamic Therapy; Blue Hazard; Dim Light; Cancer-Related Fatigue

#14: Intensity; Color Preference; Consumer Behavior; Attention; Color Rendering; Visual Preferences; Context; Color Temperature; Spectral Power Distributions; Light/Dark; Natural; Color preference; Light pattern; Comfort; Personal control; Ergonomic; Light Environment

#15: Mood; Aesthetic; Winter Depression; Affective Disorder; Arousal; Bright Light; Daylight; Productivity; Cognition; Light perception; Elderly People; Mental health; ipRGCs; Alertness; Cognitive Domain; Electroencephalogram; Light Intervention; Dynamic Lighting

#16: Mechanisms of Action; Retina; Basic properties; Melanopsin-mediated lightResponse

#17: Fall; Age-Related; Circadian Phase Misalignment; Dementia; Circadian Physiology; Parkinsons Disease; Sleep Quality; Visual Comfort; Sleep Disorders; Quality of Life; Visual Environment; Pacemaker; ECG; Psychology; Design; Nursing Home

#18: Office Light; Artificial Light; Intensity; Health; Glare; Light Pollution; Comfort; Fatigue; Task Performance; Controlled Environment; Spectrum; Behavior; Well-being

#19: Pediatric Vitamin; Infant; Ambient Lighting; Myopia; Daylight Exposure; Outdoor; Myopia; Preterm Infants; Classroom; Schoolchildren; Education; Behavior

#20: Fluorescent Light; Suggested Standard; Electric Light Source; Light Level

#21: Healthy Contorl; Light Therapy; Morning; Bright light; Weasonal Affective Disorder

#22: Circadian adaptation; Light Treatment; Shift Worker

圖 0-2 時間線分析圖譜

幫助人體維持正常的新陳代謝。

　　隨著時間的發展與深入的探索，光與健康研究導向漸漸由現象、機制研究向關鍵技術突破與設計解決方案發展，健康光照研究開始走出實驗室，去解決人類生活中的健康問題。如：人們透過日光採集系統、建築物外牆與遮陽設計和城市建築規畫布局的研究來有效利用日光資源，加強建築物的健康性能；透過探究環境光照刺激對警覺性、認知能力、睡眠節律的影響，制訂適宜的光照模式來提升人們的生活品質，並將它們應用於醫院重症監護病房、養老院中，成為環境健康干預策略的一部分；透過動態光照、模擬黎明、光譜訂製等方式，提升太空艙、深海載人潛水艇、地下和水下設施、大型客機等無自然光空間及非 24 小時光週期環境的適居性；透過探索光照的長期、累積效應，消除人居環境中的健康風險因素，幫助青少年維持視力健康、宜居城市建設等公共衛生政策的實施。可以預見，為光照健康效應理論向現場應用搭建橋梁，是未來研究的大勢所趨。

重要機構與學者團隊

　　全球各國研究人員已紛紛加入光與健康的研究隊伍。從論文成果產出來看，北美地區居於核心地位，無論是參與學者還是發文數量以及中心度均是最高，其成果獲得了各國的廣泛引用，實力和影響力都很強。扎實的產業基礎和充足的資金支持，為北美光與健康研究與創新的科研布局帶來助力。喬治‧布雷納德、瑪麗安娜‧G. 菲蓋羅（Mariana G. Figueiro）、馬克‧S. 雷亞（Mark S. Rea）、史蒂分‧洛克利（Steven W. lockley）、芭芭拉‧A. 普利特尼克（Barbara A. Plitnick）、珍妮弗‧韋奇（Jennifer A. Veitch）等學者在各自科學領域為光與健康的研究貢獻了相當多的成果，撰寫了多篇高度被引用科學論述。倫斯勒理工學院照明研究中心（Lighting Research Center, LRC）、哈佛醫學院（Harvard Medical School）、哈佛公共衛生學院（Harvard T.H. Chan School of Public Health）、費城大學（Philadelphia University）、布萊根婦女醫院（Brigham and Women's Hospital, BWH）、俄亥俄州立大學（The Ohio State University）等是從事這一方面研究的主要機構。北美照明工程協會（Illuminating Engineering Society, IES）也成立了光與人類健康研究委員會，主席由喬治‧布雷納德教授擔任，該委員會於 2019 年出版了最新的技術報告〈IES TM-18-18 光與人類健康：光輻射對視覺、晝夜節律、神經內分泌和神經行為反應影響的綜述〉（IES TM-18-18 Light and Human Health: An Overview of the Impact of Optical Radiation on Visual, Circadian, Neuroendocrine, and Neurobehavioral Responses），描述了當光輻射訊號轉換成神經訊號，從而形成視覺並影響其他生理功能的視網膜機制 [10]。

歐洲地區照明文化歷史悠久，其對光與健康研究應用亦很早布局，整體呈現態勢明顯。擁有德國的歐司朗（OSRAM）和荷蘭的飛利浦（Philips）等龍頭照明企業，歐洲深厚的照明產業根基大力推動了健康照明技術的發展。歐洲照明協會（Lighting Europe）於 2017 年年初發布了「2025 年戰略路線圖」（Strategic Roadmap），該文件展望了歐洲照明市場的 10 年（2015—2025）發展圖景，協會認為「以人為本的照明」（Human Centric Lighting）是帶來市場增長、帶動產業復甦的重要驅動力。歐洲人因照明理念在商業和居家照明領域有大量應用。除照明企業外，荷蘭、加拿大、德國、英國、丹麥等國家的大學、醫院也活躍於光健康的研究舞台，如：埃因霍芬理工大學（Eindhoven University of Technology）呂克·J.M. 施蘭根教授（Luc J. M. Schlangen）團隊、曼徹斯特大學（The University of Manchester）羅伯特·盧卡斯教授（Robert J. Lucas）團隊等。值得關注的是，歐美國家的醫院、大學、照明企業間形成的良好醫工合作關係，對增強研究力量有極大的幫助。

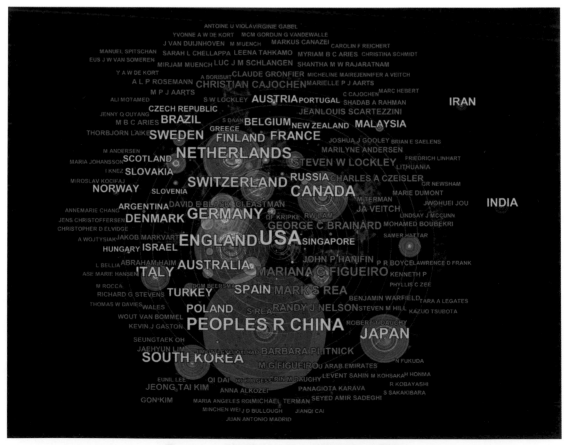

圖 0-3　光與健康研究國家與研究者合作圖譜

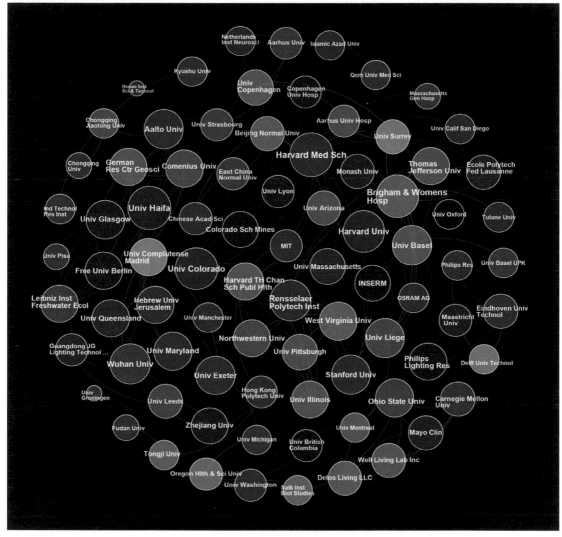

圖 0-4　光與健康研究機構合作網絡圖譜

　　亞太地區日本、韓國和澳洲都具有較強的研究能力，文章發表數量名列前茅。韓國的首爾半導體（SEOUL SEMICONDUCTOR）和三星電子（SAMSUNG）、日本的松下（Panasonic）在光健康產業鏈中實力雄厚。首爾半導體擁有 12,000 多項專利技術，其中包括了「Sunlike 全光譜合成技術」，提供接近太陽光譜高品質的白光照明。日本松下匯集健康、養老的先進技術產品，為人居場景提供光照解決方案，已形成人與社會全面健康的品牌理念。

　　中國關於光與健康研究儘管起步相對較晚，但發展迅速，發文數量、參與學者數量已位於世界排名前段。伴隨 LED 的廣泛普及，相關產業市場接近人民幣千億元規模，

產品從性能到品質已具有向國際水準看齊的實力。然而從圖譜節點中心度來看，中國節點的中心度與美國、英國、加拿大等歐美國家以及日本相比較小，這意味著中國不僅要更多地參與光健康領域研究，還要致力於提升研究成果的影響力，獲得學術話語權。研究者們應積極地將以中國人種為對象開展的光健康研究與實踐和其他原創性工作對外分享（圖 0-3、圖 0-4）。

光健康的意義絕不僅僅是引導消費和概念輸出，更在於民生建設，關注生命週期、健康照護，為不同的應用場所和族群提供科學的用光指導與產品技術支持。借助 14 億廣大人口和中國政府對半導體照明產業、健康產業的高度重視、大力扶持，中國光與人居健康研究，有著非常良好的發展預期。

研究與應用領域的變遷

研究文獻雙圖疊加圖譜（圖 0-5）在同一圖裡顯示了文獻數據引用期刊與被引用期刊的狀況，以跨學科視角展現了知識流動過程和發展脈絡。如圖 0-5 所示，左側為引用文獻期刊的情況，右側為被引用文獻期刊的情況。白色圓圈的大小代表學者人數和發表的文獻數。彩色線條表示由引用文獻期刊某一領域向被引用文獻期刊領域的發展狀況。彩色線條的粗細則表示引用關係在統計學上的顯著性。可見，光與人居健康研究領域知識傳遞線路非常之多，除涉及原有物理、材料、化學、分子、免疫學、醫學、神經、心理、教育、衛生以外，環境、生態、資訊科學、護理、社會、經濟等學科，也注意到了光與健康問題，這表示光健康研究已從原理研究與基礎研究層次進展到應用研究階段，所涉及的跨學科知識愈來愈多，跨學科的程度也愈來愈複雜。「交叉」、「融合」、「跨界」、「平台」將成為光與健康研究的全新方法。

展望未來，光健康研究、應用的發展與變革將超越每一個人的想像。大數據、雲端運算、物聯網、行動網際網路、人工智慧等新一代資訊科技的快速突破和廣泛應用，將帶動社會的發展和人居健康需求的轉型，更有可能顛覆光健康研究的方法與內容。我們期待著各個領域的研究者、產業鏈上下游業者的陸續加入，共同擘畫光健康的發展版圖，讓更多的光與健康研究成果對科技進步、民生福祉和國防建設有所貢獻，以幫助人們實現對美好生活的嚮往。

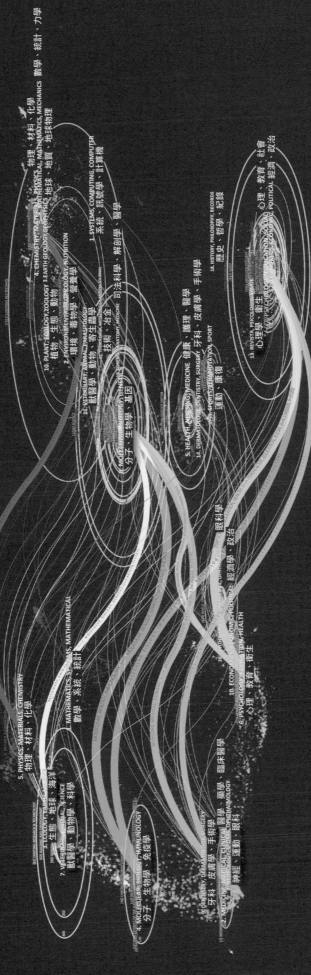

圖 0-5　光與健康研究文獻的雙圖疊加分析

第 1 章

最健康的光
自然光

在所有的光源中，自然光擁有著從紅外線、可見光到紫外線最齊全的光譜，為地球上的生命帶來了豐富的健康效益，包括：更佳的視覺品質、更高的舒適感和幸福感、更積極的心態、更強的免疫力、更平衡的循環與代謝以及更穩定的生理節律等。不過，陽光既是身心健康的良藥也是風險，無保護、過度的陽光暴曬，也將造成紅斑、曬傷、光照性角膜炎甚至皮膚癌等嚴重後果。本章將揭開關於自然光與人體健康的諸多奧祕，提出建築物中陽光的採集和利用的建議，讓人們科學地、安全地享受陽光。

陽光之下，萬物生長。

太陽崇拜幾乎遍存於人類所有的古老民族，我們的祖先尚未理解太陽的奧祕，卻已在與太陽朝夕共處中，觀察到這個發光天體對生命的哺育與庇護。太陽神——拉（Ra）是古埃及的最高之神，拉神之眼及後來的荷魯斯之眼的右眼，都象徵完整無缺的太陽，這是古埃及人的圖騰，它被用來避邪驅災及治癒疾病。阿瑪納風格（Amarna Art）的埃及壁畫（圖 1-0-1）和雕像中，亦記錄著法老阿肯納頓和他的王后奈菲爾提蒂的「自然主義」生活方式，他們認為太陽光照能給予生命力量，使精神和身體達到完美。古埃及人熱衷裸泳、日光浴，讓身體更多地接觸陽光。印度阿育吠陀是世界上最古老的醫學體系，吠陀記載著古代印度人日出之時向太陽神致敬，祈求活力、健康的儀式，這是古印度流傳至今最經典的瑜伽體式——拜日式的由來。

人類利用陽光來治病和強身健體早在千年之前就已開始。醫學之父希波克拉底（Hippocrates）說：「人間最好的醫生是陽光、空氣與運動。」希波克拉底在遊歷埃及時了解到太陽光的療癒力量後，開始在許多疾病的治療中廣泛採用日光療法，並建設了

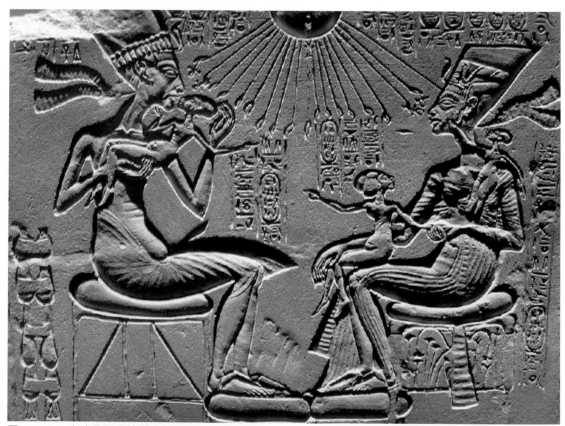

圖 1-0-1　古埃及阿瑪納壁畫描繪的日光浴場景

用於治療皮膚疾病的日光浴室 [1,2]。東方醫學借用陰陽五行、天人關係來說明自然光的健康作用，三國時期嵇康《養生論》中的「晞以朝陽」、唐朝孫思邈《千金翼方卷》中的「宜時見風日」，以及道家上清派的「採日精、補元陽」之說，都主張人體維持健康需要沐浴陽光，以通暢百脈、溫煦陽氣。

19 世紀末，人們開始逐步透過生命科學的研究方法，探索自然光對促進健康的效應。瑞士的阿諾德・瑞克利（Arnold Rikli）被稱為「陽光醫生」，他提出了日光浴理論和實踐方法來治療慢性疾病和身體功能紊亂，是現代日光治療的先驅者 [3]；1877 年，英國的阿瑟・湯恩斯（Arthur Downes）和湯瑪士・布蘭特（Thomas Blunt）進行了一系列的試管實驗，探究陽光對細菌和微生物生長的影響，他們發現直射陽光對

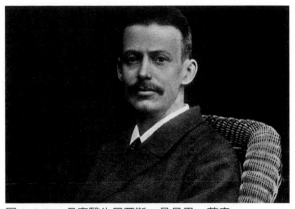

圖 1-0-2　丹麥醫生尼爾斯・呂貝里・芬森

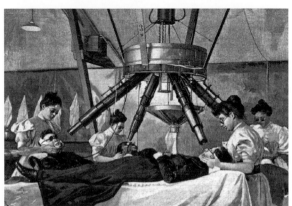

圖 1-0-3　尼爾斯・呂貝里・芬森發明的弧光燈被應用於臨床

細菌的殺傷力，並得出太陽光譜中的藍紫色區域具有殺菌作用的結論。獲得 1905 年諾貝爾生理學或醫學獎的德國細菌學家羅伯特・科赫（Robert Koch）發現了結核病的病原菌——結核桿菌，以及結核菌的「終結者」——陽光。他鼓勵療養院設計者利用陽光幫助患者康復 [4]。在羅伯特獲獎的前兩年，出生於丹麥法羅群島的尼爾斯・呂貝里・芬森（圖 1-0-2）成為第一個獲得諾貝爾獎的臨床醫生。有一天，芬森醫生向窗外凝望，他注意到一隻在屋頂休息的貓。每當陰影快遮住牠時，貓便移動到陽光明媚的地方。這讓芬森開始思考陽光除了溫暖以外的其他益處。在查閱了大量資料後，他提出了光療的設想。芬森醫生以陽光為光源，利用一定的透鏡組合將光線分離，排除可能導致燒傷的熱光線，借助「壓皮鏡」讓紫外光精準照射在皮膚結核部位進行光療。尋常狼瘡病患者們在芬森醫生哥本哈根的「光療院」中，接受這項革命性的光療法，獲得了新生。20 世紀早期的歐洲，日光作為一種新的、進步的醫學方法被大力宣傳（圖 1-0-3）[5]。

現代物理學、生物學、醫學、光學等學科的變革式發展，與融合為自然光療癒作用的探索和利用，開闢了更廣闊的空間。從光譜構成、光熱效應、光合作用、動物視覺等光化學反應，人們對自然光有了更深入、系統的了解。從參與維生素 D 合成、調節生物節律、影響激素分泌到消毒殺菌，人們更清楚地了解到，陽光對於維持人體視覺、神經、心血管、內分泌、生殖、免疫等系統的健康與穩定的重要意義。在醫療建築中，日光減少了患者的止痛藥物需求，縮短了住院患者的康復時間；教室中明亮舒適的自然光線提升了學生的學習表現；辦公室中的日光，成為改善工作條件和提高工作滿意度最重要的因素之一。

　　如今，人類早已告別了農耕時代受太陽支配「日出而作、日落而息」的生活習慣。人工照明技術以驚人的速度發展，擴展了人類可利用時間與空間，改變人類生活節奏與場所，並顛覆生活方式。人們在室內生活、工作、休憩、娛樂，度過近 90% 的時間 [6]。然而這種缺乏與日光接觸的生活方式，卻打亂了人體固有的生物節律，還導致近視、代謝紊亂、免疫下降、情緒障礙等一系列健康困擾。「擁抱陽光，收穫健康」這個古老而新穎的研究課題，再度受到人們的廣泛關注。健康專家紛紛倡議民眾走出戶外，接觸陽光。城市規畫與建築設計愈來愈重視回歸自然，引入陽光。人工照明也趨向自然光，展開以陽光與人體健康為基礎的相關研究，建立人與自然更友好的關係 [7]。

1.1 自然光的構成及健康效應

太陽的核融合產生持續不斷的巨大能量，以電磁波的形式傳遞給茫茫宇宙。本書中提及的自然光，是指由經大氣層吸收、反射、散射作用後，照射到地球表面的太陽輻射構成。地球大氣上界太陽輻射的能量集中在波長 0.15～4.0μm 之間。這段波長範圍可分為 3 個區域，即大約 50% 的太陽輻射能量分布的可見光譜區（波長 0.38～0.78μm），7% 的太陽輻射能量分布的紫外光譜區（波長 < 0.4μm）和包含剩下 43% 的太陽輻射能量的紅外線譜區（波長 > 0.78μm）。如圖 1-1-1 和圖 1-1-2 所示，區間內連續不同波段的光，具有不同的生物效應，對人體健康帶來截然不同的影響。

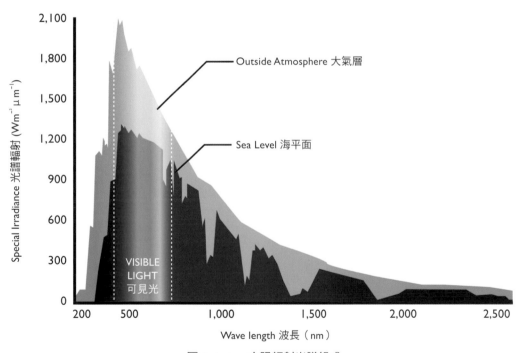

圖 1-1-1　太陽輻射光譜組成

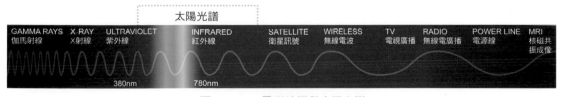

圖 1-1-2　電磁波譜與太陽光譜

1.1.1 陽光下的益處與風險——紫外線

紫外線在大氣傳播中大幅衰減，真正到達地球表面的紫外線輻射量，只占總輻射量的 4% 左右，然而它對人體健康的影響卻不容小覷。自 1801 年德國物理學家約翰·威廉·里特（Johann Wilhelm Ritter）發現紫外線後，1877 年阿瑟·湯恩斯和湯瑪士·布蘭特證實了紫外線的殺菌能力，這是人們第一次注意到紫外線對生命系統的影響。

紫外線為不可見光，它在電磁波譜中範圍波長為 10 ~ 400nm。最大波長始於可見光的短波極限，最短波長與長波 X 射線相重疊。國際照明委員會根據波長將 100 ~ 400nm 之間紫外線分為三個波段 [8]：

近紫外線（UV-A）：波長範圍 315 ~ 400nm，又稱長波黑斑效應紫外線。
中紫外線（UV-B）：波長範圍 280 ~ 315nm，又稱中波紅斑效應紫外線。
遠紫外線（UV-C）：波長範圍 100 ~ 280nm，又稱短波殺菌紫外線。

UV-A 的生物學效應相對溫和，但具有很強的穿透力（圖 1-1-3），可造成長期、慢性、持久的健康損傷。它能直達皮膚真皮層，破壞彈性纖維和膠原蛋白纖維，將我們的皮膚曬黑，加速皮膚衰老，是引起皮膚光老化的主要因素，因此 UV-A 也稱為「年齡

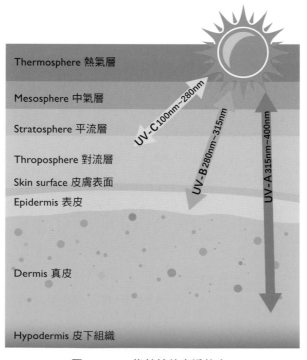

圖 1-1-3　紫外線的穿透能力

紫外線」[9]。UV-B 則對人和動植物有較強的生物效應，能促進體內礦物質代謝和維生素 D 的形成，亦能造成即時嚴重的光損害。UV-B 損傷皮膚表皮層，可使皮膚在短時間內曬傷，引起紅、腫、熱、痛反應，是引發皮膚癌的主要因子之一。UV-C 極易被生物體的 DNA 吸收並破壞 DNA，導致細菌、霉菌、酵母等各類微生物突變或死亡，是一種能消滅大部分細菌、病毒的殺菌消毒方式。其中，波長 253.7nm 左右的紫外線殺菌消毒的效果最佳。UV-C 的穿透力很弱，日光中含有的 UV-C 幾乎完全被臭氧層吸收，但它對人體的傷害卻極大，短時間照射即可灼傷皮膚。

日光的光譜中波長 290 ～ 320nm 範圍內的紫外線，具有很強的生物效應，在健康保健和促進毛髮生長上最具效果。人體骨骼生長、體內維生素 D 合成、預防貧血和肺結核都離不開這個波段的紫外線。人們以發現者卡爾·多諾（Carl Dorno）的名字，將這個波段的紫外線命名為「Dorno-rays」，並稱其為「健康光線」[10]。

紫外線的光子能量很大，可引起一系列的光學反應，對人體的酶系統、活性傳導物質、細胞膜、細胞代謝、人體免疫功能和遺傳物質等，產生一系列直接和間接的複雜生物學作用。紫外線是重要的皮膚病治療方針，可促進維生素 D 生成，並預防、治療佝僂病和軟骨症以及抗菌消炎，這些健康效益已廣為人知。近年的科學研究和臨床工作還證明了紫外線的內分泌調節功能和強化免疫作用，人工紫外線治療疾病在醫學領域已廣泛應用。

但是我們必須意識到，紫外線也是一種傷害性光線。2006 年，世界衛生組織（World Health Organization, WHO）發布了《太陽紫外線輻射的全球疾病負擔》報告[11]，指出太陽紫外線輻射造成了相當大的全球疾病負擔，導致每年多達 6 萬人死亡。皮膚惡性黑色素瘤以及在皮膚的不同細胞層中形成的非黑色素瘤皮膚癌（鱗狀細胞癌和基底細胞癌），是紫外線輻射過度暴露最主要的不良後果。2011 年，世界衛生組織將所有類別的紫外線輻射歸類為 1 級致癌物質——最高等級致癌物質。此外，不當的紫外線照射還將引起諸多人眼和皮膚的健康損害，它是導致白內障、結膜炎等疾病及病情加重的元凶。陽光中的紫外線輻射非常危險，但這些風險可以有效預防，前提是人們學會採取正確的防護措施，避免過度接受紫外線輻射（圖 1-1-4）。

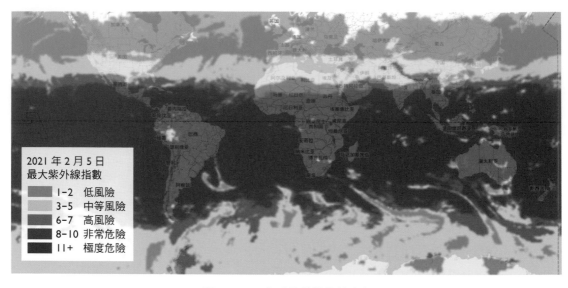

圖 1-1-4　全球紫外線指數分布

1.1.2 與健康息息相關的可見光

可見光是太陽光譜中可以被人眼感受到的部分，可見光支持植物光合作用，也參與諸多動物和人體生命活動的調節。其光譜範圍無精確限制，下限一般取 360 ～ 400nm，上限取 760 ～ 830nm[12]。通常，人們稱 380 ～ 780nm 為可見光波長範圍。

我們看見的自然光便是這一區域內不同波長的單色光混合而成的複色白光。1666年，艾薩克·牛頓（Isaac Newton）將可見光譜分成紫、藍、青、綠、黃、橙、紅七個部分，這一說法一直沿用至今。因為太陽光是連續光譜，相鄰兩色間並沒有明顯的界限，波長區間採用近似（圖 1-1-5）。

雖然可見光是電磁輻射中很窄的一段，卻是太陽輻射中能量最集中的區域，地球大氣對可見光區域的吸收極小，有利的地球自然條件讓可見光更容易被生物體感知識別。從分子層面上看，可見光的能階與分子中化學鍵的能量大致相當，如果細胞光敏機制對

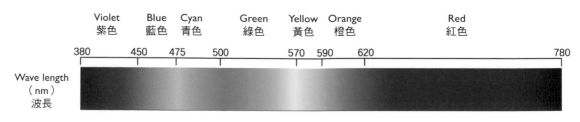

圖 1-1-5　可見光光譜分布

電磁波進行回應，展開訊息傳遞，那麼可見光是最合適的波段。眼睛是人體最為重要的感官，人類從外界獲得的信訊息近 90% 需透過眼睛採集與傳遞。因為可見、可感，可見光能夠從「視覺—生理—心理」三個面向為人類的身心健康帶來至關重要的影響。

可見光的視覺效應、晝夜節律調節與情感干預作用，以及它們的設計和應用是本書的核心內容，將在後面的章節詳細說明。

可見光消毒、可見光通訊這兩項突破照明的創新技術，為人類建造更加智慧、健康的光環境，提供了極大的助力。短波紫外線 UV-C 可以殺死包括細菌、病毒、真菌在內的大多數病原體，但同時也殺死了健康細胞，對人眼和其他器官來說極其危險。斯特拉斯克萊德（University of Strathclyde）大學等機構研究人員，致力於開發光譜為 405nm 的高強度窄譜光線環境消毒系統，可以殺死醫院和療養院中耐甲氧西林金黃色葡萄球菌（MRSA）、困難梭狀芽孢桿菌（Clostridium Difficile）等多種細菌 [13]。重症加護病房臨床試驗也顯示，這套系統有助於防止環境傳播病原菌，減少院內感染機率，保障病人安全。更重要的是，窄帶 LED 可與醫院內普通白光照明系統整合，對人體沒有傷害，可在房間中 24 小時不間斷使用。這項技術已在美國多家醫療機構取得實際應用並獲得良好成效，未來更可推廣應用於運動訓練場所、醫院公共衛生場所、大學宿舍等細菌聚集的人居空間。

可見光通訊，是利用照明光源發出肉眼看不到的高速明暗閃爍訊號來傳輸訊息，透過專用的、能夠收發訊號功能的可移動終端，只要在室內燈光照到的地方，就可以長時間下載和上傳數據（圖 1-1-6）。光和無線電訊號間無相互干擾，適用於醫院、核能電廠、飛機機艙等電磁干擾敏感的特定場所。在醫療建築中，可見光通訊技術可支援病患

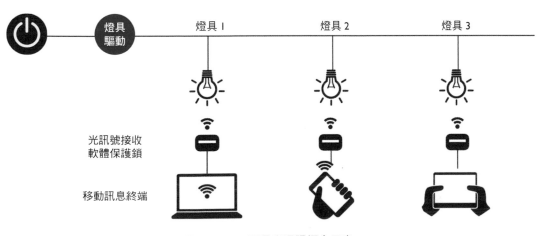

燈具驅動　　燈具 1　　燈具 2　　燈具 3

光訊號接收軟體保護鎖

移動訊息終端

圖 1-1-6　　可見光通訊概念示意

動態監控、生理體徵數據傳輸、醫療器械定位監管等，將醫務人員的工作從層層線材和導管連接中解放出來，提高了醫療服務的品質與效率，用科技促進全民健康。

可見光驅動光觸媒新型材料的不斷問世，為人類健康帶來了福音。在全球水資源短缺和飲用水汙染日益嚴重的現狀之下，快速、高效的水淨化技術尤為重要。陽光中的紫外線輻射，對飲用水殺菌消毒具有良好的作用，然而到達地球表面的太陽光輻射能量紫外線僅占 4%，淨化效率較低，需要長時間的照射。如果能利用陽光中能量含量更高的可見光淨水，陽光淨水速度的提升指日可待。史丹佛大學（Stanford University）崔屹教授研究小組研製了垂直排列的多層 MoS^2（FLV-MoS^2）奈米薄膜材料，在可見光下可作為水體消毒的催化劑。這種新型材料乃利用光誘導產生的活性氧化物質來殺菌。在 MoS^2 薄膜中沉積其他催化劑（金屬材料 Cu、Au 等）後，活性氧化物質的產生量被提高，殺菌速度也變得更快，使得材料在可見光刺激下 20 分鐘內可以消滅活的微生物達到 99.999%[14]。儘管該技術對實際水體中不同細菌種類以及病原體的消滅作用還需要進一步探討，但這為解決全球用水緊缺問題提供了新的思路。

可見光是人們生活中不可或缺的一部分，但它的危害也不可輕視。可見光譜中 400～450nm 的紫／藍光中的高頻高能光，被稱作高能可見光（High-Energy Visible Light, HEV），具有較高能量，能夠穿透水晶體直達視網膜，導致視網膜色素上皮細胞萎縮和死亡，光敏感細胞因缺少養分而衰亡，使人眼受到不可逆的損傷[15]。人眼視網膜中央附近卵圓形染色區域——黃斑部吸收過量的高能藍光後，將造成細胞結構損傷，使眼底黃斑部病變加速，從而導致白內障等疾病。此外，與 UV-A 紫外線一樣，高能藍光照射也能使細胞產生氧化壓力和細胞毒性，生成加速皮膚老化的氧自由基（自由基），使皮膚色素沉澱、彈性減弱[16]。儘管陽光中包含著高能短波藍光成分，但沒必要對此過度恐慌，只有達到一定輻射強度和輻射時間才會造成實質性的「藍光傷害」，在強烈的太陽光下，只要採取適當的防護措施，塗抹有效的防曬產品，即可確保室外活動時的光照安全。

1.1.3 健康好幫手——紅外線

1800 年，英國天文學家威廉・赫歇爾（William Herschel）透過測試濾光片觀測太陽黑子時，察覺到紅色濾光片產生了大量的熱。在進行了一系列實驗後，赫歇爾得出結論：在可見光譜以外，還存在一種波長介於紅光和微波之間的不可見光——紅外線。此後，人們不斷地在軍事、工業、醫療、農牧、化工等各個領域，對這種具有強烈熱效應的光進行探索研究、開發利用。自然界所有高於絕對零度（-273℃）的物體都是紅外線輻射

源，時時刻刻向外輻射紅外線，人們利用這種紅外線的光電效應，發明了紅外線夜視儀，即使在漆黑的夜晚也能像白天一樣活動自如。研發出紅外線探測器後，人們可以透過薄霧和煙塵，適應惡劣天氣，觀察探測目標，深入宇宙與海底，穿越黑暗環境，尋找生命痕跡。在生物醫學領域，人們利用紅外線譜分析技術對人體細胞和組織進行無損檢測，對人類身體機能進行非侵入性、非破壞的醫療診斷。20 世紀 70 年代，紅外線治療開始興起，以紅外線生物學效應為基礎的醫療技術和醫療保健產品，以驚人的速度發展，層出不窮。

紅外線輻射（IR）占據超過一半的太陽輻射能量，波長在 $0.78\mu m \sim 1mm$ 之間。國際照明委員會將紅外線劃分成以下三個區段[17]。

紅外線 -A（IR-A）：波長範圍為 $0.78 \sim 1.4\mu m$。

紅外線 -B（IR-B）：波長範圍為 $1.4 \sim 3\mu m$。

紅外線 -C（IR-C）：波長範圍為 $3\mu m \sim 1mm$。

紅外線是所有太陽光中最能夠深入皮膚和皮下組織的輻射線，它對人體的健康作用非常廣泛，包括：止痛、緩解肌肉緊張、改善循環、減肥、皮膚美容、增強免疫系統功能和降低血壓等。紅外線藉著其顯著的溫熱效應和共振效應來達到人體健康調節的目標。

溫熱效應是紅外線光療的基礎。紅外線輻射被物體吸收後轉化為熱能，使物體溫度升高，這大概是人們最熟知關於紅外線健康效應的由來。紅外線對於皮膚、皮下組織具有一定的穿透力，紅外線對肌肉、皮下組織等產生的溫熱效應，可加速血液循環，促進新陳代謝和細胞增生，能發揮消炎、鎮痛、按摩、促進疤痕軟化、減輕疤痕攣縮（Scar Contracture）等效果，對於緩解肌肉和骨骼的疼痛，以及治療或輔助治療急／慢性軟組織損傷、頸椎腰部酸痛、風濕病等疾病具有一定程度的幫助（圖 1-1-7）[18]。

紅外線還具有顯著的非熱生物效應──共振效

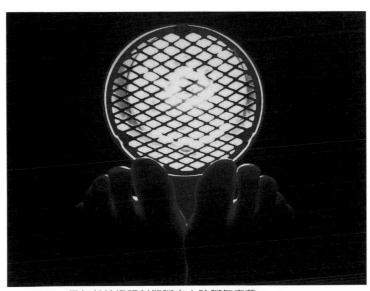

圖 1-1-7　用紅外線燈照射雙腳來去除腳氣真菌

應。這種非熱生物效應主要是生物體內的細胞或組織吸收紅外線後產生的生物化學反應，如改變人體內參與生化反應分子的濃度或活性等。人體細胞中水分子及細胞膜上磷脂質、蛋白質和醣類的最有效吸收頻率為 $6.27\mu m$，恰好介於波長為 $4 \sim 14\mu m$ 的紅外線的波長範圍內，這使得紅外線對人體健康大有裨益，被稱為生育光線（Growth Ray）。再者，人體約有 70% 是水分，血液中水分的比例更高達 80%。紅外線與人體內體液、血液及細胞內外水分子振動頻率相近，促使大水分子團產生共振。共振讓水分子之間的氫鍵斷裂，大水分子團變成獨立水分子（即 2 個氫原子和 1 個氧原子結合），小水分子更容易進入細胞內，又促進了人體代謝、免疫等生物化學反應的進行。

紅外線光療相較於其他波長的電磁波應用更為廣泛、形式更加多樣。除了醫院內配備的紅外線治療儀和裝有紅外線源的家用照燈產品之外，紅外線輻射原料製成的機能型服裝和家居用品及便攜穿戴式紅外治療儀器，無需任何外部電源裝置，也能提供紅外線的治療效果，廣受人們歡迎。美國國家航空暨太空總署為太空梭任務中的植物生長實驗而開發的紅外線照射技術，在一項為期兩年的臨床試驗中，成功地減少了骨髓和幹細胞移植患者因化療和放療而產生的痛苦副作用，讓人們看到了紅外線光療未來應用在更多領域的可能 [19]。而 NASA 的這套「Warp75 光傳送系統」紅外線治療設備，本身比醫院一天的住院費還要低，將是一種經濟有效的治療方法，為患者們帶來福音。

紅外線對健康有著諸多好處，但不正確的應用和過量的暴露，也將產生不亞於紫外線、可見光所造成的健康風險。短時間較大強度的紅外線照射，使皮膚局部溫度升高，出現紅斑反應，引起燒灼般疼痛感，嚴重時將導致灼傷。紅外線也促進了外源性皮膚老化的進程，有學者認為紅外線中的近紅外線（IR-A）和部分中紅外線（IR-B）能夠到達皮膚組織深層，引起氧化壓力反應，減少膠原蛋白。長期暴露於低能量紅外線或將引起慢性充血性眼瞼炎，短波紅外線被水晶體和虹膜吸收可導致角膜蛋白凝結，水晶體局部渾濁引起「紅外線白內障」。不僅在鋼鐵廠、紡織廠、造紙廠和玻璃製造廠，任何使用雷射、弧光燈或電輻射加熱器等紅外線暴露風險較高的場所，都需要完善的防護工作。長時間在日光或戶外高溫下工作時，也要考慮紅外線可能帶來的健康傷害。

1.2 維生素 D₃：陽光維他命

　　維生素 D 是一種脂溶性維他命，屬類固醇化合物，以其在維持骨骼健康中的重要作用而聞名。維生素 D₂（麥角鈣化醇）和維生素 D₃（膽鈣化醇）被合稱為鈣化醇，是與人體健康有著密切關係的最主要的兩種維生素 D。維生素 D₂ 是由紫外線照射植物中的麥角固醇產生，但在自然界的存量少，人體也無法合成。維生素 D₃ 雖然可以從膳食中獲取，但是能夠提供維生素 D 的食物種類很少，而且含量低、不穩定。因此，人體所需的大部分維生素 D（占 80 ～ 90% 或更多）還要透過人體皮膚暴露於陽光的紫外線中而合成。陽光中波長 290 ～ 315nm 的紫外線穿透人體皮膚，皮膚中 7- 脫氫膽固醇經紫外線照射後雙鍵被活性化，轉換為維生素 D₃ 前驅物質，維生素 D₃ 前驅物質需在人體內經歷兩種羥化作用來加以活性化，從而發揮生物效應（圖 1-2-1），所以人們將維生素 D₃ 稱為「陽光維他命」[20-22]。維生素 D 的主要功能是與副甲狀腺激素和降血鈣素協

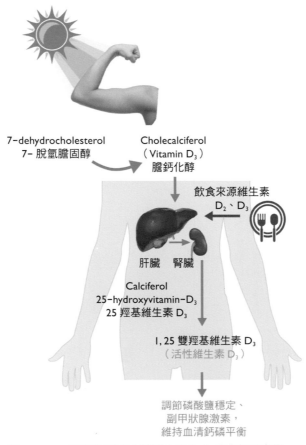

7-dehydrocholesterol
7- 脫氫膽固醇

Cholecalciferol
（Vitamin D₃）
膽鈣化醇

飲食來源維生素
D₂、D₃

肝臟　腎臟

Calciferol
25-hydroxyvitamin-D₃
25 羥基維生素 D₃

1,25 雙羥基維生素 D₃
（活性維生素 D₃）

調節磷酸鹽穩定、
副甲狀腺激素，
維持血清鈣磷平衡

圖 1-2-1　陽光照射下人體維生素 D 合成機制示意圖

同作用，來平衡血液中鈣離子和磷的含量，維持骨骼和肌肉的強壯與健康。我們熟知的佝僂病、軟骨症、骨質疏鬆等以骨骼病變為特徵的全身性慢性疾病，在很多情況下都是由於體內維生素 D 攝取不足，導致鈣、磷代謝紊亂而產生的 [23]。

維生素 D 的標靶器官除了人們熟知的骨骼、腎臟、腸道外，維生素 D 受體（VDR），還廣泛分布於血液淋巴系統，如：T 淋巴細胞、B 淋巴細胞等，泌尿生殖系統，如：乳腺、前列腺、卵巢等，以及神經系統、副甲狀腺等人體內各組織細胞中，它們控制著涉及人類全基因組的 3%、約 200 種的人類基因 [24]。因此，缺少維生素 D 的影響不僅局限於骨骼和肌肉系統，還與自體免疫疾病、心血管疾病、老年帕金森氏症、肥胖、惡性腫瘤等病症相關 [25-27]。

在大多數工業化國家，維生素 D 缺乏症狀在嬰兒、兒童和成年人中都較為常見，被認為是所有年齡的流行病。全球維生素 D 缺乏症的主要原因之一便是低估了陽光的關鍵作用。在合適的條件下，手臂和腿部每週曬幾次太陽，每次約 10 ～ 15 分鐘，可以產生滿足我們需要的維生素 D_3 數量。因此必須鼓勵在天氣晴朗時，尤其是冬季，積極參與室外活動，接觸陽光，以確保人體能合成足夠的維生素 D，以維持人體健康（圖 1-2-2）。

夏季正午 陽光暴露部位與面積		北緯 44°～ 46°40		北緯 30°40'～ 31°53'	
		哈爾濱市 年輕人 平躺	哈爾濱市 年輕人 站立	上海市 年輕人 站立	上海市 老年人 站立
手和臉部	12%	42 分鐘	84 分鐘	168 分鐘	504 分鐘
小臂和臉部	26%	19 分鐘	38 分鐘	76 分鐘	228 分鐘
小腿、小臂和臉部	46%	11 分鐘	22 分鐘	44 分鐘	132 分鐘
上半身、小腿和臉部	72%	7 分鐘	14 分鐘	28 分鐘	84 分鐘

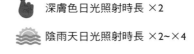

春秋季日光照射時長 ×2　　　深膚色日光照射時長 ×2

肥胖體型日光照射時長 ×2　　　陰雨天日光照射時長 ×2~×4

圖 1-2-2　獲取充足的維生素 D 所需要的每日日照時數

1.3 「目」浴陽光・健康「視」界

2011 年，紐約時報（*The New York Times*）發表《太陽是最好的視光學家》（*The Sun Is the Best Op-tometrist*）一文。那麼陽光如何幫助視覺發育，為人類帶來「健康視界」？

近年來，人們已關注到自然光對眼睛的發育與預防近視的益處。兒童時期經常在戶外活動、曬太陽，將擁有更好的視力。倫敦國王學院（King's College London）、倫敦衛生與熱帶醫學學院（London School of Hygiene & Tropical Medicine）和其他機構的研究人員，對 371 名有近視症狀和 2,797 名沒有近視症狀的 65 歲以上老年人進行了視力檢查，採集血液樣本，並詳細採訪了他們的教育、職業背景以及不同階段的生活經歷，以評估受試者在上午 9 點至下午 5 點，和上午 11 點至下午 3 點之間接受陽光照射的數量。結果顯示，視力與接受陽光照射量（尤其是 UV-B 紫外線的照射量）兩者之間有很強的相關性。在 14 ～ 19 歲青少年時期，接受日光照射多的人，發生近視的可能性降低近 30%；在 20 ～ 29 歲成年早期，接受日光照射同樣可以減緩罹患近視 [28]。

太陽光譜連續且平緩，顯色性好，對於人眼來說是最健康、最舒適的照明光源。相較於那些光譜有明顯高峰和低谷、低頻閃爍的人工光源，在柔和穩定的自然光環境下從事視覺作業，可避免光源頻閃引起的視覺能力受損、頭痛、癲癇風險和其他的潛在健康影響，同時能更清晰地視看有色彩的物件或對象，從而減少視疲勞的發生。

室外陽光的光照強度，比室內光照強度高出數十倍乃至數百倍，高強度光照令瞳孔縮小、景深加深，成像清晰度提高，可抑制近視發生。此外，長時間近距離的視看工作易產生視覺疲勞，導致視網膜周邊遠視性離焦，長此以往，將使眼軸長度延長形成近視。戶外活動、接觸陽光，動態的光環境和景物讓眼睛得到了休息放鬆。也有研究認為，陽光保護視力健康，可能與刺激人眼多巴胺分泌有關，光照可刺激視網膜中神經傳導物質多巴胺的釋放。動物實驗研究顯示，近視眼的視網膜多巴胺濃度低於正常視力。多巴胺神經元及其受體廣泛存在於視網膜中，參與視覺系統的訊號傳遞和調控，在視覺發育、訊號傳遞和屈光發育等方面，發揮著重要的調節作用 [29]。

儘管陽光照射對於近視預防的諸多生理機制還有待探究，但是陽光對於視力健康的好處已得到公認。為了視覺健康，應積極鼓勵兒童、青少年走出戶外，「目」浴陽光。

1.4 撥動「生命時鐘」——自然光與人體生物節律

冬去春來，花開花謝；潮起潮落，月盈月缺；周而復始，循環往復。從分子、細胞到有機體、群體，自然界萬物的活動都按照一定週期和規律運行。調控生物體生命活動內在節律的時間結構如一只無形的「時鐘」，人們稱之為「生理時鐘」（圖 1-4-1）。

1972 年，科學家透過損毀神經組織確認了，位於下視丘的視交叉上核（Suprachiasmatic Nucleus, SCN）是協調哺乳動物的晝夜節律的中樞生理時鐘（Central Clock）[30]，它負責感受外部世界光線的變化，並將光照的時間訊息，以激素和自律

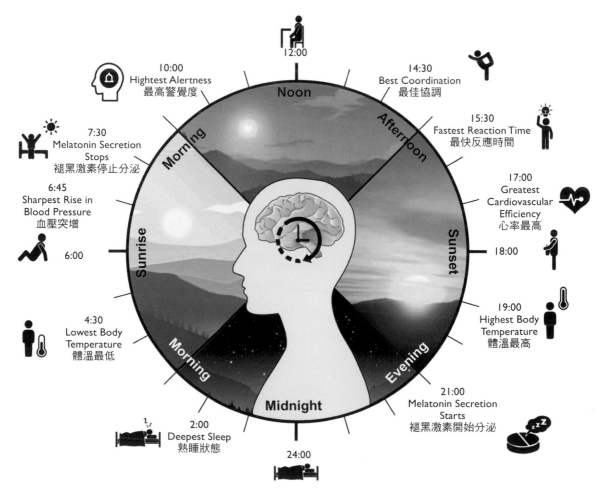

圖 1-4-1　生理時鐘與人一天的活動

神經系統訊號的形式，傳遞到周邊器官，並使全身的周邊組織生理時鐘（Peripheral Clock）保持與中樞生理時鐘相同的節律，使人的身體健康運轉。太陽的光暗變化，是生命內源性節奏最強有力的影響因子。以接近 24 小時為週期的晝夜節律，參與調控人體很多重要的生理過程，掌控著人類每日的睡眠、覺醒、進食、體溫、激素分泌和新陳代謝等各種生理活動的週期循環[31]。

每日自然光的光暗週期變化，是生物節律最重要的授時因子，而不同季節、清晨與傍晚，太陽光照刺激強度與時刻的變動，同樣影響著生物的節律，使人體身心健康表現出季節相關性。比如夏季日出時間早、日照強度大，人體晝夜節律相位相對其他季節提前，即使在相同室內溫度條件下，人體夏季睡眠時間較其他季節更短、起床時刻相對提前。季節性情緒失調症（Seasonal Affective Disorder，SAD）每年同一時間發作，秋末冬初開始、春末夏初結束，在季節變化明顯的高緯度地區較為好發[32]。

肥胖、多種癌症、神經退行性病變以及精神疾病等，都與節律紊亂高度相關。兩項美國的臨床試驗研究結果就顯示，節律失調嚴重擾亂了人體內葡萄糖濃度的動態平衡，影響胰島素的調控作用和食慾控制能力[33,34]。因此，人們在忙碌的同時，應當學會重視生物節律與人體健康的相互作用機制，遵循自然界的晝夜節律，選擇健康生活方式，白天享受陽光，晚上體驗黑暗，與太陽同作息。

2017 年，來自美國的三位遺傳學家傑弗理·霍爾（Jeffrey Hall）、麥克·羅斯巴希（Michael Rosbash）和麥克·揚（Michael Young），因「發現控制晝夜節律的分子機制」榮獲諾貝爾生理學或醫學獎。他們從果蠅體內分離出了一組被命名為週期基因（Period gene）的特定基因，這組基因的核糖核酸（mRNA）和蛋白濃度呈晝夜節律性變動，白天濃度降低，而夜晚濃度升高。透過進一步深入研究，他們發現了更多與生理時鐘有關的基因及其產生、運作機制。這是從遺傳基因角度對生物節律進行的解釋。至於光訊號如何被人眼感知，進而調控人體的生物節律，將在本書第 2.2 節「光與生物節律」中詳細介紹。

1.5 陽光下的快樂荷爾蒙——多巴胺、血清素、腦內啡

研究顯示「給點陽光就燦爛」有充足的科學依據。

陽光可影響多巴胺（Dopamine）、血清素（Serotonin）和腦內啡（Endorphin）這三種神經傳導物質的分泌，它們調節著人們生理、心理和情感體驗，影響著情緒、大腦功能運轉、疼痛反應和認知能力，極為重要[35-37]。一旦人體內這些神經傳導物質含量異常，往往會引發負面情緒及情緒波動，同時還會產生節律紊亂、缺乏睡眠、高血壓、營養不良等其他健康問題[38,39]。

多巴胺（圖 1-5-1）是下視丘和腦垂體腺中分泌的一種兒茶酚胺類神經傳導物質，它傳遞興奮和開心的訊息，也與上癮行為有關，中腦—大腦皮質、中腦—邊緣葉的多巴胺通路更直接與精神和情緒活動有關。因此人們稱多巴胺為「愛情靈藥」，因為它讓人有了愛的感覺，享受愛的幸福與甜蜜，為愛瘋狂，意亂情迷。

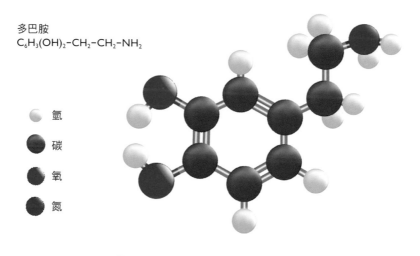

多巴胺
$C_6H_3(OH)_2$–CH_2–CH_2–NH_2

○ 氫
● 碳
● 氧
● 氮

圖 1-5-1　多巴胺的化學分子式 3D 圖

然而受多巴胺支配的不僅僅是情慾與快感，自 1957 年瑞典科學家阿爾維德‧卡爾森（Arvid Carlsson）首先發現多巴胺以後的半個多世紀裡，現代神經科學的研究不斷發現，包括有機體運動功能的調節、動機與獎賞、學習與記憶、情緒與智力、睡眠等在內的一系列複雜的生理、心理過程，與多巴胺的含量、分布以及訊號傳遞密切相關。多巴

胺代謝失常將關係到注意力不足過動症、阿茲海默症、帕金森氏症、憂鬱症、雙相情感障礙、暴飲暴食、成癮、賭博和精神分裂症等眾多神經退行性疾病和精神障礙疾病的罹患與發展。多巴胺系統對腦內「懲罰—獎賞」機制有重要的作用。研究發現，多巴胺的缺乏與阿茲海默症病人的淡漠症狀存在相關性。臨床研究表明，多巴胺攝取抑制劑「利他能」（Ritalin）能夠明顯地改善阿茲海默症病人的淡漠症狀 [40,41]。

大腦紋狀體（多巴胺富集區）中，多巴胺 D_2、D_3 受體對日照多寡的變化高度敏感 [42,43]，即使是在常年光照充足的亞熱帶地區 [44]。美國的一項實驗研究也發現，在 10 分鐘 7,000lx 的強光照射下，大腦紋狀體的血流量增加 [45]。透過面部情緒識別的方式，人們研究了光、多巴胺與情緒間的相互作用，結果顯示，相較於強光組的實驗參與者，在昏暗光線條件下的參與者，能更準確地識別悲傷的面部表情，人們推測在光線昏暗的條件下，當多巴胺分泌濃度低時，會對悲傷情緒造成更大的影響。因此，能夠提供高強度的光照刺激的陽光，有助於人體內多巴胺更好地發揮作用，可以說是最自然健康的「多巴胺補充劑」。

在轟轟烈烈的激情熱戀過後，人們需要一種不同於多巴胺，讓戀人雙方感到平靜、安逸、溫暖的愛情物質來穩固感情，這種物質就是由腦下垂體和脊椎動物的下視丘所分泌的氨基化合物腦內啡（Endorphin）（圖 1-5-2）。在它的刺激下，人的身心將處於輕鬆愉悅的狀態中，感受到喜樂和幸福。腦內啡還參與疼痛管理，具有「類嗎啡效應」，β-腦內啡透過與突觸前和突觸後神經末梢處的鴉片類受體（特別是 mu 亞型）結合產生鎮

腦內啡
$C_{158}H_{251}N_{39}O_{46}S$

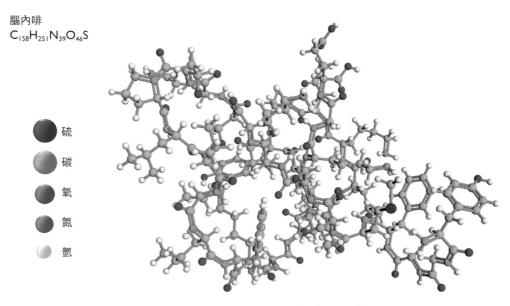

硫
碳
氧
氮
氫

圖 1-5-2　腦內啡分子結構片段 3D 圖

痛效果[46]。紫外線能夠刺激腦內啡的分泌，哈佛醫學院首席科學家大衛・費雪（David Fisher）團隊調查了實驗室剃光毛髮的小鼠，受紫外線照射與鴉片類受體通路之間的聯繫，在接受 UV 輻射 1 週後，小鼠血液中 β- 腦內啡的分子濃度高於未接受此輻射的小鼠。小鼠皮膚對紫外線的生物反應與人類非常相似，這項結果也適用於人體[47]。腦內啡——身體天然的「快樂丸」是陽光讓人樂觀、開朗的奧祕所在。

　　陽光燦爛幫助我們對抗憂鬱與焦慮，讓我們心平氣和、愉悅快樂。血清素（又稱 5-羥色胺）（圖 1-5-3）是與多巴胺類似的一種單胺類神經傳導物質，人們的情緒、行為動機、學習記憶能力、睡眠飲食、性慾皆受其影響[48]。大腦血清素濃度降低時，憤怒、焦慮、憂鬱等負面情緒將加劇，女性月經前和停經期的情緒波動大，易陷入焦躁或低落狀態，也與雌激素分泌低導致血清素濃度下降有關[49,50]。而人們熟知的抗憂鬱藥物「百憂解」便是一種選擇性血清素再吸收抑制劑，透過增加血清素含量來緩解憂鬱症狀。維持和提高健康血清素濃度，離不開陽光照射，光暗週期驅動血清素合成[51]，明亮的光線可透過刺激視網膜上的特定區域，讓血清素釋放[52]。澳洲的伊麗莎白・蘭伯特（Elisabeth A. Lambert）教授採集了 101 名健康男性 12 個月中、每月的靜脈血樣本，結果顯示冬季血清素濃度最低，同時晴朗天氣血清素濃度高於陰雨天。綜合考慮溫度、降雨量、每日光照時長和大氣壓力等各種天氣要素，研究人員認為光照是影響血清素濃度的最重要的環境因子[53]。因此，季節性憂鬱症、非季節性憂鬱症、廣泛性焦慮症等情感障礙患者，更應積極走出戶外，接受「陽光處方」。

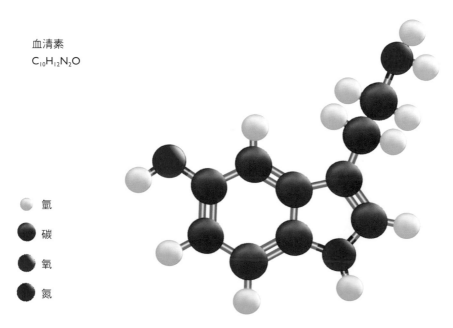

血清素
$C_{10}H_{12}N_2O$

○ 氫
● 碳
● 氧
● 氮

圖 1-5-3　血清素的化學分子式 3D 圖

1.6 如何安全地享受陽光？

　　陽光對健康是必須的，也是危險的。光照性眼炎、白內障、黃斑部病變、皮膚光老化、光敏性皮膚炎等與日曬相關的疾病一個比一個來者不善。陽光紫外線輻射對眼睛及皮膚的損傷具有「累積性」和「不可逆性」，即使每天只有幾分鐘短暫的過量陽光暴露，累積下來的傷害對於紫外線耐受力低的人也足以導致病變。好在人們可以透過簡單、有效的方法來預防太陽對人體的傷害。世界衛生組織提出了六項措施，來確保人們可以安全地享受太陽 [54,55]。如圖 1-6-1 所示。

(1) 保護兒童：兒童在室外活動的時間要比成人更長，對紫外線輻射耐受度低，應採取特別防護措施，避免兒童遭受強烈日照所帶來的健康傷害。12 個月以下的嬰兒要避免陽光直射，宜處於通風陰涼處。

(2) 留意曝曬時段：上午 10 點至下午 2 點（正午的前後 2 小時）在陽光下暴曬，這一時段太陽紫外線輻射能量最強，曬傷及致病的風險也最高。

(3) 使用遮陽物：當陽光照射強度高時應尋找遮陽處。行走在陽光下，人們要留意自己的影子，身影短粗時，便需要採取遮陽措施。

(4) 穿戴防護衣、編織緊密的寬邊帽和寬鬆服裝：能夠提供防曬保護，過濾 UV-A 和 UV-B 輻射的紫外線，太陽眼鏡能夠大幅降低眼睛損傷的危險。

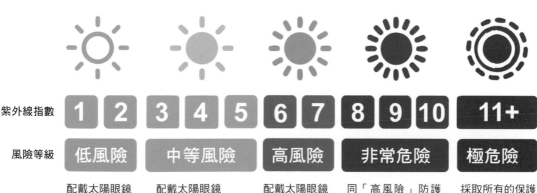

圖 1-6-1　世界衛生組織針對不同紫外線指數的建議防護措施

(5) 使用防曬乳：使用足夠量、防曬指數（SPF）為 15+ 的防曬乳並每 2 小時塗抹一次，在室外工作或運動階段補塗，有助於減少紫外線輻射效應所導致的皮膚損傷。

(6) 了解紫外線指數：紫外線指數愈高，皮膚和眼睛損傷的風險就愈大。當紫外線指數預報輻射級別為 3（中度）以上時，應積極採取安全防護措施。為了在最小的罹病風險下取得最佳的健康效益，人們需要正確地選擇接受日照的時間、時長以及部位。太陽正午前 2 小時到之後 3 小時，即上午 10 點至下午 3 點這段時間，陽光最為猛烈，是紫外線照射高峰。人們需避免在此期間長時間戶外活動，尤其在夏天更應減少陽光下暴露。夏季上午 9 ～ 11 點、下午 4 ～ 6 點的太陽光線相對溫暖柔和，是曬太陽的「黃金時間」。

● Fitapatrick-Pathak 皮膚分類

皮膚光型又稱日光反應性皮膚分類，根據人類皮膚經日光照射後產生紅斑或黑化的不同反應來劃分確定。這一概念首先在 1975 年由美國哈佛醫學院皮膚科醫生托馬斯·菲塔帕特里克（Thomas B. Fitapatrick）提出，他只對白種人的皮膚在日光照射後的反應進行了研究，將他們的皮膚分成四種類型。而後瑪杜·帕薩克（Medha M. Pathak）在原來的基礎上，增加了黑色皮膚和棕色皮膚的分類，從而形成了一直沿用至今的 Fitapatrick-Pathak 的皮膚分類系統（圖 1-6-2）。Fitapatrick-Pathak 系統將人的皮膚分為六種類型。一般認為歐美白種人的皮膚基底層黑色素含量少，屬於 I 型、II 型；東南亞地區黃皮膚為 III 型、IV 型；非洲人皮膚基底黑色素含量高為 V 型、VI 型。中國人的皮膚普遍位於 III 型、IV 型，也有少部分位於 II 型和 V 型 [56]。

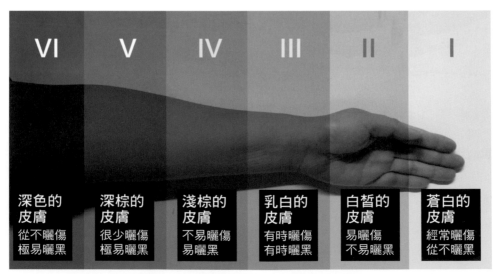

圖 1-6-2　Fitapatrick-Pathak 皮膚分類圖

1.7 日光與建築

1.7.1 自然光在建築中的重要性

日光是建築師們最青睞的設計語言，日光的直射、漫射、折射、透射、明暗、光影、色彩讓建築的形體、空間、細部、界面肌理得以呈現，創造了豐富的美學效果。眾多建築因其出色的日光設計而成為經典。勒·柯布西耶（Le Corbusier）、密斯·範德羅（Ludwig Mies van der Rohe）、阿爾瓦·阿爾托（Alvar Aalto）、路易斯·康（Louis Isadore Kahn）等現代主義最具影響力的建築師們的經典之作，在日光設計上都有著精妙的思考。

美國的範斯沃斯住宅使用大面積玻璃帷幕牆，將採光面積擴展到最大、開放視野，賦予建築簡單、純粹的透明性，展現了「少既是多」的概念。俄羅斯的維堡市立圖書館（圖1-7-1）閱覽大廳頂部陣列安排了57個採光井，光線透過天花板的層層過濾，柔和、均勻地瀰漫在空間中，營造了不受陰影干擾的明亮閱讀環境。美國的金貝爾美術館（圖1-7-2）擺線拱頂上由條形天窗、人字形穿孔反光板組成的採光系統，讓入射室內的自然光線重新分配，緩緩流入，均勻照亮屋頂銀色的混凝土，塑造了優雅靜謐的藝術展示空間，這是建築自然光設計最廣為人知的佳作。法國費爾米尼的聖皮埃爾教堂（圖1-7-3）中的紅、黃、藍三個採光口、側壁線性採光帶、

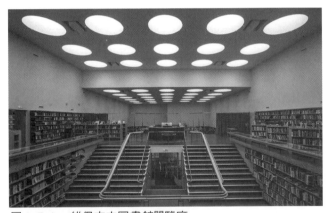

圖1-7-1　維堡市立圖書館閱覽廳

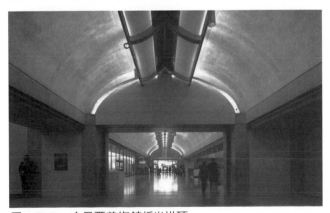

圖1-7-2　金貝爾美術館採光拱頂

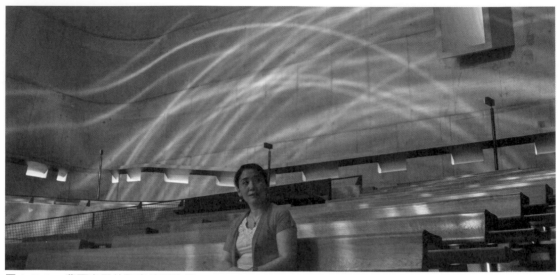

圖 1-7-3　費爾米尼的聖皮埃爾教堂

填充有機玻璃材料不規則圓孔及蕩漾浮動的神祕線性光波，共同在教堂錐形清水模內部空間置入了仿若白天黑夜輪回交替的宇宙星空。光駕馭著人們的情緒，打開了靈魂的詩意境界。華人建築大師貝聿銘設計的法國巴黎盧浮宮玻璃金字塔，透過光與玻璃材料出神入化的應用，完美地體現了傳統與現代、功能與藝術的平衡，征服了世界。在文學作品中，谷崎潤一郎（Tanizaki Junichiro）的《陰翳禮贊》，用細膩的文字緩緩講述了東方建築光影之美，房屋、家居、器物的光與影、明與暗形成的和諧關係，造就了精神和心靈的安養之境。

　　除了成為建築美學與藝術表達的元素，自然光在定調建築性能方面也有著不可撼動的主導地位。建築的自然採光過程往往伴隨著熱量傳遞，採光窗是建築物熱量傳遞最主要的管道。透過玻璃進入室內的陽光，不僅提供滿足人員活動需求的光照，也影響著房間溫度的熱舒適性。採光設計統籌考慮它對光、溫度的相互影響，才能取得最理想的效果。多數採光結構構件兼具通風功能，調節室內小氣候，改善室內空氣品質，減少空氣傳播疾病的發生。頂部天窗與中庭空間形成的「煙囪效應」是重要的通風策略。此外，通常狀況下，建築物電量能耗的 30% 左右用於照明，大量電力被用來提供白天照明，良好的自然採光使這部分的消耗降至最低，有效減少暖氣、通風和空調的電力成本。自然光不僅是節能設計最有效的選擇，也是取之不盡、用之不竭的綠色能源。當建築被動式節能效果達到它的極限，為了建造更高性能的節能建築，利用可再生能源將成為必不可少的發展環節。國際能源署（International Energy Agency, IEA）於 2020 年 11 月 10 日發布的〈可再生能源 2020—2025 年的分析和預測〉（Renewables 2020—Analysis and forecatst to 2025）報告預測，可再生能源將在 2025 年取代煤電近 50 年的統治地位，成為全球最大的電力來源。中國的太陽能資源豐富、分布範圍較廣，全國總面積 2/3 以上地區，年日照時數在 2,000 小時以上，年輻射量在 5,000MJ/m² 以上，技術可開發的太陽能資源可達到大約 22 億 kW。太陽能將是未來最具競爭力的可再生能源。將太陽能發電產品集成到建築上的太陽能建築一體化技術（Building Integrated Photovoltaic，BIPV）在生態文明時代將迎來大規模運用。

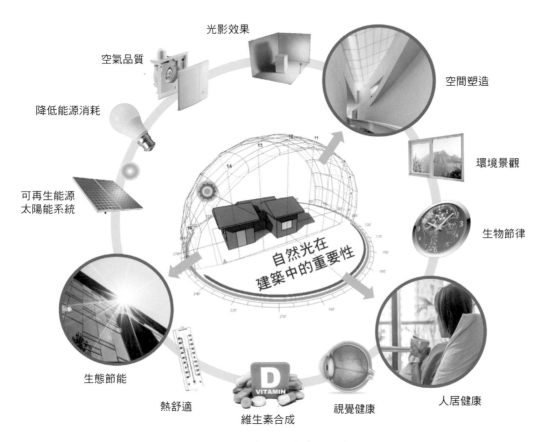

圖 1-7-4　自然光在建築中的重要作用

　　日光對健康的諸多好處在建築設計領域也備受關注。生產屋頂窗和天窗的國際製造公司威盧克斯（VELUX）下屬基金會與 Villum Fonden 私人慈善基金會、Villum Fonden 基金會，這三個非營利機構共同創立的「建築日光獎」（Daylight Award）是專門表彰和支持建築日光研究和應用的國際獎項。約翰・伍重（Jorn Utzon）、史蒂文・霍爾（Steven Holl）、妹島和世和西澤立衛事務所（SANAA）等建築大師都曾是這一獎項的得主。牛津大學教授、紐菲爾德眼科實驗室主任、睡眠與晝夜節律神經科學研究所所長羅素・福

斯特（Russel Foster）是 2020 年的三位獲獎者之一。他透過解釋光非視覺作用影響大腦的神經原理，呈現了光對人類健康的廣泛作用[57]。而在以重型機械操作車間為代表的高風險工業環境中，劣質的天然採光增加了事故發生的機率，事故的後果往往非常嚴重，除了經濟損失以外，更可能導致員工受傷甚至死亡，可見建築自然採光狀況與健康風險是緊密相關的。

由此可見，無論從技術、藝術、人文、福祉、生態等任何角度出發，日光都是建築中不可或缺的一部分（圖 1-7-4），是實現人居健康的重要基礎。

1.7.2 創造健康陽光空間：自然光的採集、控制、利用與優化

過去的 20 年裡，陽光對睡眠節律、生理健康、認知注意力表現、工作記憶表現以及病患康復、老年人護理所產生的正面作用，已透過大量的研究被人們廣泛地認知並接受。在宣傳和倡導理念的基礎上，將健康自然光的知識轉化為設計語言、建築構件，讓優質的自然光線照入人們居住、生活、工作的空間，讓人們享受這份大自然對健康的饋贈，應是設計人員需要承擔的使命。

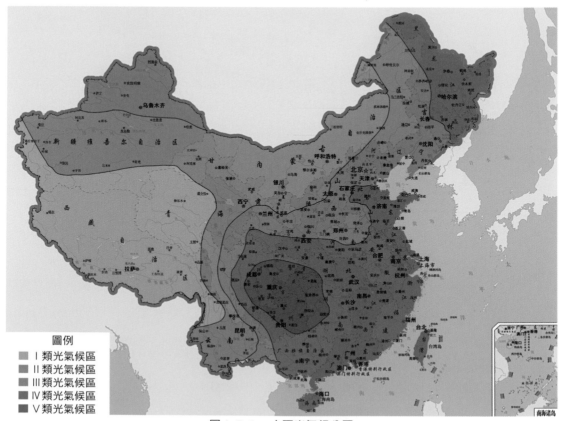

圖例
- I 類光氣候區
- II 類光氣候區
- III 類光氣候區
- IV 類光氣候區
- V 類光氣候區

圖 1-7-5　中國光氣候分區

　　自然光的採集、控制與優化利用是建築日光設計最主要的問題，它包含了光氣候、建築規畫布局、建築形體、平面與剖面、採光構件、建築外牆與界面材料、遮陽系統、日光照明系統與導光裝置、環境傳感與智能控制等多項研究和設計內容。

1. 光氣候

　　建築內部空間的自然光環境，隨室外光線的變化而改變。由太陽直射光、天空擴散光、地面反射光形成的天然光平均狀況被稱為光氣候（圖1-7-5）。了解太陽輻射、室外照度、天空亮度的分布等地域光氣候訊息，是開展採光研究和設計的基礎工作，建築布局、開窗面積皆與之有關。例如，達到相同的室內採光標準，位於Ⅳ類光氣候區的上海地區採光窗面積，要比位於Ⅲ類光氣候區的北京地區大10%。

2. 建築規畫布局

　　「採光權」指不動產的所有權人或使用權人獲取適當自然光照的權利，也是受到法律保護的權益。中國《物權法》第89條規定：「建造建築物，不得違反國家有關工程建設標準，妨礙相鄰建築物的通風、採光和日照。」建築群規畫，建築高度、朝向、間距的確定，日照均是首要考慮要素。在城市居住區規畫設計中，醫院住院大樓、休（療）養院住宿大樓、幼兒園、托兒所和各級學校教學大樓，對特定日期的滿窗日照有效時間，都有著嚴格的規定（圖1-7-6）。在快速的城市化發展下，城市建築高密度與適居性的矛盾日益突出，由日照採光引起的糾紛事件屢見不鮮。在城市與建築區域規畫開展過程

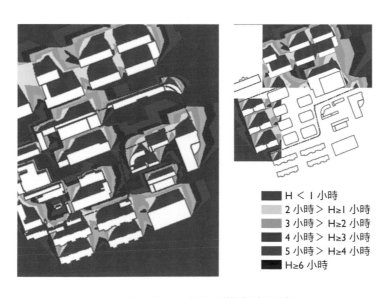

圖 1-7-6　居住區規畫採光分析

中，科學準確的日照研究與分析，對實現城市發展與和諧社會的雙贏，具有重要的推動作用。

3. 建築形體、平面與剖面

　　建築體積、平面縱深、房間配置形式、樓層高、窗戶朝向等，均直接影響建築的採光效果。因此，在建築設計階段就應充分考慮採光問題，對陽光在建築中入射角度、廣度和深度進行考慮，這也將事半功倍地提升建築的節能效果和使用性能。透過加大樓面長寬比或形體彎曲等方法，增加建築東西向的長度，減小南北向縱深，有利於增強南北向的自然採光，獲得更好的採光效果。採用退台形式的建築形體組合，增加了採光面，克服了單一方向採光的局限。英國倫敦泰晤士河畔由諾曼‧福斯特（Norman Foster）設計的倫敦市政廳（圖 1-7-7），整體外形為逐層向南傾斜的橢圓球體。基於全年太陽軌跡的分析，橢圓球體傾斜 31°，減小建築暴露在南向陽光直射下的面積，也讓上一層樓板可以對下一層發揮遮陽作用，並增加了北向的採光面積。該建築的能源消耗僅相當於相同規模的辦公樓的 1/4，是一棟真正的節能建築。

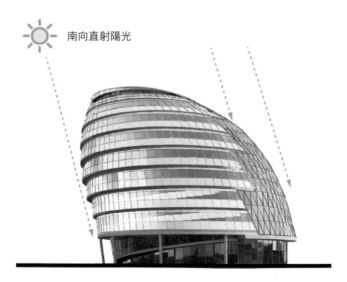

南向直射陽光

圖 1-7-7　倫敦市政廳採光設計分析

4. 採光構件

　　陽光通過採光構件進入室內，窗口是最主要的採光構件，但採光構件設計與設置絕不是簡單的「建築開洞」。採光構件的形式、數量、面積大小、位置以及玻璃透光材料，由人在空間中的活動、視覺工作、房間尺寸（縱深）、戶外景觀、室內家具布置、陽光

透過採光構件所需營造的光影視覺效果和環境氛圍所決定,同時也要考慮建築通風、保溫、隔熱等綜合因素。

改進採光構件設置是優化採光最直接的作法。當需要增加房間深處的採光時,可透過增加側窗上沿高度,或在採光口外部加設塗有高反射比塗層的反光板來達成。當需要控制建築隔熱時,則可選擇反射玻璃、低輻射玻璃等作為採光口透光材料,提升建築熱傳導性能,節省能耗。而透過設計凸窗的方法,可使來自多個方向的自然光射入室內,在一定程度上彌補了建築朝向的不足。由此可見,採光口既達成了對進入空間太陽輻射數量和波長的控制,也能改變光照路徑和空間光分布;既能夠採集日光,又能控制日光,是建築採光最重要的一部分。

5. 建築牆面與表面材料

自然採光設計的成功之處,往往在於它對材料光學性能的恰當應用及其對材質肌理的生動展現,問題的關鍵在於了解材料折射、反射、吸收、透射、散射、色散(Dispersion)的光學性能,並透過空間設計將其充分地發揮出來。史蒂文‧霍爾(Steven Holl)的建築常常透過運用白色磨砂玻璃等半透光材質,消減直射陽光

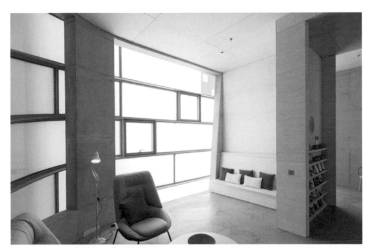

圖 1-7-8　史蒂文‧霍爾設計的馬吉癌症醫療中心,半透光材質創造陽光療癒空間。

產生的強烈明暗對比,讓室內獲得柔和、舒緩的日光,帶來放鬆的心理感受(圖 1-7-8)。材質的應用也是提升室內自然光品質、優化光線分布的重要手段。房間縱深處遠窗端的光照主要來自於天花板和內牆表面的反射,增加室內界面材料的光反射比,對提高空間亮度效果非常顯著。化學和材料科學的快速發展浪潮不斷將新材料推向建築市場。自替代玻璃的聚碳酸酯板和「軟玻璃」ETFE氟塑膜作為透光材料在建築上有了廣泛應用後,各類超強可視光透過率,解決紅外線、紫外線通過,以及透過稜鏡微結構達到日光重新定向的奈米技術薄膜相繼問世,建築設計步入了超低能耗的高性能時代。

6. 遮陽系統

　　建築遮陽是為了阻斷直射陽光射入室內、避免陽光過分照射，防止眩光，阻擋日光輻射生熱所採取的必要措施，也是備受建築師青睞的牆面設計元素。遮陽系統對實現建築性能和人居舒適度提升的作用顯而易見，對建築採光設計有舉足輕重的作用。建築遮陽設計應遵循如下幾個重要的原則。

(1) 根據建築物所處地理位置、氣候特徵、建築類型、建築朝向、建築功能等因素，選擇適宜的遮陽方式，因地制宜，權衡設計。

(2) 兼顧採光、視野、通風、隔熱和散熱的多方面需求。

(3) 基於太陽輻射強度，考慮遮陽設計的優先順序，並選擇適合的形式。

(4) 遮陽設備應與建築設計同步考慮、一體設計，成為功能、藝術和技術的結合體，比

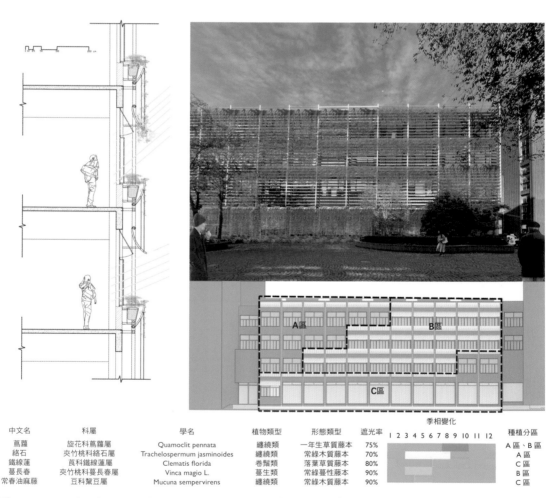

中文名	科屬	學名	植物類型	形態類型	遮光率	季相變化 1 2 3 4 5 6 7 8 9 10 11 12	種植分區
蔦蘿	旋花科蔦蘿屬	Quamoclit pennata	纏繞類	一年生草質藤本	75%		A 區、B 區
絡石	夾竹桃科絡石屬	Trachelospermum jasminoides	纏繞類	常綠木質藤本	70%		A 區
鐵線蓮	莨科鐵線蓮屬	Clematis florida	卷鬚類	落葉草質藤本	80%		C 區
蔓長春	夾竹桃科蔓長春屬	Vinca magio L.	蔓生類	常綠蔓性草本	90%		B 區
常春油麻藤	豆科黧豆屬	Mucuna sempervirens	纏繞類	常綠木質藤本	90%		C 區

圖 1-7-9　同濟大學建築學「日光與建築」課程——基於日光分析的同濟大學建築與城市規畫學院明成樓立面垂直綠化改造方案

如遮陽系統與建築太陽能光電系統、建築垂直綠化的集成設計（圖 1-7-9）。

2019 年最新頒布的《綠色建築評價標準》（GB/T 50378—2019）已注意到遮陽對室內人居環境品質的影響，在「健康舒適」部分提出了遮陽系統的設計要求，同時對可調節遮陽措施的條文進行了調整，預示著未來遮陽技術向環境適應性方向的發展 [58]。

7. 日光定向與日光偏轉 (導光) 技術

受到建築布局、形體、功能設計的諸多限制，並非所有空間都能獲得理想的採光條件，在高密度城市建築設計與建築改造中這一情況尤其普遍。光定向與偏轉技術利用平面鏡或棱鏡反射光線的原理，在不改變日光光譜的條件下，透過可控的技術方式，重新定向入射光線的方向和強度，優化室內光照分布，解決不良採光問題（圖 1-7-10）。日光定向與日光偏轉系統，通常根據太陽輻射的照射和到達位置安裝於建築的內部和外牆，定日鏡、可調節角度的室內外遮陽百葉窗等，都是典型的日光定向與偏轉系統。

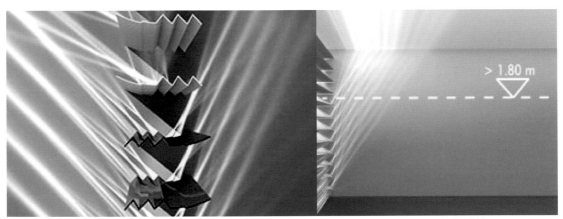

圖 1-7-10　德國 Köster Lichtplanung 公司工程師 Helmut Köster 設計的日光重定向百葉窗系統

8. 環境感測與智慧控制

「新基建」（高科技基礎建設）讓數位資訊技術飛速發展，健康人居邁向智慧居家的腳步不斷加速。建築採光融入智慧控制運作系統將成為必然的趨勢。採光是一個綜合設計理念，不僅涉及自然光與建築及其環境因素的自身平衡，還涉及與人工光的平衡問題。先進控制技術使更多地自然光利用訴求能夠實現。例如，借助探測人員活動感知室內外環境照度、追蹤太陽方位的感測器，實現「遮陽—採光—室內」照明聯動，自動閉合或開啟遮光簾與人工照明設備，創造人工光與自然光平衡的優質室內採光的同時，也達到節能減碳目的（圖 1-7-11）。

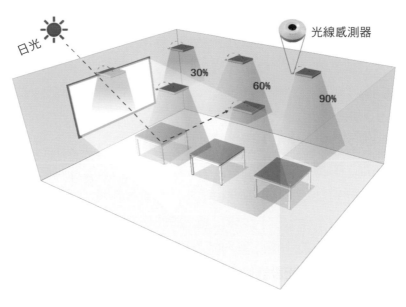

日光

光線感測器

30%

60%

90%

圖 1-7-11 感測器實現室內自然光與人工光的平衡利用

9. 動態日光設計

　　太陽是一個高強度的動態光源，在它的影響下，不同區域、不同緯度、不同季節、不同天氣狀況以及一天中不同時刻的室內自然採光狀況都不相同。採光係數（DF）即在房間中某個平面的某個點上，由於假定或已知亮度分布的天空接收的光所引起的照度，與該平面上半球天空在不受阻礙的條件下，所引起在水平面上的照度之比。以往的建築自然光研究普遍採用全陰天天空模型下，室內各點的採光係數作為研究方法，便捷易懂，計算簡單。但是採光係數研究有很強的局限性，室內天然光亮度和空間體驗，隨時間的動態變化、某一時刻的光線是否足夠用來讀書和寫字、晴天下不同朝向的窗口是否存在眩光情況、自然採光全年節省的總耗電量等訊息，人們都無法從中獲取。鑒於此，兩個重要的指標——空間全自然光（Spatial Daylight Autonomy, sDA）和年日照曝光量（Annual Sunlight Exposure, ASE），被引入了建築採光的研究與設計。

　　空間全自然光（sDA）是描述室內環境日光是否滿足使用需求的年度指標。這一指標的數值代表的是面積百分比，即在指定的一段時間內，分析區域中符合最低日光照度區域面積所佔百分比。50% 的使用時間至少能獲得 300lx 以上的陽光照射（縮寫為 sDA300, 50%）是最常被用來研究的動態日光情況。WELL 健康建築標準（the WELL Building Standard™, WELL™）中規定健康的室內採光，至少應有 55% 的常用空間達到空間全自然光（sDA300, 50%）。

年日照曝光量（ASE）對於空間的自然採光環境是否存在會引起視覺不適的高亮日光一事，進行了評量。它指的是在沒有遮陽設備的情況下，分析工作面照度超過制訂照度且超過指定時長（小時）的區域所占百分比。WELL™ 對 ASE 指標也進行了規定，它要求達到陽光年照射度（ASE1000, 250）的常用空間不超過 10%，即每年有 250 小時以上照度都超過 1,000lx 的區域不超過 10%。

全球最知名的綠色建築評價體系 LEEDs、中國建築學會《健康建築評價標準》（T/ASC 02—2016）和 2019 年修訂的《綠色建築評價標準》（GB/T 50378—2019）對動態採光指標都提出了明確的要求。DAYSIM、DIVA-for-Rhino、DALI、Ladybug+Honeybee、SPOT 等國內外很多採光軟體，也已完成全年 8,760 小時逐時照度的動態採光分析和計算功能（圖 1-7-12）。量化指標雖然重要，卻並不是全部，與利用靜態自然光一樣，動態日光設計既是科學也是藝術。

關於日光與建築研究、設計和控制，已有非常豐富和完善的理論、方法、工具。然而在自然採光和人居福祉方面，儘管人們已經熟知日光對視覺健康、睡眠節律、情緒、免疫、殺菌消毒等方面的影響以及一些安全、舒適性指標範圍，然而無論從可用數據、理論發展的角度，還是從成熟技術系統、真實效應評估的角度，我們才剛剛起步。

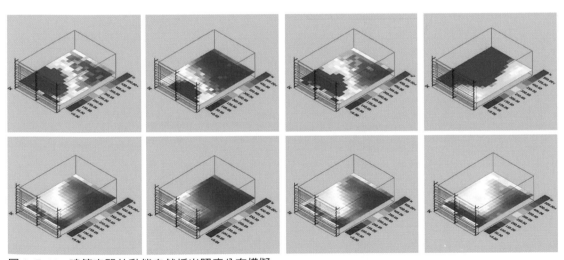

圖 1-7-12　建築空間的動態自然採光照度分布模擬

第 2 章

光的健康——效應

光作用於人的眼睛和皮膚，經過視覺與非視覺神經通路，對於人體視覺發育、視力健康、生物節律、情緒認知、新陳代謝、體溫調節與免疫反應等方面，均有廣泛的影響，為人類的健康帶來極大的好處。從非視覺光生物調節到色彩療癒環境，從新生兒黃疸治療、兒童青少年近視預防與控制、老年阿茲海默症狀干預到睡眠品質改善、情感障礙症狀緩解、鎮痛以及皮膚病治療，本章將帶領讀者縱覽光的健康效應及其居住的應用。

光雖無形，卻對人類的健康福祉帶來巨大影響。

光革新現代醫學。雷射手術、體內成像照明、生物醫學影像診斷等生物醫學光子學技術，不斷改變常規藥物和手術治療方法，並為醫療診斷提供了精準判斷。利用光物理、光化學機制產生的生物作用光療法，在皮膚病、癌症、精神疾病、新生兒黃疸、心腦血管病變、佝僂病、骨質疏鬆等病症的預防和治療上大有斬獲，已成為具有確切療效且安全成熟的臨床方法[1-7]。非侵入、低損傷、安全、費用較有競爭優勢等優點，使醫療領域的光學技術得到廣泛重視和大力發展，透過研究者們持續不斷開展的積極探索，借助光療克服阿茲海默症、帕金森氏症等諸多醫學難題，使更多人從中受益。

光帶來療癒。「治療」（Curing）和「療癒」（Healing）是兩個不同的概念。治療關注病症本身，透過藥物、手術等方法消除疾病，讓人從患病或受傷的狀態中盡快恢復。療癒則與現代醫學所推崇的主動健康觀念相契合，從人的訴求出發，關注產生病症和非健康狀態的背後原因，透過可控制的刺激，增強人體的調節、適應能力並改善健康。治療和療癒二者相輔相成，療癒不能代替專業的醫療方法治癒疾病，卻可以對醫療無能為力的病痛提供幫助，讓人的身心不適得以舒緩。光與色彩的療癒作用在於「視覺—生理—心理」三方面，適宜的光照策略，可以為人們帶來視覺健康、情緒、睡眠、認知、工作效率等多方面的提升，並提高生活品質。實際上，人居環境的光與色彩，就是一種非常有效的療癒方式，作為正面的刺激要素，長久累積能幫助人們恢復並維持健康穩定的身心狀態，減輕各種生理和心理的負面影響，實現了人、環境與健康的三者間的緊密結合。

光照也存在著健康風險。除了過強或者過長時間的自然光與人工光源，對眼睛和皮膚造成的光輻射損傷之外，錯誤的光照時間和低品質的光環境，例如：城市光汙染、工作空間照度不足、陰影、眩光等，也會引起諸多生物節律紊亂和心理不適[8-10]，並成為乳腺癌等疾病的誘發因素[11]。這些風險既有可察覺的急性損傷，也有難以發現的長期累積影響，但它們對健康造成的傷害若沒有及時處理，都將造成不可逆的嚴重後果。

光可以是人類的朋友也可以是敵人，取決於我們對它的應用和控制，這需要人們從生物機制、技術系統、設計應用等多個方面來探索光的健康效應。

2.1 光與視覺健康

　　視覺是人類最主要的感官，外界傳輸到人腦的所有訊息之中，90% 是視覺訊息。視覺在生活的各個方面以及生命各個階段，都有至關重要的作用，當視覺健康出現問題時，人類的生活將會受到嚴重的影響，不僅是視看能力出現限制，還會使兒童錯失智力發育的時機、學生學習發生困難、工人工作效率低下、老年人失去自理能力。由此可見，維護視力健康，是打造健康光環境重要的第一步。

2.1.1 眼見為實——視覺生理機制

　　人眼是視覺系統的週邊感覺器官，接收千變萬化的視覺刺激（光刺激），將它們轉換為視覺訊息（視神經脈衝），再傳導至大腦皮質視覺中樞進行編碼加工和分析，使人們得以辨認物體的形狀、大小、明暗、色彩、動靜，從而了解外部世界[12]。這一過程包括了折射、感光、傳導和中樞處理四項生理機制。

　　人眼折射系統由角膜、房水、水晶體和玻璃體組成[12]。光線入射人眼，經過角膜前、後表面，水晶體前、後表面四個不同屈光度的折射面，在角膜、房水、水晶體、玻璃體四種不同折射率的介質中透射與折射，聚焦於視網膜上，形成倒置的左右換位的物像（圖 2-1-1）。視光學上所說的「屈光」，指的就是光線由一種介質進入另一種不同折射率的介質時，光線傳播方向發生偏折的現象。當眼睛無法對外界的物體清晰地聚焦

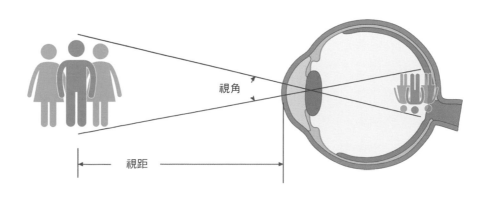

視角

視距

圖 2-1-1　視網膜折射機制

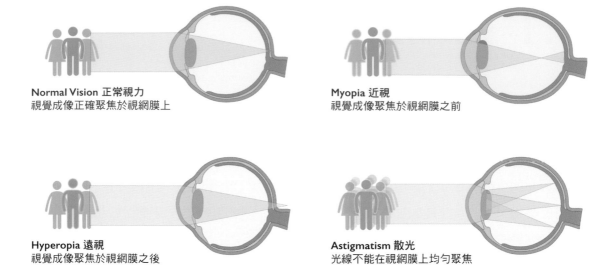

Normal Vision 正常視力
視覺成像正確聚焦於視網膜上

Myopia 近視
視覺成像聚焦於視網膜之前

Hyperopia 遠視
視覺成像聚焦於視網膜之後

Astigmatism 散光
光線不能在視網膜上均勻聚焦

圖 2-1-2　正常視力、近視、遠視和散光示意圖

而導致視力模糊時，就會發生屈光不正。當下最顯著的視覺健康問題——近視，多數是由於眼球前後徑過長或角膜、水晶體曲率過大，折射率過強，光線聚焦成像位於視網膜之前所形成的。近視可透過佩戴凹透鏡來進行矯正。反之，由於眼球前後徑過短，導致光線成像焦點位在視網膜之後，平行光線在到達視網膜時尚未聚焦，於是形成了遠視，這時需佩戴凸透鏡矯正。角膜或水晶體表面不同方向的彎曲度不一致，導致各水平方向上的屈光率不同，光線不能準確地聚焦在視網膜上，形成清晰物體影像的情況稱為散光（圖 2-1-2）。散光分為規則散光和不規則散光，規則散光可用適當的交叉圓柱鏡矯正，而不規則散光則無法矯正[13]。

　　視網膜是貼在眼球後壁部的一層非常薄、卻又結構複雜的透明薄膜，它是視覺訊號處理的第一站。這裡發生著光電轉化的過程，光訊號被轉化為電訊號，經過加工後向腦內的外側膝狀體和視覺皮層傳遞，進行更進一步的訊息處理與整合。視網膜外層分布的感光細胞首先接收視覺訊號，然後經一系列複雜的生物化學反應，將這些訊息以膜電位改變的形式傳遞給雙極細胞，再由雙極細胞傳遞給視神經節細胞。在這個過程中，水平細胞和無軸突神經細胞也參與了電訊號的調控過程（圖 2-1-3）。經過傳遞和整合的訊息，最後由視神經節細胞從視網膜傳出[14]。視網膜上有兩個重要的特徵點——「中央凹」與「盲點」。中央凹是視網膜中，光強和色彩感受最靈敏的區域。鷹視之銳利，凌空千里仍能看清獵物，便是歸功於黃斑部有兩個中央凹。盲點位於視神經盤（又稱視神

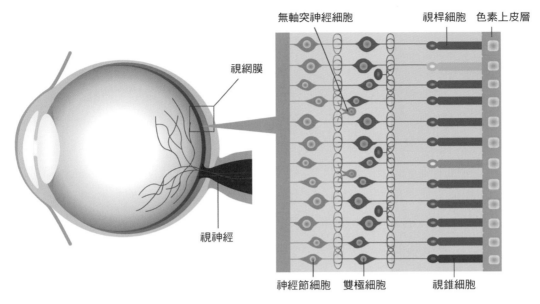

圖 2-1-3　視網膜解剖結構

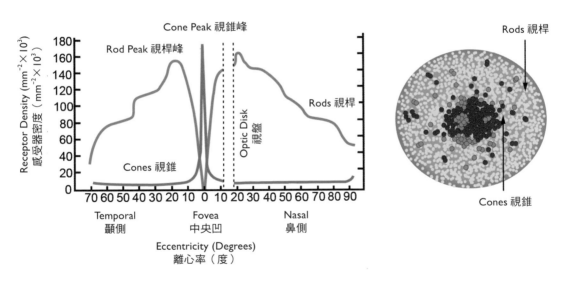

圖 2-1-4　視網膜視桿細胞和三種視錐細胞的分布

經乳頭），此處是神經纖維進出的地方，因為沒有感光細胞而無法產生視覺訊息，影像落在這個地方，並不能引起視覺。

　　光感受器是指能感受光刺激，並由此向中樞神經傳遞衝動的感覺器官。人們通常認為視覺系統的光感受器包含視桿細胞（Rod Cells）和視錐細胞（Cone Cells）兩類（圖2-1-4）。視網膜裡一共約有 600 萬個視錐細胞和 1.25 億個視桿細胞。視桿細胞分散在

視網膜中心外圍，負責昏暗光線下的視物功能。視錐細胞則集中分布在黃斑部周圍，負責處理色彩和細節[15]。光刺激落在視網膜上引起光化學反應，暗光刺激的感受器視桿細胞外節膜盤上，鑲嵌著感光物質——視紫紅質，在弱光作用下，視紫紅質會分解成視黃醛和視蛋白，引起視桿細胞外段膜出現超極化型感覺接受器電位，雙極細胞活躍，光訊號轉換為電訊號進一步傳遞。這一光化學反應是可逆的，視紫紅質在亮處分解，在暗處又可重新合成，該可逆反應的平衡點決定於光照強度。亮光下，視紫紅質更常處於分解狀態，視桿細胞幾乎失去了感受光刺激的能力，視錐細胞取而代之成為強光刺激的感受器。視錐細胞膜盤上也含有特殊的視色素，可吸收光線發生化學反應。長波長敏感型（L-cones）、中波長敏感型（M-cones）和短波長敏感型（S-cones）三種視錐細胞的感光色素，分別對峰值為 566nm 的紅光、544nm 的綠光和 420nm 的藍光附近光線敏感，從而形成三色視覺[16]。以上便是視覺過程中的感光換能機制。

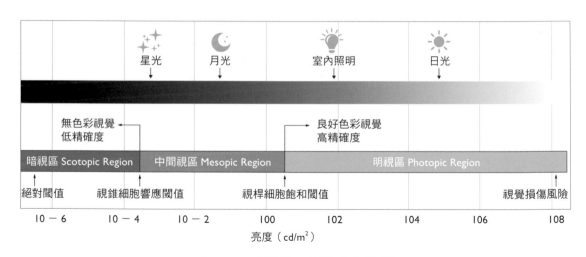

圖 2-1-5　明視覺、暗視覺與中間視覺

　　根據國際照明委員會的定義：亮度超過 5cd/m² [17]的環境，此時視覺主要由視錐細胞發揮作用，稱為明視覺；環境亮度低於 0.005cd/m² 時[18]，視桿細胞是主要發揮作用的感光細胞，稱為暗視覺。明視覺和暗視覺之間還存在著中間視覺[19]，視錐細胞和視桿細胞會同時反應，而根據明亮程度不同，兩種細胞的活躍程度也發生變化。夜間戶外和道路照明場景提供的亮度水平，都處於中間視覺範圍（圖 2-1-5）。

　　2002 年，美國布朗大學（Brown University）的戴維·布森（David Berson）等人透過實驗研究，證實了哺乳動物視網膜上存在著第三類感光細胞——內在光敏視網膜神經

節細胞 [20]。這種細胞在晝夜節律調節和瞳孔光反射等光的非視覺生物效應上，有著關鍵性的作用，這也再次證明人眼感光細胞，不僅僅只有視錐細胞和視桿細胞。而隨著研究的深入，人們發現參與視覺加工的感光細胞，也並非只有視錐細胞和視桿細胞兩種。ipRGCs 的非 M1 亞型將光刺激訊號投射到關於視覺形成的大腦區域外側膝狀體，也參與到成像視覺的加工過程 [21]。ipRGCs 與亮度知覺相關，而如何具體量化 ipRGCs 在亮度感知過程中所發揮的作用，以及它與三類錐體感光細胞間如何相互作用，還需更深的探索。

視覺傳導通路有三級神經元。視網膜的感光細胞接受光刺激後，將視覺訊息傳至第一級神經元雙極細胞，隨後再傳至第二級神經元視網膜神經節細胞。神經節細胞位於視網膜的最內層，其樹突主要與雙極細胞聯繫或透過無軸突神經細胞橫向聯繫，其軸突集合成視神經叢。神經節細胞是眼睛和大腦之間溝通的唯一橋梁，又難以自我修復或再生，神經節細胞一旦受到損傷，即便在眼睛和大腦功能都正常的情況下，視力也會永久喪失。視神經叢入顱腔後在大腦額葉的底部視交叉處，將根據視野進行劃分，把來自雙眼的訊息在此進行交匯並被分別傳遞到對側（左側和右側）的大腦半球進行處理。右側視野的訊息在左視束中進行傳遞，而來自左側視野的訊息在右視束中傳遞。兩側視束終止於視丘的感覺中繼核團——外側膝狀體（LGN），視覺傳導的第三級神經元位於外側膝狀體內 [22]。

視覺神經元通常只對映射到視網膜特定區域內的光刺激產生選擇性反應，這個區域被認為是該神經元的感受野。視覺皮質與視網膜神經節細胞的感受野，存在點對點的映射關係。明暗變化、顏色、運動速度與方向等視覺訊息要素以「串聯」訊息的形式，被視網膜獲取並傳遞給雙眼對側的外側膝狀體。LGN 是視覺訊息進入大腦皮質的門戶，每個大腦半球的 LGN 接收來自雙眼對側的圖像訊息（即大腦左半球的 LGN 接收右側視野的視覺訊息），然後將整合分流後的訊息傳遞給與之同側的大腦初級視覺皮質（V1）。隨後，兩條主要的訊息加工皮質通路——背側通路和腹側通路，將對視覺訊息做進一步處理。背側通路包括枕葉到頂葉的一系列腦區，主要處理運動與深度相關的視覺訊息，被稱為「空間通路」；腹側通路包括枕葉到顳葉的一系列腦區，主要處理形狀和顏色有關的視覺訊息，也與長期記憶有關，被稱為「內容通路」[14,22]。視覺訊息隨視覺通路層級傳遞，功能腦區提取出的訊息也從簡單到複雜、從具體到抽象。高級腦區對這些訊息進行深化加工與整合處理，從而形成整體視覺感知和認知功能（圖 2-1-6）。

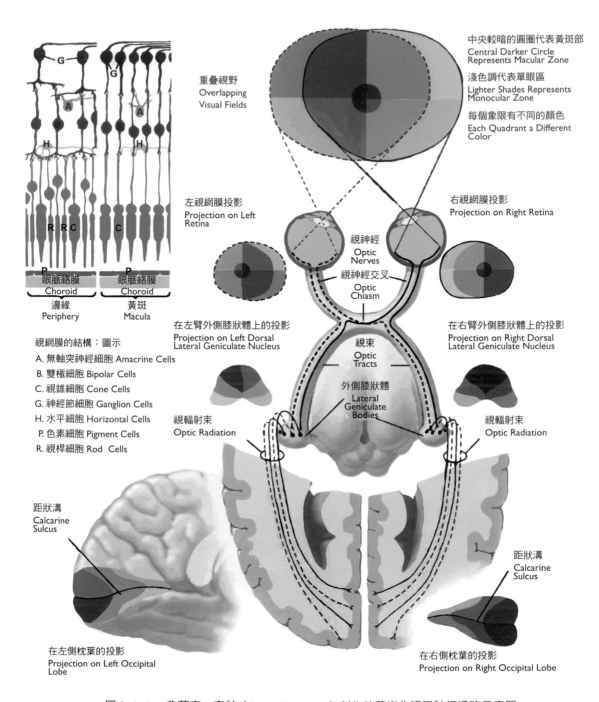

圖 2-1-6 　弗蘭克・奈特（Frank H. Netter）創作的藝術化視覺神經通路示意圖

2.1.2 目外之見——光的非視覺作用通路

人的一生中，眼睛也要歷經胚胎、發育、成熟、老化四個階段。

胚胎 2 週時，前腦神經褶出現凹陷——視凹，這是胚眼的原基。胚胎 22 天，胚胎上人眼結構始基——視溝、視泡、視杯等逐步形成。到了第 7 週，人眼的各組織初具雛形，胚眼形成，眼球壁、眼球的內容物、視神經系統、眼附屬器官開始各自發育。在妊娠 25 週（6 個月左右），胎兒已開始擁有微弱的視覺體驗。光能夠透過母體皮膚、肌肉、脂肪到達子宮，活躍胎兒的眼球光反應通路，幫助眼睛血管和視網膜神經元正常發育。可見在胎兒時期，光對視覺健康的作用便已顯現 [14]。

出生伊始，人眼的結構已經成形，但包括光覺、色覺、形覺（視力和視野）、動覺（立體覺）和對比覺在內的各項複雜視覺功能，還需依靠後天的發育（圖 2-1-7）。由於新生兒出生時視網膜中央凹黃斑部、視覺神經通路、大腦視覺中樞尚未發育完全，角膜到視網膜距離僅 16 ～ 17mm（成年人約為 23 ～ 25mm），因此新生兒眼中的世界是黑白且模糊的，這時他們的視力很微弱，僅有成年人的 1/30 到 1/20，也沒有固視能力。新生兒的眼睛非常脆弱，需要好好的呵護。第 2 個月，新生兒能夠進行簡單的注視和追視。第 3 個月，他們開始能區分不同的顏色刺激，對色彩的辨別能力也將持續增強。波長較長的紅黃色物體、對比強烈和複雜的圖案符合新生兒的視覺偏好。第 4 個月，視網膜黃斑部發育完成，嬰兒可識別物體的形狀、顏色，雙眼輻輳功能發育協調，立體視覺開始建立。新生兒的視覺敏銳度，在出生後的半年裡快速地增加，第 6 個月時的視力（視覺敏銳度）是剛出生時候的 5 倍，視覺也已具有一定深度感，能夠更全面地認識世界的三個維度。出生 6 ～ 8 個月，嬰兒從臥到坐，活動和認知範圍的擴大，也使視野範圍得到了擴展。1 歲時，嬰兒基本上形成完善的視功能，視力在 0.2 左右，視野寬度慢慢接近成人，日後隨著年齡增長，視力不斷提高。6 歲左右的兒童視力可達到成人標準，進入成人視覺。嬰幼兒階段（0 ～ 3 歲）是視覺發育的關鍵期，這一時期也是受到各種因素的影響從而造成弱視、斜視、近視和先天性眼疾發病的危險期，更是弱視等視力問題治療的黃金期。因此了解視覺發育過程各階段的視覺特徵，建立健康的光照環境，對於視覺健康發育干預的輔助和矯正意義重大。

在人眼發育過程中，眼球尺寸在適應環境過程中不斷增長。正常情況下，12 歲之前的眼軸，平均以每年 0.3 ～ 0.4mm 的速度增長，12 歲以後減緩，20 歲左右隨著生長發育期的結束，眼軸原則上即停止增長。在此期間，眼球可塑性高，很容易受到多種因素影響而發生視力異常。在這一學習用眼的非常時期，長時間近距離用眼，有著極大的近視風險。因此，為了保障青少年的視力健康，幫助他們養成有科學背書的正確用眼習

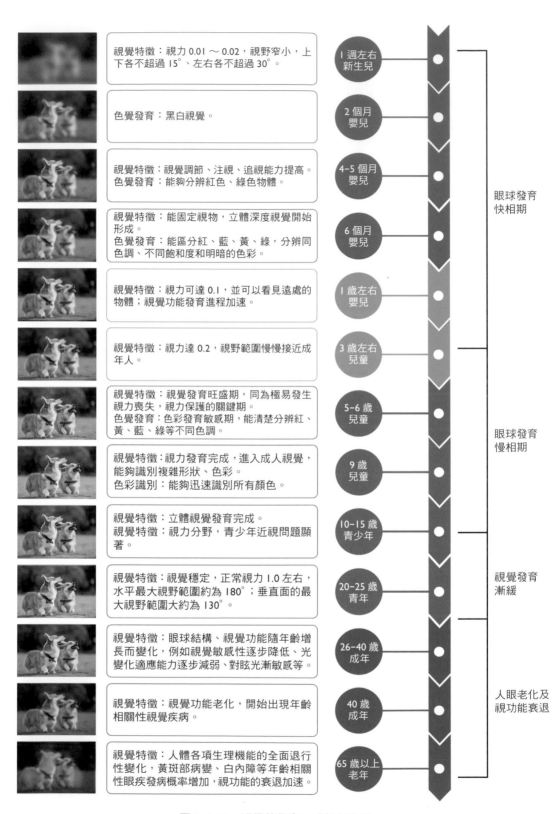

視覺特徵：視力 0.01 ～ 0.02，視野窄小，上下各不超過 15°、左右各不超過 30°。

色覺發育：黑白視覺。

視覺特徵：視覺調節、注視、追視能力提高。
色覺發育：能夠分辨紅色、綠色物體。

視覺特徵：能固定視物，立體深度視覺開始形成。
色覺發育：能區分紅、藍、黃、綠，分辨同色調、不同飽和度和明暗的色彩。

視覺特徵：視力可達 0.1，並可以看見遠處的物體；視覺功能發育進程加速。

視覺特徵：視力達 0.2，視野範圍慢慢接近成年人。

視覺特徵：視覺發育旺盛期，同為極易發生視力喪失，視力保護的關鍵期。
色覺發育：色彩發育敏感期，能清楚分辨紅、黃、藍、綠等不同色調。

視覺特徵：視力發育完成，進入成人視覺，能夠識別複雜形狀、色彩。
色彩識別：能夠迅速識別所有顏色。

視覺特徵：立體視覺發育完成。
視覺特徵：視力分野，青少年近視問題顯著。

視覺特徵：視覺穩定，正常視力 1.0 左右，水平最大視野範圍約為 180°；垂直面的最大視野範圍大約為 130°。

視覺特徵：眼球結構、視覺功能隨年齡增長而變化，例如視覺敏感性逐步降低、光變化適應能力逐步減弱、對眩光漸敏感等。

視覺特徵：視覺功能老化，開始出現年齡相關性視覺疾病。

視覺特徵：人體各項生理機能的全面退行性變化，黃斑部病變、白內障等年齡相關性眼疾發病概率增加，視功能的衰退加速。

1 週左右 新生兒

2 個月 嬰兒

4-5 個月 嬰兒

6 個月 嬰兒

1 歲左右 嬰兒

3 歲左右 兒童

5-6 歲 兒童

9 歲 兒童

10-15 歲 青少年

20-25 歲 青年

26-40 歲 成年

40 歲 成年

65 歲以上 老年

眼球發育 快相期

眼球發育 慢相期

視覺發育 漸緩

人眼老化及 視功能衰退

圖 2-1-7　視覺的發育、成熟與衰退

慣，應根據青少年成長過程中學習、生活不斷變化的需求，對用光環境進行精密的研究。

人眼發育成熟後，視功能趨於穩定。如今，人們的日常工作生活中愈來愈難以離開電腦、手機等螢幕，用眼強度和頻率愈來愈高，用眼過度導致的視物模糊、眼睛乾澀、眼部不適、眼及眼眶周圍疼痛，乃至頭痛、眩暈、精神疲倦等眼部疲勞症狀，在人群中愈來愈普遍，嚴重影響了人們的生活品質。光環境的舒適健康，不管在任何年齡階段，都有重要價值。

隨著年齡增長，水晶體硬化、彈性減弱，睫狀肌收縮功能衰退，眼調節能力逐漸下降。步入中老年後，在近距離閱讀或使用電腦時出現近看困難，這一現象稱為「老花」，這是隨著年齡增加必然發生的生理現象。眼睛是「未老先衰」的器官，實際上在 40 歲左右，水晶體、視網膜、角膜、鞏膜、玻璃體等組織結構均開始老化，例如：角膜直徑縮小、曲率增大，對光的散射增加、透光度下降，玻璃體凝膠液化，在視野中出現小黑點、碎屑飄來飄去，視網膜神經節細胞、視覺皮質神經元數目減少等[23]。其中水晶體和視網膜的老化表現最為明顯，直接導致老花、白內障和黃斑部病變等與年齡相關的眼部疾病出現。視覺功能的退化，會表現在明暗視力變差、辨色能力和對比敏感度下降、靜態和動態視野變窄、景深感覺減弱、對眩光刺激更敏感等諸多方面[24-26]。「螢幕閱讀時代」更讓許多人的老花問題提前發生。老年期（65 歲以後）人體各項生理機能的全面退行性變化，加速了視功能的衰退，增大了年齡相關性眼疾的發病機率。

眼睛的感覺和知覺特徵，隨著年齡及各人生活體驗不同不斷發生變化，這些變化在光健康的研究和應用中須得到充分的關注，只有這樣才能確保光環境能滿足人們的需求（圖 2-1-7）。

2.1.3 光環境與視覺健康

2020 年 6 月 6 日是第 25 個中國「愛眼日」，主題是「視覺 2020，關注普遍的眼健康」。視覺健康早已成為中國重大的公共衛生問題。中國是世界上眼盲和視覺損傷人數最多的國家之一，2015 年《國民視覺健康報告》數據顯示，截至 2012 年，中國 5 歲以上人口中，約有 5 億左右各類視力缺陷患者，其中近視患病人數為 4.5 億左右，各類視力缺陷導致的社會經濟成本達 6,800 多億人民幣，並且呈現近視低齡化、各類老年性視力缺陷患病年齡提前的趨勢，形勢非常嚴峻。

解決視覺健康問題重在預防。除了健全完善的預防控管機制和廣加宣傳以外，光環境也是推動眼健康工作開展的重要基礎。光環境設計應釐清亮度、照度、色溫、顯色指數、光譜構成、頻閃、色域、更新率等各項指標參數，對眼睛視生理功能和大腦視覺認

知功能的影響，分析不同族群視覺能力和工作內容的差異性需求，對空間光照的數量與品質進行合理控制，關注視覺舒適並消除引起視覺疲勞和視覺損傷的風險因素。

　　光刺激對人眼視覺系統產生的影響非常廣，首當其衝的便是對眼睛前端由角膜、房水、水晶體、玻璃體等透明組織構成的屈光系統的影響。光照強度、光照週期、光的分布、光源光譜等光環境屬性和視疲勞、近視的發展與預防控制皆有關聯[27-29]。為看清不同距離和亮度的目標，人眼如同精密的光學儀器，眼部肌肉及屈光系統有非常強的自動調節能力，根據光環境的特性收縮睫狀肌，調節瞳孔大小、水晶體的彎曲度，以控制進入眼睛的光通量，使物體影像清晰地落在視網膜上[30]。在不良光環境下（過亮／過暗／均勻度低／不穩定／頻閃），眼睛的調節幅度和頻率很大，一旦調節負擔過大，長此以往，將引起視疲勞，導致視力下降乃至無法逆轉的屈光問題[31,32]。

　　其次，光刺激對視網膜及視功能發育相關的眼底影響，也是非常重要的一部分。明亮光線會增加視網膜上神經傳導物質多巴胺的釋放，從而抑制近視的發展[33]。視覺發育期間，視網膜需要得到足夠的光刺激來參與視覺發育，否則將導致弱視，且很難獲得良好的干預效果[34]。而過亮、過強的光照將導致視網膜細胞凋亡及視網膜病變，其損害程度與波長、能量及照射面積大小、距離、照射時間等密切相關。高能短波藍光會提升視網膜黃斑部病變的誘發機率[35]，過強的近紅外線會導致視網膜熱損傷[36]。這需要從組織、細胞、分子層面對光刺激的影響展開探討。

　　光線進入大腦視皮質後，還將影響認知能力與大腦功能。認知負荷是大腦在處理訊息過程中所消耗的認知資源。環境對認知行為產生直接影響，大腦皮質根據視覺任務的目標和以往的知識經驗，將視覺通路傳遞的色彩、強度、方向等外部環境訊息整合處理。加工訊息數量的增加，也加重了認知負荷，長時間連續的視覺訊息輸入、大量的層次結構混亂和無規則的視覺訊息，將致使大腦處理加工訊息能力下降、疲勞程度增加[37]。不同光環境下視覺加工所產生的腦力負荷，可透過眼動、腦波、脈搏波、瞳孔尺寸等方式測量[38-40]。

　　照度、光源色溫、顯色性、頻閃及眩光控制等光照數據對視覺功能、視覺舒適度、安全度及視覺美感均有較大影響，應嚴格把關。諸多規範對空間光照的數量與品質作出了規定，以保障人們工作、活動的光環境需求得到滿足（表 2-1-1）。2018 年，中國國家半導體照明工程研發及產業聯盟標準化委員會（CSA 標委會）發布的《健康照明標準進展報告》（T/CSA/TR 007-2018）[41] 基礎上，表 2-1-1 總結了部分有關視覺健康在中國與國際發表的室內照明標準技術文件，作為選定光環境設計參數的參考。考慮到健康需求的複雜性、健康主體的差異性，健康照明在滿足規範的基礎上，還需思考光如何改善眼睛健康，從視覺行為、用眼負荷等方面展開更精密的研究。

表 2-1-1 視覺健康相關照明標準規範

序號	類別	標準號	標準名稱
1	綜合型	GB/T 13379—2008 (ISO 8995: 2002）	視覺工效學原則 室內工作場所照明
2		GB/T 26189—2010 (ISO 8995: 2002) (CIE S 008/E: 2001, IDT)	室內工作場所的照明
3		GB 50034—2013	建築照明設計標準
4		GB/T 51268—2017	綠色照明檢測及評價標準
5		ISO 8995-1:2002(E)/CIE S 008/E: 2001	Lighting of work places — Part 1: Indoor
6		ANSI/IESNA RP-1-04	American National Standard Practice for Office Lighting
7		BS EN 12464-1: 2011	Light and lighting — Lighting of work places — Part 1: Indoor work places
8		CIE 205: 2013	Review of Lighting Quality Measures for Interior Lighting with LED Lighting Systems
9		CIE 218-2016	Research Roadmap for Healthful Interior Lighting Applications
10		CIE 227:2017	Lighting for Older People and People with Visual Impairment in Buildings
11		CIE S 026/E:2018	CIE System for Metrology of Optical Radiation for ipRGC-Influenced Responses to Light
12		ISO/CIE 8995-3:2018	Lighting of Work Places — Part 3: Lighting Requirements for Safety and Security of Outdoor Work Places
13		CIE 240:2020	Enhancement of Images for Colour-Deficient Observers
14		GB/T 31831—2015	LED 室內照明應用技術要求
15	色溫	CIE 15:2004	Colorimetry
16		JIS Z 8725:2015(E)	Methods for determining distribution temperature and colour temperature or correlated colour temperature of light sources
17		ANSI C78.377-2017	Electric Lamps — Specifications for the Chromaticity of Solid State Lighting Products

表 2-1-1 視覺健康相關照明標準規範（續）

序號	類別	標準號	標準名稱
18	顯色指數	CIE 13.3-1995	Method of Measuring and Specifying Colour Rendering Properties of Light Sources
19		GB/T 5702—2003	光源顯色性評價方法
20		GB/T 26180—2010 (CIE 13.3-1995, IDT)	光源顯色性的表示和測量方法
21		CIE 177:2007	Colour Rendering of White LED Light Sources
22		IES TM-30-15	IES Method for Evaluating Light Source Color Rendition
23		CIE 224:2017	CIE 2017 Colour Fidelity Index for Accurate Scientific Use
24	眩光	CIE 117-1995	Discomfortable Glare in Interior Lighting
25		GB/Z 26212—2010 (CIE 117-1995, IDT)	室內照明不舒適眩光
26		CIE 190: 2010	Calculation and Presentation of Unified Glare Rating Table for Indoor Lighting Luminaires
27		CIE 232:2019	Discomfort Caused by Glare from Luminaires with a Non-Uniform Source Luminance
28		IEEE Std 1789™—2015	IEEE Recommended Practices for Modulating Current in High-Brightness LEDs for Mitigating Health Risks to Viewers
29		CIE 243:2021	Discomfort Glare in Road Lighting and Vehicle Lighting
30	頻閃	CIE TN 006:2016	Visual Aspects of Time-Modulated Lighting Systems — Definitions and Measurement Models
31		CIE TN 012:2021	Guidance on the Measurement of Temporal Light Modulation of Light Sources and Lighting Systems
32		IEC TR 61547-1 2017	Equipment for general lighting purposes - EMC immunity requirements - Part 1: objective light flickermeter andvoltage fluctuation immunity test method
33	其他	CIE 95 1st Edition1992	Contrast and Visibility
34		ISO/CIE 20086:2019(E)	Light and Lighting — Energy Performance of Lighting in Buildings
35		ISO/CIE TS 22012:2019	Light and Lighting — Maintenance Factor Determination — Way of Working
36		CIE 150:2017	Guide on the Limitation of the Effects of Obtrusive Light from Outdoor Lighting Installations, 2nd Edition

2.2 光與生物節律

　　凌晨三點蛇床花悄然開放，黎明野薔薇吐露芬芳，萬壽菊在午後陽光裡熱烈盛情綻放，曇花在入夜後吐露幽幽芬芳。植物在每日特定時刻的開花，嚴格地受到生物節律驅動。18 世紀，瑞典的植物學家卡爾・林奈（Carl Linnaeus）將開花時間不同的花卉，依照方位種在花壇中製成鐘錶，欲知何時，花開便知（圖 2-2-1）。不僅僅是開花，植物的生長、萌發、光合活性和香味釋放等，都表現出週期性的節律行為。不僅僅是植物，動物和人體內部同樣擁有無形的時鐘，調節各項生命活動。生物的節律具有「內源自主性」，這是生物體適應地球環境，並在長期進化過程中形成的生命特徵。生物的節律同時也接收外界環境的刺激訊號，會被影響和重置，與環境同步化。

　　時間生物學（Chronobiology）研究生物體節律的產生、運行機制及其相關影響。這個學科的奠基者科林・皮特里格（Colin Pittendrigh）提出了「生理時鐘可以被週期性的環境訊號所牽引」。而這個具有牽引作用且可以使節律與環境同步化的環境訊號，被稱為「授時因子」（Zeitgeber）。在進食時間、環境溫度、社交活動、藥物調節等諸多因素之間，光照是在生理時鐘同步化過程中最強有力的授時因子。如同鐘錶對時，生物體根據光照訊號的變化，調節和重置生命活動的內在節律。光照不是產生節律的原因，但光照提前、延遲、增強晝夜節律的能力，已在受控的實驗室條件下被多次證明。生理時鐘調控著人們睡眠週期，也影響著包括學習、注意力、新陳代謝等在內的諸多行為和生理過程 [42-46]。人體核心體溫、激素分泌、血壓、心率、運動能力都呈現節律性的振盪 [47-52]。

　　光的節律效應打開生命時鐘，人們嘗試利用人工光和自然光來重塑生物節律，優化生命活動，維持身體的穩定狀態，更健康地生活。光已不只是作為照亮空間，營造用於閱讀、交談、行走、休閒舒適環境的工具，更成為生命活動的調節器，在光與健康方面存在著不可估量的價值，更顛覆了人們對光的研究與應用。光照的節律效應研究具有高度的跨學科特性，備受生物學、環境學、醫學等學科的矚目，從光對生物節律的調控機制到評價模型，從光節律效應的影響因素到療癒性光環境設計，諸多方面已取得了一定的進展與突破，本節將從居住健康應用的視角對其進行簡單闡述。

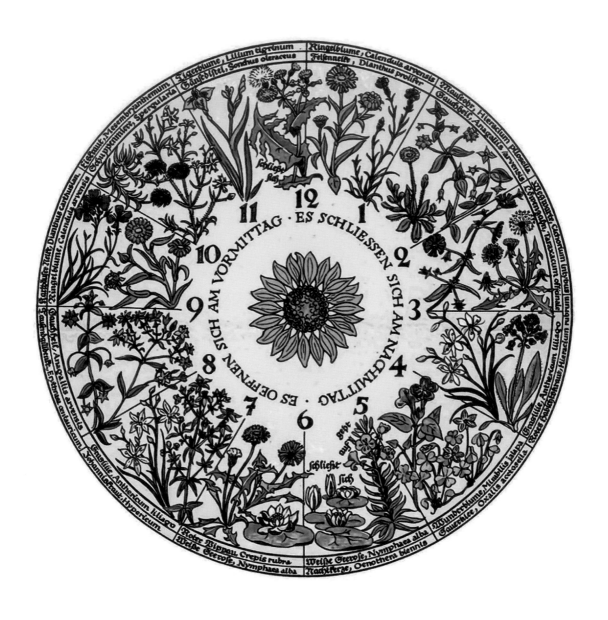

圖 2-2-1　藝術家繪製的瑞典植物學家卡爾・林奈的花鐘，呈現了一天不同時間段內，
　　　　　不同植物依次開花和閉花的順序，花朵開放順序如下：

蛇床花：開花時間在 3:00 左右；　　　　鵝鳥菜：開花時間在 12:00 左右；
牽牛花：開花時間在 4:00 左右；　　　　萬壽菊：開花時間在 15:00 左右；
野薔薇：開花時間在 5:00 左右；　　　　紫茉莉：開花時間在 17:00 左右；
龍葵花：開花時間在 6:00 左右；　　　　煙草花：開花時間在 19:00 左右；
芍藥花：開花時間在 7:00 左右；　　　　曇花：開花時間在 21:00 左右。
半支蓮：開花時間在 10:00 左右；

2.2.1 不見而視——光的非視覺神經通路

有些先天失明的盲人，視錐細胞和視桿細胞喪失功能，但是他們的瞳孔仍能對光線有所反應，並維持正常的生物節律 [53]，而有些摘除眼球的盲人則患有晝夜節律紊亂、睡眠失調等症狀 [54]，人們推測視網膜上除了視桿細胞與視錐細胞外，還有其他的光受體。這些光受體就是哺乳動物視網膜上存在著第三類感光細胞——ipRGCs。ipRGCs 是視網膜神經節細胞的一個子集，數量極少（約占神經節細胞數量的 1～2%），但能夠表達黑視蛋白（Melanopsin），具有光敏性。ipRGCs 有多種亞型，不同的亞型具有獨特的細胞特性，並發揮不同的作用 [55]。它們可直接感受光刺激，並經由視神經束（Retinohypothalamic Tract, RHT）將光訊號投射到主晝夜節律控制的中樞視交叉上核——對於晝夜節律調節以及生物節律與環境 24 小時光暗週期保持同步方面具有關鍵作用（圖 2-2-2），並投射到頂蓋前核（OPN，瞳孔光反射的控制中心）、下視丘的腹外側視前核（VLPO，睡眠控制中心）等 10 餘個腦區，形成「神經投射網路」，參與包括瞳孔光反射、睡眠、情緒調節、視覺加工等多項光響應（圖 2-2-3）[55-57]。

下視丘前側、視交叉上方一個針頭大小的區域——視交叉上核（SCN），是哺乳動物晝夜節律系統的中樞調節器，支配著整個生命體的晝夜節律。SCN 被破壞的大鼠，晝夜節律徹底消失，而將 SCN 重新移植入大鼠腦中，其晝夜節律又恢復正常 [58]。視交叉上核由 2 萬多個神經元組成，分為腹側的核心控制區和背側「蛋殼區」兩個區域。背側區域神經細胞具有生理時鐘，能夠在黑暗條件下保持運轉。腹部兩側神經細胞接收光訊號，其基因表現受光調控，ipRGCs 的細胞亞型位於神經束（RHT），它捕捉外界環境的光訊號並將其傳到與其軸突相連的 SCN；光線變化訊息在 SCN 中喚起、由 CLOCK/BMAL 等正向調節因子和 CRY/PER/REV-ERBs 等負回饋因子組成的時鐘分子震盪迴路，實現對晝夜節律的調控 [59]。接下來，就像交響樂團指揮一樣，SCN 以自律神經調節和激素分泌的方式輸出節律訊號，同步其他組織器官的週邊生理時鐘系統，完成生物節律的「校時」。

人體最小的器官——松果體（Pineal Gland），分泌著一種能夠對睡眠模式與晝夜節律功能調節產生影響的激素——褪黑激素（Melatonin）。光訊號從視交叉上核（SCN）傳出，經下視丘腦室旁核（PVN）——脊髓的中間外側細胞柱——頸上神經節（SCG）到達松果體，從而影響褪黑激素分泌。褪黑激素也被稱為「黑暗荷爾蒙」，黑暗會刺激松果體中的褪黑激素分泌，反之光亮則會使其抑制分泌。褪黑激素具有較廣泛的生理活性作用，對抗氧化、清除自由基、免疫調節、生殖系統、胃腸道功能、抑制腫瘤生長等方面均存在影響。大量研究提到，睡眠障礙、憂鬱症、阿茲海默症乃至胃癌、乳腺癌等

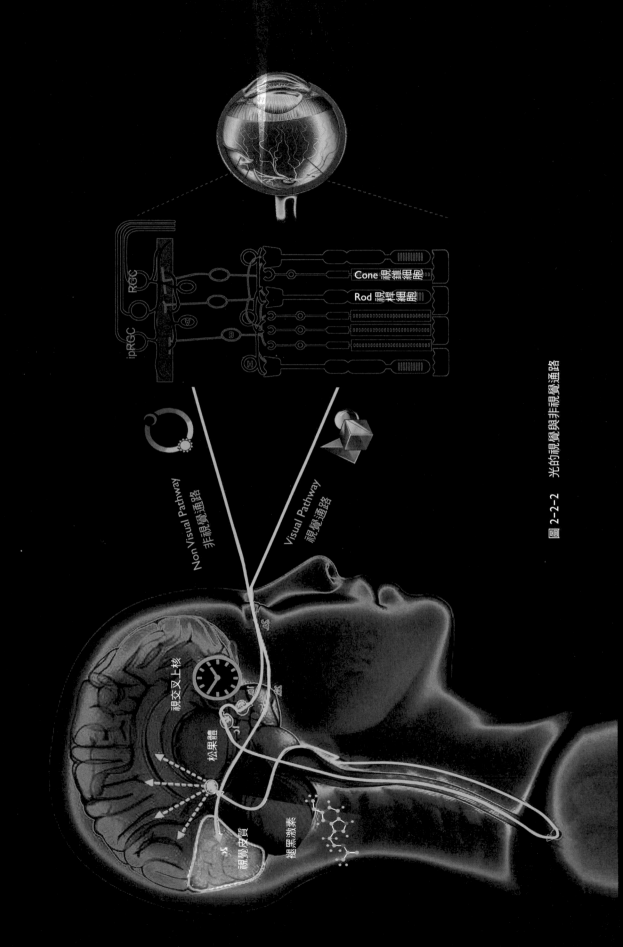

Cone 視錐細胞
Rod 視桿細胞

RGC
ipRGC

Non Visual Pathway
非視覺通路

Visual Pathway
視覺通路

視交叉上核

松果體

視覺皮質

褪黑激素

圖 2-2-2　光的視覺與非視覺通路

癌症的發病過程中，都存在褪黑激素分泌異常的現象 [60-63]。褪黑激素的分泌量不僅有很大的個體差異，隨著年齡的增長，人體內褪黑激素的分泌量也會逐漸減少，老年睡眠障礙患者體內的褪黑激素下降較為明顯 [64,65]，褪黑激素也正是中國知名老年保健品品牌「腦白金」的主要功效成分。

通常情況下，褪黑激素的分泌量呈現明顯的節律週期性變化，白天明亮環境下受到抑制，而夜間大量增加，引起睏倦、促進入睡。通常血漿中褪黑激素濃度於夜間21:00 ～ 22:00 左右開始升高，凌晨 2:00 ～ 4:00 達到高峰，清晨 7:00 左右下降。唾液或血漿中褪黑激素濃度的晝夜節律，或尿液中褪黑激素代謝產物 6- 硫氧基褪黑激素（aMT6S）濃度的晝夜節律，是視交叉上核功能的一個重要表徵。昏暗光線下褪黑激素釋放（Dim Light Melatonin Onset, DLMO）常作為評估人類晝夜節律相位的首選指標，已被用於臨床評估睡眠和情緒障礙患者的時相分型和確定藥物治療時間點 [66]。

皮質醇（Cortisol），是另一種維持身體穩定狀態和新陳代謝的重要激素，它是人類「壓力內分泌軸─視丘─垂體─腎上腺軸（HPA 軸）」的終端產物，能直接反映 HPA軸活動，還以回饋形式影響HPA軸的功能，在應對壓力調節中有重要作用，也被稱為「壓

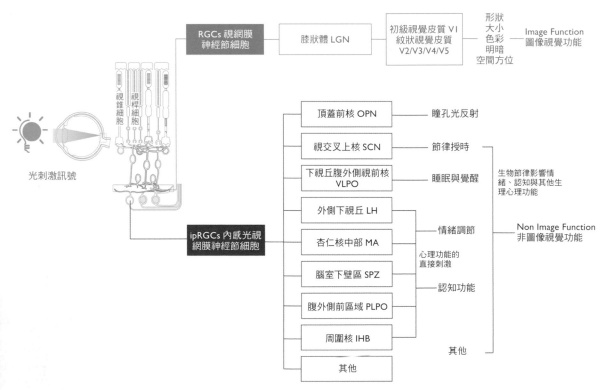

圖 2-2-3　光照刺激的投射腦區及其功能影響

力荷爾蒙」。不正常的皮質醇週期性波動與多種疾病相關，如：慢性疲勞症候群、失眠和倦怠等[67,68]。皮質醇分泌受到下視丘視交叉上核調節，其濃度也呈晝夜節律性波動[69]。與褪黑激素相反，皮質醇的分泌在清晨醒來後 30 分鐘至 1 小時內急劇升高，數值達到顛峰，這種皮質醇急劇升高的現象被稱為皮質醇覺醒反應。之後皮質醇濃度將緩緩下降，夜間 12 點左右到達最低谷，直至次日凌晨，身體內的皮質醇濃度都維持在一個很低的濃度。皮質醇覺醒反應作為一種疊加於基礎皮質醇節律上的神經內分泌現象，受到認知和情緒研究領域的關注[70]。光照刺激同樣能夠影響皮質醇的合成與分泌，強光照射能刺激皮質醇的釋放，幫助人們恢復活力清醒，具有喚醒作用。弗蘭克·A. J. L. 捨爾（Frank A. J. L. Scheer）、呂德·布吉（Ruud Buijs）的清晨高強度白光光照刺激實驗（角膜處照度 800lx，1 小時），和麗莎·索恩（Lisa Thorn）團隊的黎明模擬光照刺激實驗（30 分鐘內照度增加至 250lx）的結果都顯示：晨間光照，促進了清醒後的皮質醇分泌[71,72]。倫斯勒理工學院（Rensselaer Polytechnic Institute）照明研究中心的瑪麗安娜·G. 菲蓋羅和馬克·S. 雷亞發現在早晨的短波長藍光（40lx，470nm）顯著增強了睡眠不足青少年的皮質醇覺醒反應[73]。現實生活中由於學習負擔等原因，青少年長期睡眠不足的問題在國內外都非常普遍，光照或將緩解因睡眠問題而產生的青少年身心壓力。

2.2.2 影響生物節律的關鍵光照參數

人們普遍了解早晨的光照會促進覺醒，夜晚的強光則影響入睡，使節律推遲，而特定的光照刺激將會帶來怎樣的節律影響，是研究者們高度關注的問題。國際照明委員會「光生物與光化學」第六分部成立了多個工作小組，專門研究光的非視覺生物效應對健康的影響——「關注光對人體神經內分泌系統的綜合影響」（TC 6-11: Systemic Effects of Optical Radiation on the Human）；「探討針對生物節律和相關神經生物學效應的光譜反應及定量評價方法」（TC 6-62: Action Spectra and Dosimetric Quantities for Circadian and Related Neurobiological Effects）；「研究透過光生物策略調節人體節律，減輕夜班工作和長途飛行的負面影響」（TC 6-63: Photobiological Strategies for Adjusting Circadian Phases to Minimize the Impact of Shift Work and Jet Lag）。根據已有的研究和實驗室條件有限條件研究，目前已確定的是，除了個體的光生理反應特點和晝夜節律特徵以外，光照強度、光照時長、光照時刻、光源光譜分布、連續光照暴露情況，這五項光照參數主要決定著外部光照刺激對生物節律的反應（圖 2-2-4）。

相位響應曲線（PRC）是早期研究生物節律的重要方法，它直觀地呈現了光照刺激對內源性節律的影響。PRC 表徵了不同階段、不同的光照刺激引起節律振盪幅度和位移的變化。

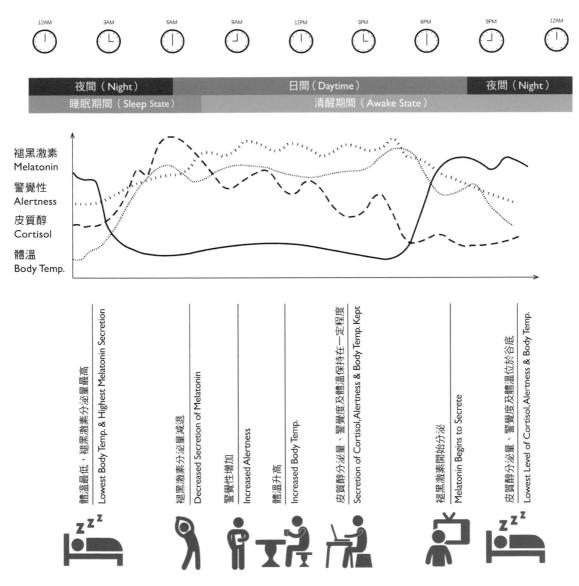

圖 2-2-4　光暗週期、生物節律對激素濃度的影響

I. 光照強度

　　光照刺激引起的晝夜節律系統影響，是呈劑量依賴性的，與光照刺激的強度密切相關，強光療法是改善晝夜節律問題的有效機制。約翰遜和肯尼迪航天中心曾在機組人員宿舍使用 7,000 ～ 10,000lx 高亮度的白色螢光燈照明，作為因應發射前的太空人晝夜節律干擾對策 [74]。20 世紀 80 年代末，人們就開始了解到，晝夜節律系統的相位移動和褪黑激素分泌抑制的能力，受到光強度的影響。1989 年，墨爾本大學（The University of Melbourne）的伊恩・M. 麥克林提爾（Iain M. Mclntyre）團隊研究了午夜時長 1 小時的五種不同強度的人工光，對夜間褪黑激素濃度的影響。3,000lx、1,000lx、500lx、350lx 和 200lx 強度的光照，對褪黑激素的最大抑制率分別為 71%、67%、44%、38% 和 16%。1,000lx 的光照強度，足以將褪黑激素抑制到接近白天的濃度[75]。哈佛醫學院的傑米・賽澤（Jamie M. Zeitzer）等人在生物白天早期階段，用 0lx、12lx、180lx、600lx、1,260lx 和 9,500lx 幾個不同照度水平實驗組，進行了三個週期、時長 5 小時的光刺激對比實驗，結果顯示接受強光照射的受試者，出現顯著的相位提前，而在昏暗或全黑環境下的實驗對象，則表現出輕微的相位延後（圖 2-2-5）。這種相位後移與人體平均自然節律的時相保持一致[76]。

ipRGCs 對光的響應機制，與視桿細胞和視錐細胞具有響應極性差異，ipRGCs 的直接光響應是去極化的，其對光線刺激的敏感度遠低於傳統的光感受器，在給定的光刺激區域內，吸收光子的機率比視桿細胞或視錐細胞低 100 萬倍，只有在相對明亮的光線下，黑視蛋白才能有光轉導作用[77]。因此人們最初認為只有 2,500lx 以上強度的光照刺激，才具有節律干預的效果[78,79]。白天，在室外陽光直射下光照強度可高達 100,000lx，這說明了為什麼接觸自然光能夠使節律系統良好地運轉，而在缺乏光照的房間長期生活，容易出現節律紊亂的問題。不過，ipRGCs 及其下游響應卻能夠回應中等強度甚至低強

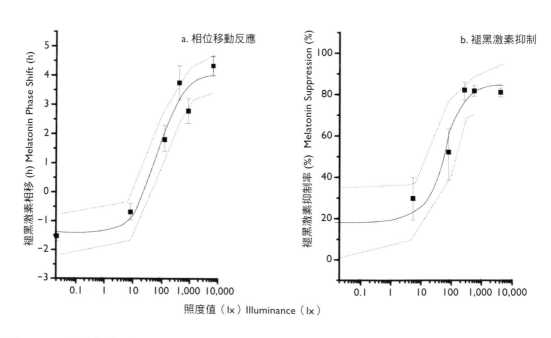

圖 2-2-5　年輕人對三個週期、5 小時光刺激作出相位移動反應和褪黑激素抑制情況，相位移動的大小與光刺激照度 [單位：勒克斯 (lx)] 有關

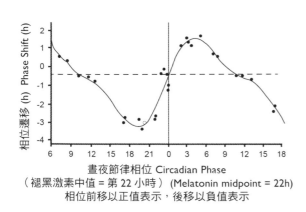

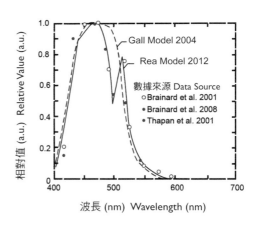

圖 2-2-6　受試者對單次強脈衝光刺激的
　　　　　相位響應曲線

圖 2-2-7　晝夜節律光譜敏感性的實驗數據
　　　　　與擬合模型

度的光照刺激。伊恩・M. 麥克林提爾的實驗結果顯示，350lx 左右室內照明的光強度，已能使夜間褪黑激素濃度顯著下降[75]。傑米・賽澤的另一組實驗，是在生物白天晚期及生物夜晚早期，對受試者進行 3 ～ 9,100lx、時長 6.5 小時的單次光照刺激，並觀察節律系統的相位變化，他們發現光照強度與生理時鐘重置反應、褪黑激素抑制呈非線性相關，晝夜節律相移反應，隨著照度增加而快速增加。僅用最高強度的 1%（100lx）的光刺激，即達到最大相移位的 50% 幅度（用 9,100lx 刺激獲得）。200lx 的光線即達到褪黑激素抑制的飽和相位，550lx 的光照強度，引起晝夜節律系統的飽和相位移動。後來的研究中，人們發現在一定條件下，低於 1lx 或更低光照也可以抑制褪黑激素分泌[80]，人類的晝夜節律系統對微弱光線也是非常敏感的，日常生活中的室內光線強度足以影響晝夜節律，這意味著不恰當的室內照明會影響使用者的睡眠節律，也意味著由衰老、輪班工作和快速時區變化引起的節律紊亂及睡眠障礙問題，透過室內節律光照也可改善，無需再借助專門的高強度光療設備。

2. 光照時刻

　　作用於 24 小時不同時刻的光照，對晝夜節律系統的影響是不同的。接受光刺激的時刻影響著節律週期波動的方向（提前或延遲）和幅度。在人類自然喚醒時間點前後的幾個小時內，是核心體溫的低谷，也是晝夜節律相位後移和相位前移之間的交叉點（圖 2-2-6）。在生物夜間早期或生物白天晚期，即核心體溫低谷之前接受光照刺激，人類

晝夜節律系統將相位後移，這意味著就寢時間和醒來時間的延後。而在生物夜間晚期和生物白天早期，即核心體溫低谷之後，暴露於光線刺激，則使相位前移，人的就寢時間和清醒時間提前（圖 2-2-6）。傑米·賽澤等人對一系列不同時間點光照刺激實驗結果進行了論述 [81]，文章指出光刺激引起的大幅度相位移動可達 12 小時，並且在這些實驗中，人類相位響應曲線在生物日期間並沒有表現出「死區」，在 24 小時任意時間點的光照刺激都能夠對人體節律系統的運行產生影響。這可使人們開展光照干預時間表或動態照明模式的設計，處理跨時區飛行、輪班以及睡眠相位後移等節律錯位狀況。就人體節律系統對光照刺激響應的敏感程度而言，人類和其他有機體一樣，在生物夜間對光刺激極為敏感，所以應特別關注夜間光照帶來的晝夜節律紊亂風險，世界衛生組織之下的國際癌症研究機構，已將夜間輪班工作分類為可能的人類致癌物（2A）。

3. 光照持續時間

光照持續時間也是影響晝夜節律振盪的關鍵因素之一，光照持續時間與相位移動和褪黑激素抑制之間，存在著非線性關係，且反應幅度隨光照持續時間的增加而增加。光照引起的晝夜節律系統的反應是急性的，大部分的相位移動發生在光照刺激開始時段，光照持續時間增加與單位時間的總光子引起相移之間的正向關聯性，尚未得到重複證明。也就是說，接受一定時長的光照後再延長光照時間，不一定對節律調節仍有促進作用，為了取得更好的光照干預效果，還需依靠光照策略的調整。

大衛·W. 里默（David W. Rimmer）的實驗讓受試者以 25 分鐘或 90 分鐘的間隔，間歇性地接受強光暴露。與連續 5 小時的強光刺激相比，25 分鐘或 90 分鐘間隔性強光照射的有效持續時間分別為 31% 或 63%。與連續 5 小時的強光相比，間歇性的光照干預引起的節律重置效果幾乎是同樣的 [82]。安妮·瑪麗·張（Anne-Marie Chang）團隊的實驗進行了 0.2 小時、1.0 小時、2.5 小時和 4.0 小時不同持續時間的 10,000lx 脈衝強光刺激。結果顯示，暴露於 0.2 小時延遲晝夜節律振盪的有效期是 4.0 小時實驗組的 5 倍以上 [83]。此外，珍妮·F. 達菲（Jeanne F. Duffy）的團隊在生物夜間晚期和生物白天早期時段，將 4 段「46 分鐘亮光～ 44 分鐘暗光環境」和 13 段「5.3 分鐘亮光～ 19.7 分鐘暗光環境」兩種間歇性光照模式的節律影響結果，與連續 5 小時亮光刺激或連續 5 小時黑暗刺激的節律影響結果，進行了比較。儘管兩個間歇光實驗組的光照時長，僅分別為連續光實驗組的 63% 和 31%，但可以觀察到它們對晝夜節律相位明顯的改變。接受 63% 光照持續時間的間歇光實驗組與連續光實驗組的相位移動無顯著差異，而其反應達到了連續光組的 88%；接受 31% 光照持續時間的間歇光實驗組顯示相位推遲，其反應

約為連續光組的 70%[76]。人類的晝夜節律系統對短時的脈衝光，也可以產生響應，同時它可以整合同序列的短時脈衝光刺激帶來的節律效果，這一點在現實應用中意義重大。光照刺激中間即使中斷，治療效果也可以獲得保證。長時間的光照干預可以縮短或是分割，光刺激幫助人們適應生物節律的方式可以變得更加靈活。

4. 歷史光照暴露情況

黑視蛋白對光照刺激的反應，需要更高輻射照度和更長的喚醒持續時間。但被黑視蛋白捕獲的光子，將會引起延續時間更長的光照反應。不同階段多次光照刺激的影響之間也存在相互聯繫。光照刺激的持續時間和相對強度，將影響後續光照干預的效果。在處於暗光環境下一段時間後的強光刺激，將引起更強的反應，而在強光環境下施加的明亮光照刺激，其干預效應是下降的。哈佛醫學院的研究中，在生物夜間將受試者暴露於 6.5 小時 200lx 的光刺激下，並測量了褪黑激素抑制的程度。在光刺激之前，兩組受試者有 15 小時，分別處於照度低於 0.5lx 非常昏暗的房間與光照強度 200lx 的房間。結果顯示，處於昏暗房間的受試者對光刺激的反應，顯著強於處於明亮房間的受試者 [84]。人類 24 小時內接受的光照狀態，都將對後續光反應和節律產生影響，白天的光線照射可以提高夜間睡眠品質，同時讓人在白天活動時的覺醒度更高。由此可見，真正改善晝夜節律的光照設計，或許不只是光照強度、光譜、光照時刻的數據組合，而是從人體自身節律運行特點出發，分析晝夜節律系統對光照反應的連續、動態變化，建立全時段光照策略。

5. 光譜能量分布

光譜能量分布（Spectral Power Distribution, SPD）決定了光源的光度學數據以及光照環境的許多物理特性，如：色溫、顯色指數等，同時它也是決定光照刺激節律效應最關鍵的部分。光譜反應曲線描述了人眼視網膜感光細胞中的光色素對不同波長光的敏感性。這條曲線由一定條件下心理物理實驗測得，但與國際照明委員會已給出明確標準的明視覺光譜響應曲線 V（λ）和暗視覺光譜響應曲線 V'（λ）不同，非視覺效應中有著重要作用的黑視蛋白光感受器作用光譜，還沒有成熟的心理物理學評估方法可測得。國際照明委員會 2018 年發布的最新標準 CIE S 026/E: 2018System for Metrology of Optical Radiation for ipRGC-Influenced Responses to Light（CIE S 026/E: 2018 內在光敏視網膜神經節細胞受光反應的光輻射計量系統）中指出，黑視蛋白的作用譜已達成共識，可以近似於視蛋白維生素 A 感光作用譜，峰值約為 480nm。既有的研究對 ipRGC 光譜反應峰

值的報告值從 450～490nm 不等（圖 2-2-7），個體間巨大的光敏性差異是其主要原因之一。CIE S 026/E: 2018 標準中闡述了年齡和視野對 ipRGCs 非視覺光反應帶來的影響，並提出了校正方法。

LED 光譜的可調特性決定了其光源性能的可調性。透過調整光譜峰值波長、半高寬、發射強度等數據，將改善光照節律效應。結合數位照明技術，精確地訂製生成光譜功率分布，達成節律調節目標的「可調光引擎」，正受到研究者和製造商的日益關注。

2.2.3 校準「健康鐘」：光照節律效應的量化與應用

將光環境作為調節人體晝夜節律、神經行為的有效非藥物干預方法，是研究者和設計者的共同願景，將光對人體產生的節律影響進行量化，是實現這一目標的重要基礎，很多團隊在建立符合人體非成像反應規律的光度量方法上，進行了嘗試。曼徹斯特大學（The University of Manchester）生命科學學院的羅伯特·盧卡斯等人，提出了等效 α 光照度（Equivalent α-opic illuminance）[79]，馬克·雷亞[85] 等提出了晝夜節律刺激值（Circadian Stimulus）。國際照明委員會也提出一種用於量化光照節律效應的方式，α 光等效日光（D65）照度 [α-opic Equivalent Daylight (D65) Illuminance]，它表示由 CIE 標準光源 D65 產生相同的黑視等效照度時，該 D65 標準光源的照度數值（表 2-2-1）[86]。

賈齊·艾倫齊（Jazi al Enezi）等人以人眼水晶體光譜吸收特徵校正後的黑視光譜光視效能函數為基礎，提出了計算「黑視照度」的概念，用來預測人體節律系統中黑視素被光線喚醒的程度[87]；羅伯特·盧卡斯等人將其改進為黑視等效照度（Equivalent Melanopic Lux, EML），分別描述光照對五種感光細胞的等效照度值[79]。維多利亞·雷維爾（Victoria Evell）等人研究發現，黑視光譜光視效能函數並不能有效預測常人在多色混合光源的照射下，夜間激素分泌及神經行為的反應程度[88]。由於視桿細胞和視錐細胞在不同光環境下的非成像光反應有所不同，低照度環境下，暗視覺的光譜光視效能函數，比黑視素的光譜光視效能函數更加適合。EML 量化方法已在《WELL 健康建築標準》等建築設計規範中作為節律照明設計指標獲得應用。

晝夜節律刺激值（Circadian Stimulus, CS）是馬克·S. 雷亞等人從下游結果指標出發，並以視網膜光輻射及其抑制松果體褪黑激素合成影響的心理物理學研究為基礎，所提出的晝夜節律光轉導量化模型。該模型利用非線性的函數曲線，對單色光譜和多色光譜不同強度下的褪黑激素抑制效果進行了預測[85]。該模型以內在光敏視網膜神經節細胞為核心要素，基於視網膜神經生理學和神經解剖學的基礎知識，與電生理和基因研究結果的一致性，考慮了 ipRGCs 感光細胞、S-cones 型視錐細胞和視桿細胞的共同影響。

表 2-2-1　光照節律效應的量化方法比較

名稱	來源	特點
α-opic 等效照度（The equivalent α-opic illuminance）	羅伯特·盧卡斯等提出	(1) 分別量化光輻射對五種視網膜感光細胞，即三種視錐細胞、視桿細胞和含有黑視蛋白的 ipRGCs 的等效照度值 (2) 可根據場景選擇適宜的感光細胞等效照度值，比如在低照度環境下，主導暗視覺的視桿細胞光譜光視效能函數比褪黑激素的更加適合
晝夜節律刺激值（Circadian Stimulus）	馬克·S.雷亞等提出	(1) 晝夜節律刺激值對應褪黑激素抑制率百分比，具有明顯的物理涵義 (2) 基於光對褪黑激素抑制率的實驗數據提出的數學模型，可有效預測短期內褪黑激素分泌的受抑制程度 (3) 考慮了 ipRGCs 感光細胞、S 型視錐細胞和視桿細胞的共同影響
α-opic 等效日光（D65）照度 [α-opic Equivalent Daylight (D65) Illuminance]	盧克·普萊斯（Luke L.A. Price）等提出 CIE S 026/E: 2018 標準	(1) 參照標準日光（D65）光譜換算的生理等效照度值 (2) 可記錄 5 種感光細胞的生理等效照度值 (3) 參照 32 歲的標準觀察者，提出了不同年齡族群水晶體光譜透射率的光譜校正函數 (4) 提出了實際環境中視野和視線方向對眼部照度和光譜的影響 (5) 可支持非標準的計算方式，考慮年齡變化導致的水晶體光譜透射率變化和視野的影響等因素

不過，褪黑激素抑制並不是光刺激引起晝夜節律系統的唯一生理反應，睡眠、警覺度和皮質醇分泌程度都與視交叉上核的節律輸出緊密相關。同時，由於晝夜節律系統的光譜敏感度在不同時段發生變化，並且能夠自行加工間斷的光照刺激影響，光照發生時間、持續時間以及過往受光經歷等光照條件要素，以及更系統化的視網膜神經處理過程和神經行為反應，還需在節律刺激模型中進一步改進 [89]。

　　國際照明委員會基於羅伯特·盧卡斯的研究，考慮光輻射對五種視網膜光感受器，即三種視錐細胞、視桿細胞和含有黑視蛋白的 ipRGCs 的非視覺反應，並進一步評估視野、年齡的影響，對量化人類非視覺光反應的技術指標加以定義，同時國際照明委員會於 2019 年公布了節律光照的量化計算工具，可從其官方網站上下載。

　　光照是修復破碎生理時鐘的強大工具，被普遍應用於許多病症的治療（表 2-2-2）。比如，明亮光線是應對多種睡眠障礙的有效辦法，治療睡眠相位後移症候群患者，可採用每日清晨約 1 ～ 2 小時的 2,000 ～ 10,000lx 強光照射，同時限制晚上接觸明亮光線，輔以服用褪黑激素的方法進行 [90,91]。居住在療養院的阿茲海默症患者與相關認知症的患

者，在白天時段接受高色溫多色光源（藍白光）照明干預，可改善他們的睡眠和認知能力[92,93]。然而從長期來看，醫療性的光照干預，並不是適合所有人的最佳解決方案。一方面，高強度的光照療法要求治療期間人眼靠近高亮表面的專用設備，將有可能帶來眼疲勞、畏光、偏頭痛、皮膚灼傷等副作用，也有人在使用燈箱時會煩躁不安。另一方面，連續幾週乃至幾個月每天固定時間重複接受固定時間的光療，讓日常作息的安排有了諸多不便，光療反而成為了負擔。建築的光環境足以影響人體的晝夜節律系統，利用光照節律調節的療癒作用，透過照明控制，精準配合不同空間、不同族群的節律調節需求，量身訂製 24 小時節律照明方案，提供全天候的室內健康照明，是可行而有效的替代作法，也應該是光健康研究與健康建築設計的焦點。

　　晝夜節律照明設計與視覺照明設計有一定差別。視覺照明強調光環境的可見性、美觀與舒適性。照度、照明均勻度、眩光、頻閃的控制、顯色性等指標，關注於對環境和物體的呈現、塑造及對人視覺心理感受的影響。基於非視覺效應的節律照明則聚焦於進

表 2-2-2　改善睡眠的光照刺激療法

睡眠障礙	症狀	預期效果	治療方法
睡眠相位提前症候群（Advanced Sleep-Phase Syndrome, ASPD）	睡眠和清醒時間提前，晚上易睏倦，早上清醒時間早，老年人中較為常見	入睡和清醒週期延後	夜間睡前強光刺激，醒來後保持昏暗的光線
睡眠相位後移症候群（Delayed Sleep-Phase Syndrome, DSPD）	睡眠和清醒時間後移，睡眠初期失眠，早晨清醒困難	入睡和清醒週期前移	夜間睡前保持光線昏暗，早晨醒來後接受強光刺激
非 24 小時睡醒週期障礙（Non-24-Hour Sleep-Wake Disorder, N24SWD）	自身節律與環境 24 小時節律脫節，無法按照白天或黑夜的常規睡眠模式作息	誘導正常的睡眠—覺醒節律形成	在夜間睡眠清醒後的清晨接受強光刺激
輪班工作睡眠障礙（Shiftwork Sleep Disorder, SWSD）	失眠，清醒時疲勞、睏倦，嗜睡症	使節律適應輪班工作，節律相位大幅向後移	嚴格遵照的睡眠—喚醒時間，傍晚／夜間強光刺激，下班後保持光線昏暗
時差反應（向東飛行）Jet Lag（Eastward Travel）	入睡失眠，白天清醒困難，嗜睡和疲勞	入睡和清醒週期前移	清醒後（出發地時間）強光刺激，睡覺前保持光線昏暗
時差反應（向西飛行）Jet Lag（Wastward Travel）	過早清醒，白天嗜睡和疲勞	入睡和清醒週期延後	睡前（出發地時間）強光刺激，清醒後保持光線昏暗

入人眼的環境光線，所引起的視網膜神經效應，角膜照度、光譜功率分布等是其重要指標。在空間設計中，節律照明設計與視覺照明設計的需求應得到統一的考慮，既要從空間功能、視覺作業、行為需求出發，也要從神經、生理、解剖學等人因角度進行研究，建立一個系統、動態、全時段的光環境設計與控制策略。

「CIE 158: 2009 人眼照明對於人體生理和行為的影響」（CIE 158: 2009 Ocular Lighting Effects on Human Physiology and Behavior）的第七部分「建築和生活方式應用」闡述了健康照明的通則，並提出測定光照射量要綜合考慮眼睛直接從光源接收的和從周圍表面反射的光，房間表面的顏色和反射光影響不可分割，明亮的房間垂直表面優於深色表面，以及利用太陽光、重點工作區域提高照明水平、只提供適度需要的光、夜班工作有效照明等概念 [94]。節律調節光環境的設計需求隨著場所不同而不同。德國標準化學會（Deutsches Institut für Normung e.V., DIN）發布的指南「DIN SPEC67600 － 2013 生物效應照明設計指南」（DIN SPEC67600 － 2013 Biologically Effective Illumination—Design Guidelines）針對教育設施、老年人的家居與療養院、醫療建築、辦公建築、控制室和交通樞紐提出設計建議，規定了在不同地方使用生物效應光照的推薦指數（最高為 3、最低為 1）[95]。「CIE 218: 2016 室內健康照明指引」（CIE 218: 2016 Research Roadmap for Healthful Interior Lighting Applications）將光健康相關問題分成了六大類，分別為基本過程（包含：即時作用、神經生理學、視網膜敏感度及其他）、日常模式（包含：幅度、頻率及二者結合）、長期模式、應用（包含光源與設計）、特殊應用（輪班制工作）和個體差異（包含：年齡、疾病、視覺缺陷、壓力源及其他），為節律照明的研究和應用提出了待解答的問題，指出了未來方向 [96]。

國內外大量照明產品也引進了節律調節概念。奧德堡（Zumtobel）通過 MELLOW LIGHT V Tunable White 燈具和 LITECOM 照明控制系統的結合使用，提供從 3,000 ～ 6,000K 之間不同色溫的照明環境，以及基於日光狀況和天氣條件，提供有助於節律穩定的光化效應照明解決方案。飛利浦在學校、辦公、工業空間等場所的室內健康照明工程都採用了混合不同燈具的光輸出，來實現冷暖照明平衡專用光學技術，模仿白天和黑夜的自然節律，照明可根據環境作出調整，使人的身體作出回應。

值得注意的是，儘管透過電光源和照明系統已可以實現模擬自然節律的動態光照，然而它並不能替代自然光照和戶外景觀對人體健康產生的實質性影響，自然採光仍是室內光環境最重要的一部分，在光環境設計過程中不能被忽視。

2.3 光的情感效應

　　20 世紀後半葉，人類疾病譜發生了重大轉變。隨著醫療技術的進步以及人口結構、生活方式、生存環境的變化，傳染性疾病與營養不良疾病發病率大幅下降，心腦血管病、癌症、心理障礙、阿茲海默症等慢性非傳染疾病和身心疾病的罹病率急劇增加，成為人類健康、生命威脅的最大勁敵。21 世紀「疾病醫學」向「健康醫學」轉變，人類疾病防治與健康防護朝向多元化發展，「生物—心理—社會」的醫學模式應運而生。人們認識到疾病的發生和發展取決於多種生物學因素、心理因素、社會因素（經濟、家庭、人際）和自然環境因素間的交互作用。1943 年，美國醫生哈雷德（James Halliday）提出了身心疾病的概念，並強調心理因素會引發疾病 [97]。

　　美國執業醫師約翰・辛德勒（John A. Schindler）（圖 2-3-1）在其著作《病由心生》（*How to Live 365 Days a Year*）（圖 2-3-2）中指出，高達 76% 的疾病與不良情緒（此處指隱藏的基礎情緒）相關 [98]。長期存在的不良情緒不僅使人們罹患各種精神疾病或心理障礙，更在神經系統和內分泌系統中引起負面反應，導致器質性病變和功能性障礙。譬如，人體胃腸道被稱為情緒的調色盤，焦慮、憂鬱、憤怒等負面情緒都有可能影響胃腸功能，引起腹瀉和胃痛等症狀 [99,100]，胃潰瘍和十二指腸潰瘍，便是最為典型的

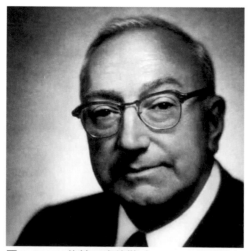

圖 2-3-1　約翰・辛德勒（John A. Schindler）

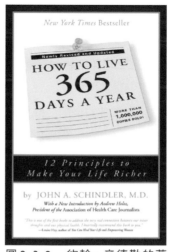

圖 2-3-2　約翰・辛德勒的著作《病由心生》

心理影響生理的疾病。透過合理的方法調理情緒，保持樂觀積極心態是預防疾病、促進身心健康的重要方法。光照透過視覺和非視覺作用產生顯著的情感干預效應，亦影響著記憶、注意、決策等大腦認知加工過程，具有不容小覷的健康效用，應得到深入研究和廣泛應用，讓光點亮空間的同時也照亮心靈。

2.3.1 情緒探祕

情緒是一種極其複雜的心理生理學現象，反映了人的主觀意識認知、內在生物神經系統與外部環境之間的相互作用。人類自古希臘文明時期就開始孜孜不倦地探索情感的奧祕，從不同的學科角度上解釋情緒的產生，對其進行定義與分類。而如今情緒不僅是心理學研究的重要項目，更是多學科跨研究的國際趨勢和焦點議題。

查爾斯・羅伯特・達爾文（Charles Robert Darwin）在《人類和動物的表情》（*The Expression of Emotion in Man and Animals*）一書中論述了情緒的生物學基礎，強調環境對情緒行為的作用[101]。詹姆斯・蘭格（James Lange）認為刺激引發自律神經系統的活動，產生生理狀態的改變，情緒便是這一過程的產物[102]。坎農・巴德（Cannon Bard）主張視丘是情緒活動的中樞，當訊號直接從感受器或從皮質下行到視丘時，產生專門性質的情緒附加到簡單的感覺之上。當人們面對同樣的刺激情境，由於對情境的評估不同，個體會產生不同的情緒反應[103]。斯坦利・沙克特（Stanley Schachter）與傑羅姆・E. 辛格（Jerome E. Singer）提出個體體驗，如：心率加快、胃收縮、呼吸急促等高度的生理喚醒，以及個體對生理狀態的變化進行認知性的喚醒，是產生特定情緒的兩個必須因素。可以說，情緒狀態是由認知過程（期望）、生理狀態和環境因素在大腦皮層中整合的結果[104]。此外還有瑪格達・B. 阿諾德（Magda B. Arnold）的「評定—興奮」學說[105]、詹姆斯・帕佩茲（James Papez）提倡的激動迴路[106]、伊扎德（Carroll Ellis Izard）的「動機—分化」[107] 等諸多關於情緒產生的說法。

人有七情六慾：「喜、怒、哀、懼、愛、惡、欲」。《禮記》中說：「弗學而能」，這七種情緒，為人類和動物共有，與生俱來。美國心理學家保羅・艾克曼（Paul Ekman）定義了六種人類基本情緒：「憤怒、惡心、恐懼、愉悅、難過、驚訝」。如同三原色混合出多種色彩，基本情緒相互組合，從而衍生出了緊張、焦慮、憂鬱等各式各樣的複合情緒[108]。人類內心世界極度豐富和微妙，已超越了語言能夠闡明的範圍。情緒維度模型被逐步建立起來，用以表示各種情緒之間的關係、解釋人類情感、描述情緒狀態。威廉・馮特（Wilhelm Wundt）最早明確地提出情緒維度（Emotional Dimension）理論，即情緒由愉快／不愉快、激動／平靜、緊張／鬆弛這三個維度組成。每一種

具體情緒分布於三個維度、兩極之間不同的位置上[109]。美國心理學家普拉奇克（R. Piutchik）認為情緒包括強度、相似性和兩極性三個維度，並採用倒圓錐體來形象地描述情緒三個維度間的關係（圖 2-3-3）[110]。查理斯・E. 歐斯古德（Charles E. Osgood）的研究從評價、力度、活躍性這三個維度來評價情緒體驗[111]。阿爾伯特・梅拉賓（Albert Mehrabian）和詹姆士・拉塞爾（James A. Russell）基於此觀點，於 1974 年提出了 PAD 三維情感模型，即情感擁有愉悅度、喚醒度和優勢度三個維度：P 為愉悅度（Pleasure ／ Displeasure），表示個體情感狀態的正負特性；A 為喚醒度（Arousal ／ Nonarousal），表示個體的神經生理喚醒程度；D 為優勢度（Dominance ／ Submissiveness），表示個體對情景和他人的控制狀態，用以說明情緒是個體主觀發出還是受到客觀環境的影響。具體情感可由這三個維度的值代表，在空間座標中表示（圖 2-3-4）。各維度上的數值範圍為 -1 ～ +1，+1 表示在此維度上的最高值，-1 表示在此維度上的最低值[112]。PAD 是目前認同度較高的情感維度模型之一，被廣泛地應用在情緒心理學、人格心理學、市場行銷、產品滿意度等基礎領域和應用領域。

　　從前，進行情緒的研究相當艱難，由於倫理學問題，人們無法人為製造頭腦損傷或病理改變來研究特定腦區的功能，解剖學研究難以透過屍體觀察神經纖維投射的功能；動物實驗雖然可以即時了解動物的情緒反射和神經投射，但低等動物的情緒反應可能和人類情緒有較大的差別[113]。先進的無損神經成像技術的發展，包括腦電波、核磁共振攝影等，為人們探索情緒大腦機制提供了途徑。20 世紀 80 年代以來，大量研究表明，大腦中的迴路控制著人們的情緒，整合加工情緒訊息，產生情緒行為。1952 年，保羅・D. 麥克林（Panl D. MacLean）正式提出邊緣系統（Limbic System）的說法，邊緣系統由一系列神經核團和大腦皮層組成，包括扣帶迴、海馬迴、杏仁核、隔區、下視丘、乳狀體等部分，是和情緒關聯最為密切的大腦結構[114]。杏仁核是情緒加工的關鍵核團。研究認為，杏仁核很可能是有機體的情緒整合中樞，將感覺訊息整合並投射到皮層、下視丘和腦幹諸核團，形成意識的情感以及軀體和內臟的情緒反應[115]。識別、表達恐懼、憂鬱等消極情緒、情緒面孔的感知、情緒性記憶等都與杏仁核有關。下視丘在情緒調節中有著極其重要的作用，它是自律神經皮質下的最高中樞，為邊緣系統、網狀結構的重要聯繫點。海馬迴負責學習和記憶，也參與情緒調節。開啟情緒腦機制方面的研究是必要而迫切的，這將有助於人們更有依據、更系統化地探索光照的情感療癒作用，從而制訂出更有實際效果的健康光照策略。

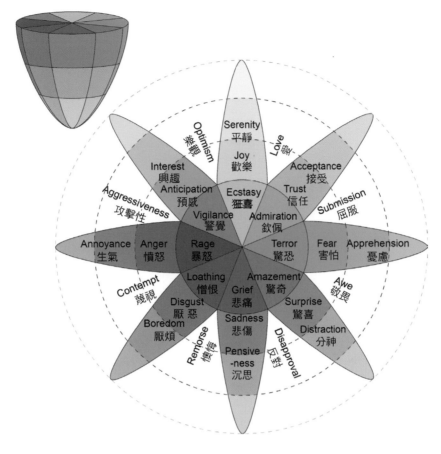

圖 2-3-3　普拉奇克情緒維度模型

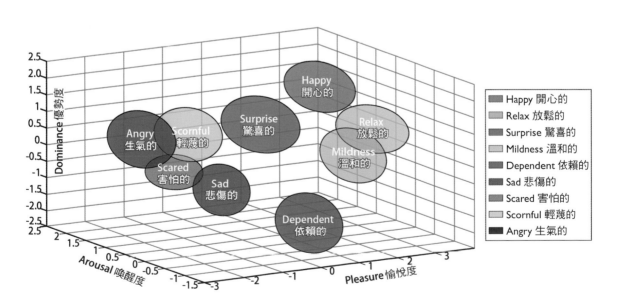

圖 2-3-4　PAD 情緒空間中九種情緒狀態的分布

2.3.2 光與心理療癒

社會生活的多元化發展，生活節奏日趨加快，工作學習競爭日益激烈。在各種心理刺激源的催化下，人們經常遭受情緒亞健康、情緒障礙等不同程度情緒問題的困擾，各類身心疾病、精神疾患發病率升高。心理健康問題的解決重在預防與及時干預，情感療癒是未來重要的生命課題。

I. 視覺環境的情緒激發

光與空間共同形成光環境，光環境是視覺通道的情緒載體。明暗、色彩等人眼接受的可見光訊息，由大腦後部枕葉的視覺皮質進行加工和處理，透過皮質通路與皮質下通路傳遞至杏仁核。杏仁核的訊息投射到腦的高級部位（如：前額葉、扣帶迴、眶額皮質）並下行到運動系統，在這樣一個複雜的網路中進行情緒加工，產生個體的情緒喚醒和行為反應，使視覺訊息與情緒產生聯繫。正如照明心理學研究的先驅約翰·弗林（John Flynn）所主張的，光環境擁有情感語言，讓人們產生社會心理印象，如：私密、輕鬆、愉悅和溫暖等[116]。

燭光晚餐、月光漫步、日出與日落，空間中的光影響著人們對環境的感知和評價，並創造出具有情感意義的環境氛圍。人們透過對光照強度、色彩（色溫）、方向、分布等數據指標的控制和組合及各種光藝術裝置的訂製設計，賦予空間美學特色，消除空間環境中不利因素的影響，創造有利情境以誘導正向情緒和行為的產生。生活和工作場所良好品質的光環境，對於人們能高效率又安全地完成視覺工作及保持身心舒適至關重要。低品質光環境中光照不足、過度照明、光源顯色性不佳、眩光頻閃等問題，使得環境昏暗、封閉、沉悶、嘈雜，並引起疲勞和不舒適感受，降低情緒的控制能力。

光照強度與情緒強度相關聯。在明亮的光線下，情緒反應更為強烈，無論是正向情緒還是消極情緒。研究人員認為明亮環境讓人感受到更多能量，人們情感反應的強度也隨之增加[117]。而空間光強分布和光源出光方向改變著空間的心理印象，空間中存在一般照明（通常是均勻的）、主題照明（專注於特定區域）和重點照明（聚焦於感興趣的物體）多種層次。對不同層次照明光線的明暗控制和細節調整，可為相同的空間創造了多種不同主觀印象的光照場景。例如：來自眼部上方的光線，提供了具有限制性和正式感的光環境；來自眼部下方的光線，可突出個體，營造非正式的氛圍。當人們接觸到陌生的環境時，傾向於在新環境尋找記憶中裡熟悉的元素。利用光照亮空間中的重要對象或邊界，突出顯示部分區域以吸引人們的注意力，可以幫助人們快速找到熟悉的物體，透過空間和構造來理解環境，減少對新環境的陌生和恐懼感。北美照明工程學會

表 2-3-1　不同光分布和光照效果所帶來的情緒感受

Psychological Impact 心理影響		Lighting Effect 光效	Light Distribution 光分布
Tense 緊張的		Intense direct light from above 來自上方的強烈直射光	Non-uniform 不均勻的
Relaxed 放鬆的		Lower overhead lighting with some lighting at room perimeter, warm color tones 適當增加房間周邊暖色調照明，來降低頂部照明強度	Non-uniform 不均勻的
Work/Visual Clarity 工作／ 視覺清晰度		Bright light on workplane with less light at the perimeter, wall lighting, cooler color tones 採用較冷的明亮燈光照亮工作表面，較弱的燈光照亮周圍和牆面	Uniform 均勻的
Spaciousness 空間感		Bright light on workplane with less light at the perimeter, wall lighting, cooler color tones 牆壁和天花板安裝有明亮的照明燈具	Uniform 均勻的
Privacy/ Intimacy 隱私／親密感		Bright light on workplane with less light at the perimeter, wall lighting, cooler color tones 較弱燈光照亮活動空間，配合周邊少量照明，其他空間為暗區	Non-uniform 不均勻的

（Illuminating Engineering Society of North America, IES）歸納了各種不同的光分布和光照效果所帶來的情緒感受（表 2-3-1）[118]。

　　色彩作為光的主要特徵之一，關係著空間情緒的傳遞，在直接生理刺激和間接的聯想與象徵這兩個層次上產生心理效應。比如，不同的色調與情緒喚醒程度有關，藍色使人平靜，紅色則讓人處於興奮狀態。再如，波長較長的光色使人感到興奮或溫暖，而波長較短的顏色則令人放鬆和涼爽。在移情作用下，人們見到綠色光便聯想到鬱鬱蔥蔥的草地、樹木和森林，產生鎮靜平和的感覺，從而舒緩壓力與焦慮。詹姆斯‧特瑞爾（James Turrell）一系列有關光與空間的沉浸式藝術作品，是以精密的科學計算與視知覺研究為基礎，創造了超越現實的視覺體驗，脫離圖像形式構成所提供的視覺刺激，以空間中瀰漫的各種光線和戲劇性的色彩，調動著人類的感知與情緒（圖 2-3-5）。值得一提的是，情緒對光色的反應會因人、因時、因環境而異。地區、文化背景、年齡和人種等差異，也會造成人們不同的光色偏好。紐卡斯爾大學（Newcastle University）的神經科學專家安雅‧赫伯特（Anya Hurlbert）的研究發現，對於男女性受試者都偏好的藍色，女性喜歡的色調更明顯偏向於紅紫色區域，男性偏好藍綠色，但趨勢卻不十分明顯[119]。在中國，紅色象徵著吉祥如意，中國受試組對藍色譜系中紅紫色區域的偏好也高於英國受試組。同濟大學郝洛西教授光健康研究團隊的「彩色光對 CICU 病患和醫護人員的情緒干預實驗」研究結果則顯示，男性與女性受試者均偏好接近自然光的暖黃色系（蒼黃、淺

黃）和淺青色，在鮮豔醒目的色彩（玫紅、湛藍）光照條件下，受試者主觀情緒體驗較差；女性受試者偏好紅色系，但紅色系（玫紅、淡粉）光環境，卻對女性受試者的情緒帶來較大的負面影響。綜上可見，在一個環境中產生預期效果的情緒調節措施，在另一個環境中可能毫無作用，甚至有負面影響，因此引入彩色光設計干預情緒，需建立在科學實證的基礎之上。多感覺通道訊息整合，是人類訊息處理的主要特點，光線、色彩、聲音、氣味等不同的感官通道傳遞的情感訊息，在大腦的多個處理水平上相互作用和影響，形成完整的知覺體驗。在大腦整合來自環境的不同感官形態的情感刺激的過程中，多感官刺激訊息的一致性增強了情緒、認知和行為反應。以視覺、聽覺、觸覺、味覺、嗅覺不同管道的感官刺激，所營造的沉浸式多感官刺激環境，將成為情感療癒的新方式，這也是光的情感設計的一條全新思路（圖 2-3-5）。

2. 光照非視覺生物效應的情感療癒作用

　　光照，是一種廣為人知的季節性情緒障礙的非藥物療法，患者每天清晨醒來或者在白天一段固定的時間裡，使用光療盒接受 30 分鐘 10,000lx，或者 1 ～ 2 小時 2,500lx 的光照刺激，持續 2 ～ 4 週，憂鬱症狀將得到平穩的改善[120]。大量研究亦證明，亮光光

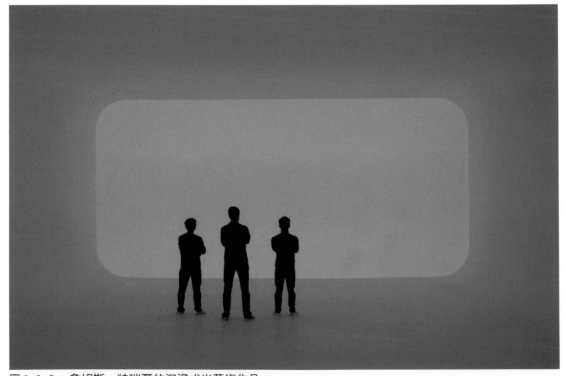

圖 2-3-5　詹姆斯‧特瑞爾的沉浸式光藝術作品

照還能夠作為輔助療法，幫助非季節性重度憂鬱症、躁鬱症、創傷後壓力症候群和產前／產後憂鬱症的患者，從憂鬱、焦慮等負面情緒中解脫[121-124]。此外，隨著現代社會科技的蓬勃發展，手機、平板電腦、電視使用頻繁，夜班工作成為常態，人們不斷受到夜間光照的刺激。在全球面臨精神健康危機、青少年和上班族日益成為各類憂鬱障礙和焦慮障礙好發族群的情況下，愈來愈多的人陸續關注到光的非視覺生物效應，對情緒與認知產生的正、負面影響，並就光照用於情感干預的技術途徑展開研究。

　　光透過非視覺神經通路調控生物節律，影響睡眠覺醒、激素分泌、神經可塑性、神經傳遞或基因表現等，進而間接影響人們的情緒（圖 2-3-6）。晝夜節律和情緒之間存在複雜而密切的關聯。季節性情緒失調症（SAD）在高緯度地區的罹病率更高，因為這些地區晝夜長度的季節性變化相對明顯。SAD 的症狀出現，與秋冬季節白天日照時間的減少呈現出一致性。人們提出了褪黑激素節律改變和晝夜相移兩個假說來解釋 SAD 的發病機制。躁鬱症、嚴重憂鬱障礙的發病症狀，通常伴隨晝夜節律失調和褪黑激素分泌失調。晝夜節律及其調節迴路更是抗憂鬱藥開發的重要目標之一。同樣，節律紊亂也易使人陷入消極情緒。英國格拉斯哥大學（University of Glasgow）招募了 9.1 萬名受試者進行一次超大規模的研究，以探究生理時鐘紊亂和情緒障礙間的聯繫。結果顯示，與生活作息遵循自然節律即白天活動、夜間充分休息的人相比，生理時鐘紊亂、晝夜顛倒的受試者，情緒紊亂的機率高出 6 ～ 10%，同時他們的孤獨感、情緒不穩定狀況更明顯，幸福感和健康滿意度較低，認知功能也相對差一些。睡眠障礙是誘發情緒障礙的一個重要因素[125]。哈佛大學研究者承世耀（Seung-Schik Yoo）利用核磁共振攝影的研究發現，個體在睡眠剝奪後觀看負性情緒圖片時，大腦杏仁核喚醒程度增強[126]，其他使用瞳孔反應測定的研究，也得到了相似結論[127]。

　　羅森塔爾（Norman E. Rosenthal）於 1984 年首次提出了季節性情緒失調症，並率先使用光療法進行治療，其接受 2,500lx 強光治療的患者，被觀察到顯著的憂鬱評分改善[128]。隨後的一些研究也證明，特定光照在季節性情緒失調症治療上和抗憂鬱藥物具有一樣的效果[129-131]。在清晨照射模擬日光波長的光，人們將更好地應對焦慮和憂鬱等負性情緒[132]。透過對 25 項不同研究中 332 名受試者實驗研究結果的交叉分析，1 週以後，在晨間治療的患者症狀緩解率（53%）明顯高於晚上（38%）或中午（32%），即使每天其他時間接受兩次光照治療，也不如早上接受僅一次光照治療的效果更好[133]。而另一項對 29 名非季節性復發性嚴重憂鬱症住院患者進行的盲法試驗發現，經過 3 週晨光治療（5,000lx，2 小時），患者的情緒量表評分提高了 64.1%，與每天服用 150mg 抗憂鬱藥物的治療對照組的結果無顯著差異[134]。「光線模擬器」模擬自然日出的光線動態，

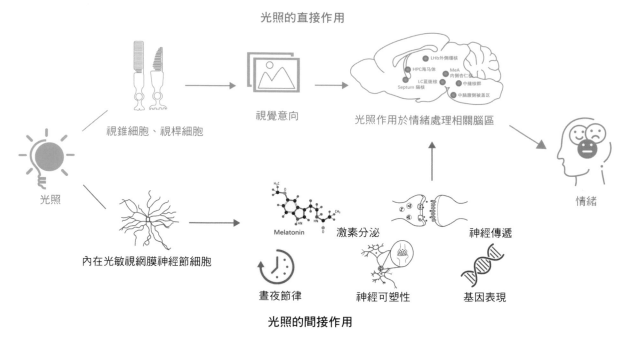

光照的直接作用

視錐細胞、視桿細胞

視覺意向

光照作用於情緒處理相關腦區

光照

內在光敏視網膜神經節細胞

Melatonin　激素分泌　神經傳遞

晝夜節律　神經可塑性　基因表現

情緒

光照的間接作用

圖 2-3-6　光對情緒產生影響的視覺直接作用與非視覺間接作用途徑

在人們清醒前的一段時間內逐漸增加光照強度，除了用於調節晝夜節律，更發揮了情感療癒的作用。此外，它不需要人們長時間坐在燈箱前，更加實用。

　　然而清晨並非所有情緒障礙治療的最佳時段。躁鬱症（Bipolar Disorder, BD）是一類以極端情緒波動為特徵，即從極度憂鬱到極度躁狂的心境障礙。躁鬱症憂鬱階段，有效的藥物治療方法相當有限，而且常有明顯不良反應，因此其非藥理學治療方法引起了人們極大的興趣。晨光療法對患者的憂鬱症狀改善有一定效果，但也使部分患者發展成為躁狂與憂鬱症狀同時或交替出現的混合狀態。在每天中午到下午 2:30 之間進行光治療，6 週後患者症狀得到了穩定的緩解，且無情緒極性轉換出現 [135]。光照治療孕期憂鬱症狀的療效和副作用，似乎與劑量有關。對 5 週 7,000lx、60 分鐘的喚醒光治療無反應的患者，當療程延長到 75 分鐘時，其症狀可完全緩解 [136]。但是在產後憂鬱症的治療方面，結論卻出現偏差 [137]。英屬哥倫比亞大學（University of British Columbia）的瑪利亞・克拉爾（Maria Corral）等人，在每天早上 7:00 ～ 9:00 之間用 10,000lx 燈箱對患者進行 30 分鐘的亮光治療，患者的主觀報告得到情緒和其他憂鬱症狀均有充分改善的結論 [138]。後續研究招募了 18 名患有產後憂鬱症的婦女，她們在早上 7:00 ～ 9:00 之間接受 60 分鐘 10,000lx 明亮光照或 600lx 紅光（對照組）治療。結果顯示 10,000lx 強光和

600lx 紅光照射 6 週後，兩組婦女的憂鬱指標均出現顯著的改善，光化效應如何產生積極的干預效果還需進一步研究 [139]。目前光療對懷孕後期憂鬱症狀干預效果的實驗研究為數不多，且樣本量較小，研究結果存在一定局限性，使用光照作為臨床治療範例，緩解孕產婦的憂鬱情緒仍有待積累更大量的數據支持。

營造情感療癒光環境，需個人化、針對性地考慮改善各類情緒問題的光照策略，然而實踐這一理念卻遭遇到困難重重的現實問題。目前關於情感障礙光照干預療法的有效性研究數量較少，研究人員尚未就各種光照數據組合所引起的情緒反應達成共識。一方面，由於部分研究樣本量小，導致一些假設檢驗結果未能得出預期結論。另一方面，個體之間的差異性、情緒的複雜性，使得分析光照的情感效應難度大幅增高。未來還需進一步擴大臨床實驗研究，深入了解情感與光環境之間的關聯作用，才能得出光照療癒的有效可行方案。

2.4 光環境中的人體工學

　　人體工學亦稱工效學、人機工程學，是一門研究人與機器、環境之間交互作用關係的學科，它致力於使「人—機—環境系統」與人的需求、能力、行為模式更加兼容，從而提升工作效能，保障人們的健康、安全與舒適。提起人體工學設計，桌子、椅子、滑鼠、餐具、枕頭等日常生活用品躍然浮現在腦海。其實不只這些，作為一門涉及解剖學、生理學、心理學、工程學等多專業、多領域的跨領域學科，人體工學聚焦於一切由人製造、受人使用的產品和系統，範圍廣泛。從國之重器、超級工程到精密工藝，從載人太空梭、載人深潛到深地鑽探，從網路、醫療、生物技術、先進製造等尖端領域，再到人們日常生活的各方面，都蘊含著人體工學理論及方法的應用。

　　光環境的研究因人類需求而誕生，人類對光的追求推動著照明與日光利用技術的發展和創新。隨著人生理、心理對光環境刺激回應機制的逐漸清晰，光照在「視覺—節律—情緒」多方面的健康效益被不斷地發現，人因照明相關的研究、設計、應用項目大量湧現，並逐步從對於人類能力和極限的可用性研究，擴展至全面關注生理心理各項需求的健康性研究（圖 2-4-1）。2016 年，歐洲照明協會發布了十年戰略路線圖，提出了「以人為本的照明」的核心發展理念，確認了透過 LED 產品、智慧照明系統以及人因照明、循環經濟來提升照明品質，使其成為歐洲照明市場增長新動力的策略，並制訂政策以支持人因照明相關產業的發展。台灣工研院組建了 LED 人因照明實驗室，開展了「提高工作績效之 LED 智慧人因照明研究」、「夜間健康居家照明的高值化 LED 人因照明研究」等研究專案，並發布「LED 室內人因照明系統與 Android 體感遙控系統」、「複合人因智能光環境系統」等應用產品。科技終將回歸以人為本，關注人類健康福祉，人體工學亦將引領光健康研究與實踐的未來。

　　人們在昏暗的光線或者陰影下閱讀，在反光強烈的紙面上書寫，在高亮度的電腦螢幕前工作，這些不符合人體工學的照明將導致眼疲勞，產生模糊視覺，引起頭痛和全身不適，導致作業績效、精神警覺性降低及其他諸多問題。長期處於閃爍、不合適的照度、不均勻的光分布、頻閃、眩光的光環境下，將產生視覺損傷等更嚴重的後果。可見，人體工學在光環境設計中絕不容忽視。

　　系統化思考是人體工學的魅力所在。光環境中人體工學是兼顧視覺特性、工作任

務、環境條件三部分及相互之間協調性的綜合研究，其目的是使人輕鬆、準確地辨識視覺目標，高績效地完成視覺工作，創造滿足最大舒適度同時保護視覺健康的光環境，並避免不良照明條件造成的身體損傷，確保安全。未來智慧照明將愈加普遍，人與光環境的多樣化互動方式及其發光界面，也成為了光健康人因研究的重點內容。

2.4.1 人因照明核心——視覺功效

視覺功效，即人借助視覺器官完成視覺工作的能力，通常以視覺工作的速度和準確度來評價。在辦公室、教室、實驗室、工廠車間等進行視覺工作的場所，特別是要求精細化工作的視覺空間的光環境設計，視覺功效是為首考量的因素。而針對駕駛和體育

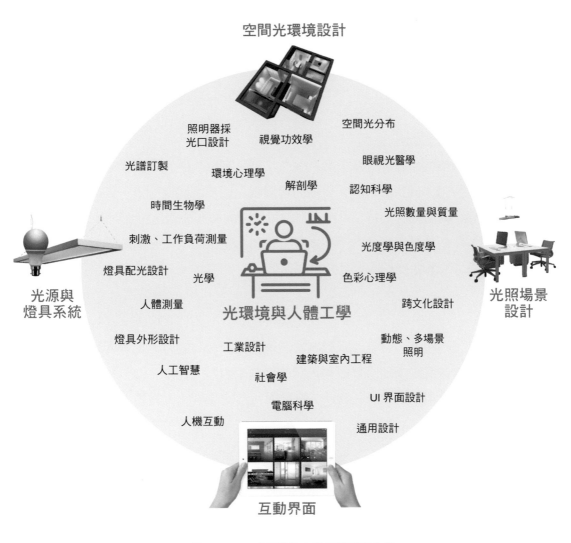

圖 2-4-1　光環境的人體工學研究內容

運動，還需關注動態視覺功效。視覺功效是由視看者的視覺能力、視覺工作特性、照明環境、工作空間這四方面因素來決定[140]。國際標準化組織（International Organization for Standardization, ISO）提出了「ISO 8995 2002 視覺工效學原則——室內工作系統照明」（ISO 8995: 2002 Principles of Visual Ergonomics—The Lighting of Indoor Work Systems）[141]、國際照明委員會發布了「CIE 191: 2010 基於視覺功能的中間視覺光度學推薦系統」（CIE 191: 2010 Recommended System for Mesopic Photometry Based on Visual Performance）[142]、「CIE 19.22-1981 用於描述照明數據對視覺性能影響的分析模型」（CIE 19.22-1981 An Analytic Model for Describing the Influence of Lighting Parameters Upon Visual Performance: Volume Ⅱ: Summary and Application Guidelines）[143]、「CIE 145：2002 視覺模型與視覺功效的相關性」（CIE 145: 2002 The Correlation of Models for Vision and Visual Performance）[144] 等描述與測量照明環境對視覺功效影響的模型和系統，中國標準中的《視覺工效學原則 室內工作場所照明》（GB/T 13379—2008）[140] 也可作為研究的參考。

I. 視覺特性

研究視覺功效需要清晰地了解人類的視覺系統，了解人眼在正常視覺、視覺受損、視覺老化及視覺疲勞不同狀態下的視覺能力與局限，以及跑跳、行走、站立、坐、臥等不同靜態和動態下的視覺感知特點。在人眼的視覺功能——光覺、色覺、形覺（視力）、動覺（立體覺）和對比覺所涉及的眾多視覺特性和功能指標中，視覺敏銳度、對比敏感度、視野、視覺適應和色覺與視覺功效關係密切。

(1) 視覺敏銳度

視覺敏銳度又稱視力，它是人眼對物體形態精細辨別的能力，也是視功能檢查最常用、最重要的指標，其大小通常以臨界視角的倒數來表示（圖 2-4-2）。視看者年齡、眼睛的健康狀況等生理因素、照明條件、物體與背景的亮度比，物體大小以及人與視看

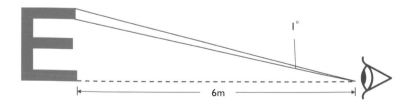

圖 2-4-2　視覺敏銳度高低通常以臨界視角的倒數來表示

目標的移動速度等物理因素，皆可影響視覺敏銳度的高底。譬如：隨著年齡增長，老年人的視覺敏銳度顯著減退 [145]。近視、遠視、散光這些屈光異常，使物體影像不能準確在視網膜上聚焦，導致視覺敏銳度降低；在一定範圍內，隨著照度、背景亮度、物體與背景對比度遞增，視覺敏銳度增加；隨著物體運動速度的增加，視覺敏銳度下降。現實生活中的視覺刺激往往是動態的，1949 年，路埃列克‧J. 路德維格（Elek J. Ludvigh）和詹姆斯‧W. 米勒（James W. Miller）提出了動態視覺敏銳度（Dynamic Visual Acuity, DVA）的概念 [146]，這一動態視覺敏銳度指標在駕駛、體育運動、電腦遊戲、跑馬燈的相關研究中極為重要。

(2) 視野

視野是眼睛（單眼或雙眼）固視正前方所見的空間範圍，以角度為單位表示。通常人眼視野呈水平方向寬、上下方向窄的橢圓形。人眼視野極限隨著年齡、眼屈光不正和種族不同有所差異，最大垂直視角在視平線上方 50° 附近、下方 70° 附近，水平向最大

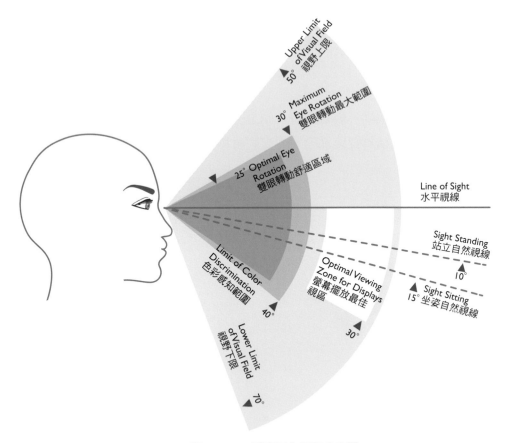

圖 2-4-3　垂直面內視野分布圖

視角為鼻側 65° 左右、顳側 90° 左右。即水平方向人的雙眼視角極限 180° 左右，垂直方向視角極限 130° 左右。在各種姿勢下，人的自然視線低於標準視線。一般站立時自然視線低於標準視線 10°；坐姿時低於標準視線 15° [147]；在放鬆的狀態下，站立和坐姿的自然視線分別在標準視線下 30° 和 38°（圖 2-4-3）。在同樣光照條件下，白色視野最大，其次為黃色、藍色、紅色，而綠色視野最小 [148]。

(3) 視覺對比敏感度

視覺對比敏感度用於衡量系統分辨物體與背景的能力，例如：區別相似色調、辨別圖案輪廓等。在日常生活中，良好的視覺對比敏感度十分重要，它讓人們可以區分路緣和台階，辨識人臉細節。對比敏感度可以透過改善照明條件（增加照度、提高光源顯色性、控制眩光）或眼鏡片上佩戴特殊的濾色鏡（淺黃色、中黃色，和淺或中紫色比較常用）等方法來補強。

對比敏感度的測試方法，通常包括不同的「物體─背景」亮度對比度的字母或數字組合，字母和數字亮度愈來愈趨近於背景，直到它們看不見為止（圖 2-4-4）。有時也使用具有不同空間頻率的平行條狀光柵，來代替字母測試對比敏感度。

(4) 視覺適應

應對不斷變化的外界環境，視覺系統會調整適應性，使接收到的視覺訊息得到更好的接收與分析，這一過程稱為視覺適應。從光刺激物停止作用，形象感覺不立刻消失而

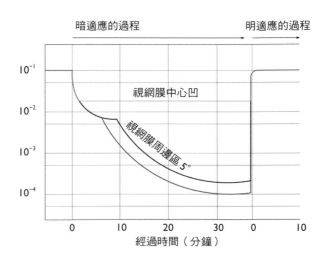

圖 2-4-4　視覺對比敏感度測試　　　　圖 2-4-5　明暗適應過程曲線

是逐漸減弱，在大腦中仍殘留的視覺後像現象，到由於頻率增加，引起人眼融合或連續光感知的閃光融合—間斷現象。從亮度適應、對比適應、色彩適應到運動適應和面孔適應，生活中各種視覺適應現象隨處可見，它們既可以改變人們對物體外觀的知覺，形成視錯覺，帶來安全隱憂；也可以用來幫助人們避免異常情況下光線對眼睛的傷害。

亮度適應即暗適應和明適應，是視網膜最重要的基本功能。從明亮環境走入暗處，人眼視覺感應性逐漸增強，經過一段時間後才可看清暗處的物體，這一過程稱為暗適應。暗適應過程時間相對較長，一般需要 20 ～ 30 分鐘才能完成。反之，長時間在暗處的人突然進入明亮處時，耀眼的光亮使人不能即刻看清物體，需要幾秒鐘才可看清，這個過程則稱為明適應。相比暗適應，明適應的進程快很多（圖 2-4-5）。了解明適應、暗適應的原理，對維護視覺健康來說尤為重要。比如在塌方礦井下掩埋多日的工人，被搶救出來時需要眼罩遮住眼睛，以避免強烈日光灼傷雙眼；又如夜班飛行員和消防隊員，在值勤之前戴上裝有紅色鏡片的眼鏡在室內燈光下活動，以加快眼睛的暗適應過程。

(5) 立體視覺

立體視覺是感知三度空間物體遠近、前後、高低、深淺和凸凹的高級視覺功能。人類雙眼捕捉到的圖像略有差異，這種差異稱為雙眼視差或視網膜視差。兩個不同的視網膜圖像經視知覺系統的精細加工融合，產生了具有深度的三度感知圖像，這一過程就是立體視覺的形成過程。許多職業如駕駛、繪畫／雕塑、手術、精細加工等均要求從業人員具有良好的立體視覺。立體視覺顯示是電腦視覺領域的一個重要課題，紅遍全球的虛擬實境，便以其作為重要的技術基礎。

(6) 中央視覺和周邊視覺

人對環境和物體的辨識，由中央視覺和周邊視覺共同完成（圖 2-4-6）。中央視覺又稱中心凹視覺，它依靠視網膜中心視錐細胞的作用，處理精細和高分辨率的視覺訊息，是辨別前方事物的細節與色彩的視覺能力。周邊視覺依靠位於視網膜黃斑部（中心）外的視桿細胞的工作，人的周邊視覺對細節和色彩訊息的處理能力較弱，如同透過磨砂鏡看物體一樣。但周邊視覺對物體運動的檢測能力很強，在騎行、駕車、運動時，人們都將依賴於周邊視覺的快速反應，及時避免危險發生。周邊視力喪失使人在昏暗的光線下視物不清和行走時導航能力下降。中度和重度的周邊視力喪失更如同通過狹窄的管道看東西，這一症狀被稱為「隧道視力」。

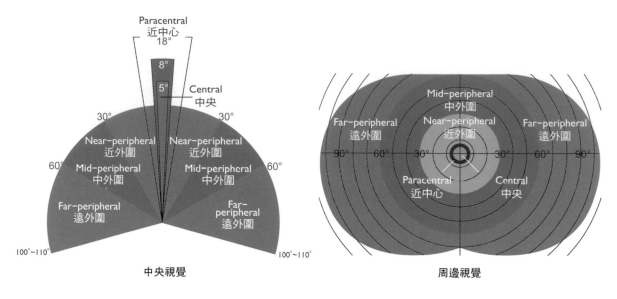

圖 2-4-6　中央視覺與周邊視覺示意圖

(7) 色覺

　　對豐富色彩環境的良好感知與辨識，是確保視覺品質的前提。視覺訊息始於視網膜上 L、M 和 S 這三種視錐細胞和大約 1.2 億個視桿細胞光感受器，透過複雜的視覺神經傳遞通路向大腦皮層傳遞，經大腦皮層視覺中樞的編碼處理形成色覺。一般人眼可以分辨大約 1,000 萬種不同的顏色[149]，同時由於神經系統行為存在的個體差異和時空差異，顏色感知也是一種高度主觀的視覺能力，對單一顏色的感知，也將根據光照環境和視看者的不同而改變。

2. 工作任務與照明環境照明

　　視覺任務若要毫無障礙和無不適感地完成，需要適宜的光照環境支持。與視覺作業需求不適配的光照環境，將降低視覺工作績效，並造成視功能下降、視覺疲勞、頭痛、注意力分散、突發性視力模糊、反應遲緩、工作失誤增加等問題[150-153]。因此在設定光照數量與品質數據前，應對視看目標的視距、尺寸大小、對比度、訊息來源（紙本訊息、螢幕顯示訊息）、表面性質、運動狀態等進行嚴謹分析。對於辦公室、書桌、眼科檢查室等進行多重視覺作業的空間，光環境宜按照多場景、可調光設置，並滿足對光照數量與品質的最佳需求。

(1) 最佳視距

視距，即視看物和視看者之間的距離。物體、畫面、螢幕、字元，每個視看對象都存在最佳視距，使人們能夠在舒適的視角下清晰地辨識訊息。特別是道路、隧道照明以及發光螢幕、面板尺寸和內容的設計，視距都是非常重要的影響參數。

停車視距是駕駛人在發現障礙物到完全停住所需要的最短距離，它由反應距離、停住距離、安全距離三部分所構成。駕駛人的反應時間、車況、天氣等，均為影響停車視距的眾多因素。道路與隧道照明均以停車視距作為安全照明設計的重要原則，使駕駛人在不利的天氣情況與最高車速的情況下，能及時發現障礙物，確保行車安全。隧道亮度大小，基於駕駛人於隧道行車的視覺適應特點，根據不同區段取值，出、入口段根據洞外亮度往往需要加強照明，這兩個區段的長度，通常也取決於停車視距。

自發光螢幕擁有極佳的視覺傳播優勢開始，其應用遍布了醫院、商場、機場、車站、建築立面等大量的室內外人居場景（圖 2-4-7）。但很多自發光螢幕卻沒有取得良好的視覺效果，缺乏對空間尺寸和視看者位置的考慮，是主要原因之一。媒體螢幕的最佳視距，主要由對角線圖像大小與像素密度決定：像素間距愈小，愈適合近距離的視看；而圖像畫幅愈大，像素密度愈低，則需要更大的視看距離。因此，為了遠距離、高視角、且在運動狀態下觀看而設置的媒體螢幕，應避免呈現過多的訊息。美國電影電視工程師協會建議，顯示螢幕邊距位於 30° 左右視野範圍內，以獲得舒適的視看體驗[154]。理論上認為人眼能辨識所視物的最小視角為 0.78 弧分（1 弧分 = 1/60 度）[155]。以此理論數據為基礎上，考慮到環境光線對成像品質的影響，應用中通常認為人眼的最小視角為 1 弧分。像素間距在人的視野內小於 1 弧分，則像素結構就無法可見。這可以簡單地理解

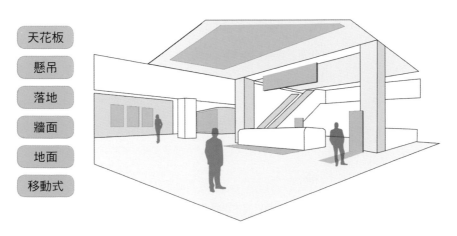

天花板

懸吊

落地

牆面

地面

移動式

圖 2-4-7　建築空間中的各類立面

為在 1m 處，具有最佳視力的人眼能夠看到的最小點徑或最小直徑是 0.291mm。這個數值常透過以下公式，被用於確定各類尺寸空間的電子螢幕的適宜清晰度與適宜尺寸。

$$像素間距 = 視距 \times tan（弧分）= 視距 \times tan（0.0167°）= 視距 \times 0.000291$$

各個顯示螢幕的生產廠商也提出了不同型號螢幕適宜視距的粗略估算建議，例如：發光螢幕供應商 Pixel Flex 建議螢幕像素間距每增加 1mm，視距增加 3.28ft（約 1m）（圖 2-4-8）。但需要注意的是，環境亮度、背景對比度、視看者的視覺狀況與螢幕傳達的訊息類型等，都將對最佳視距產生影響，對於不同的應用情況，還需進行更精密的研究和實驗驗證。

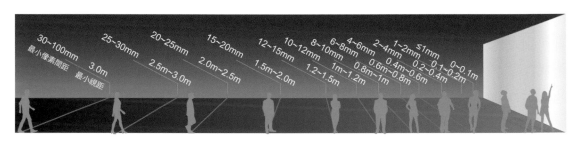

圖 2-4-8　不同電子螢幕像素間距與最小視距推薦

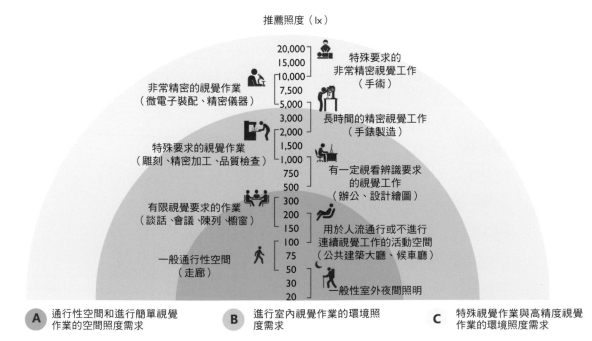

圖 2-4-9 不同精密度視覺作業的照度要求

(2) 視看目標、光照數量及光照分布

視覺作業區域及其周圍環境光照的數量與光照的分布，對作業者是否能快速、安全、順利地辨識和理解視看目標，有著關鍵性影響。一般來說，視覺辨識的難度愈高，要求平均光照水平就要愈高（圖2-4-9）。

各國標準中對不同工作空間和場所的光照數量需求都作出了規定。中國《建築照明設計標準》（GB 50034—2013）[156] 與《室內工作場所的照明》（GB/T 26189—2010）[157] 兩項標準，規定了建築空間內工作桌面的維持平均照度值要求，並指出進行特別重要視覺工作、長時間連續視覺工作、對精確度和工作效率要求高、產生差錯造成損失較大、識別低對比度或移動對象、工作者視覺能力低於正常水平時，應提升照度水平的特殊情況。

照度對視覺對象的可見性有關鍵性的影響，然而它不是決定物體可見性的唯一指標。但視覺對象的可見性，可以採用多種方式來提高，其中最重要的方法之一便是透過改變光照分布、表面反射性質、陰影或物體本身顏色所產生的亮度對比度。韋斯頓·休伯特·克勞德（Weston, Hubert Claude）[158] 的模型也提到了，相同物體在同等照度水平

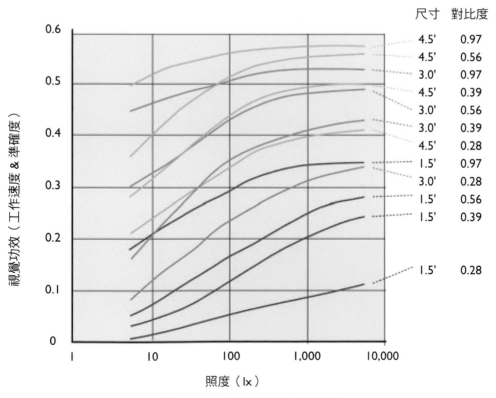

圖 2-4-10　韋斯頓視覺功效模型

下，在提高對比度後，視覺功效將顯著增加（圖 2-4-10）。

馬克‧S. 雷亞等人建立了一個相對視覺性能（RVP）的量化模型（圖 2-4-11），分析了任務變量（視看目標大小與對比度）、照明變量（視網膜照度）和相對視覺功效之間的非線性關係[159]。該模型呈現為「高原與陡崖」的形式，視覺功效隨著目標的大小、亮度對比度以及視網膜照度的增加而改善；當 RVP > 0.9 時，可獲得良好的可見性，但獲得良好視覺功效之後，對比度和亮度的增加不但無法大幅提升視覺性能，反而會引發過強的視覺刺激及眩光等不舒適感受。視野中需要保持平衡的亮度比，使視覺功效和視覺舒適性需求同時被滿足。一般情況下，工作區域的照度均勻度應高於 0.7，工作範圍外 0.5m 周圍區域環境照度均勻度須高於 0.5，同時視覺任務區域、相鄰區域、視野中較遠延伸表面的亮度比值應不超過 1：3：10。房間內也需要舒適的亮度分布，光環境設計應以整個空間為對象整體考慮，因此界面材質反射率 ρ 的選擇相當重要，室內各界面的反射率需控制在天花板 0.6 ～ 0.9、牆面 0.3 ～ 0.8、地面 0.1 ～ 0.5、工作面與較大物體 0.2 ～ 0.6 的範圍內[160]（圖 2-4-12）。

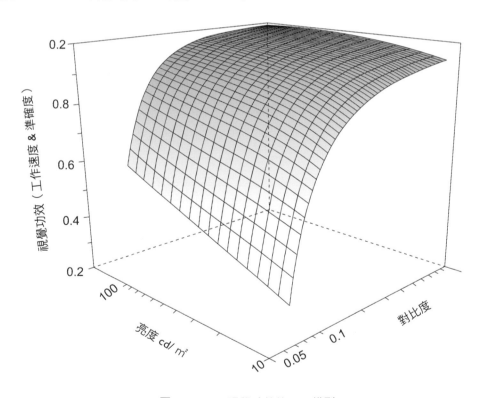

圖 2-4-11　視覺功效的 RVP 模型

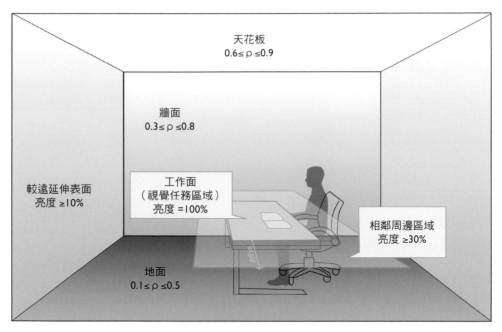

圖 2-4-12　空間中各個界面的亮度分布建議

(3) 顯色性與顯色指數

顏色感知是視覺感知的重要組成部分。將物體和人的皮膚的顏色自然地、正確地顯現，對於視覺功效和舒適感二者都極為重要。描述光源呈現真實物體顏色能力的量值，稱為顯色指數（Color Rendering Index, CRI），數值愈高，光源的顯色能力愈好。一般顯色指數是光源對國際照明委員會規定的八種標準顏色樣品顯色指數的平均值，用 Ra

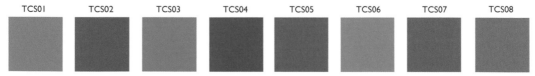

一般顯色指數是 1 ～ 8 號 CIE 顏色樣品顯色指數的算術平均值，其中 1 ～ 8 號顏色樣品是具有中等飽和度與大致相同明度的代表性色調。

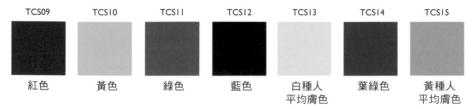

9 ～ 15 號為特殊顏色樣本，包括紅、黃、綠、藍和葉綠色高飽和度顏色以及 13 號白種人平均膚色、15 號黃種人平均膚色。

圖 2-4-13　一般顯色指數與特殊顯色指數

來表示。低顯色性的燈光會減少物體呈現的準確性，降低視覺敏銳度和視覺功效，容易導致視疲勞，對人的心情和食慾也會有很大的影響。特別是對於青少年和兒童而言，長期在過低顯色指數的光環境下學習，將對雙眼色覺發育造成極為不利的影響，而且所引發的視覺疲勞問題，是造成近視發生發展的誘因。因此，教室、辦公室、家庭空間等大多數需要正確判斷色彩的空間，都提出顯色指數 Ra 大於 80 的要求（圖 2-4-13）。

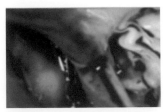

R9=90

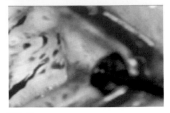

R9=0

圖 2-4-14　不同 R9 指數光源之照明效果對比

除一般顯色指數外，還有特殊顯色指數 Ri，它是光源對國際照明委員會選定的，包括彩度較高的紅、黃、綠、藍、歐美青年婦女的膚色和葉綠色六種標準顏色樣品的顯色指數。儘管常用照明光源多數僅對一般顯色指數 Ra 進行要求，但特殊顯色指數 R9 飽和紅色、R15 黃種人平均膚色，是與許多空間健康照明相關的重要指標（圖 2-4-14）。它們常被應用於表演廳、攝影棚等需要真實重現皮膚顏色的場合，並在手術時準確呈現血液、器官組織顏色及病患臉色，幫助醫生準確判斷患者狀態，具有不可替代的作用。

3. 消除光環境中的視覺不適

視覺不適是指眼睛或眼睛周圍的不適、疼痛，發紅、發癢或流淚，通常還伴有頭痛、惡心等症狀。光照不足、陰影、眩光、頻閃、閃爍、過多視覺訊息刺激等均是可能導致視覺不適的光照條件；其中，無眩光和無頻閃往往是消費者們競相追逐的健康照明熱門概念，然而卻對這兩個問題缺少正確的理解與認識。

(1) 眩光控制

建築玻璃帷幕、刺眼日光直射、路燈光汙染、汽車遠光燈、道路補光監控燈，隨處可見的眩光，均引發了人們極大的煩惱與不適。國際照明委員會發布的 ILV: CIE S 017/E: 2020 International ligting Vocbulary，2nd Edition[CIE S 017/E：2020 國際照明詞典（ILV）][161] 中，對於眩光作了以下的定義：「眩光是一種視覺條件。這種條件形成是由於亮度分布不適當，或亮度變化的幅度太大，或空間、時間上存在著極端的對比，眩光將導致視覺不舒適或降低觀察物體的能力，或同時產生這兩種現象。」眩光依其來源，可分成由視野內的光源直接引起的直接眩光（Direct Glare），以及由視野內物體表面的反射光

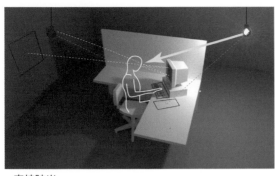

a. 直接眩光

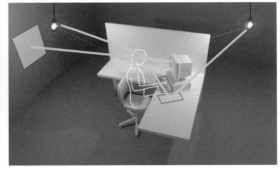

b. 間接眩光

圖 2-4-15　直接眩光與間接眩光圖示

而帶來的反射眩光（Reflected Glare）（圖 2-4-15）。按照其對眼睛造成的影響可分為，不影響視力但造成不舒適感受的不舒適眩光（Discomfort Glare），和造成暫時性視覺系統障礙的失能眩光（Disability Glare）。在工作場所或在居家生活空間中，無論是哪一種眩光，若不進行有效控制，將會導致人工作時感到吃力，引起煩躁情緒，增加事故發生風險，並造成視覺健康損傷。

　　抗眩光是必須注意的照明細節。在各個版本的照明設計標準中，眩光都是重要的照明品質指標。針對眩光的評價，根據照明應用場所的不同，國內外多項技術報告或標準，提出了不同的眩光評價指標及相應的限值範圍，如道路照明中用閾值增量（TI）評估失能眩光，體育場館中常用眩光指數（GR），而室內建築空間常用統一眩光指數（UGR）來評估。辦公室、教室等的 UGR 限值一般為 19，而老年人和視覺障礙患者對眩光更敏感，眩光控制要求相對更加嚴格，老年活動場所 UGR 指標需控制在 16 以下 [162]。

　　抗眩光可以從光源的亮度、光源的位置、光源的外觀大小與數量、周圍的環境亮度四個方面來考慮。光源亮度愈高、位置愈接近視線、表面面積愈大、數目愈多，眩光則愈為強烈。所以在設計光環境過程中，應注意限制燈具亮度，避免將燈具安裝在干擾區內，同時控制燈具的投射方向，避開人們的正常活動範圍（圖 2-4-16）。選用的燈具也應經過光學設計改良（圖 2-4-17、圖 2-4-18），吸頂筒燈遮光角應在 30° 以上，最好達 45° 左右，防止直接裸露於人眼視線範圍。而平板燈需加裝擴散材料製成的防眩光板／膜，將高角度的光線收束到工作面上。此外，室內表面還要避免採用光澤度過高的裝飾材料。

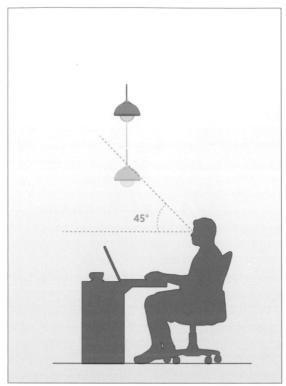

a. 改變燈具安裝高度

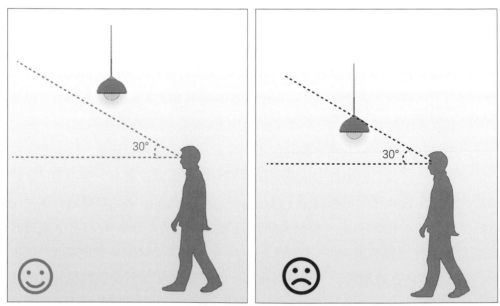

b. 避免將燈具安裝在干擾區

圖 2-4-16　光環境設計抗眩光辦法

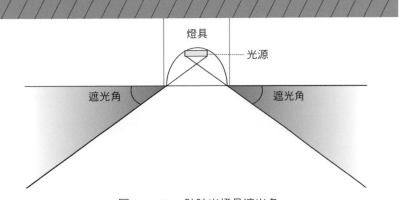

圖 2-4-17　防眩光燈具遮光角

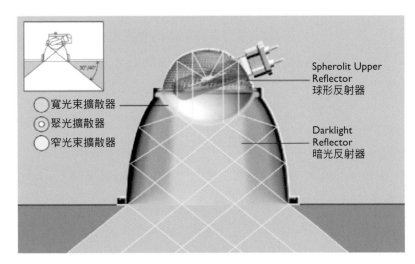

圖 2-4-18　ERCO 防眩光燈具光學設計

(2) 暫態光調製（頻閃）控制

　　固態照明光源能夠在幾奈秒（ns）內，對輸入電流的波動產生非常快速地反應，一方面可以靈活調光，另一方面也使得照明設備的光輸出，隨著電調製波動而變化，這種變化被稱為暫態光調製（Temporal Light Modulation, TLM）。光健康產業中反覆提及的頻閃（Stroboscopic Effect），即是光調製的一種。暫態光調製不但使人厭煩，還對健康具有危害性，其影響主要包括視覺感知、視覺功效、生物神經三個方面。視覺幻象（Temporal Light Artefacts, TLA）指在具體環境中隨時間波動的光刺激，引起觀察者視覺感知的變化。TLA 有不同的類別，它包含人眼能直接感知到的「閃爍（Flicker）」，也包含當靜態觀察者附近有運動物體時才能夠感知到的「頻閃效應」。使人感知到閃爍

的光變化頻率為 0 ～ 80Hz 之間，使人感知頻閃效應的光變化頻率為 80 ～ 2,000Hz。另一種視覺幻象——幻影效應（Phantom Array Effect）又稱鬼影，是波動的光刺激引起的靜態環境中的非靜態觀察者，對於物體形狀或空間位置的感知變化。TLA 無論是否可被人直接察覺，都將帶來一定程度的視覺不適，降低視覺功效，誘發頭疼、視疲勞、偏頭痛、癲癇等症狀，也是潛在的安全事故隱憂[163-165]。TLM 的大小、週期和頻率等取決於諸多因素，如光源類型、電源頻率、驅動器／整流器技術、應用的光調製技術類型、調光器兼容性、電源電壓波動等。國際照明委員會、國際電工委員會（International Electrotechnical Commission, IEC）對這個問題相當關注，相關研究早在 1936 年就已經展開，至今仍是研究焦點。國際上成立了多個 TLM 的研究小組，如：國際照明委員會成立了技術專家小組 TC 1-83 Visual Aspects of Time-Modulated Lighting Systems（時間調製照明系統視覺方面），專門研究照明系統暫態光調製的視覺影響。標準化 TLM 效應的測量方法和量值、建立 TLM 對人體健康風險的完善評價數據、針對不同產品或應用訂出具體的限值，是目前各個專家小組的工作重點。

能否利用手機相機鏡頭測「頻閃」？

　　用手機相機鏡頭對著光源，看螢幕上是否有條紋從而判斷光源是否存在頻閃，也許只是個「假議題」。手機相機鏡頭可以對光隨時間的變化作出反應，在顯示螢幕上出現條紋（圖 2-4-19）。但手機相機鏡頭的捲簾快門效應、手機螢幕的幀率、相機鏡頭自動擋設置數據等手機螢幕和相機鏡頭自身的技術規格，都會對最後螢幕上條紋的顯示效果產生影響。手機所檢測到的「頻閃」，或許只是手機的幀率與光變化的頻率產生相互干擾的結果。

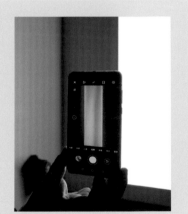

圖 2-4-19　手機螢幕測頻閃

2.5 色彩科學與光健康

　　2020 年全球抵禦新冠疫情之際，國際色彩研究機構彩通（Pantone）公布了 2021 年年度流行色——極致灰（Ultimate Grey, PANTONE 17-5104）和亮麗黃（Illuminating, PANTONE 13-0647）兩個獨立的色彩，傳遞安靜的力量與溫暖的希望。以雙色組合出現的年度色彩，持久耐看，鼓舞人心，賦予在疫情肆虐、經濟低迷環境之下生活的人們，堅韌不拔的意志和樂觀向上的精神，創造美好未來。色彩使人平靜、讓人興奮，能夠撫慰、能夠激勵，影響生理、心理和行為。光讓人們看見色彩，色彩讓光健康的研究更為精彩紛呈。

2.5.1 色彩與視覺

　　顏色不是物體的本質屬性，而是人眼和大腦協同參與的生理心理過程。人類視網膜中有超過 1 億個感光細胞，將接收到的外部訊息傳遞給大腦進行訊號處理，產生顏色視覺。顏色的感知，是從視桿細胞和視錐細胞對光的反應開始。視桿細胞分辨明暗差異，向大腦提供圖像黑白灰度訊息，描繪出顏色的明暗與飽和度，同時它們還負責感知物體的大小和形狀。視錐細胞包括對紅色長波長光敏感的視錐細胞 L-cones、對綠色中波長光敏感的視錐細胞 M-cones、對藍色短波長光敏感的視錐細胞 S-cones，這三種類型的視錐細胞共同工作分辨入射人眼光線的波長差異，從而分辨色調（圖 2-5-1）。例如當人

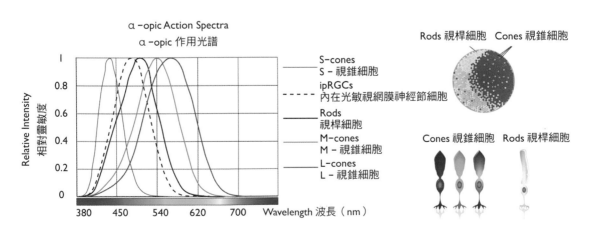

圖 2-5-1　感光錐體細胞及其光譜響應曲線

眼看到的是黃色物體時，L-cones 和 M-cones 視錐細胞會同時運作，使大腦感知到黃色。

　　當人類的視錐細胞有缺陷時，色彩辨別的能力會減弱，紅色盲、綠色盲、藍色盲，因為各自缺失對某色光可以感應的視錐細胞，看到的色彩將不同於視錐細胞發育健全的族群。劍橋大學（University of Cambridge）的加布里埃爾‧喬丹（Gabriele Jordan）和約翰‧D. 莫倫（John D. Mollon），發現了一位擁有第四類視錐細胞的四原色視女性，遺憾的是，第四錐體的峰值並不在紫外線範圍內，是位於 M 椎體和 l 椎體峰值之間，即 530 ～ 560nm 之間，某種程度上暗示著人眼對於自然光的識別，仍停留在 380 ～ 780nm 附近的可見光波段 [166]。

　　不同生物對不同光波段的敏感度和對色彩的感測能力也是不同的（圖 2-5-2）。貓和狗只有兩種視錐細胞，牠們能分辨的顏色種類比人類少，是天生的色盲。但是貓的視桿細胞：視錐細胞數量比例為 20：1，而人類僅有 4：1，所以貓的夜視能力特別發達。鳥類對色彩的分辨超出了人類的「可見光譜」，它們擁有四種類型的視錐細胞，能夠看到紫外線。開花植物在紫外光下有類似靶心或花蜜嚮導作用的特殊標記，可吸引授粉昆蟲。蜜蜂和大黃蜂有三色視覺，對紅色不敏感，但對紫外光敏感，可幫助尋找到花朵，採集花粉和花蜜。蛇的視力很差，但是牠們擁有紅外線光感受器，能夠在黑暗中感受到熱量。金魚也能看見紅外線，牠們還能看見紫外線，被認為是世界上唯一既能看見紫外線又能看見紅外線的動物。而動物界擁有最複雜的彩色視覺系統的是口足目動物，如蝦蛄，牠們的視覺系統擁有 12 ～ 16 種光受體類型。這也意味著，人類看到的是獨一無二的色彩世界。

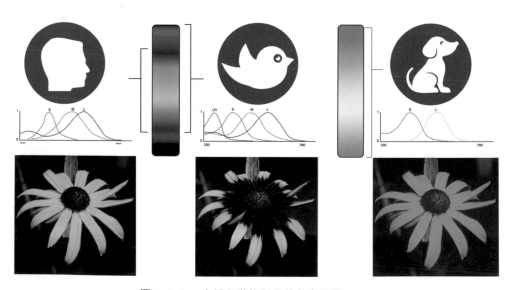

圖 2-5-2　人類和動物不同的色彩視覺

2.5.2 色彩與材質

　　人們對於材質的感知，極大部分是透過視覺和觸覺進行的，而色彩感知占視覺感知的 70%。正確把握不同材質的質地和色彩，為不同的空間和族群設計恰當的色彩設計方案顯得尤其重要。

1. 木質材料

　　人類 700 萬年的演化歷程中，99.99% 以上的進化發生在自然環境中，形成了親近自然的天性。木材是一種天然材料，可幫助人們建立與自然的連結，因此有了消除壓力、放鬆情緒、增加舒適性的作用，這種療癒功效是其他類型建築材料難以替代的（圖2-5-3）。除了視覺上的和諧感，木材還可以吸收紫外線，反射並減少紫外線對人類眼睛和皮膚的傷害。同時木材具有吸聲隔音性能、保溫、室內濕度調節性能，以及還能揮發具有生理活性、殺菌消毒性能的芳香物質，對人體身心健康帶來巨大的正面影響。

2. 塑料

　　塑料具有耐酸鹼腐蝕、容易著色、易清潔、可被加工成各種形狀等特點，由它製造的塑料製品廣泛運用在室內裝修的各方面，如：塑料貼皮裝飾板有各種顏色的表現，在

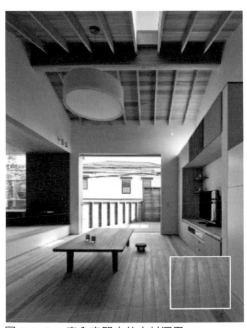

圖 2-5-3　室內空間中的木材運用

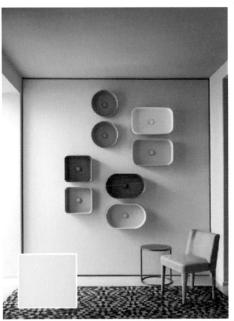

圖 2-5-4　室內空間中的塑料運用

建築室內、車船、飛機及家具等都運用廣泛（圖 2-5-4）。透過對國際獲獎作品的色彩與質感研究，目前的色彩趨勢為黑白色系、藍色系、粉色系、金屬色系，質感趨勢為珠光漆面、光滑科技感、亮面金屬、磨砂效果。

3. 石材

石材是一種獨特的建築材料，具有豐富的色彩和品種（圖 2-5-5）。拋光、酸洗、啞光、拉槽（排水槽）等各類加工形式，讓石材的紋理結構、凹凸質感更為多樣化。大理石、花崗石等是室內常用的石材類型，大理石的顏色主要包括白色、黑色、綠色、灰色、紅色、咖啡色等；花崗石的顏色也豐富多變，一般為淺色，灰、灰白、淺灰、紅、肉紅等以及混合色，主要取決於組成的礦物成分的種類和比例。不同顏色和質感的石材應用於室內地面、牆面、柱面等界面的裝修裝飾，創造出不同的視覺、心理和情感效應。

4. 金屬材料

金屬材料具有適應性強、易於加工、造型靈活的特點，因此不鏽鋼、鐵、黃銅等不同紋理、光澤度、粗糙度的金屬材料，一直都是室內空間中的常見元素，創造出時尚現代、穩固厚重、潔淨衛生、簡潔冰冷的空間氛圍（圖 2-5-6）。適當地利用金屬材質與

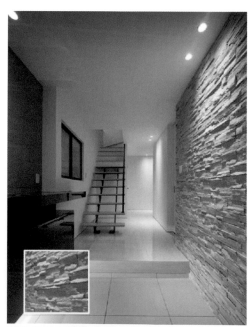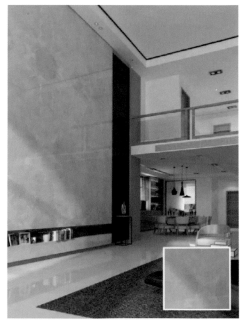

圖 2-5-5　室內空間中的石材應用：粗糙石材與拋光石材

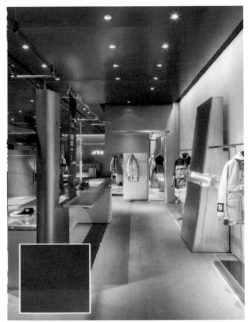 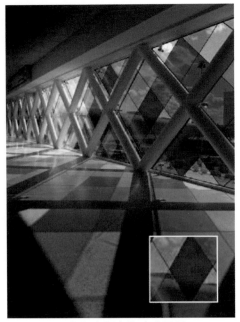

圖 2-5-6　室內空間中的金屬材質　　圖 2-5-7　室內空間中的玻璃材質

其他材質組合，如：小面積的傢具、水龍頭、小藝術品等，也將使空間觀感更加豐富。然而以拋光金屬為代表、具有強烈的反光效果的金屬材料，大面積使用時則需十分謹慎，因其所產生的光汙染，將對健康帶來不利影響。

5. 玻璃材質

　　玻璃材質透過其獨特的光線傳遞和折射特性，在建築空間中創造了豐富的視覺效果和空間氛圍（圖 2-5-7）。透明作為玻璃最重要的材質特性，在塑造空間通透性和視覺穿透性上有著重要的作用。全透光玻璃使空間輕盈通透、視線流通，有助於減少空間的壓抑和封閉感。半透光的乳白玻璃和磨砂玻璃使室內光線柔和、均勻、無炫目和陰影，對增加視覺和心理舒適很有幫助。透過加入金屬的氧化物、鹽類成分或貼膜，玻璃可呈現豐富色彩，在與光線的交互作用下，使色彩瀰漫空間，喚起特定的情緒體驗，產生正向的心理效應。

2.5.3 色彩認知與色彩心理

2000 年，蘇格蘭格拉斯哥市裝設了藍色路燈來改善市容，卻意外發現安裝了新的藍色路燈後，犯罪率下降。日本奈良緊隨其後也實驗性地建設了「藍光街道」，街道的犯罪率也有所下降，藍色光線減少了人們的衝動行為，幫助情緒鎮定。海軍軍官吉恩・貝克（Gene Baker）和朗・米勒（Ron Miller）借鑒亞歷山大・紹斯（Alexander Schauss）的色彩實驗，將海軍基地牢房塗成粉紅色，使它們看起來像「小女孩的臥室」，來減少犯人們的暴力傾向，而發揮了鎮靜作用，這種粉色因而被稱作「貝克・米勒粉紅」（圖 2-5-8）。色彩是日常生活不可或缺的一部分，不僅體現在它對環境的裝飾和美化，更體現在它是人類行為和認知選擇的決定因素之一，色彩對人類認知、行為的影響，已成為一門獨立的研究領域──色彩心理學。

R:255
G:145
B:175

圖 2-5-8　貝克・米勒粉紅

1875 年，歐洲博士龐扎（Ponza）搭建了具有不同玻璃、牆壁和家具色彩的實驗房間，展開了色彩效應實驗 [168]。實驗主要對紅色和藍色的色彩刺激進行研究。實驗發現，在紅色的房間裡食慾不振、連續幾日沒有進食的受試者開始渴望食物。在藍色的房間中休息 1 小時後，好鬥的病人平靜了下來。這是由於紅色比藍色對視覺活動和自律神經系統功能，具有更大的刺激作用，並引發了呼吸模式、脈搏、血壓和肌肉緊張的變化。透過腦電圖捕捉進入眼睛的各種顏色所觸發的大腦活動變化，腦波 α 波、θ 波和 θ-β 波寬總功率顯示，紅色對大腦中央皮質區感知和注意力的生物喚醒效果比藍色更加顯著

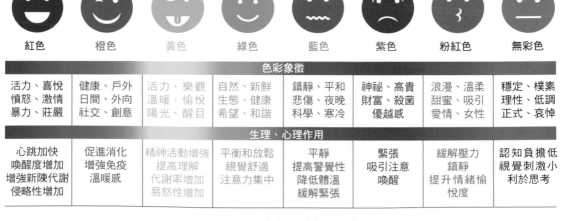

紅色	橙色	黃色	綠色	藍色	紫色	粉紅色	無彩色
色彩象徵							
活力、喜悅 憤怒、激情 暴力、莊嚴	健康、戶外 日間、外向 社交、創意	活力、樂觀 溫暖、愉悅 陽光、醒目	自然、新鮮 生態、健康 希望、和諧	鎮靜、平和 悲傷、夜晚 科學、寒冷	神秘、高貴 財富、殺菌 優越感	浪漫、溫柔 甜蜜、吸引 愛情、女性	穩定、樸素 理性、低調 正式、哀悼
生理、心理作用							
心跳加快 喚醒度增加 增強新陳代謝 侵略性增加	促進消化 增強免疫 溫暖感	精神活動增強 提高理解 代謝率增加 易怒性增加	平衡和放鬆 視覺舒適 注意力集中	平靜 提高警覺性 降低體溫 緩解緊張	緊張 吸引注意 喚醒	緩解壓力 鎮靜 提升情緒愉 悅度	認知負擔低 視覺刺激小 利於思考

圖 2-5-9　色彩及其心理效應

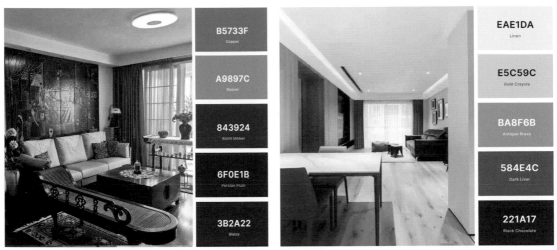

圖 2-5-10 中國與日本家庭裝修配色所展現的色彩偏好差異性

[169]。事實上，除了紅、藍兩種色彩，橙、黃、綠、青、靛、紫、粉紅等不同色彩的視覺刺激都具有不同的情感象徵意義和生理和心理效應（圖 2-5-9）。從日常的雜貨、商標設計到產品包裝，色彩引起的生理、心理效應已被廣泛地運用到各個設計領域。

　　色彩是人類大腦根據已有視覺和認知經驗，對於各種客觀存在有著特定波長光線物質的主觀加工過程，因此色彩偏好對於色彩產生的生理、心理效應有非常大的影響。文化背景與色彩偏好密切相關。中國自古以來崇尚飽和度較高的正色，而日本則大多使用飽和度偏低的中間色，這一特徵可以從兩國的傳統色上展現出來（圖 2-5-10）。顏色偏好還取決於生活環境的溫度。寒冷地區的人喜歡溫暖的顏色，如紅色和黃色；而生活在熱帶地區的人則偏好冷色調，如藍色和綠色。顏色偏好亦取決於年齡和性別，研究顯示，女性和男性分別喜歡「溫暖」和「涼爽」的色彩。兒童的色彩偏好可以改變，而成人顏色偏好通常不具有可塑性。

　　不過，探討色彩的生理、心理影響，不能只透過色調單一屬性進行簡單討論，色調僅僅是構成顏色三個面向的其中之一。色調、亮度和飽和度的組合，決定了色彩對人身心的整體影響。紅色使人興奮、喚醒，藍色使人沉靜、放鬆，但是高亮度、高飽和的藍色，比低飽和暗淡的紅色具有更強的喚醒效果。麗莎·威爾姆斯（Lisa Wilms）和丹尼爾·奧伯菲爾德（Daniel Oberfeld）展開了實驗研究，對三面向色彩空間獨立變化的色調（藍、綠、紅）、飽和度（低、中、高）、亮度（暗、中、亮）進行因子設計組合，構成多個色彩場景，在 LED 螢幕上呈現，並連續測量皮膚電傳導和心率指標，從效價和覺醒兩個面向評估受試者的情緒狀態。評分顯示，高飽和與明亮的顏色，和較高的覺醒程度有

關，且與色調有關，顏色引起的心理反應是三個面向共同作用的結果，在研究與應用中要全面加以考慮[170]。

2.5.4 人類對色彩環境的需求

人類對色彩環境的需求主要包括生理需求、心理需求和物理需求三方面。

色彩對人的生理影響可以透過心跳、血壓、腦波、呼吸頻率等表現出來。人類視覺可以捕捉到的可見光譜區段，有不同的電磁波長和不同的色彩表現，透過視覺轉化成神經脈衝到達大腦，從而調節身體各種腺體分泌激素，進而調節身體內色譜平衡（圖2-5-11）。露易絲·斯威諾夫（Lois Swirnoff）經實驗發現，高飽和度的紅光讓人興奮，而藍光帶給人冷靜的感受[171]。納文（K. V. Naveen）和泰爾斯·雪莉（Telles Shirley）發現，當人體（受試者閉著雙眼）暴露於藍光環境下，呼吸頻率和血壓均降低[172]。德克薩斯大學（The University of Texas）建築學院南西·克瓦勒克教授（Nancy Kwallek）團隊的研究發現，在紅牆辦公室中工作的受試者，平均焦慮感和壓力值更高[173]。設計者可以根據實際情況，透過分析空間的場所氛圍感、使用者的行為特點、色彩生理需求，提出符合使用者色彩生理需求的固體色設計或彩色光設計方案。安靜的空間可選擇偏冷色調的顏色，活動性質的房間，可以考慮選擇暖色調的色彩設計。

色彩對人的心理影響源於生理影響。大量學者對於色彩如何影響人們的心理，進行相關實驗和探索，發現了暖色調可以誘發人們的激動情緒，而冷色調有平靜的作用。可見光光譜有不同的電磁波長和引起不同人眼的顏色感覺，分別對應調節控制人的不同腺體。帕特里夏·瓦爾德斯（Patricia Valdez）和阿爾伯特·邁赫拉比安（Albert

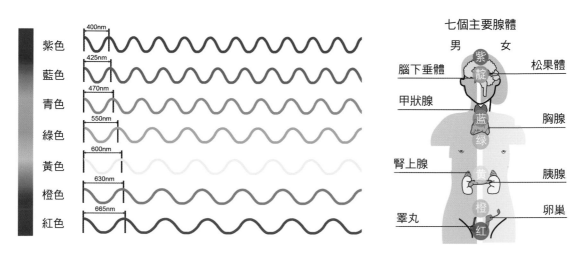

圖 2-5-11　不同彩色光調節身體健康

Mehrabian）使用 PAD 情緒三維評估模型，發現藍色、藍綠色、綠色、紅色和紫色使人愉快 [174]。在實際色彩設計中，應從使用者的心理需求出發，設計出符合其心理需求的色彩設計方案。

顏色的視覺感受與物理量度存在對應關係，影響人對空間和物體的冷暖、遠近、輕重、大小等性質的判斷。在空間設計中，顏色帶來的效應，已成為一種需求趨勢，如：冷色系和明度較低的色彩裝修，給人後退、遠離的感受，加以運用可使空間產生寬闊感、開放感。明度和純度則影響顏色的輕重感，明度和純度高的顏色使人感到輕盈，如：藍天白雲。藏藍、黑、棕黑、深紅等顏色讓人感覺物體的重量增加，空間看上去更加沉穩、莊重。暖色系和明度高的色彩具有前進、凸出的效果，使空間看上去更加緊湊（圖 2-5-12）。醫院手術中心、病床區及一些地鐵站設施，往往都有一道狹長的走廊，非常單調沉悶，這時應使用純度高的橙色、黃色，讓空間顯得緊湊，減少人們的煩悶感。

色彩的導視作用主要體現在空間識別、空間導向、安全標誌等方面上，尤其是對於人流量或車流量較大的空間，如：地下停車場、醫院、辦公大樓、商場等行進方向複雜的建築場所，可以利用色彩和照明設計，加強人們的方位辨識感，以快速疏散人流（圖 2-5-13、圖 2-5-14）。

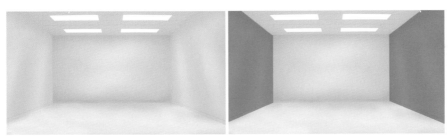

冷色產生後退感　　　　　　　　　暖色產生前進感

a. 顏色的前進與後退

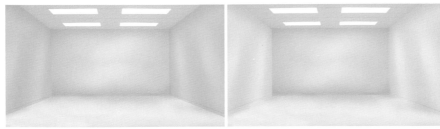

飽和度高、明度低，視覺感受更重　　　飽和度低、明度高，視覺感受更輕

b. 色彩飽和度與顏色重量感

圖 2-5-12　色彩的視知覺效應

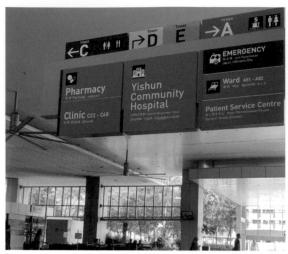
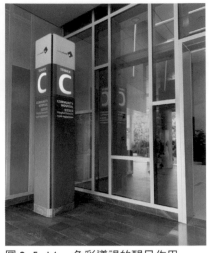

圖 2-5-13　色彩導視引導複雜流線　　　　圖 2-5-14　色彩導視的醒目作用

2.5.5 不同族群的色彩偏好

I. 兒童

　　兒童對顏色的偏好思考方式、認知能力和日常活動有較大關聯。整體而言，兒童偏好色彩明度和飽和度更高的純色，如：紅色、黃色、綠色等，這或許與他們的視錐細

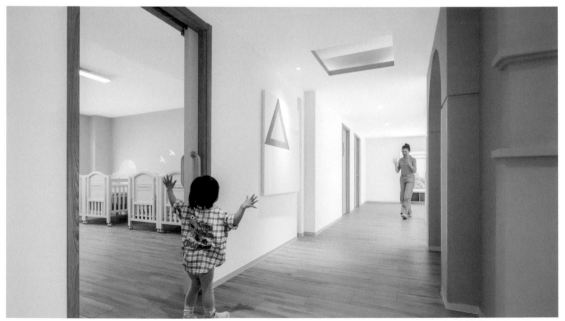

圖 2-5-15　上海兒童醫學中心寶貝之家

胞發育不完全，或缺乏色彩記憶有關。高飽和度的鮮豔色彩能引起更多的視覺刺激，更能吸引兒童的注意。不過在兒童的居住學習空間中，大面積刺激性的飽和色彩應節制使用，以免引起視覺疲勞。各年齡段兒童視覺與訊息處理能力上存在著差異，因此嬰幼兒、學齡兒童、青少年視覺環境的色彩豐富度也應相應調整（圖 2-5-15）。

2. 女性

相對於男性，女性更善於區分顏色，尤其在不同色調之間的細微差異和對色彩的描述。假如男性只能描述一個顏色為紅色，那麼女性可以將它們描述為葡萄紅、櫻桃紅、石榴紅等多種色彩 [175]。成年後的顏色偏好可能歸因於心理、生理、職業和文化背景等原因。不同國家、不同信仰、不同教育背景的女性，對於顏色偏好也不相同。相對於偏好明亮對比色的男性而言，女性更喜歡柔和的色調，以及紫色、粉色、粉橘、黃綠等帶有純真、溫柔意涵的色調。女性生活空間的色彩搭配需營造一種溫馨、輕鬆的氛圍，特別是對處於孕產分娩、生理期等特殊階段的女性，飽和度低、明度高、複雜度低的色彩組合，能給予視覺、心理、生理帶來較小的刺激，更容易被接納。

3. 老年人

色彩設計是適老空間無障礙設計的重要內容，也將給老年人帶來舒適和關懷，彌補

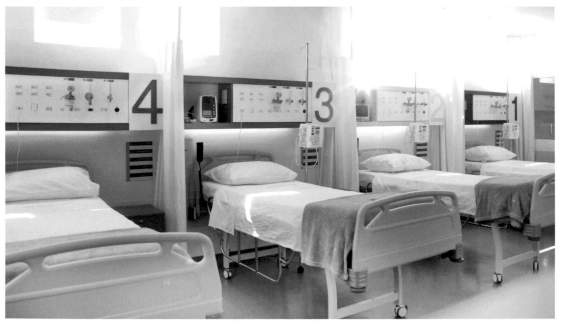

圖 2-5-16　隔離帶色彩設計幫助老年人尋找床位

老年人生理和認知增齡性退化造成的損失。老年人對色彩的偏好與生活品質有一定相關性。隨年齡增長，老年人眼睛水晶體變硬、變厚、變黃，同時色覺的細胞敏感度下降，視野中的景物飽和度下降，很難分辨色調的細微變化。老年人需要透過色彩環境的視覺線索，確保無障礙出行往返、活動，因此他們偏好於飽和度高、對比性強的色彩及組合（圖 2-5-16）。行動不便、長期照護會使老年人感到孤獨和恐懼，老年人空間組合色彩的應用還應考慮正向的情感效應，結合具體情境利用色彩組合調節情緒，作為情感上的支持。

4. 病患

療癒是針對病患族群色彩設計的核心。出於對病患生理、心理狀態的考慮，病患所處空間的色彩設計，宜在環境中引入自然元素和自然色彩，如：綠葉、青山、天空、花朵、樹木等，運用自然色彩為患者的心理帶來正面干預，改善焦慮、憂鬱等不良情緒，激發他們對生活的嚮往，以促進療癒（圖 2-5-17）。

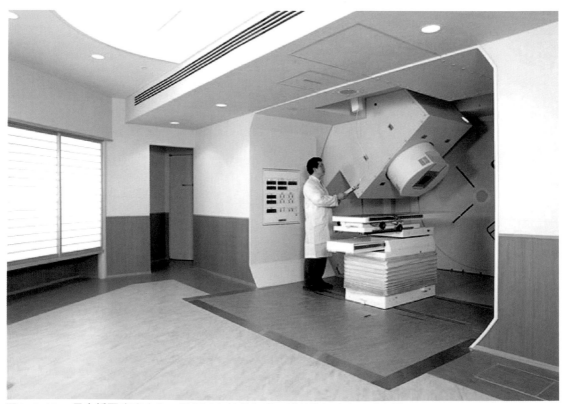

圖 2-5-17　日本靜岡癌症中心，用親近自然的色彩和材質帶給病患情感安慰

2.6 光療法

　　光照的療癒作用已沿用了數千年，起初人類利用自然光強健身體、治療疾病，隨著可見光譜以及隨後紫外光譜、紅外光譜的發現，光療的應用範圍也被日益拓展。時至今日，光照的療癒作用已遍及新生兒黃疸、皮膚美容、憂鬱症及癌症治療等，包含各年齡段、各族群的醫療領域（圖 2-6-1）。根據維基百科的定義，光照療法（Light Therapy）是指以日光或特定波長的光為光源，防治疾病和促進身體康復的方法。

　　光療的理論基礎是生物組織吸收光能，並將光能轉變成熱能和化學能，從而導致體內產生一系列連鎖的化學反應。光的理化效應包括：熱效應、光化學效應、光電效應和螢光效應，而不同的效應會對身體產生不同的作用與效果。光療的作用效果主要與波長、照射劑量和照射方式有關，利用各色光子作用於身體產生不同的光化學反應，以達到治療傷口和美容等目的。

　　在光療中可利用各波段光的不同特性，針對性地發揮功效（圖 2-6-2）。其中紅外線光及紅光的光熱效應顯著，能夠使組織溫度升高，促進血液循環，加速傷口癒合。藍光的光化學效應已被廣泛應用：首先，由於藍光對膽紅素的水解作用最強，因而能夠治療新生兒黃疸；其次，藍光可與痤瘡丙酸桿菌內的卟啉發生光化學生物反應，進而改善痤瘡；此外，由於「視網膜—下視丘束」對藍光最為敏感，藍光還與節律調節密切相關。紫光及紫外光能量較大，可使細胞分子產生光化學反應，如：光分解效應、光化合效應、光聚合作用和光敏作用等，因而具有消炎、鎮痛、治療骨骼疾病等作用。

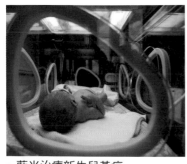
a. 藍光治療新生兒黃疸

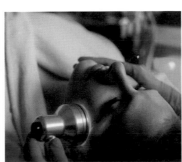
b. 光療美容

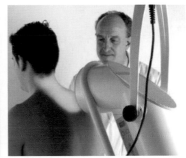
c. 皮膚病光療

圖 2-6-1　　光療應用場景

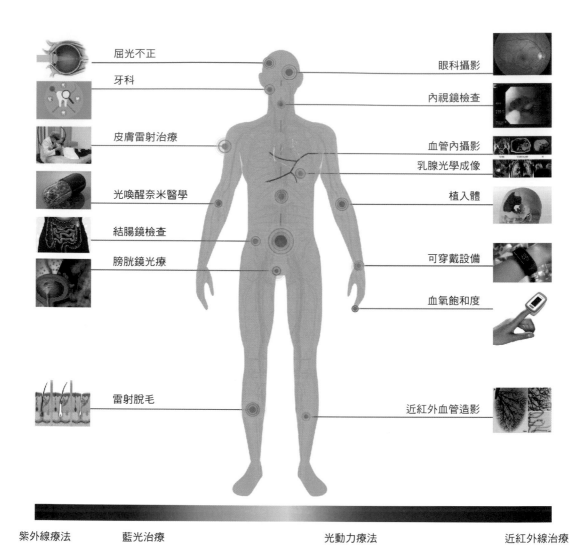

屈光不正　　　　　　　　　眼科攝影

牙科　　　　　　　　　　　內視鏡檢查

皮膚雷射治療　　　　　　　血管內攝影

　　　　　　　　　　　　　乳腺光學成像

光喚醒奈米醫學　　　　　　植入體

結腸鏡檢查

膀胱鏡光療　　　　　　　　可穿戴設備

　　　　　　　　　　　　　血氧飽和度

雷射脫毛　　　　　　　　　近紅外血管造影

紫外線療法　　　藍光治療　　　　　　光動力療法　　　　近紅外線治療

圖 2-6-2　　光療法的廣泛應用

　　光療作為新興的有效治療工具，與藥理性治療相比具有諸多優勢。

(1) 安全性：國內外的研究充分說明，各色光對身體或細胞進行照射時，僅會對異常的組織細胞產生作用，不會對正常的組織細胞產生不良影響。因此作為非藥理性治療方法，光療法副作用小，在身體內無殘留，且不存在後遺症。

(2) 廣泛性：由於光豐富的理化效應，光療的領域涉及腫瘤科、精神科、骨科、醫學美容等醫療領域，而其中在各類癌症治療中，光動力療法又對不同細胞類型的癌組織都具有功效。

(3) 低創傷性：在治療過程中對於皮膚類疾病多採用體外照射，而光動力治療多用穿刺針、光纖、內視鏡等侵入技術，將光源引導到體內深部進行治療。相較於手術而言，光療能夠做到無創或微創，大幅減少了患者的創傷和痛苦。

(4) 高選擇性：在光療中可透過對病菌、腫瘤等攻擊目標進行針對性的光源、波長、劑量的選擇，發揮精準效用而不損傷其他組織，如：在癌症治療中僅會破壞光照區的腫瘤組織，在痤瘡治療中僅殺死痤瘡桿菌等。

(5) 高輔助性：光療可與手術、藥物等多種治療方法相互結合，如：腫瘤切除中對於初始不可切除的腫瘤先進行光動力治療，使其縮小後即可切除；再如在治療失眠時，採用藍光與褪黑激素共同作用，效果更佳。

2.6.1 修復之光──紅外線光照促進傷口癒合

　　對於諸如燒傷、潰瘍、外科手術等產生的傷口，若依靠身體自然生長癒合，速度緩慢，且傷口存在感染的風險，因此在醫療中常借助紅外線或紅光來加速傷口的癒合。由於光療的修復效果優異且副作用極小，可以加快恢復速度並減少病患的痛苦，因此應用的領域非常廣泛且適用於全年齡。如：剖腹產術後、新生兒術後、嚴重燒傷、慢性潰瘍、痔瘡等。修復光療的原理，是利用紅光及紅外線可穿透皮膚，直接使肌肉、皮下組織等產生熱效應的特點。一方面，可以加速血液循環、加速組織液的吸收，有利於創傷表面保持乾燥，進而減少微生物生存、減少感染的發生；另一方面，可加速生態組織的新陳代謝。研究表示，可能是由於一氧化氮濃度的局部升高，提升了傷口的自癒能力[176]。此外，紅外線還降低神經的興奮性，有緩解疼痛的作用。

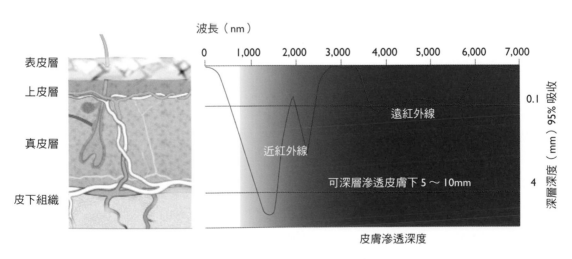

圖 2-6-3　不同波段紅外線的穿透能力

在實際應用中，各波段比重的搭配十分重要。應用於光療的紅外線可分為中短波紅外線和長波紅外線。其中長波紅外線的穿透性相對較弱，多被表層皮膚吸收；而中短波紅外線的穿透性最強，可以直接對深層肌肉、血管組織加熱，治療效果也更好（圖2-6-3）。因此，中短波紅外線比例的高低，是影響修復光療效果的重要因素之一。

2.6.2 美麗之光——光與皮膚美容

光療在皮膚美容領域的應用，可分為紫外光治療皮膚病及可見光去痘嫩膚兩大類。在治療皮膚病方面，國內外臨床試驗證實，窄譜中波紫外線光療可有效治療白斑症，其治療機制可能與其較強的穿透性、抑制免疫系統作用及調節各種細胞因子和炎性介質的平衡有關。紫外光在乾癬治療中的運用也十分廣泛，主要透過調節皮膚免疫系統、抑制表皮細胞增殖來發揮作用[177]。此外，窄譜中波紫外線對於光敏性皮病、扁平苔癬和脂漏性皮膚炎等其他皮膚病，也具有良好的治療效果[178]。

而在美容領域，不同波段的可見光具有各異的功效。NASA 的醫學實驗證明，波長為 650nm 左右的紅光照射，可提高細胞粒線體新陳代謝，促進膠原蛋白形成，使其比人體正常細胞分化所產生的數量大幅提高[179]。而波長在 580nm 左右的黃光，可增強肌膚膠原細胞的活性，促進膠原蛋白合成，增強皮膚的膠原纖維和彈性纖維，因此可用於美白[180]。至於波長在 415nm 左右的藍光，國內外臨床實驗研究表明，可有效殺滅痤瘡丙酸桿菌，還能減少粉刺和發炎性皮膚損傷數量，促進組織修復，改善膚質（圖 2-6-4）[181]。

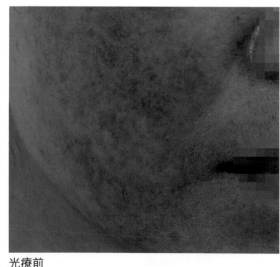

光療前 　　　　　　　　　　　　　　　　光療後

圖 2-6-4　痤瘡光療前後效果對比

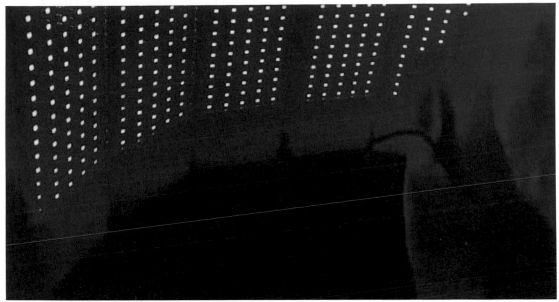

圖 2-6-5　藍光美容治療儀

　　近年來，紅藍光治療儀、嫩膚儀等家用 LED 美容燈商品十分受歡迎（圖 2-6-5），然而與醫療機構相比，它們的功效甚微，這是因為出於防止光損傷的安全考量，因此犧牲了波長及照射距離。首先，醫用的藍光治療儀使用最利於殺滅痤瘡丙酸桿菌的波長為 415nm 左右，但此波段的光存在光損傷的風險，因此家用美容儀改用較為安全的 460nm 波長，滅菌效果也會降低；其次，醫院治療時將光板放置在距離皮膚表面 1 〜 4cm 處，而家用推薦距離多為 10 〜 30cm，因此功效也會大幅衰減。此外，對於醫美光源的排列方式，LED 光療美容儀多以點陣排列擺放，此不利於使面部每個細小部位受光均勻，而且 LED 燈還會隨著發光時間的延長溫度升高，如果沒有完善的散熱設計，光療美容效果會受到一定的影響。因此，發光均勻、散熱問題小的面光源，如 OLED（有機發光二極體）面板，在光療美容中將有比較廣泛的應用前景。

　　光療法不僅可用於美容，還能解決許多人都有的「脫髮困擾」。紅色或近紅外雷射具有促進組織修復和再生的功能，在臨床實驗中，已作為低激光療法（LLLT）、低強度光療法（LILT）被廣泛應用。紅光或近紅外低強度光刺激線粒體，並可透過抑制性一氧化氮與細胞色素 c 氧化酶的光解改變細胞代謝，增強三磷酸腺苷（ATP）的生成，從而促進細胞內能量轉移以及促進循環，增加毛囊的營養，刺激新的毛髮生長。美國北卡羅來納州的光療設備開發商 Revian，開發了由手機 App 控制的光療帽子，以 620nm 和 660nm 雙波長 LED 燈照射頭皮以治療脫髮（圖 2-6-6）。

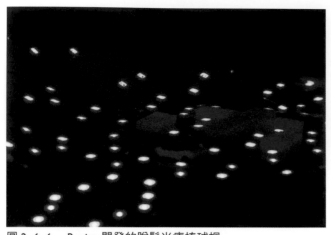
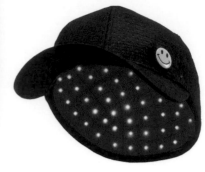

圖 2-6-6　Revian 開發的脫髮光療棒球帽

2.6.3 聽見之光──光學人工耳蝸

　　人工耳蝸是一種將聲波轉換為電訊號，然後將電訊號發送到聽覺加工神經細胞的生物醫學裝置。哥廷根大學（Georg-August-University Goettingen）醫學中心的科學研究團隊，結合 LED 與基因操作技術，製造出可以成功恢復耳聾者聲音感知能力的光學人工耳蝸（圖 2-6-7），以光纖取代電子電極、光刺激取代電流活化耳蝸聽覺神經元，並解決傳統人工耳蝸聲音訊號的分辨率和清晰度問題。目前該項技術已完成了以成年沙鼠為對象的動物聽覺行為測試 [182]。

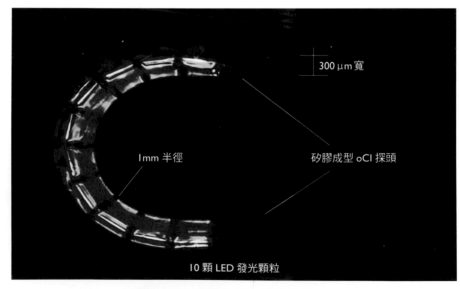

圖 2-6-7　光學人工耳蝸實驗裝置

2.6.4 希望之光——光動力治療

傳統的癌症治療方式，主要透過外科手術切除、化學治療、放射治療來破壞或抑制癌細胞，存在病灶清除不徹底、副作用對人體機能損傷大等各類問題。光動力療法（Photodynamic Therapy, PDT）是用光敏藥物和雷射活化治療腫瘤疾病的一種新方法（圖2-6-8），它將會選擇性聚集於腫瘤組織的感光劑注入人體，用特定波長光照射腫瘤位置，使光敏藥物活化，從而誘發光化學反應達到破壞腫瘤的目的。光動力治療的突出優勢在於精準、目標取向、傷口小、可重複治療。光動力治療必備的三要素，為感光劑、光源和細胞中的氧分子，感光劑及光波波長的選擇是光動力治療的關鍵。新型高效的光敏劑，是光動力治療研究的關鍵部分。

光動力療法應用於治療表淺性病變較為便捷，而對於內臟癌症的治療，則需要借助光纖或內視鏡將光源照射於病理部位。對於表淺性病變及光纖可到達的區域，光動力療法可應用於皮膚癌、膀胱癌、肺癌等治療，此外對於其他病變如：皮膚病、老年黃斑部病變、齲齒等，也有很好的療效。

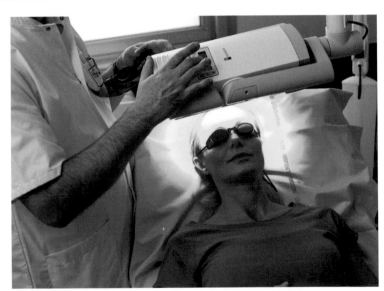

圖 2-6-8　光動力療法

2.6.5 生命之光——光遺傳學

光遺傳學（Optogenetic）是一門誕生於 2005 年，結合了光學、軟體控制、基因操作、電生理等先驅技術的跨生物與工程學科。一直以來，研究大腦和心理疾病主要是透過電極或藥物刺激特定大腦區域來進行，然而這些方法的速度和精準度都難以滿足人們的需要，而且還具有侵入性。神經科學家們希望找到一種方法，在不改變其他條件的情況下，精準地對大腦內的神經元進行操控，以便調查神經元的功能，了解大腦神經網路連接，探究人類病理生理過程、情感和行為背後的複雜神經機制。美國史丹福大學的卡爾·戴瑟羅斯（Karl Deisseroth）和麻省理工學院的愛德華·博伊登（Edward Boyden），採用慢病毒基因載體，將一種天然的海藻蛋白質視紫紅質通道蛋白 2（channel rhodopsin-2, ChR2）進行改

造，並用藍光成功完成了動作電位與突觸傳導的興奮抑制性控制，達到了對神經細胞的毫秒級標靶操控，他們取得了科學研究速度上的勝利，一門新的研究領域自此誕生[183]。

　　卡爾・戴瑟羅斯團隊將光線照射到小鼠的大腦中，透過光開關操縱相關神經元的興奮與抑制之間的平衡關係（E/I 平衡），改善了自閉症小鼠的社會行為缺陷和過動症，證實了光遺傳技術可透過調節大腦神經迴路來治療自閉症的潛力（圖 2-6-9）[184]。光遺傳學的方法還有望應用於恢復阿茲海默症患者的記憶，以及治療帕金森氏症、嗜睡症、憂鬱症和焦慮症等。光遺傳技術工具為神經科學、細胞生物學訊號通路研究方面帶來革命性的促進作用，2007 年《麻省理工科技評論》（*MIT Technology Review*）將其評為十大最有影響的生命科學技術之一。光遺傳學技術精準控制特定細胞在空間與時間上的活動，尤其是時間上精準程度可達到毫秒，潛在應用非常廣泛，甚至遍及我們從出生到衰老，全生命階段的疾病。即使光遺傳學還是一門基礎科學研究，光遙控特異性、移植元件侵入性等難題還有待解決，但其造福於人類健康指日可待。

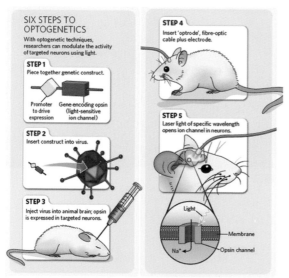
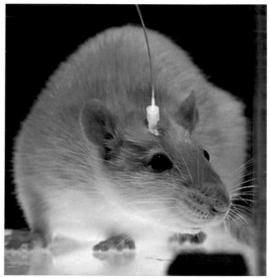

圖 2-6-9　光遺傳學操作的六個步驟

2.7 光生物安全與防護

　　有害光輻射可對人體組織尤其是皮膚和眼睛產生諸多不良影響，包括：白內障、結膜炎、視網膜炎、皮膚彈性組織病變等一系列的症狀。光生物安全即是針對光輻射安全性問題進行的研究。主要研究內容包括：光輻射對人體生物效應的量化關係、燈具與照明系統產生的光生物安全輻射的測量與評價、對光輻射的安全限制和防護方法等幾個面向。不同波段的光輻射，以及 LED、白熾燈、鹵素燈、日光燈、高強氣體放電燈、弧光燈以及燈組陣列等各種類型的光源及發光體，均存在潛在的光生物安全問題，即包括光輻射對人體的直接損傷，也涵蓋光對人體健康產生的相關影響。近年來，半導體材料科學和技術的極大進步，提高了 LED 照明產品的功效和穩定性，亦大幅降低了成本，各類 LED 照明產品，特別是大功效的 LED 有了普及應用。隨著市場擴大，產品品種繁多、品質參差不齊等問題亦浮出水面，促使人們開始關注照明產品的品質與安全。根據暴露於光輻射的組織部位、入射光輻射波長、光輻射暴露強度和持續時間，將造成不同類型、不同程度的影響，在嚴重有害光輻射暴露的情況下，這些影響可能是永久的。但在常規應用的情況下，無需對燈具與照明系統的光毒性、光損傷過度恐慌。目前光生物安全檢測已被中國納入強制性檢測範圍，成為照明產品進入市場的許可。基本上市場上獲得品質合格認證的燈和燈具系統，其光生物安全性都屬於無風險或低風險類別。對於使用者來說，更重要的是了解可能的風險、暴露閾值與防護方式，以安全檢測報告為依據，為不同應用場合，選擇不同安全等級的產品和配件。

2.7.1 光輻射危害作用部位

　　光生物安全主要研究光輻射對生物體的安全性和健康的影響，按照其作用部位，可分為對眼部產生傷害和對皮膚產生傷害兩種途徑。圖 2-7-1 顯示了不同輻射通過眼部組織的傳播。

　　紫外線輻射（Ultraviolet Radiation）包括 UV-A、UV-B 和 UV-C，絕大部分 UV-C 會被大氣層吸收，能夠到達人眼水晶體的部分是 UV-B 和 UV-A，能夠到達視網膜的只有 UV-A。紫外線輻射對於視覺感知方面的貢獻尚未得到認可，而其對於多重眼部結構的損傷卻是真實存在的。因攜帶比可見光更高的能量，暴露在高劑量紫外線輻射下，會導

致直接的眼部細胞損傷，如光害性角膜炎、白內障和黃斑部病變等，並對癌症的發展有著重要作用。

紫外線輻射過量作用於角膜，會導致角膜和結膜的灼傷，引起眼部疼痛、淚水增多、眼部抽搐，在面對強光和瞳孔收縮時感到不適，例如雪盲症；當紫外線輻射過量發生在水晶體時，隨著時間推移會發展成水晶體渾濁，表現症狀如視力下降、視力障礙、失明等；紫外線輻射過量作用於視網膜，會造成視網膜的病理性損傷，表現症狀如視力模糊、視力下降等。

紅外線輻射（Infrared Radiation）包括 IR-A、IR-B 和 IR-C，這三種紅外線都能夠達到角膜，IR-A 和 IR-B 能夠到達水晶體，只有 IR-C 能夠到達視網膜。在紅外線譜區域，長時間高強度的照射，會導致白內障。由於水晶體的透射特性，紅外線輻射可穿過水晶體引起視網膜損傷，其波長範圍主要是在 300 ～ 1,400nm。超過 10s 的高強度藍光輻射，會損傷感光細胞及引發黃斑部病變等。對於可見光範圍內的強光照射，人體有自然的防禦機制，如：眨眼、擺頭、縮小瞳孔，以控制光線進入視網膜的光量等。另外，眼睛會快速掃視，以避免視網膜被強光持續照射。

藍光輻射是指光源 400 ～ 500nm 的藍光波段。藍光直接與視覺感光細胞中的視覺色素反應，或者與視網膜色素上皮細胞中的脂褐質反應，這些光化學反應都會產生大量具有細胞毒性的自由基，破壞細胞的正常生長。皮皮·阿爾格維爾（Peep V Algvere）等人的研究顯示，藍光對視網膜有很大影響[185]。吉安盧卡·托西尼（Gianluca Tosini）[186]和吳智惠（Ji Hye Oh）[187]的研究發現，藍光危害會引起節律紊亂，影響人的心理健康。吉娜·格里克曼（Gena Glickman）和喬治·布雷納德的研究，討論了高強度藍光引發乳腺癌的風險[188]。

光輻射到達人體皮膚時，一部分的入射光被反射，剩餘的光透射進入表皮和真皮。短波光輻射如紫外線光輻射照射在皮膚上，一方面會直接損傷 DNA，導致皮膚曬傷；另一方面 UV 激發產生活躍的自由基，將會攻擊 DNA 和其他細胞，如膠原蛋白。而膠原蛋白對皮膚彈性有著重要影響，膠原蛋白損傷會造成彈性組織病變，從而最終引發皺紋和皮膚老化。皮膚在反覆的紫外輻射下會產生防衛機制，這將導致皮膚上層表皮增厚，以減少紫外輻射的穿透效應，並製造吸收紫外光的黑色素，使色素沉澱造成皮膚變黑。長波光輻射如紅外線輻射 IR，主要表現為熱輻射，熱輻射的風險目前常被忽視，因為通常人只有在感到疼痛時才會察覺到過量輻射，而實際上，在沒有痛感前細胞已受到損傷。

❶ 角膜 光害性角膜炎：由於暴露在過量紫外輻射下導致的角膜和結膜的灼傷。
即時症狀：眼部疼痛、淚水增多、眼部抽搐、面對強光和瞳孔收縮時感到不適。

❷ 水晶體 白內障：往往隨著時間推移而發展的水晶體渾濁。
症狀：視力下降，視力障礙，失明。

❸ 視網膜 黃斑部病變：確診的視網膜損傷。
症狀：產生視力模糊、視力下降的情形。

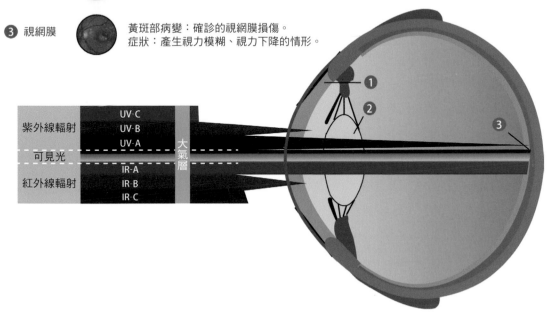

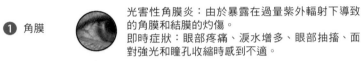

圖 2-7-1 不同光輻射對眼部組織作用傳播示意圖

2.7.2 光輻射危害作用原理

由於 200nm 以下的紫外線波段無法穿透大氣層，大於 3,000nm 以上的遠紅外光譜光子能量較低，因此光生物安全評估與檢測範圍覆蓋 200 ～ 3,000nm 波長範圍的光輻射，這一波長範圍內包括：紫外光輻射（200 ～ 400nm）、可見光輻射（380 ～ 780nm 輻射）和紅外光輻射（780 ～ 3,000nm）三種具有不同光化效應發生機理的光輻射類型[189]。光輻射危害按照作用機制，可以分為光化學傷害和熱輻射傷害兩種類型。

當光輻射處於短波長（紫外線輻射與可見光）區域時，主要發生光化學損傷。光被生色團吸收並導致該分子的電子激發態形成時，即發生光化學損傷。光化學反應與光輻射波長與光輻射劑量相關，波長愈短，損傷愈為嚴重。光化學反應誘導細胞凋亡、使光感受器受到自由基攻擊，產生脂質過氧化讓視網膜極易受到光化學損傷。由於當發生光化學損傷時，組織的溫度不會有實質性的升高，所以無論人是否注意到，光化學損傷也是在發生的。

當光譜處於長波長（紅外輻射）區域時，熱輻射機制為主要作用。高能量光輻射被組織吸收後轉化為熱能，使局部組織內溫度升高，當溫度升高到一定限度時，將引起組織內的各種蛋白質成分（包括酶系統）發生變性凝固從而產生損傷；只有很高強度的紅外光輻射才能引起熱損傷，日光、室內照明以及使用桑拿浴紅外線燈而引起損傷的情況非常罕見，但操作紅外線雷射光束設備、長時間在強烈日光下活動、長期高溫作業時，均需進行防護。此外，極短時間內的強光照射，眼內細胞組織在光子的衝擊下將發生機械性損傷，引起視網膜出血和穿孔。

國際電工委員會標準 IEC/EN 62471: 2006 Photobiological safety of lamps and lamp system（IEC/EN 62471: 2006 燈和燈系統的光生物安全標準）將照明產品 200 ～ 3,000nm 波段中的紫外線輻射、可見光輻射（藍光輻射）和紅外線輻射對人體的光生物危害分為八類，對應的波長範圍、作用部位和原理如表 2-7-1 所示 [190]。針對不同類型光源及應用場所的照明產品，其光生物安全考察和測量重點各有不同。白熾燈、鹵素燈為利用熱輻射發光的光源，應關注它們的視網膜和皮膚熱危害及紅外線輻射的危害，如 IEC 60432-2: 1999 Incandescent lamps— Safety specifications—Part 2: Tungsten halogen lamps for domestic and similar general lighting purposes（IEC 60432-2: 1999 白熾燈安全規範 第二部分：家庭及類似場合普通照明用鹵素燈）中所規定的 [191]。日光燈是由燈管內的紫外線，激發燈管內壁的螢光粉產生白光，應關注到它的紫外線輻射問題。LED 光源燈具與照明模組，光譜藍光部分占比較多，應特別關注它的藍光危害。國際電工委員會於 2012 年對各類照明產品的安全標準展開全面修訂，增加以上關於藍光危害等光生物危害的考量要求。歐盟 ErP（Energy-related Products）能效指令（EC 244/2009）及中國現有產品標準，對燈或燈具的特定有效紫外線輻射功率 (mW/klm)、藍光危害等也有相應規定。

多個國際組織已訂定出相應燈和燈系統的光生物安全、光輻射安全的技術標準，並不斷進行更新完善，如：國際照明委員會和國際電工委員會發布了燈和燈系統的光生物安全的聯合標準 CIE S 009/IEC 62471:2006 Photobiological Safety of Lamps and Lamp Systems，考慮了國際非電離輻射防護委員會（International Commission on Non Ionizing Radiation Protection, ICNIRP）規列出的所有可能影響皮膚和眼睛的光生物危害（熱危害和光化學危害），並導入風險組的概念，這些風險組取決於為每種類型的光生物危害評估的最大允許暴露持續時間。歐盟基於在 2008 年出版的 EN 62471:2008 Photobiological Safety of Lamps and Lamp Systems，考慮了歐盟人工光輻射指令 2006/25/EC 指令的要求，限值更為嚴格。國際電工委員會還針對燈和燈具系統的藍光危害評估，提出補充標準 IEC/TR 62778：2014 Application of IEC 62471 for the Assessment of Blue Light Hazard to

Light Sources and Luminaires，服務於 LED 光源推廣應用過程中藍光危害的評估工作。此外，美國國家標準學會（American National Standards Institute, ANSI）還發布了 ANSI/IES RP-27 Recommended Practice for Photo-biological Safety for Lamps and Lamp Systems—Measurement Techniques.。這些標準將光源的光生物風險等級分為 RG0（無危險級）、RG1（低風險）、RG2（中風險）和 RG3（高風險）四個等級（表2-7-2）。在此標準下，太陽光在所有等級中是危險性最高的，在遵守光輻射限值和暴露時間的規定情況下，除非是長時間凝視光源，一般用戶所接觸到的產品和光源，都屬於光生物危害低風險等級（RG0、RG1）。

表 2-7-1　各波段光輻射對人體的影響危害

危害	波長氛圍（nm）	基數	生物學效應	
			眼睛	皮膚
光化學紫外危害（皮膚和眼睛）	200～400（加權）	輻射照度	角膜—角膜炎 結膜—結膜炎 水晶體—白內障	紅斑 彈性組織病變 皮膚癌
UV-A 危害	315～400	輻射照度	水晶體—白內障	—
視網膜藍光危害	300～70（加權）	輻射亮度	視網膜—光致視網膜炎	—
視網膜藍光危害（小光源）	300～70（加權）	輻射照度		
視網膜熱危害	380～1,400（加權）	輻射亮度	視網膜—視網膜灼傷	—
視網膜熱危害（低視覺刺激）	380～1,400（加權）	輻射亮度	視網膜—視網膜灼傷	—
紅外輻射危害（眼部）	780～3,000	輻射照度	角膜—角膜灼傷 水晶體—白內障	—
皮膚熱危害	380～3,000	輻射照度	—	皮膚—灼傷

表 2-7-2　光生物安全危險等級及對應

危險評級	分類科學基礎
0 類危險（無危險）	無光生物危害
1 類危險（低危險）	在曝光正常條件下，燈無光生物危害
2 類危險（中度危險）	燈不產生對強光和溫度不適敏感的光生物危害
3 類危險（高危險）	瞬間輻射會造成光生物危害

表 2-7-3　各類危害產生之前所需的輻射暴露時間（單位：秒）

危害	0 類危險	1 類危險	2 類危險	3 類危險
光化學紫外危害	30,000	10,000	1,000	—
UV-A 危害	1,000	300	100	—
藍光危害	10,000	100	0.25	—
藍光危害（小光源）	10,000	100	0.25	—
視網膜熱危害	10	10	0.25	—
視網膜熱危害（低視覺刺激）	1,000	100	10	—
紅外輻射對眼睛危害	1,000	100	10	—

2.7.3 居住照明的光生物安全性和控制措施

　　對於日常照明產品的選用，可以充分參考當前測量標準提供的建議。對於白熾燈、鹵素燈（特殊用途除外）、日光燈、高低壓氣體放電燈和 LED 燈而言，其紅外線輻射等級、藍光輻射等級和紫外線輻射等級，都屬於無風險或低風險等級。對於非自屏蔽燈具（如：手持式燈具），燈具安裝說明書中會註明安裝距離和安全使用規範，此類燈具的藍光輻射危害通常不需要進行進一步評估（除非使用窄光束光學元件）。對於兒童的燈具使用安全性而言，採用 LED 白光的兒童檯燈，看起來比採用 LED 黃光的燈具光色更冷，可能包含更多的藍光成分。經使用評估表明，在合理可預見的使用狀態下，燈具並不會超出藍光危害曝光限值，且此種曝光程度，通常低於觀看藍天時的藍光暴露程度。考慮到兒童對光的敏感性，國際照明委員會建議兒童可能看到的玩具和其他設備，不使用藍光指示燈，或將藍光曝光極限值降低為原限值的 1/10，家長在替兒童選購玩具和同類設備時，也應加以注意 [192]。

　　光損傷也有急性和慢性之分，短時強烈的有害光輻射暴露所導致的人眼和皮膚光損傷，表現為灼傷、刺痛、畏光、流淚、視力驟降等，可以直接被察覺，治療及時可得到恢復，急性損傷風險燈具之光生物安全測量方法與標準，已發展得相對成熟。人眼持續不斷地暴露在日光與室內照明的外部光源中，氧化和光化學作用也將會促成慢性累積性損傷，當到達一定臨界點之後，病理症狀出現，便很難被逆轉。燈具與照明系統長期光生物安全性，特別是在居住空間多光源組合的照明環境和曝光位置離光源距離不確定情況下，其光生物安全性還有著更深層的探索空間。新型照明光源與照明形式層出不窮，現有光生物安全理論研究方法、測量方法和安全標準也要得到相應的更新，使其更適配於光源、燈具與照明系統的特性。

國際照明委員會關於藍光危害的立場聲明 [192]

藍光危害問題被媒體和研究大量報導，甚至引起了公眾對 LED 光源的恐慌。為了引導人們對藍光問題的正確認知，2019 年，國際照明委員會發布了關於藍光危害的立場聲明。聲明中提出藍光危害（Blue Light Hazard, BLH）這個術語被媒體錯誤地用來表示實際上對眼睛損傷的風險和對人體健康的影響，而藍光危害一詞只有在考慮到眼視網膜組織的光化學風險（技術上稱為畏光）時才應使用，通常與凝視明亮的光源（如：太陽或焊接電弧）有關。由於光化學損傷的風險取決於波長，術語中的「藍光」是指在 435 ～ 440nm 光輻射光譜中達到峰值的藍色部分。常規照明用的白熾燈和 LED 中，相同色溫的燈具其藍光危害曝光極限是相同的，合理使用狀態下，燈具是不會超出藍光危害曝光限值的，尚無證據表明人體偶爾暴露在限值範圍內的光輻射下，會對健康產生任何不利影響（圖 2-7-2）。

白光光源對人眼健康存在不利影響的研究，大多數是基於非常規狀態的，它們包括：

(1) 長時間曝光

(2) 高色溫 LED 燈（藍光成分非常多）

(3) 顯著超出國際非電離輻射防護委員會規定的曝光極限的曝光

(4) 凝視光源

(5) 使用夜行動物模型或人體離體細胞

暴露在藍光下或與老年性黃斑部病變的風險有關，這種說法目前只是推測性的，尚未得到同儕評閱文獻的支持。同時國際照明委員會認為「藍光危害」一詞，不應在描述光刺激導致的晝夜節律紊亂或睡眠障礙時使用。

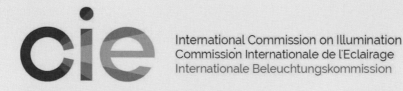

PRESS RELEASE   **April 2019**

CIE Position Statement on the Blue Light Hazard

The International Commission on Illumination – also known as the CIE from its French title, the Commission Internationale de l'Eclairage – is devoted to worldwide cooperation and the exchange of information on all matters relating to the science and art of light and lighting, colour and vision, photobiology and image technology.

圖 2-7-2 　國際照明委員會關於藍光危害的立場聲明

第 **3** 章

人因導向的
健康光照

本章針對全齡、全生命週期的健康需求，以問題為導向，提出有關光健康研究與設計的建議。關注嬰幼兒、青少年、婦女、病患等特殊族群的健康需求，開展光健康的應用，讓光發揮最大的健康效益，實現全人類健康的目標。

2019 年 5 月 16 日是第二個國際光日（圖 3-0-1）。聯合國教科文組織總幹事奧黛麗‧阿祖萊女士（Audrey Azoulay）在國際光日發表的致辭中指出，光在所有人的生活以及所有領域中都極具重要性。光以及對於光的處理，不僅是視覺藝術、表演藝術、文學作品、人類思想的核心元素，而且從宇宙起源到各種新技術，從 X 光到無線電波，在醫學、農業、能源、光學等眾多不同領域，光與光技術更塑造了人類世界，並促進科學的飛躍成長。光所具備的天然功用及其在科學技術方面的應用，是人類日常生活不可或缺的元素，也成為發展聯合國《2030 年可持續發展議程》（*2030 Agenda for Sustainable Development*）各項目標的關鍵所在。對於光的理解和運用，也使全人類受惠[1]。從自然光、篝火到弧光燈、白熾燈、日光燈、金屬鹵化物燈、半導體 LED，再到第三代半導體照明的光源革新；從功能照明、景觀與藝術裝飾照明、室內外空間專用照明、綠色節能照明到「光 +N」突破照明的工程與應用發展等，光與照明技術的創新，不斷滿足著人類發展的需求，讓一個又一個的居住夢想得以實現。橫跨資訊科學、物理和生物三大領域的第四次工業革命悄然來臨，光與照明行業的巨大顛覆性變革正在全速而來，在智慧資訊科技的推波助瀾之下，光健康或將得到超乎想像的發展。現在該是我們全面思考、了解自己的居住健康需求，並且做好前瞻規畫的時刻，以成為未來光技術發展創新應用的最大受益者。

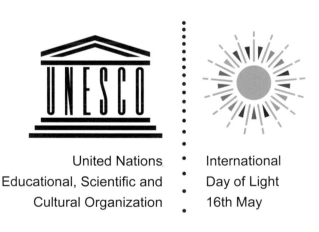

United Nations
Educational, Scientific and
Cultural Organization

International
Day of Light
16th May

圖 3-0-1　聯合國教科文組織國際光日標誌

3.1 我們需要什麼樣的光？

随著生活水準提升以及對生命健康知識了解的不斷深入，人們的健康目標也不斷地更新和豐富。從預防疾病、改善生命品質、提升幸福感，到追求跨生命階段的健康和福祉，人們對健康的評判面向悄無聲息卻迅速地變化著，與生活愈走愈近。2020 年 1 月 14 日，專業醫療健康網路服務平台丁香醫生發布了《2020 國民健康洞察報告》，47,138 人次的參與者對健康進行了定義，結果出乎意料，排在人們心目中前三位的健康關鍵字分別是：「心理健康」、「睡眠品質」與「腸胃健康」，「不生病」僅位列第四。

3.1.1 健康現況與光健康需求

中國的《2020 國民健康洞察報告》中，97% 的人表示自己存在健康相關困擾，同時「心理問題」躍居健康困擾第一位，85% 的人認為自己可能患有或曾經可能患有憂鬱症、躁鬱症等一種或多種心理疾病。以上有可能受限於目前的心理健康服務資源之普及程度、可靠程度與可負擔程度，短時間內難以滿足龐大的需求，以及人們對於尋求心理健康醫療協助存在既有偏見，因此，在面對心理亞健康狀態或心理疾病時，人們大多選擇用睡覺、網路購物、玩遊戲、享受美食等低成本便能簡單達成且可控的方式來排解。另外，皮膚狀態、身材管理、睡眠、腸胃消化、視覺健康等，也是相當被重視的健康問題。人們嘗試採取多種手段來解決這些問題，然而由於缺少專業協助和長期的堅持，仍有許多人對健康問題束手無措。人們的健康需要專業的幫助和引導，同樣也需要隨時可及、簡單達成、經濟有效的干預策略。光照的主動健康干預效應顯著，且應用方便靈活，能良好地融入日常生活，減輕人們的身心健康負擔，對改善居住健康大有助益。

健康干預策略的有效性僅僅是一部分，其適用性同樣非常重要。例如，在資訊數位化時代，工作和生活的界線愈來愈模糊，隨時待命、深夜加班成為多數人的生活常態。遵循晝夜節律，遠離熬夜、避免睡前過度光照暴露，對於確保睡眠品質非常重要。然而面臨繁重的工作和進修，如果在節律刺激較低的低色溫光源下長時間工作，視覺舒適、工作績效也會跟著降低，反而延長了工作時間，加重熬夜加班對健康造成的影響。健康的光照在不適宜的場景下難以應用甚至成為負擔。根據人們生存狀態的實際情況，以問題、需求為導向提出光健康策略，或許是更好的解決之道。

3.1.2 關注全齡與全生命週期的健康光照

　　人人都有自己的健康困擾，中國《2020 國民健康洞察報告》調查研究結果顯示，00後、90後、80後、70前不同年齡層的男、女性，分別都有自己的健康問題（圖 3-1-1）。年輕人的健康困擾與生活品質較為相關，如情緒、外表、腸胃方面的問題。而年長者的健康困擾，則轉移到與血壓、血糖、血脂、骨質關節等與生命品質相關的方面。從嬰兒到老年的全生命週期中，人體視覺功能、生物節律以及免疫系統發育、成熟、衰退的變化過程，影響著人的身心健康狀態，也決定了健康光照干預的目標和策略差異。

　　美國國家睡眠基金會針對各年齡層族群的睡眠時間提出以下建議：新生兒（0～3個月）每天需要 14～17 小時的充足睡眠，來滿足生長發育需求；而老年人每天 7～8 小

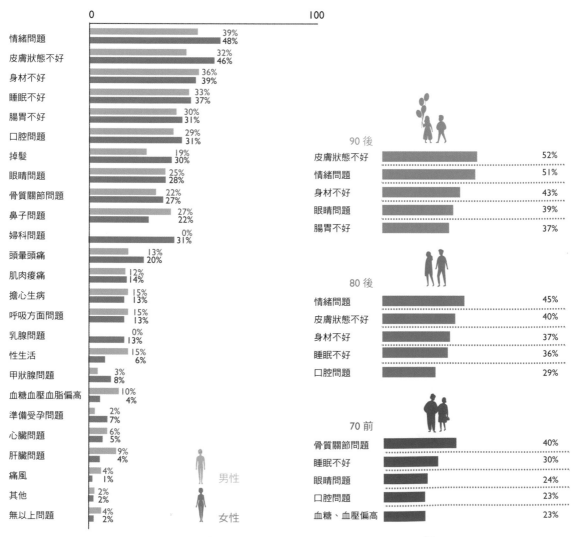

圖 3-1-1　男性、女性與不同年齡層族群的主要健康困擾

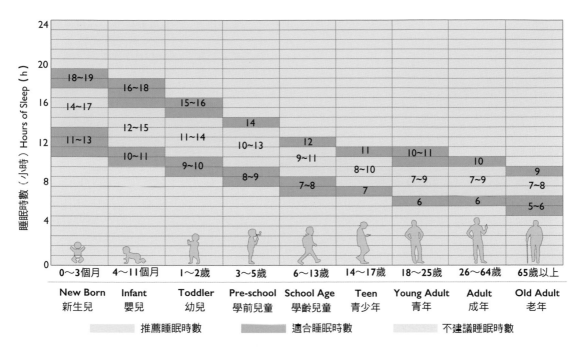

圖 3-1-2　美國國家睡眠基金會針對各年齡層族群所提出的睡眠建議

時的睡眠則更為合適（圖 3-1-2）。老年人在日間過度嗜睡，反而是多種疾病的預警訊號。從人體晝夜節律系統變化特徵來看，兒童和青少年時期褪黑激素與皮質醇節律振幅達到高峰，隨著年齡增長，視交叉上核的活動節律，以及大腦和其他組織中，節律性基因表現的振幅逐漸變寬和峰值逐漸降低 [2]。峰值出現的時間點也將偏移，針對節律修復的動態光照強度和時間點設定，也要根據使用者的情況作出相應的調整（圖 3-1-3）。

　　不同年齡層族群的情緒問題，與他們日常生活的關心重點密切相關，其所受到的負面情緒問題困擾，也呈現不同的面向與強度。年輕人（00 後和 90 後）最在意工作學習情況、人際關係和家庭關係；中年人更看重現實、直觀的指標，如：經濟狀況、家庭狀況等；老年人則偏向關注個人身體健康狀況與親子關係。這意味著，改善他們情緒的光照刺激形式與強度將會有所差別。

　　個體差異普遍存在，人在成長過程中受到先天因素（遺傳性）和後天因素（獲得性）的交互影響，在生理、心理、社會行為上表現出高度差異性。相同的光照環境刺激，對不同的人帶來的實際影響或許截然不同。拉爾夫・威廉・皮克福德（Ralph William Pickford）在他 1949 年的研究中便已指出，對於相同的色彩，即使人們能描述出相同的顏色概念，但色彩感受仍然是不一樣的 [3]。菲利普斯・安德魯（Phillips Andrew）等人在一個大樣本中，系統性地研究了人類晝夜節律系統光敏感度的個體差異後指出，不同個體

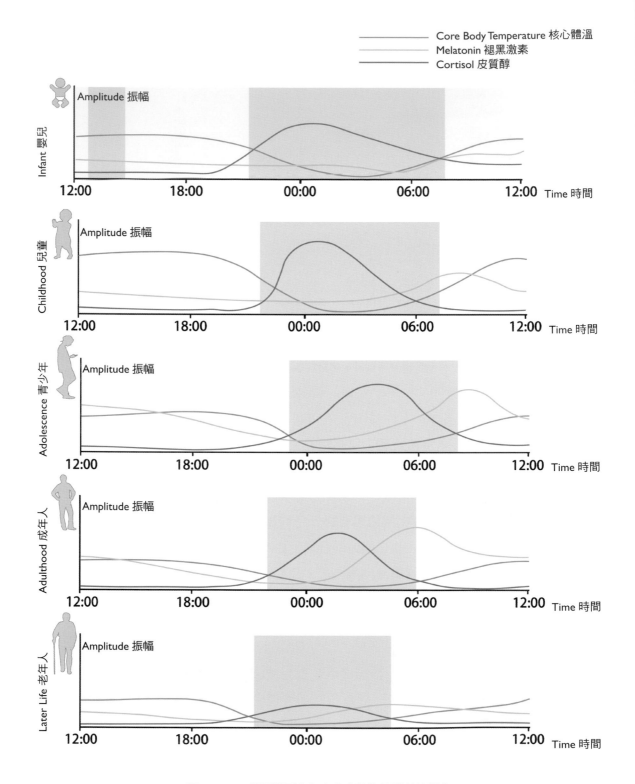

圖 3-1-3　從嬰兒到老年人晝夜節律的增齡性變化

對於光的敏感性存在非常顯著的差異。4 位對光線刺激最敏感的參與者，在昏暗的閱讀光環境 10lx 下，產生大於 50% 的褪黑激素抑制現象，而最不敏感的參與者，直到暴露在 400lx 的明亮室內光後，才達到相同的抑制程度 [4]。性別、年齡、習慣就寢時間、暗燈光下褪黑激素分泌起始點、相位角、晨昏問卷、實驗順序或季節因素，或許都無法充分解釋這一實驗結果。可見開發基於個體生理、心理及需求模式的個性化干預措施的重要性及必要性。不過針對每個個體單獨研發光健康策略的難度極高，既不實際也無必要。對具有共同屬性的一大類族群而研究共同性的健康光照干預方法，再針對實際的身心健康問題和症狀制訂特殊的干預模組，進而擬定個性化的光照干預方案，將是較為事半功倍，也更能體現光健康研究、設計與實踐目標的方法：也就是面對全生命週期、健康歷程，圍繞人的食衣住行，給予生命個體全程、全面、全方位的光照健康支持（圖 3-1-4）。

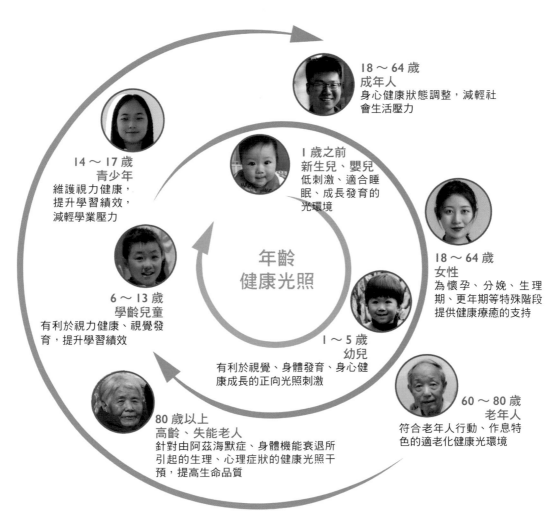

圖 3-1-4　全年齡健康光照理念示意

3.2 亞健康族群與光照環境

　　亞健康狀態（Suboptimal Health Status, SHS）是指人體由於生理功能和代謝過程功能低下，導致人體出現介於健康與疾病之間的健康低品質狀態，雖然沒有明確的器質性病變和指標異常，但在生理和心理上卻出現種種不適的感覺和症狀，呈現出生理功能下降、反應能力和對外界適應能力降低等狀況[5]。「亞健康」是中國流行的說法，國外也有「第三狀態」、「次健康狀態」、「中間狀態」和「灰色狀態」等相似名稱，其概念及診斷標準尚未統一，大致可分為身體亞健康、心理亞健康和社會社交亞健康三種類型。疲勞虛弱、失眠健忘、頭暈頭痛、注意力不集中、反應遲鈍、情緒易於波動、急躁易怒、憂鬱焦慮、失去正常的社交能力[6]等症狀，都被認為是典型的亞健康狀態。

　　世界衛生組織對健康的定義不僅僅是沒有疾病或虛弱，而是身體、心理和社會適應的完好狀態[7]。真正能達到健康標準的人占 5 ～ 15%，患病者占 15 ～ 20%，而處於亞健康狀態的人占 60 ～ 70%[8,9]。亞健康已成為嚴重的公共健康議題，它具有雙向轉化的特點，既可發展為疾病狀態，又可逆轉為健康狀態（圖 3-2-1），出現亞健康狀態時應及時進行干預和調理，以幫助人體回歸健康狀態。

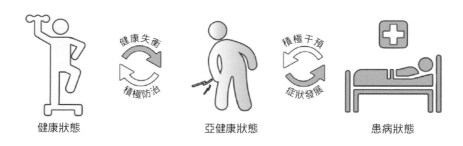

健康狀態　　　　　　　亞健康狀態　　　　　　患病狀態

圖 3-2-1　亞健康與健康和疾病狀態之間的相互轉化

3.2.1 聚焦「治未病」，亞健康的光照干預

　　中醫「治未病」的概念首見於《黃帝內經》，提倡以預防為主、防患於未然，在處於健康狀態時，要注意養生，未病先防；在疾病初發、出現徵兆時，要及時調理和治療，防止發展為疾病[10]。「未病」包括：健康、先兆、萌芽、微病、欲病和未傳之臟腑，而先兆、萌芽、微病和欲病都相當於亞健康狀態[11]。亞健康狀態透過適當的健康管理

[12]，針對各人不同的健康問題和危險因素進行全面分析，配合生活環境和行為習慣方面的調整和改善，可讓降低疾病風險、促進身心健康。

造成亞健康的原因主要有心理、生理和社會等方面[13]，包括：精神壓力過大、不良的生活方式（不合理的飲食、作息不規律、缺乏運動和濫用藥物等）、環境汙染（空氣污染、噪音、光汙染和水汙染等）、心理刺激、高壓生活事件和遺傳因素等[14,15]。其中光環境相關的因素，包括：長期日照缺乏、手機和電腦等電子螢幕的過度依賴、不合理照明導致的視覺疲勞、夜間光汙染和光生物危害等。在光環境設計時，應特別注意，盡力消除其影響。此外，針對睡眠困難、情感障礙、慢性疲勞、憂鬱焦慮、神經功能紊亂等身心壓力方面的問題，應讓光照發揮它的療癒作用，調節人體晝夜節律、情緒和神經功能[16]，加快自我恢復的進程和健康狀態的良性轉化。

3.2.2 身體亞健康症狀的光照療癒方法

身體亞健康的主要表現包括：不明原因或排除疾病原因的疲勞乏力、睡眠紊亂、失眠多夢、肌肉及關節痠痛、頭暈頭痛、食慾不振、便稀軟或便祕、身體虛弱、容易感冒、眼睛乾澀等症狀[17]。疲勞是亞健康最典型和常見的症狀，包括了身體疲勞、腦力疲勞和心理疲勞等方面[18,19]，在工廠、辦公室和教室等工作場所，人們體力、腦力疲勞問題普遍存在，可透過提高自然採光[20]、改變光照色溫和照度等條件[21]、採用動態照明等方式，進行光照干預來創造有利健康的工作環境[22]，進而提高警覺性和工作效率，避免產生長期疲勞，同時改善睡眠品質，提高個人的壓力耐受力。

人體工程研究者庫斯·邁耶（Koos Meijer）等人針對海上石油輪班工作的特點，進行光照治療。他利用特殊的光眼鏡，降低了輪班船員的疲勞感和失誤率，同時讓船員們更適應輪班，工作睡眠激素分泌濃度和體力的恢復速度也因此有所提升[23]。

對於睡眠紊亂、失眠多夢等節律健康問題，光的非視覺效應對於睡眠及其品質有著直接而顯著的影響。白天高強度的光照刺激（尤其是短波光譜）能夠調節人體晝夜節律，改善睡眠品質[24]。光照療法對於輪班睡眠障礙患者具有恢復晝夜節律的作用，光照療法則可有效改善睡眠品質，使晝夜時相的體溫節律發生位移，糾正紊亂的晝夜節律並使其逐漸恢復至正常狀態，是為治療睡眠障礙的有效方法[25]。此外，夜間過量的光照會抑制褪黑激素的分泌，擾亂生物節律，引發睡眠障礙[26]，增加肥胖和乳腺癌等疾病的風險[27]，應注意控制入睡前的光照刺激和電腦、手機的使用。透過合理的節律照明設計，有助於人們維持節律的穩定，改善睡眠品質，調整節律相位，從而促進身體組織修復、肌肉生長和清除大腦在白天所累積、可能會造成記憶障礙的類澱粉樣蛋白等[28]，進一

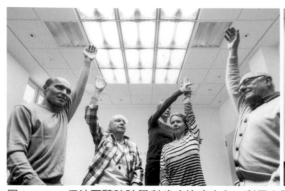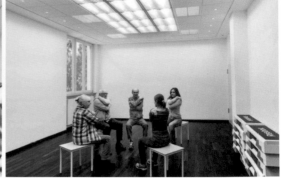

圖 3-2-2　伊沙爾醫院跨學科疼痛治療中心，利用光照緩解疼痛

步增強身心健康。

關於疼痛和肥胖等症狀，也可利用光照進行輔助治療。歐洲分子生物學實驗室在一項以小鼠為實驗對象的研究中，開發了一種光敏化學物質，透過近紅外線照射，它可以緩解慢性神經性疼痛[29]。羅德里戈・諾塞達（Rodrigo Noseda）等分別採用白光、藍光（447nm±10nm）、綠光（530nm±10nm）、橘光（590nm±10nm）和紅光（627nm±10nm）五種光照刺激，對偏頭痛患者進行了心理生理評估，透過頭痛強度、跳動、肌肉壓痛情況評估以及疼痛區域分析，結果發現綠光波長加重偏頭痛的可能性最小。在一定的低強度下，綠光甚至可以緩解偏頭痛。綠光的舒緩效果，可能涉及複雜的心理生物學[30]。

德國慕尼黑伊沙爾醫院的跨學科疼痛治療中心，在等候區和治療室採用高強度的光照來輔助疼痛治療（圖 3-2-2）。它可模擬日光效果，水平照度可高達 4,000lx，在人眼處的照度為 1,000 ～ 2,000lx，接近於陰天自然光的強度，室內色溫還可以依據氣溫冷暖變化，改善患者的睡眠，緩解疼痛感，並提升康復信心[31]。美國佛羅里達州波卡拉頓的一位主任醫師薩森・穆拉維（Sasson Moulavi），使用波長為 635nm 的 LED 光照來輔助治療減肥中受挫的肥胖症患者，在嚴格鍛鍊和控制飲食熱量的控管之下，並利用紅光 LED 進行無創治療，即可使脂肪細胞變小，進而獲得較好的減肥效果[32]。

3.2.3 針對社會心理壓力的光照療癒策略

壓力是一種反應模式，是動物有機體在受到外界因素刺激後，所產生的非特異性反應。生理表現包括：交感神經興奮、腎上腺皮質激素分泌增加、心率和血壓升高等；心理表現包括：緊張、焦慮、恐懼等。適度壓力有利於個體提升環境適應及應對能力、避免損傷的能力，但超出個體代償能力的過度壓力，長期壓力刺激以及重複壓力暴露，將造成神經、內分泌等系統的損傷，導致睡眠紊亂、反應遲鈍、消極心態、工作學習難以

適應等問題出現，甚至誘發疾病。「亞健康」與「壓力病」具有相關性。雜亂無章的生活節奏、複雜且充滿競爭的職場環境、沉重的經濟壓力、擁擠的高密度人口城市空間等，現代社會中的壓力來源，尤其是心理壓力來源隨處可見，這些都會造成心理壓力，使人們陷入亞健康狀態。

保持樂觀向上的良好心態和愉快穩定的情緒，是成功走出亞健康的必備條件 [33]，這方面可充分利用光照的情感效應來緩解人員壓力、改善情緒狀態和社交能力。埃因霍芬理工大學（Eindhoven University of Technology）的賈普·漢姆（Jaap R.C. Ham）團隊，針對彩色光與動態照明對氛圍感知和心理放鬆的影響進行了研究，結果發現緩慢變化的橘色光照環境能夠創造輕鬆、舒適的氛圍，有助於壓力的恢復 [34]。艾琳娜·伊斯克拉·戈萊克（Irena Iskra-Golec）等在真實的辦公空間中，對比了 17,000K 富含藍光的高色溫白光與 4,000K 的正常白光環境下，女性員工在情緒、嗜睡和工作狀態方面的差異，結果發現早晨或午間 17,000K 的高色溫光照，有利於改善情緒和提高注意力 [35]。

羅伯特·A. 巴倫（Robert A. Baron）等人研究發現，個體在低色溫的暖白光環境下，更傾向於透彼此合作或進行和解，而不是採取逃避或對抗的方式來解決人際衝突 [36,37]。馬安赫特·羅特（Maanhet Rot）等研究了強光照射與社交之間的聯繫，對具有輕度季節性憂鬱的人員，進行了短時間（平均 19.6 分鐘）1,000lx 強度以上的光照刺激持續 20 天。數據顯示，在明亮的光照下，個體的爭吵和暴力行為會減少，表現出更多的「贊同」、「愉悅」和「積極」行為，明亮的光照刺激有助於改善人的社交行為和情緒 [38]。尼諾·韋索索夫斯基（Nino Wessolowski）等研究了動態照明對小學生好動行為、攻擊性行為和親社會行為的影響，透過對不同色溫和照度組合的七種照明方案研究，發現動態光組的小學生好動和攻擊性行為明顯降低，利社會行為表現則提升 [39]。

突發壓力生活事件，是指在生活中需要作出適應性改變的環境變故。生活中突然遭受突發事件的衝擊，將引發急劇、強烈的負面心理反應。而負面心理壓力會透過影響「神經─內分泌─免疫系統功能」，而擾亂人體生理活動和代謝過程，甚至造成嚴重的生理、心理障礙。創傷壓力症候群（PTSD）就是重大突發事件所造成的影響心身健康的壓力性事故，這是一種嚴重疾病，經常是慢性且致殘的。強光療法等光療干預措施，已在一些小範圍的研究中對於緩解 PTSD 症狀獲得正向的效果。未來將有更多針對壓力反應「警戒─抵抗─耗竭」三階段的心理狀態和相對應的生理症狀，再搭配認知行為療法、系統減敏療法等方法而制訂的光照干預方式誕生。例如，燈光與音樂搭配，以多感官刺激創造安靜、舒適的環境，誘導被治療者進入放鬆的狀態，再逐漸轉變成導致神經症焦慮、恐懼的情境，並積極對抗這些負面情緒，從而達到消除或緩解嚴重壓力造成的心理紊亂等。

3.3 點亮病患的生命之光

　　病患是健康光照的最大受益族群。護理學先驅弗羅倫斯・南丁格爾（Florence Nightingale）提出，光（特別是直射陽光）對病人來說，是除了新鮮空氣以外最重要的健康環境要素[40]。一方面，患病是生命歷程中的重大壓力事件，病痛、藥物與手術等產生的治療副作用，以及日常生活節奏被打亂、心理的衝擊，將直接導致患者出現一系列異常的生物節律和情緒波動，使疾病的治療和預後都受到嚴重影響，如：手術風險增加、病情惡化或復發、病程延長或出現併發症等；另一方面，為了能有效執行治療方案，獲得良好的治療效果、減少副作用、減輕痛苦，患者也需要保持穩定的生理、心理狀態。光照視覺與非視覺的療癒作用，對於調節生理和心理方面的效果非常突出，引起了人們的注意。一項丹麥的研究發現，在東南朝向且採光更充足的病房中接受治療的憂鬱症患者，相比於西北朝向病房治療的患者，住院時間更短，憂鬱症狀改善也更加顯著[41]；每日晚間 6 ～ 10 點用 2,000 ～ 3,000lx 的強光輔助治療患有譫妄症狀的老年病患，老年人的睡眠品質、生活能力、行為能力均有明顯改善，譫妄症狀亦得到緩解。還有大量的臨床研究透過實際數據證明，良好自然採光與室內療癒光照的介入，可有效縮短住院患者的住院時長，並減少止痛藥的使用，改善患者們的紊亂晝夜節律，加速患者康復與術後恢復的進程[42,43]。十多年來，同濟大學郝洛西教授光健康研究團隊，也在這個光健康研究和設計的重點領域裡，針對癌症、心內科、眼科、婦產科和老年病患，展開了一系列實證研究，嘗試依照不同病種患病族群的臨床特徵與治療方式，為病房、手術室、重症加護病房等空間，制訂了各項用於身心狀態調適的療癒光照方案，在醫院中完成了應用示範，並持續進行效應評估工作，期望隨著未來的深入研究，能夠建立系譜化的非藥物干預環境健康光照技術體系，為成千上萬病患的福祉帶來助益。

3.3.1 光——病痛干預、心理療癒與康復

　　醫療體系正竭盡所能地尋求辦法來幫助患者減輕病痛，盡可能地提高他們的生命品質。安全便捷、副作用小，對人體影響顯著的光照療癒則被優先考慮。哈佛醫學院研究人員羅德理戈・諾塞達發現，相對於在紅光或藍光下，偏頭痛患者普遍反映疼痛劇烈程度加重，但將患者暴露在窄波段綠光（535±10nm）刺激下，患者的情況便得到了改

善（圖 3-3-1），部分患者在急性發作期間的疼痛強度也有所降低 [44]。亞利桑那大學（University of Arizona）莫哈卜・易卜拉欣（Mohab Ibrahim）和拉傑什・卡納（Rajesh Khanna）帶領的團隊，對患有神經性疼痛的實驗小鼠進行了光刺激研究，結果顯示綠光刺激透過小鼠視覺系統，對疼痛調節神經迴路產生了影響。在小鼠體內循環、具有鎮痛作用的內源性鴉片類物質濃度提高了，並喚醒多條神經迴路共同作用，產生鎮痛效果 [45]。血清素是人體內除鴉片肽之外的另一種與鎮痛有關的神經傳導物質，它的合成與一天內接受的光照情況密切相關，充足的陽光照射能夠明顯減輕患者疼痛。匹茲堡大學（University of Pittsburgh）病理學系傑弗里・沃爾奇（Jeffrey M. Walch）關於陽光對止痛藥物使用影響的研究引起了廣泛關注。89 名脊椎手術患者中，住在向陽面病房的患者，止痛藥使用減少了 22%，他們自我報告的疼痛程度也有顯著下降 [46]。還有較多研究也驗證了光照的積極效應 [47,48]：使用鴉片類止痛藥物進行的急性疼痛和癌症疼痛管理，常伴有便祕、噁心、嘔吐、嗜睡、皮膚搔癢等諸多副作用和成癮風險，療癒光照發揮協同鎮痛作用，能減少藥物使用，為病患疼痛管理，開闢了一條新的道路。

光照對神經病理性疼痛能產生有效的控制作用，光照的情感效應也在一定程度上緩解了患者的痛苦感受 [49]。根據國際疼痛研究協會的定義，疼痛是組織損傷或潛在組織損傷所引起的不愉快感覺和情感體驗，是一種跟感覺、情緒、動機和認知評價有關等多維度的現象。疼痛訊號的傳遞受到心理因

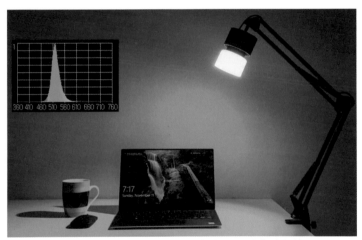

圖 3-3-1　Sunlight Inside 針對偏頭痛患者研發的窄波段綠光光源

素控制，心理因素對疼痛的性質、程度、時間、空間感知、分辨和反應程度等均產生影響（圖 3-3-2）[50,51]。緩解疼痛的有效措施之一，便是為病患提供心理支持，減輕他們的負面情緒。情感性光照對於病患族群來說非常重要，特別是重症患者和長期病患。從患病一開始到接受現實，往往要經歷一段特別的心路歷程。美國精神病學家庫伯勒・羅絲（Kubler Ross）提出了「哀傷的五個階段」，將病人面對哀傷與災難過程的心理階段，分為否認、生氣、討價還價、憂鬱和接受這五個階段。基於庫伯勒・羅絲的理論，我們也根據對各科病患的心理變化過程的追蹤調研結果，提出了病患情緒的恢復曲線（圖

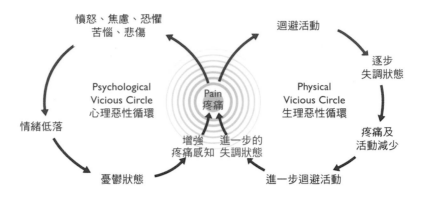

圖 3-3-2　疼痛發展的惡性循環理論，生理、心理與疼痛之間的相互作用

3-3-3），用於提供醫院建築中情感性光照面板的設計創作參考。情感性光照面板會根據病患所處的情緒階段，顯示特定的彩色發光圖像內容，分散病痛注意力，進行良性暗示引導，調節病患焦慮、憂鬱等負面情緒，從而減輕患病帶來的心理壓力，幫助病患建立信心，依從治療，度過艱難期。

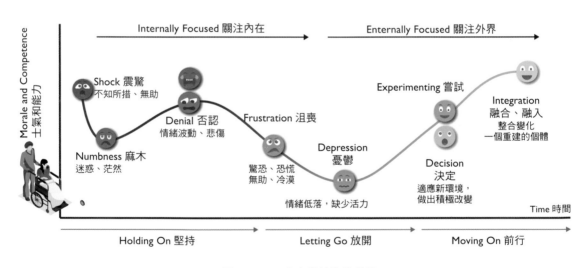

圖 3-3-3　病患情緒恢復曲線

　　行為學家羅傑・烏爾里希（Roger Ulrich）於 1984 年發現，透過醫院窗戶看見自然景觀的外科術後患者，比只能看到磚牆的患者，其生命體徵恢復狀況更好、鎮痛劑用量更少且更快出院。這是第一個提供科學證據，證明環境對於病患康復積極影響的研究[52]。而後包括班傑明・科普（Benjamin T. Kopp）進行的強光刺激對囊腫性纖維化住院

患者憂鬱情緒的干預研究[53]。全曉波等人探討間接彩色光和投影的環境注意力之「分散一情緒調節」作用，對於接受放射治療兒童行為壓力反應和情緒狀態影響的實驗研究[54]。尼爾斯·奧克斯（Niels Okkels）所進行的光照對住院精神病患的康復影響研究[55]，以及布萊恩·洛弗爾（Brian Lovell）進行的明亮光照對老年癡呆病患躁動症狀緩解效應研究[56] 在內，來自各個國家的大量觀察與臨床實驗研究顯示，無論是自然光照還是特別設定的人工光照環境，都能夠縮短患者住院時間、提升康復品質以及治療依從性的作用。但不同光照數據在不同病種患者康復過程中產生的具體影響還未有定論，還需嘗試將更多的療癒光照，並應用於各類醫療空間和病患康復場所。在實際應用中歸納觀察結果，才能為病患尋找最有效的光照干預措施。

3.3.2 健康光照與時間治療

中國人做事講究天時、地利與人和，無論嫁娶、出行、破土、開張都需要選擇黃道吉日，動手術也不例外，這不僅僅是風水學上的問題，也是一項重要的醫學課題。2017年醫學權威期刊《柳葉刀》（The Lancet）發布了里爾大學（Université de Lille）大衛·蒙田（David Montaigne）團隊的研究成果，早上進行體外循環心臟手術的患者，其心血管死亡、急性心臟衰竭、心肌梗塞死亡等一系列術後併發症的風險，是在下午進行手術患者的2倍[57]。人類的睡眠週期、體溫、血壓和激素分泌，以及心臟、腎臟、肝臟、胰腺、肺和甲狀腺幾乎全部的生理功能都由自律神經連接，被生物節律所調控（圖3-3-4）[58]。因此，無論是疾病的發生、症狀的出現，還是不同藥物在人體內的吸收、分布、代謝和排泄，都會表現出晝夜性或季節性的節律振盪。

隨著人們對生物節律重要性的深入認識，時間治療、時間病理學、時間藥理學等概念悄然成為醫學研究的關注焦點。標靶細胞的生物節律，將決定每天特定給藥時間內，組織器官對藥物的反應。這表示合理的藥物治療時機，能有效提升治療效果，並減少副作用。許多藥物在晚上用藥時顯示出更大的功效，比如兒童哮喘患者，晚上服用茶鹼緩釋劑的用藥功效最佳[59]；又如接受吲哚美辛緩釋劑治療髖關節或膝關節骨性關節炎的患者，早晨用藥的意外發生率高達33%，而晚上用藥則為7%[60]。相反地，也有部分藥物在早晨用藥功效更顯著。例如：「晨重晚輕」是內源性憂鬱症的病情特色，起床後服用藥物或接受光照治療，更有助於改善情緒低落和過度敏感等症狀。相同症狀的疾病，由於發病機制的不同，最適宜的用藥時間也有所差異，原發性高血壓宜早晨用藥，而腎源性高血壓則建議傍晚用藥[61]。穩定病患的晝夜節律，在臨床上具有重要意義。

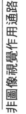

光照

作用通路

人眼

皮膚

影響效果

圖像視覺作用通路

- 醫療效率
- 醫療體驗
- 活動的便捷性與安全性
- 滿意度
- 情緒調節
- 降低疼痛等級與敏感性
- ......

- 節律調節
- 睡眠／體溫／激素分泌
- 光刺激相關腦區產生的直接作用
- 中樞神經通路炎症反射
- 細胞免疫功能調節

非圖像視覺作用通路

紫外線效應

- 介導免疫調節和免疫抑制功能
- 維生素D₃合成
- 抗微生物肽合成

- 可見光與循環淋巴細胞相互作用
- 紅外線促進新陳代謝、喚醒免疫細胞

可見光及其他波段光健康效應

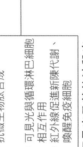

影響目標

大腦
- 下視丘
- 視交叉上核
- 生理時鐘調節中樞
- 體溫調節中樞
- 松果體
- 褪黑激素分泌
- 大腦邊緣系統
- SNS交感神經系統
- PNS周圍神經系統

呼吸與循環系統
- 心率
- 血壓
- 產熱
- 血管收縮
- ......

消化系統
- 進食
- 腸道菌叢
- 腸胃道功能

神經系統
- 神經發生
- 神經傳遞
- 突觸穩定狀態
- 神經系統基因表現

骨骼與肌肉
- 骨質健康
- 脂質代謝
- 肌肉功能
- 生物節律與肌肉的分解代謝
- 體力與運動

免疫系統
- 免疫反應
- 過敏反應
- 毒素代謝
- ......

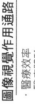

圖 3-3-4　光對人體健康的影響通路

調節生物節律也可以達到治療目的。臨床調查顯示，鈣離子阻斷劑硝苯地平（Nifedipine）可降低收縮壓和舒張壓的晝夜節律波動振幅，改善心血管病人治療的預後狀況。許多生理時鐘調節基因也與疾病基因有高度相關，透過抑制或增強目標生理時鐘系統，直接進行標靶基因的調節，達成了在正確的時間、為正確的患者、提供正確治療的精準醫學目標。

生命科學領域正透過不斷從機制上探索和疾病之間的微小關聯，並將其轉化為臨床實踐，幫助人們管理疾病。人體生物節律已然成為治療方案設計與藥物研發的重要考慮因素。然而節律紊亂問題在病患身上非常普遍，睡眠障礙和疲乏幾乎是大多數病患的困擾，這使得時間治療的效果大打折扣。透過評估和記錄患者的節律週期、相位和失調狀況，制訂節律修復光照方案，以在特定時間提供適宜強度的光照刺激，調節晝夜節律，這對於病患的健康光照應是必需的內容。

病患個體和各種疾病都具有高度的差異性。種族、性別、年齡、病程、遺傳背景和患者治療方案、康復環境甚至公共醫療政策，都有可能影響光照療癒的效果。人們對光照促進疾病康復所引發的作用，還存在爭議和分歧，個體的差異性是一項重要原因。疾病是否會對光生物效應的神經行為和內分泌途徑帶來改變？各種病理機制，是否會增強或者阻礙光對參與生理、心理調節神經反饋迴路的調控作用？人工照明可否等效代替自然光，幫助患者恢復健康？很多關鍵問題還有待從理論研究層面獲得更深入的了解。但鑒於健康光照帶給病患們的好處顯而易見，它的普及與推行也是大勢所趨。因此我們可以從應用端，以不同病患族群為細分對象，展開更多的實務工作，透過效應評估的方法，為醫療從業人員提供更充足的實證資源。

3.4 成長發育的呵護之光

環境在成長發育過程中帶來的重要作用，已得到各界共識。從呱呱墜地的一刻開始，從嬰幼兒期、兒童期到青少年期，光環境對於培養兒童最佳體格生長和心理發育均有著較大的貢獻，包括：維護視力健康、確保高品質睡眠、提高學習能力等。成長發育所需要的光健康策略是動態的，孩子們不是縮小版的成人，在成長發育的各個里程碑與階段，每個孩子都有著獨特的需求。光健康需要從視覺與生理發育、學習與行為、社會環境等多個角度出發，開展研究、設計和應用，呵護健康成長。

3.4.1 嬰幼兒 —— 用光助力健康成長

1. 視覺發育過程中的健康光線

0～3 歲的嬰幼兒處於視覺發育的關鍵期，不健康的光照環境會對其視力產生很大的影響，甚至造成不可逆的傷害。此時不僅需要避免強光、直射光、過多藍光等對視力造成傷害，還需確保足夠的視覺刺激，促使嬰幼兒的視力能夠正常發育。

嬰幼兒的眼球構造前後眼軸短、水晶體透射率高，38% 的白光能穿透他們的眼瞼[62]，強光或直射光則會對嬰幼兒眼部造成非常強烈的刺激，包括閉眼時。由於嬰幼兒，尤其是新生兒的眼底感光細胞非常敏感，對成年人造成不適感的光線，很容易直接損傷嬰幼兒的視力。3 個月左右的嬰兒，固視能力形成之後，可以一直盯著一個物體，並會對光源敏感，因此應注意空間中避免出現直射光。建議在嬰兒生活的空間內或空間附近，至少有一個日光來源，且需要提供控制日光的設施以防止眩光，如：安裝百葉窗和窗簾。此外，有研究顯示，嬰幼兒的眼球藍光穿透率為 70% 左右，較成年人高出 4 倍，藍光可以穿透嬰兒的眼球直接到達視網膜，對黃斑部發育造成影響，因此在嬰幼兒階段應謹防「藍

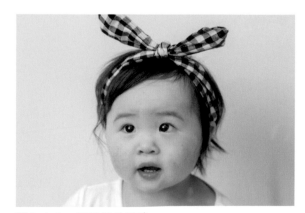

圖 3-4-1　嬰幼兒的眼睛

光危害」，盡量避免接觸富含藍光的電子螢幕等。不過，藍光並非百害而無一利，在治療新生兒黃疸上，藍光也發揮重要的作用。波長為 390～470nm 的高強度藍光對黃疸治療效果最佳，它可使血液中的間接膽紅素氧化分解成為無毒性的水溶性衍生物，然後從膽汁、尿液中排泄出去，從而減輕黃疸症狀 [63]。

2. 促進良好睡眠習慣的節律光照

光照會對人體產生節律效應，這個結論在嬰幼兒身上同樣成立。有研究表示，哺乳動物的子宮內不是完全黑暗的，外部環境中光的強度、波長以及母體組織厚度的變化，都會影響子宮內的光環境。以物理模型為基礎的動物研究顯示，外部光線對子宮的透射範圍從 0.1～10%，並隨著胎齡增加而提高。因此，子宮內的光照程度可以超過 50lx。這意味著子宮內光環境可能影響胎兒的晝夜節律 [64]。有關早產兒的節律研究也證明，胎兒會受到孕婦晝夜循環的影響：早產兒若在出院前 10 天暴露在循環光照下，在出院

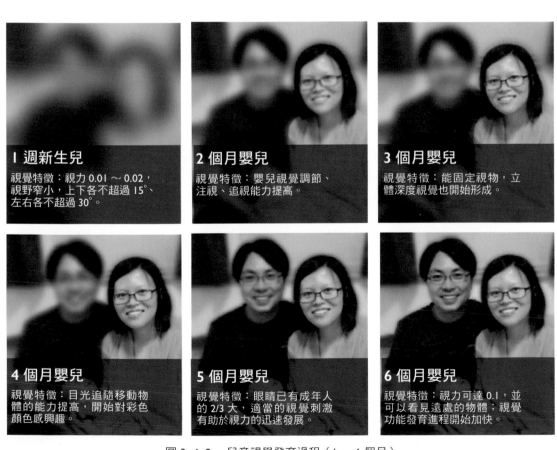

圖 3-4-2　兒童視覺發育過程（1～6 個月）

後的前 10 天之中，白天比晚上更加活躍；而在出院前暴露在昏暗光線下的嬰兒，在出院後 21 ～ 30 天之中，白天比晚上更活躍 [65]。如果早產兒暴露在持續的昏暗光線或持續的明亮光線下，其「休息—活動」的晝夜差異並不明顯，而暴露在循環光照下的早產兒能感受到晝夜循環。關於 32 週以上早產兒的體重增加方面，在循環光照下與非循環照明的環境下，前者更有利於嬰兒的成長 [66,67]。

　　嬰幼兒階段是養成良好睡眠習慣的關鍵時期。在自然明暗環境的刺激下，睡眠節奏大約在 6 週左右開始形成，大多數嬰兒在 3 ～ 6 個月發展出規律的睡眠週期。嬰幼兒的睡眠時間也較其他階段更長一些，新生兒每天需要 14 ～ 17 小時的睡眠（早產兒睡眠時間更長），1 ～ 2 歲需要 11 ～ 14 小時，3 歲以上也需要 10 ～ 13 小時 [68,69]。0 ～ 3 個月月齡嬰兒睡眠的主要特點是片段化，睡眠時間一般持續 2 ～ 4 小時，3 個月之後進入「鞏固期」，睡眠節律逐漸趨於穩定 [70]。可以看出，嬰幼兒的睡眠節律隨著年齡的增長變化很快，單一模式的照明環境，無法滿足不同階段嬰幼兒的健康需求。

　　剛出生的嬰兒從黑暗環境來到明亮世界，還沒有穩定的晝夜節律，需要不斷接受外界刺激才能逐漸形成。嬰幼兒的晝夜節律是十分脆弱的，很容易受到外界干擾而產生諸多問題——研究發現，有 28 ～ 40% 的嬰幼兒存在睡眠問題，包括：入睡困難、節律紊亂和頻繁夜醒等 [71,72]，有些睡眠問題發生率甚至高達 65.9%[73]。睡眠環境成為影響人類嬰兒晝夜節律的一種外源性因素，夜間光照對嬰兒睡眠覺醒和褪黑激素節律的發育有潛在影響。為了防止頻繁夜醒等問題，除了盡可能營造節律照明場景以促進嬰兒節律的發展，父母還需要為嬰兒提供較為柔和的光環境，避免在夜間開啟較亮的光源 [74]。

3. 促進大腦發育的生長之光

　　來自環境的感覺刺激，對發育早期的大腦神經生長和功能性連接以及神經網路的建立非常重要。過強的光刺激可以透過干擾快速眼球運動或直接抑制神經元活動，來干擾突觸連接的建立。暴露在明亮的光線下，可能會損害視網膜主要神經網路的發育，因為它會在感光細胞完全發育之前就喚醒它們。在這種情況下，來自視網膜的生化訊號不能正確地傳遞到大腦皮層。這可能會導致不成熟的視覺系統紊亂，並可能干擾如聽覺等其他感覺系統的發展 [75]。

　　缺乏視覺刺激，也會破壞視覺系統的正常發育。光與視覺刺激對新生兒視覺發育有正面的影響，視覺環境剝奪則會對新生兒的大腦神經發育可塑性產生負面影響。嬰兒受到豐富色彩環境的刺激後，視覺皮層受到影響而使視神經具有可塑性，視覺環境中的色彩配置，對視覺的發育有重要的影響 [76]。在嬰幼兒視力發育的最初時期，稱為「視

覺剝奪敏感期」。這個階段如果經歷了長時間的視覺剝奪，嬰幼兒極有可能弱視或致盲[77]，語言與認知能力也無法得到充分的發展，所以應確保空間中具備豐富的視覺刺激。有很多家長擔心環境光過亮，會對寶寶的眼睛造成刺激，因此喜歡給寶寶戴上眼罩，這是一種過猶不及的做法。剛出生的嬰兒在睜眼之後容易被黑白、明暗對較強的事物所吸引，因此建議可以用帶有黑白圖案的插畫、衣物等刺激其視力發育；在 3 個月左右已逐漸能夠辨別遠近不同的物體，此時應盡可能提供不同顏色的玩具和物品及色彩豐富的環境，來提升嬰兒的感知能力[78]。除此之外，還需要增加戶外活動，讓嬰幼兒的視覺能接觸到足夠的自然色彩和陽光的刺激。如果嬰幼兒患有先天性眼部疾病導致的弱視、斜視等，接觸明亮自然光照也能為對康復有幫助。

　　光也會透過影響嬰兒的睡眠，進而影響嬰兒大腦的正常發育。大腦在懷孕晚期和嬰兒出生後 3 個月生長發育最為迅速，嬰兒早期睡眠中的快速動眼期和非快速動眼期的合理睡眠結構，是保持大腦可塑性的生理基礎。哺乳動物的實驗證實，睡眠剝奪會導致大腦可塑性的損傷，包括：腦萎縮、學習記憶能力以及行為的改變。適宜照明尤其晝夜光線的變化，是影響睡眠晝夜節律的主要環境因素，確保嬰兒生活空間中的適宜照明，是保障嬰兒充足睡眠和睡眠結構完整的關鍵[79]。

3.4.2 兒童──把握視覺健康發育黃金期

　　中國極度重視學齡兒童的近視預防工作，並已提升到國家戰略層級，在全社會致力呵護孩童眼睛健康的背景下，兒童光環境設計應更加把握視覺健康發育的黃金期。

I. 視力可塑期

　　兒童階段（3 ～ 6 歲）處於視力發育的可塑期，因此對兒童的視力保護尤為重要。近年來視力問題已逐漸向低齡化發展，形勢十分嚴峻，光環境研究應該給予兒童視力保護更多關注。兒童在 2 ～ 5 歲階段視力發育很快，到 6 歲左右視力逐漸接近成人視力，12 歲之後基本上已進入「不可塑期」，視力問題將難以逆轉。目前針對成年人的用光研究已經非常廣泛，但是由於兒童每個階段的視力特徵不同，針對兒童用光的嚴謹研究仍然缺乏，尚未形成具體可行的相關規範。

　　兒童的視力問題近年來逐漸凸顯，有調查顯示，學齡前兒童的視力異常狀況佔比27%[80]，學齡兒童的近視率達到36%（來自 2018 年中國國家衛生健康委員會統計數據），並且隨著年級的增長，視力問題比例逐漸提高。針對兒童的視力問題，預防與治療一樣重要。就最常見的近視來說，目前還沒有能完全根治的方法。因此，針對兒童視力問題

的預防工作是最重要的事。

2. 戶外運動、自然光與視覺健康

自然光是最有利於兒童視力發育的光照。隨著科技進步和生活方式的改變，兒童每天都會在室內停留很長時間，並接觸到各種 3C 螢幕，這無疑增加了視力發育不良的風險。兒童需要確保充足的戶外運動時間，讓眼部接受充足的日光刺激，同時在戶外運動過程中，視物距離會發生變化，從而使眼球得到運動，大大降低近視的可能性。

相較於成年人，兒童對光照更加敏感，不良光照更容易抑制兒童褪黑激素的分泌，從而導致節律紊亂。節律紊亂將會造成情緒不良、專注力下降、記憶力減退等一系列問題，這無疑會影響處於教育黃金時期兒童的學習成績和人際社交。節律紊亂也會加重視力問題，研究發現，兒童節律紊亂、睡眠不足引起全身自律神經功能紊亂，並導致眼部睫狀肌調節功能紊亂，是近視眼形成的病理基礎之一[81]。因此用光照促進視力健康，也要格外關注光刺激對兒童節律的影響。

3. 符合兒童特點的光與色彩設計

(1) 基於兒童視覺特徵與偏好

作為一種環境刺激，光環境對兒童的影響表現在視覺、行為、情緒和認知等多個方面。目前的心理學研究成果發現，兒童對物理環境（尤其是光環境）極其敏感。此外，2018 年進行的一項兒童與成人的對照實驗發現，在相同光照條件下，兒童對光照的敏感度遠大於成人。研究者認為，這是由於在兒童眼睛結構中，更大的瞳孔和更高透光率的水晶體，使得兒童具有更高的光照敏感度[82]。

2013 年，南迪尼尼・拉瑪・德維（Nandineni Rama Devi）等人針對環境變數與兒童情緒和行為的關聯性進行了一系列研究，對光作為其中一個環境變數，在其改善情緒的作用方面進行了詳細論述。研究得出了以下結論：①自然光最有助於兒童提高專注力，但過於刺眼的陽光會分散注意力；②由於燈具具有不同的亮度和形式（形狀、尺寸、設計等），兒童可在人造光中透過被動探索獲得舒適感；③亮度和色溫的調節有助於兒童舒緩壓力、緩解疲勞；④人造光或自然光產生的光斑或陰影的圖案，可以激發兒童的正向情緒；⑤刺眼的陽光和強烈的人造光直射（眩光）會使兒童感到不安和不適[83]。有鑑於此，在進行兒童空間光環境設計時，應充分考慮光的娛樂性和吸引力，例如：利用投影燈製造一些有趣的光影，利用透光格柵製造斑駁的光斑圖案等，還可以根據兒童的

視覺偏好，利用調光設備在不同情境下調節燈具的亮度和色溫。同時關注兒童的視覺特殊性，合理控制空間中的光刺激量。

(2) 符合兒童人體特徵的健康照明

學習是大部分兒童生活的主要內容，學習空間的光環境是刺激學生表現的重要因素，優質的照明設計可以為兒童提供更好的學習氛圍，提高學生的學習效果。大量實驗驗證了照明品質會影響小學生的學習成績，良好的光環境可避免視疲勞、提高注意力與認知能力，並有助於健康睡眠節律的形成等。由於兒童人體工學的複雜性，2016 年中國人體工程學協會進行了兒童人體工程學研究，並把成果應用於人體工學兒童座椅（圖3-4-3）。燈具安排也應考慮兒童人體尺寸，根據兒童不同階段的身體發育狀況進行精準設計。根據日本國立特殊教育綜合研究所的資料，8～9 歲兒童的視覺範圍大體上接近成人的視野，6 歲兒童的視覺範圍具有成人的 2/3。成人的視覺範圍一般約為上下120°、左右 150°。而 6 歲兒童的視覺範圍上下只有 70°，左右只有 90° [84]。一般狀態下，人們坐著時的自然視線低於水平線 15°，觀看展示物的最佳視區為低於水平視線 30°的區域。因此學習區域的燈具安排，應避免在兒童視野範圍內形成直射光，並且要有較寬的照射範圍和較大的照射面積。隨著生長發育，兒童身高和視野範圍不斷產生變化，燈具安排的位置和高度也需跟著調整（圖 3-4-3）。

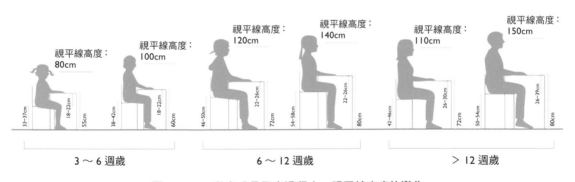

圖 3-4-3　兒童成長發育過程中，視平線高度的變化

兒童的室內空間光環境設計，應注重自然光的利用，同時也應具備良好的視覺舒適度，主要考慮為避免眩光、陰影、頻閃和過多的藍光。所以，照明方式的選擇十分重要，兒童長時間停留的空間，應該考慮均勻的亮度分布，盡量採用直接光、間接混合、照明的方式。燈具應使用吸頂燈或吸頂筒燈，打造均勻的光照效果，盡量避免使用裸露的光源直射眼睛。兒童使用的桌面應盡量採用消光材質，避免形成反光，整個學習區域應該

確保均勻的光照，必要時可在局部區域適當增加補充照明。

(3) 利用光與色彩提升兒童認知和交流技能

　　由於讀寫能力發展的限制，兒童會更加依賴視覺素材來理解事物，建立和外界的交流。顏色除了普遍的生理刺激和心理影響以外，對於兒童認知與學習能力的發展以及創造力的形成也會造成影響。兒童生活學習空間的光與色彩，除了對視覺健康、體格成長有幫助以外，在認知、交流能力的開發和培養方面也有促進作用，這是非常值得探索的一個領域。

　　兒童在成長發育過程中，對色彩的認知會逐步增強。3～6歲能夠分辨並偏愛鮮豔的色彩，如：紅色、橙色等；4歲開始可以區分色調的細微差別；5～6歲可以分辨明度、飽和度和色調，視覺逐步與成人接近。兒童的視覺發育是連續變化的過程，色彩設計應具有目的性。兒童普遍偏好紅、綠、黃色調，很少偏愛灰、棕、黑等低飽和度色彩。一般而言，女孩的辨色能力要優於男孩。

　　根據不同階段兒童視力特徵的不同，光環境及色彩設計應充分發揮其對視覺刺激、節律調節和情緒干預的作用。顏色不僅會影響大腦皮層，還會影響整個中樞神經系統。根據使用環境的不同，顏色可能會產生正面或負面影響，例如：受到過度顏色刺激會導致呼吸方式、脈搏、血壓和肌肉張力的變化。此外，刺激太少會導致焦慮、失眠、過度的情緒反應以及注意力喪失等。

　　兒童室內空間的設計應充分考量色彩環境因素，透過神經刺激和認知訊息處理產生的生理、心理影響。兒童透過色彩表達情緒，因此心理醫生常透過繪畫的色彩應用來了解兒童的心理狀態。同樣，空間色彩及其構成也是對兒童行為、學習、創造力、情緒等具有重要作用的物理環境特徵。流行文化中的色彩心理學和色彩治療中，認為紅色具有喚醒作用，是代表激情與活力的顏色，但也會引起緊張和焦躁。在學習空間中，紅色可以與其他顏色結合應用，幫助處理細節性和重覆性的認知任務完成。黃色和橘色與太陽相關，代表溫暖、活力與歡樂，是兒童房、自習室和遊戲區以及需要激發創意、保持注意力等學習場所的理想色彩選擇；但黃色的過度使用可能會引起緊張和憤怒，同樣明亮的黃色光線營造出白天的氣氛，但若在臥室中大面積使用，將使兒童過度興奮而難以安靜休息。藍色能夠降低體溫、血壓和脈搏速率，創造平靜的環境，適用於休息或進行記憶工作的空間場景中。綠色具有平靜、快樂、舒適、和平的情感意義，對神經系統也有鎮靜作用，被認為有助於提升閱讀速度和理解力，不同飽和度和明度的綠色可在各類學習和生活空間內適當應用。粉紅色是紅色和白色的混合色，使人感到放鬆和溫暖，且帶

有女性氣質；不過粉色──尤其是飽和度與明度相對較低的粉色──可能會增加疲勞感和壓抑感。紫色讓人聯想到優雅和財富，它主要刺激大腦中與創造力相關的部分。棕色作為大地色彩是純樸自然、溫暖可靠的顏色，也常被用於兒童的學習空間，培養他們的責任感和保護慾，幫助他們在學習上腳踏實地；但由於棕色由紅色、黃色和黑色組成，亮度較低，若在採光不佳的房間中大面積應用，會造成幽閉不適感。然而由於不同年齡段和性別的兒童對色彩的偏好與理解有所差異，因此在具體設計時還需透過長期觀察數據或者實驗論證，選擇合適的空間色彩。

3.4.3 青少年──光為身心健康奠定厚實基礎

在朝向成年轉變的關鍵時期，青少年期的身心健康將對終身健康產生重大影響，各類促進健康的方案應在此階段提前布局，為青少年未來的生活和下一代的健康奠定良好基礎。青少年族群具有很強的獨特性，這一時期是發展成長變化最快速的時期之一，身高、體重、體型的成長變化，身體機能發育成熟，新陳代謝旺盛，情感逐步豐富且朝向複合性、社會性發展，以及精力充沛等。南加州大學（University of Southern California）的梅雷迪斯・富蘭克林等人（Meredith Franklin）對 2,290 名青少年進行了世代研究，調查了夜間人工照明、空氣汙染、噪音、綠地和二手煙等環境暴露因素，與青少年心理、社會壓力的關係。結果顯示，人造光、空氣汙染、噪音和缺少綠化都可能會對兒童的心理健康產生不利影響，青少年群體同樣對建成環境的健康品質非常敏感 [85]。近年來的國內外建築，開始關注公共活動與社交空間的營造對於青少年社交、情感與認知能力的塑造。光環境設計實踐也對近視預防問題開始高度重視，隨著青少年健康壓力的環境干預策略不斷地被探索，光照對青少年的健康影響和健康促進作用也逐漸清晰，光將在青少年健康層面發揮更大的作用。

I. 青少年的健康壓力

線上聊天、網路社交等社交需求的增加，學業競爭壓力加劇，大大削減了青少年的睡眠時間，也迫使青少年族群過度用眼、缺乏鍛鍊，近視率居高不下。激素分泌變化、神經功能變化、社會生活變化同時作用，驅使青少年對外部壓力的反應增加，使這一年齡階段成為個體情緒障礙的易感期。青少年時期是生命最旺盛的時期，卻也面臨著來自生理、心理各方面的諸多健康壓力。

在視力健康方面，中小學生的學業壓力、不當的用眼環境和行為，以及愈來愈多3C 產品螢幕的使用，都會增加用眼負擔，從而影響視力發育。長久以來，青少年的視

力健康問題受到世界衛生組織及全球各國政府的高度重視，相繼提出青少年近視預防控制的目標和實施方案。2018 年，中國教育部等八部門聯合印發並施行《綜合防控兒童青少年近視實施方案》。2019 年，中國國務院印發《健康中國行動（2019—2030 年）》，將預防中小學生近視等健康問題列為重大行動之一。2020 年，中國國家衛生健康委發布的《中國眼健康白皮書》指出：「中國兒童青少年總體近視率已過半，達到 53.6%，其中從小學一年級到六年級近視率上升 4 倍，而國中是近視爆發高峰期。」視力缺陷將對國家和個人帶來巨大的經濟負擔，直接威脅國民經濟的持續性發展，關係國家和民族的未來，多管齊下的近視預防控制工作勢在必行。

在睡眠健康方面，調查研究數據顯示，中國國、高中青少年平均每天家庭學習時間，已分別達到 4.1 小時和 5.3 小時，這會不斷壓縮青少年的睡眠時間。艾瑞諮詢（I Research）《2019 中國青少年兒童睡眠健康白皮書》指出，59.8% 的小學生沒有達到每日的建議睡眠時間 9 ～ 11 小時，而 82.1% 的中學生沒有達到建議的 8 ～ 10 小時。此外，中小學生還普遍有入睡困難、睡眠品質不佳等睡眠問題。同時，青少年的睡眠時間顯著減少，也是誘發近視率攀升的重要因素。睡眠時長與罹患近視機率呈明顯相關，睡眠時長愈短，罹患近視的機率愈高，每日睡眠時長多於 9 小時的青少年，比起睡眠時長不足 5 小時的青少年，罹患近視的機率低 41%[86]。此外也有研究顯示，青少年近視會引發睡眠障礙，近視愈深入睡愈困難，以此造成惡性循環。

在情緒健康方面，青少年繁重的學業壓力以及青春期特殊的心理狀態，都會導致負面情緒的出現。中國青少年研究中心發布的《中國青年發展報告》顯示，中國 17 歲以下兒童、青少年中，約 3,000 萬人受到各種情緒障礙和行為問題困擾，其中有 30% 的兒童與青少年曾出現憂鬱症狀，有 10% 左右的兒童與青少年曾發生不同程度的焦慮障礙。

2. 光照對青少年健康的影響

(1) 光照與青少年視力健康

照明是影響青少年視力健康的重要因素。郝洛西教授團隊在關於青少年健康光照的研究過程中發現，大多數教室、家庭中青少年的學習空間，採光和照明存在許多失誤，盲目跟風選用未經科學檢測認證的健康照明燈具，致使近視等青少年視覺健康問題進一步惡化。桌面照度不合理，照明光源顯色性差，環境光與檯燈下光亮度對比過大，重點照明燈具安排錯誤，導致眩光和陰影等問題最為普遍和嚴重（圖 3-4-4）。學習空間光照的精密設計，是青少年健康光照研究和設計的重點。不僅要因應不同學年與學習任務

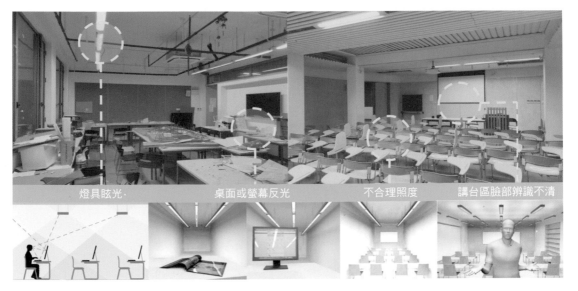

圖 3-4-4　教室照明中的典型問題

加以規畫舒適的視覺作業環境，還應考慮到光照對學習和認知行為的調節作用，利用光照提升學習績效，縮短學習時間，減輕用眼強度。

　　戶外運動並充分接受自然光照，是預防近視最簡單的方式，它可以促進鈣的吸收（缺鈣易使眼球壁的彈性和表面張力減弱），使眼睛肌肉得到放鬆。在近距離用眼或在低頭狀態下近距離用眼工作，易使眼軸拉長而導致和加劇近視[87]。觀景望遠能讓眼睛得到充分的休息，減少產生視疲勞。青少年的戶外活動時間須得到充分保障，目前中國已頒布《國家學生體質健康標準》、《兒童青少年近視防控光明行動工作方案（2021—2025 年）》等政策，以加速推進「每天 1 小時」戶外活動的落實。

(2) 光照與青少年學習績效

　　教室和房間作為最重要的兩個學習空間，應時刻關注照明品質問題。不同場景的照明在提高學習方面可以發揮不同的作用，比如：提高視覺能力（可能影響注意力和動機）、合作能力和溝通能力等。教室的視看方式較多，除了閱讀和書寫等近距離視看工作，還需滿足遠距離視看以及各項教學活動，桌面水平照度和黑板垂直照度是最重要的。此外，投影與環境的亮度對比也需注意，眩光、黑板反光、燈具閃爍等應得到有效控制，燈具安排應要能確保，使得室內空間的整體亮度分布均勻。房間內主要以夜間的學習為主，尤其注意避免圖 3-4-5 中出現的照明品質問題，在條件允許的情況下，還應注重對不同需求下光環境的營造，可調節照明是較佳的光環境解決方案。

光照圖示

a. 桌面均勻度低

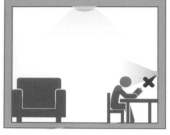

b. 抬頭眩光嚴重

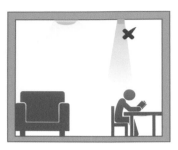

c. 容易產生陰影

圖 3-4-5　青少年房間內學習空間照明主要問題

(3) 光照調整青少年的社會性時差

　　現代青少年的生活方式發生了巨大變化，社會環境的影響、學習壓力的增加和娛樂方式的變革，都導致青少年出現「社會性時差」，這將對青少年的身體發育十分不利。戴安娜·帕克薩里安（Diana Paksarian）等人於 2020 年在美國的研究指出：戶外的夜間人工光強度，會對青少年的睡眠及情緒產生影響。在夜間戶外光照強度較低的區域，青少年在週末的就寢時間更早且睡眠時間更長；在夜間戶外光照強度較高的地區，青少年的焦慮症、憂鬱症、雙相情感障礙等情緒問題的患病率較高 [88]。此外，倫斯勒理工學院照明研究中心研究發現，早晨缺乏短波光照射和夜晚接受較多的短波光照射，均會延遲生理時鐘的相位 [89]。另外，由於春季的自然光較冬季更加充足，所以青少年在春季的晝夜節律系統的相位延遲多於冬季，即在春季的入睡時間更晚，且由於學校固定的時間表，青少年在春季的夜間睡眠會大大縮短 [90]。同時，他們也進行了「光如何改善青少年晝夜節律和睡眠」的相關研究，並提出早、晚控制光照環境，對改變晝夜節律相位移動的大小和方向都非常重要，動態節律光照應根據青少年作息時間表來制訂 [91]。如圖 3-1-3 所示，相對於兒童、成年、老年期，青少年具有「晚睡—晚起」晝夜節律相位推遲的特徵。然而在中國許多地區，小學、國中、高中兒童青少年上學時間相同，青少年早起導致他們無法獲得高品質充足睡眠，加上繁重的夜間學習負擔，青少年有效睡眠時間便進一步縮短。在應對「社會性時差」影響方面，家庭和教室的光環境應關注日間自然採光效果，確保學生清晨能接受充足的光照刺激，而在夜間應減少引起內在光敏視網膜神經節細胞興奮的光照刺激，並在入睡之後減少光線的干擾。在城市光汙染嚴重的地區，應用窗簾遮擋侵入室內的室外人工光線。

3.5 孕產婦健康光照──
給媽媽力量的光

　　孕育生命充滿期待與喜悅，但也伴隨著生理上的巨大變化和心理上的壓力與刺激。從準備受孕、懷孕、分娩到產後康復的過程中，孕產婦會遭遇行為受限、分娩疼痛及負面情緒問題等多重困擾，她們在生理與心理各個方面都需要專業的關懷與支持。這正是國際上盛行的婦產醫療全程服務理念（Fully Care for Women and Infants, FCWI）的核心精神。為了更安全地分娩，更美好的孕產體驗，給予孕產婦的健康光照應建立全階段健康的觀念，以母嬰安全為前提，同時在情感支持、生理狀態調節等方面提供細緻入微的呵護。

3.5.1 孕期療癒的光照處方

　　長達 40 週的孕期是一場艱辛的挑戰，在這段特別的時期裡，每一週甚至每一天，準媽媽們的體內激素、身體和心理都在發生巨大的變化。治療調理準媽媽們的睡眠、代謝與情感障礙務必謹慎；選擇治療方法與用藥，應考慮它們對產婦的負面影響，從分娩併發症、胎兒致畸性、胎兒發育等多個方面權衡考慮。人們會採用芳香、音樂、營養、冥想、瑜伽等各種安全無副作用的非藥物療癒方法，來幫助孕婦們緩解妊娠過程中的壓力，減輕身心壓力。而光照干預不僅可靠安全、副作用小，在孕期不適症狀的療癒方面具有很高的價值，值得更廣泛的探索和應用。

　　睡眠障礙是孕期常見問題，到了妊娠晚期將更加嚴重。從失眠、夜間覺醒、深睡眠缺乏到打鼾、噩夢、日間睏倦，準媽媽們的睡眠問題症狀多種且多樣，但都不能掉以輕心。激素、代謝、體溫、母體活動，孕期的許多生理過程都受到晝夜節律與褪黑激素分泌的影響，節律紊亂和不良性分娩有直接相關。研究表示，每晚睡眠時間少於 6 小時的女性，其分娩時間更長，剖腹產機率是擁有正常睡眠孕婦的 4.5 倍 [92]。晝夜節律訊號通路，在妊娠和胎兒發育過程中也有調節作用，孕婦的晝夜節律紊亂可能對其後代產生有害影響；若孕婦妊娠期間晝夜節律中斷，將導致其後代心血管疾病、肥胖和其他慢性病的罹病風險增加 [93]（圖 3-5-1）。婦產科醫生們極度重視孕婦睡眠品質的調理，以確保妊娠安全和胎兒的健康發育。孕婦生活環境的療癒光照可轉化為健康妊娠的護理對策，根據孕婦褪黑激素分泌與新陳代謝週期，提供「光─暗」循環節律訊號，幫助她們修復

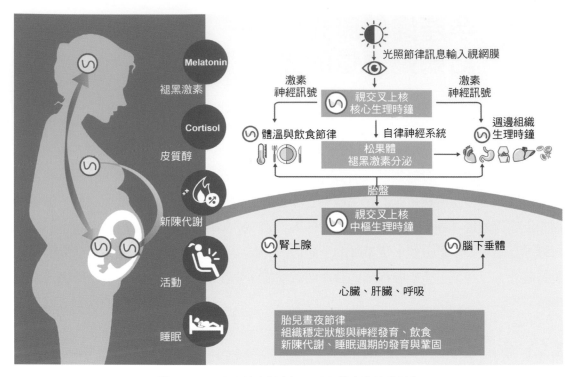

圖 3-5-1　光照節律對產婦和胎兒帶來的節律影響

紊亂節律。這將為護理人員等從事輪班工作的妊娠女性帶來非常大的幫助。

　　準媽媽的好情緒是胎教的第一步，正向情緒不但可以降低早產風險，還有利於胎兒的健康發育與母親產後的心理健康。然而懷孕後受到體內激素的變化，以及生理、生活、人際關係的變化等各種主、客觀因素的共同影響，準媽媽們或多或少都會遭遇情緒波動、焦慮、憂鬱與神經質等心理狀況，並引發身體症狀。情緒管理在孕期非常重要。愈來愈多準媽媽會透過冥想，來對抗妊娠期消極想法與負面情緒的侵擾。冥想的空間常使用燭光或彩色的離散光和漫射光，營造靜謐、柔和的氛圍。但是在賦予冥想燈光正面應用價值之前，還需透過科學的臨床研究，來調查光色亮度與飽和度的選擇對神經元興奮所帶來的影響，以確定所使用的冥想燈光是否是改善孕婦情緒的最佳選擇。

　　強光療法治療情感障礙的有效性，在過去幾年的研究中被不斷驗證，其對季節性情緒失調症、非季節性憂鬱治療的作用效果明顯。目前已有小樣本的研究證明，清晨強光治療對產前憂鬱的症狀改善，例如：丹・奧倫（Dan A. Oren）等對患有重度憂鬱症的孕婦進行了為期 3 週的光療（n=16，每日醒後 10 分鐘接受 10,000lx 強度的明亮光照射 60 分鐘），結果顯示 SIGH-SAD 憂鬱自測問卷的平均評分提高了 49%，其中一半女性完

全緩解（SIGH-SAD ＜ 8）[94]。尼爾·愛普生（C. Neill Epperson）等對患有重度憂鬱症的孕婦進行了為期 5 週的光療（7,000lx 或 500lx，每天醒後 10 分鐘接受照射 60 分鐘），結果顯示，這兩種照度的白光刺激，均可有效改善妊娠期憂鬱症[95]。維爾茲·賈提絲（Wirz Justice）等人透過對比連續 5 週的高照度的光刺激（7,000lx，瞳孔照度）與低照度紅光刺激（70lx）對非季節性重度憂鬱症孕婦的影響，結果顯示，高照度的白光刺激改善妊娠期憂鬱症的效果，明顯優於低照度的紅光刺激（高照度白光組：68.6%；低照度紅光組：36.4%）[96]。晨光療法在妊娠期具有抗憂鬱作用，可以成為一種非常有潛力的非藥物療法。同時，每天清晨讓孕婦進行適當的戶外活動，也對維持情緒有非常人的幫助。

　　懷孕不僅使孕婦視力模糊，視覺敏銳度暫時性降低，也會使眼睛對光更加敏感，過強光線刺激將引起頭痛與偏頭痛。同時懷孕所導致的角膜形狀、厚度改變和液體滯留，也會讓眼睛更容易疲勞，因此孕婦工作和休息的房間視覺環境，應盡可能柔和舒適。特別是孕婦工作空間的光環境，和一般人的工作空間應有一定差異，光照強度設定和光線分布需要特別考慮。

3.5.2 「光照導樂」，幸福分娩

　　光環境對於分娩期的激素濃度影響，與產前、產後是不一樣的。在自然的分娩過程中，人體產生四種主要激素：腎上腺素、褪黑激素、催產素和腦內啡，這些激素的分泌與分娩環境有關，並會直接影響產程的進行。

　　腎上腺素和去甲腎上腺素，會協調當危險出現時應「戰鬥或逃跑」的壓力反應。除了恐懼和壓力，當室內明亮的燈光使產婦感受不到平靜、舒適、隱私受到保護時，也會引起腎上腺素分泌。腎上腺素會將血液從子宮重新分配到心臟、肺器官和主要肌肉群，發揮「戰或逃」的作用，延遲分娩進程。腎上腺素的釋放還會減緩和抑制催產素的分泌，從而延長產程。褪黑激素是由黑暗環境刺激身體產生的，進而增加催產素的產生；這說明了為何大部分的分娩都在夜間發生，而在明亮的分娩環境中，多發生產程停滯的原因[97]。催產素是驅動產程的主要激素，主要負責子宮收縮，幫助娩出胎盤並防止產後出血，它也是 β-腦內啡的產生基礎。β-腦內啡是一種壓力荷爾蒙，在自然分娩過程中累積，可幫助產婦克服疼痛，並促進催乳素的分泌。低濃度的腦內啡會導致分娩緩慢，並伴隨難以忍受的疼痛。產婦可以透過保持冷靜和舒適的心理狀態，避免內外干擾來增強 β-腦內啡的產生（圖 3-5-2）。

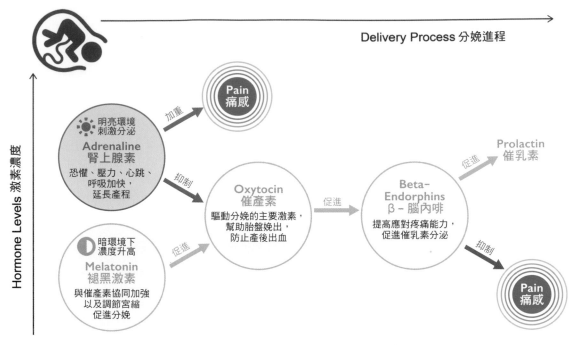

圖 3-5-2　分娩環境、激素分泌和疼痛的相關性

　　在沒有異常分娩狀況發生和特殊要求的情況下，順產產婦從入院待產到出院，通常需要 3 ～ 5 天，以完成待產、三段產程與產後康復五段分娩歷程，並經歷複雜的生理和心理狀態的變化。在分娩的不同階段，產婦需要不斷地調整狀態，克服長達 10 餘個小時的分娩疼痛，同時配合助產者完成分娩。為此，郝洛西教授團隊提出了針對分娩全過程的「光照導樂」理念，即考慮懷孕後期、產前、待產、分娩、產後各階段中，產婦行為模式的變化以及相應的環境需求，採取客製化的光照分娩陪伴方案，並且已在廈門蓮花醫院等分娩中心進行應用。

　　從出現產前徵兆到進入待產室的這段時間內，產婦宮縮剛剛開始，體力相對充沛，這一階段她們主要採仰臥休息，或者做一些簡單的活動以及練習呼吸技巧，幫助肌肉放鬆，將自己調整到最佳狀態，以飽滿的精神、平和的心態，迎接產程的到來。這一階段的療癒光照可採用柔和、使人放鬆的環境光照，輔以有利於轉移疼痛注意力、疏導焦慮和恐懼情緒的低刺激動態彩色光或者光藝術界面。

　　第一產程約 11 ～ 12 小時，可說是分娩過程中最漫長、最難熬的階段。這一階段，產婦的宮縮逐漸強烈，劇烈疼痛來臨。分娩痛，在醫學上疼痛指數列為第二位。緩解疼痛光照與產程及分娩時的疼痛感知，存在著一定關聯，暗光條件下松果體細胞活躍，褪

黑激素含量增加，為分娩提供動力。為方便檢查和分娩，產婦通常穿著較為輕薄的分娩服，長時間在待產室內環境中停留，容易感覺寒冷，此時腦內啡的濃度降低而腎上腺素的分泌增加，增強了疼痛感受，因此在視覺上更需要營造溫暖氛圍。所以在古代，婦女生產往往在點著蠟燭、微微昏暗的溫暖房間中進行。針對在待產室度過的第一產程，郝洛西教授團隊專門設計了「光之花園」的情感光照。裝置設計將 12 個月的月花圖案進行抽象加工，將其用光與色彩來呈現，模擬花開時節花朵繽紛的場景，以幫助產婦放鬆、鎮靜（圖 3-5-3）。

針對第二、三產程胎兒、胎盤娩出階段，空間的環境應有助於調節產婦情緒，讓她們積極配合助產人員的指導，以順利完成分娩。胎兒娩出需要產婦配合醫護人員共同完成，在每次宮縮時配合用力憋氣，使用自身腹力迫使胎頭下降，因此需保持精神集中。產程的陣痛與大量體力消耗，不免使得產婦們大腦皮質功能處於紊亂狀態，驚慌失措、煩躁焦慮、難以集中精力。所以分娩室內的情感性照明光色飽和度、圖像內容、刷新頻率要慎重選用，避免過度干擾，分散產婦注意力，引起異常。產程完成後，產婦送回病房接受觀察和簡單護理，若無特殊情況，產後 8 個小時便可下床走動。分娩消耗了產婦極大的精力和體力，使她們身心都處於極度疲憊的狀態，亟需補充睡眠和體力。這一階段療癒燈光，則需要著重於修復分娩中生理和心理巨大壓力造成的身心健康影響，提供溫馨安靜的休息環境，以及有益於高品質睡眠的環境基礎。

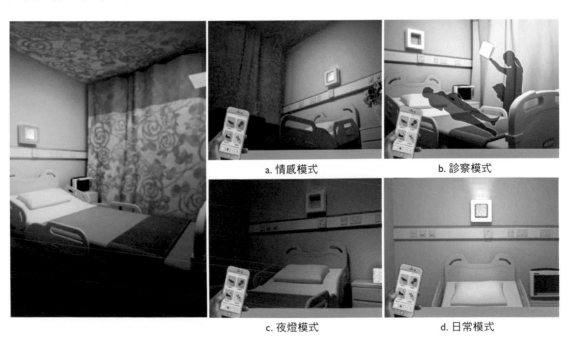

a. 情感模式　　　　　　　　b. 診察模式

c. 夜燈模式　　　　　　　　d. 日常模式

圖 3-5-3　「待產室中的光影花園」設計意象

3.5.3 用光的力量與產後憂鬱對抗

頻頻發生的產婦自殺悲劇，使產後憂鬱症受到人們愈來愈多的關注。產後憂鬱症不是性格缺陷或弱點，而是一種與分娩有關的情緒障礙，也是一種併發症，其症狀表現可能包括：極度悲傷、低能、焦慮、哭鬧、易怒以及睡眠或飲食模式變化，甚至是自殺與擴大性自殺行為。未經治療的產後憂鬱症，可能會持續數月乃至數年，非常危險。

缺少自然光照刺激和產後憂鬱之間存在一定關係。聖荷西州立大學（San José State University）護理學教授迪皮卡・戈亞爾（Deepika Goyal）的團隊分析了 279 名初產婦的訊息。結果顯示，分娩期與懷孕晚期處於一年中日長較短的月份產婦，在她們的嬰兒出生後，可能會有更高的產後憂鬱症罹病風險。這與眾所周知的季節自然光照和憂鬱之間的影響關係是一致的 [98]。

亞洲國家產婦有坐月子的傳統，坐月子時產婦長時間在門窗緊閉、窗簾拉緊的房間內臥床，不外出活動，極少接觸自然光照射，大大提高了罹患產後憂鬱的風險，也影響了嬰兒的發育。所以產後休養的房間，應有良好朝向和自然採光，光線強度要明暗適中，以方便隨時調節。

明亮光照療法（BLT）在 20 世紀 80 年代，開始被引入治療季節性情感障礙、非季節性情感障礙，也被用於治療經前症候群、厭食症等其他疾病。產後憂鬱症與上述情感障礙有相似的症狀表現，比如：情緒憂鬱、失眠等，強光療法或許也能成為產後憂鬱的有效治療方法。在瑪麗亞・科拉爾（Maria Corral）等人的一項研究中，2 名受試者在接受 BLT（10,000lx，每天早上 7:00 ～ 9:00，照射時長 30 分鐘）。治療 4 週後，均得到顯著的臨床改善。然而，瑪麗亞・科拉爾等人 [99] 另一項連續 6 週的研究顯示，BLT（10,000lx, n=10）和低照度紅光（600lx, n=5）都導致 SIGH-SAD 憂鬱評分下降了49%，但對產後憂鬱症狀的緩解並無顯著性差異。因此採用何種劑量與作用方式的強光來改善產後憂鬱，以及強光照射的持續時長等問題，還有待大量研究來探明 [100]。

中國產婦家庭對於優質、安全的孕嬰服務有著強烈的需求。一方面，大多數產婦為獨生女、初產婦；另一方面，由於求學年限延長、結婚年齡延後、競爭壓力增加以及「全面二孩」政策落地等社會現實問題，產婦族群正朝向高齡化，而高齡產婦通常伴隨較高的分娩風險 [101]，負面情緒問題也比適齡產婦更嚴重 [102]。產婦在要求更精湛醫療技術、更人性化護理的同時，也需要健康的孕產環境。由此可見，關注孕前、孕期、分娩期、產褥期到新生兒護理全部過程的療癒光照研究設計，充滿潛力與價值。

3.6 樂齡健康光環境

中國自 2000 年邁入高齡化社會之後，人口高齡化程度持續增加，其中高齡化是中國老齡化進程的重要特徵。根據中國國家統計局最新數據顯示，現階段中國 60 歲及以上人口已達 2.5 億，占總人口的 18.1%，而高齡老年人人數達到 3,000 萬；預計到 2050 年，中國高齡化比例將提升至 34.1%，高齡比將達 22.3%，成為世界上人口高齡化速度最快的國家之一。中國的長壽時代已經拉開帷幕。

老年生活品質取決於生理、心理各層面的健康狀態。「人間重晚晴」，世界各國都在不斷出台相關政策、標準，積極面對健康高齡化議題。中國在《「十三五」健康老齡化規畫》中提出推動老年宜居環境建設，世界衛生組織也在《2020－2030 年健康老齡化行動十年》（Decade of Healthy Ageing 2020 － 2030）中探索健康高齡化的行動領域及應對方式。

視力在 40 歲左右開始下降。隨著年齡的增長，進入老年階段，視覺功能退化和視力損傷及年齡相關眼疾發病，難以避免地影響到日常生活。透過光與照明，彌補視覺退化所造成老年人的生活品質下降和出入安全影響，是老年人光健康關注的首要問題。國際照明委員會的技術報告「CIE 227: 2017 建築物中針對中老年和低視力者的照明」（CIE 227:2017 Lighting for Older People and People with Visual Impairment in Buildings）中，分析了光環境對老年人視覺功能的影響，並針對視力正常的中老年（定義為 50 歲及以上）和低視力族群，在室內空間（如：辦公室、公共空間和住宅）的照明及視覺環境的照明建議，提出了相對應的光補償點數據。除此之外，老年人非視覺的光響應能力也明顯變差，晝夜節律調節能力明顯下降，因此，節律照明研究與設計也是老年人光健康必不可少的環節。與此同時，由於感知覺能力下降、身體衰退，老年人在參與外界活動和獲取訊息與溝通方面的能力也有所下降；在心理健康和精神衛生方面，老年人同樣是弱勢群體，光的情感效應應得到特別的關注，為老年人營造保障尊嚴與福祉的友好型宜居環境。

表 3-6-1　老年人眼部組織結構的老化及影響

老化部位	變化特點	影響
角膜	直徑變小、呈扁平趨勢（曲率半徑增大）	屈光力改變導致老花（老視）
	角膜內皮細胞稍有增厚	引起光線散射
水晶體	水晶體核心不斷擴大、硬化至最終失去彈性	調節力變差導致老花
	顏色加深（黃色或琥珀色），對短波吸收增加	顏色視覺能力的降低
	非水溶性蛋白增多造成水晶體渾濁	增加患白內障機率
瞳孔	最大直徑和最小直徑都會減小，且最大直徑比最小直徑減小幅度大	進光量減少
視網膜	變薄、光感受器及視網膜神經節細胞數量減少、色素上皮色素流失	視力或視覺功能有所下降
玻璃體	透明質酸酶和膠原的改變，蛋白質的分解等造成玻璃體液化渾濁	視覺調節能力和觀看品質下降，導致「飛蚊症」

表 3-6-2　老年人常見眼部疾病及其症狀

常見眼部疾病	病因	發病人群特徵	症狀
白內障	水晶體代謝紊亂、導致其蛋白質變性而渾濁	多發生在 40 歲以上族群中，60 歲以上患病比率直線上升	視力減退、視物模糊、對眩光敏感、顏色辨別能力下降
年齡相關性黃斑部病變	各種原因導致的黃斑部病變，可分為濕性和乾性兩種	50 歲左右發病；隨著年齡增加，發病率顯著增高	視野中心區域變暗、中央視力衰退（對周邊視覺影響較小）、視物變形
青光眼	眼壓升高導致視神經損害	發病率為 1%，45 歲以後發病率為 2%	對比敏感度降低、視野變小並逐漸喪失
糖尿病視網膜病變	糖尿病所致的微血管併發症	隨著糖尿病患者日趨增多，發病率呈上升趨勢	視野中有渾濁斑點、視物模糊、視力下降
色素性視網膜炎	慢性、進行性、營養不良視網膜退化	遺傳性疾病	明暗變化適應降低，夜盲症、對強光敏感、視野縮小
乾眼症	眼睛無法正常地產生淚水或眼淚蒸發太快	隨著年齡的增長，患病風險增加；與男性相比，女性罹病率更高	眼疲勞、畏光、對光刺激敏感

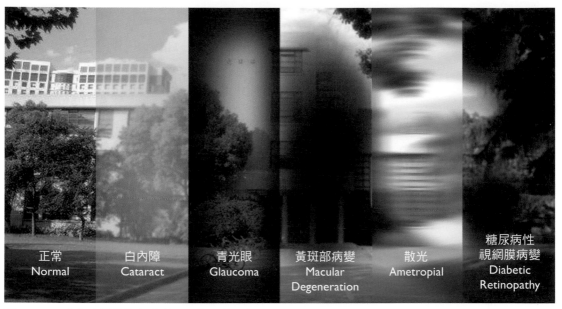

圖 3-6-1　老年人常見眼部疾病及視覺品質示意

3.6.1 老年人視覺特徵的變化及其影響

　　隨著年齡的增加，人類的視覺系統主要會產生兩種變化[103]，第一種是由於年齡增長所導致且不可避免的衰退，即生理性老化（表 3-6-1）；另一種是老年人眼部發生病理性的改變，如：白內障、黃斑部病變、青光眼等老年族群常見眼部疾病（表 3-6-2）。

1. 視覺敏銳度及色彩辨別能力下降

　　眼睛老化使眼睛水晶體的彈性降低，看近物時物體聚焦功能下降，視物模糊，出現「老花眼」的現象。同時水晶體透光能力減弱、視網膜功能衰退，以及黃斑部病變、糖尿病視網膜病變、白內障等眼部疾病的影響，進入老年人眼底視網膜的光線減少，使老年人視覺敏銳度下降，因此需要更多光線才能看清物體。

　　同樣地，由於水晶體顏色變黃、變渾濁和視覺通路敏感性的變化，老年人顏色辨別能力亦隨著年齡增長而下降。對藍色、綠色等短波的吸收率會大大地增加，造成老年人在視看時，畫面整體色調偏黃；對於藍色和綠色等短波長的顏色不容易分辨，對於明度相近（黃白、灰白等）的色彩辨別能力減弱；對於顏色飽和度的感知能力下降（如，紅色看起來會變粉）等。與此同時，青光眼及以黃斑部病變為代表的年齡相關性眼病，也會導致老年人藍黃色色覺異常的症狀，如圖 3-6-1 所示。

2. 明暗適應能力下降

隨著年齡增長，老年人的明暗適應能力均呈現不同程度的下降，這主要與老年人視網膜上感光細胞的衰退、由水晶體透射率及瞳孔直徑減小等因素所導致的眼睛進光量減少有關 [104]。因此，老年人在低光照和夜間環境中常產生視力障礙，並且需要更多的時間來適應空間光線明暗的變化。此外，明暗適應能力減弱，也是年齡相關黃斑部病變的預警訊號。

3. 眩光敏感

眼球內光線的散射，導致了老年人對眩光的敏感，此外，老年人受到眩光影響後的恢復能力，也會有不同程度的減弱 [105]。比如在同等的螢幕亮度下，老年人感受到的眩光程度明顯高於年輕人，同樣受到眩光刺激以後，老年人也需要花費更長的時間才能恢復過來。

4. 視野範圍縮小

由於週邊視覺的下降，視野範圍也會受到生理性老化的影響而變小；此外，老年人由於駝背、坐輪椅等原因造成視點下移，也會造成老年人視野範圍一定程度的變化。視野範圍的縮小除了會造成老年人對眼前事物「視而不見」，也會給日常生活帶來巨大的安全隱憂。

5. 對比敏感度下降

對比敏感度下降，是老年視功能退化的另一個重點，老年人普遍、好發的眼病之一白內障的主要症狀，就是對比敏感度降低。低對比敏感度導致老年人分辨日常生活環境中物品及細節時造成困難，使老年人在行走過程中，難以很好地辨識凸起表面或水平、垂直間隙，導致跌倒，不僅影響日常生活品質，程度嚴重者甚至影響生命安全。在低照度的情況下，這一問題將更加嚴重。

3.6.2 老年人非視覺通路的退化及導致的節律問題

由於視網膜中存在著用於感知光照從而調節節律的視神經節細胞，隨著眼部的老化也會產生相應變化，從而影響人的節律。研究發現，下視丘視交叉上核的功能會隨著年齡增長而衰退 [106]，副交感神經功能晝夜節律活動幅度也會降低 [107]，導致老年人節律振幅和晝夜節律調節減弱，分散的因素增加 [108,109]（圖 3-6-2、圖 3-6-3）。老年人晝夜

節律向超日節律（週期短於 1 天）和亞日節律（週期長於 1 天）的變化轉變，從而導致失眠、白天嗜睡等節律紊亂問題[110]。另外，老年人褪黑激素的分泌模式和代謝，也會隨著年齡增長而發生變化，這意味著他們更容易受到睡眠障礙和譫妄等情況的影響[111]。

具體而言，與年輕人相比，老年人保持清醒的時間明顯更多、入睡的時間更長；從睡眠結構來看，第三、第四階段和快速動眼睡眠的時間更少[112]。一般從中年至 80 歲這一時期，總睡眠時間平均每 10 年減少 27 分鐘[113]。臨床研究用腕關節活動監測方法，對 65 名青年、中年、老年、高齡四個年齡層的睡眠和晝夜節律進行觀察。老年年齡組和高齡年齡組休息和活動的晝夜節律模式，日間變異和夜間活動顯著增加，晝夜振幅降低。人的衰老過程中，伴隨著晝夜節律性睡眠和休息活動節律的減弱[114]。

由於身體機能退化，加之無人陪伴以及缺少群體活動和社會交流，老年族群普遍存在孤獨、焦慮、憂鬱等情緒問題。有研究發現，60 歲以上老年人罹患憂鬱症的比例從 11 ～ 57% 不等。80 歲以上老年人患有憂鬱症狀的比例為 30.3%[115]。

老年人的情緒問題會影響睡眠，而睡眠不佳又會導致焦慮、憂鬱情緒的產生，因而情緒問題與節律問題惡性循環，最終嚴重影響生命品質。世界衛生組織報告顯示[116]，情緒障礙已經成為老年族群重要的疾病負擔，不良情緒問題會擾亂老年人正常的生理功能，導致其機體平衡失調，影響防禦和免疫功能。從原理解釋，老年人的不良心理狀態會導致緊張焦慮情緒產生，頻繁地對腦垂體造成不安的刺激，致使其發生各種偏激過敏的訊號，擾亂內分泌的均衡狀態。因此，心理疾病會誘發或加重常見的高血壓、糖尿病、胃腸功能紊亂、老年癡呆症等眾多老年疾病。

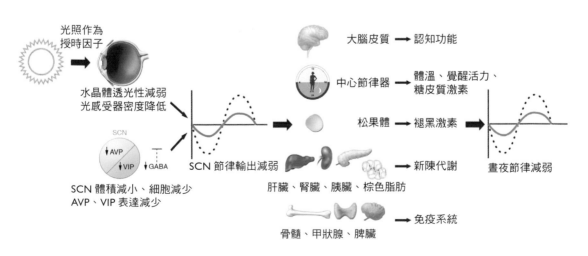

圖 3-6-2　老年人節律衰減的生理機制

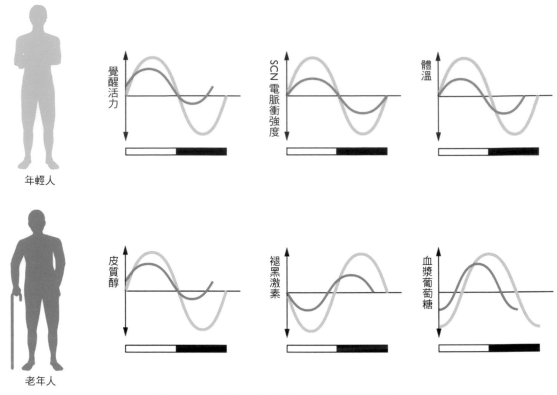

圖 3-6-3　年輕人與老年人的各項節律指標對比

3.6.3 老年族群的光照需求

老年族群的光環境需求，可分為視覺需求和非視覺需求兩個方面。在視覺需求方面，可透過適老化設計滿足老年人視覺特徵、提升視覺舒適度；同時關注生活起居中各功能操作的需求，透過人性化的功能區光環境設計，可提升晚年生活品質、改善負面情緒。而在非視覺需求方面，應特別關注應用光的療癒作用，根據增齡進程中老年人身體功能變化，提供改善睡眠、情緒與認知的支持性環境。

I. 基於老年人視覺特徵的視覺環境需求

(I) 提高照度水平

跌倒是 65 歲以上老年人因傷致死的主要原因，預防老年人跌倒的最重要措施之一，是確保他們生活空間中的光線充足。由於視功能的衰退，為了看清相同的目標，老年人比年輕人需要更高的照度。與年輕人相比，在明亮條件下高齡老年人相對成年人照度標

準需提升 1.5 ～ 2 倍，在暗環境下則需提升 2.5 ～ 3 倍。《養老設施建築設計規範》（GB 50687—2013）中提出了老年居住生活空間的適老照明要求，表 3-6-3 節選了中國部分建築規範與日本建築規範的適老照明要求進行了比較，照度值規定相對偏低，且缺少針對老年閱讀、針線活等行為的細部考慮，在實際設計中，可在此基礎上根據真實情況進行適當調整。

(2) 避免眩光

老年人的角膜、水晶體透明度的下降（如白內障），玻璃體的液化甚至脫離，都可能引起眼球內光線散射，從而使老年人對眩光更為敏感，因此我們在為老年人提供較高光照的同時，必須控制眩光。這可透過對燈具做遮光處理、間接照明等方式，避免高亮度的光源對老年人產生的眩光影響。

(3) 保證空間亮度的平穩過渡與照度均勻度

由於明暗適應能力的降低，老年人需要更多的時間以適應不同的亮度變化，因此要盡量減少相鄰空間的亮度差。設置適當的過渡照明，可避免亮度的突然變化。此外，同一空間也要確保一定的照度均勻度，避免老年人視線在不同明暗之間來回切換，產生視覺疲勞。

表 3-6-3 中國與日本適老照明標準對比

房間	參考平面	GB 50867—2013《養老設施建築設計規範》		JGJ450—2018《老年人照料設施建築設計標準》
		照度標準值（lx）		照度標準值（lx）
起居室	0.75m 水平面	一般活動	300	200
		書寫、閱讀	—	
臥室	0.75m 水平面	一般活動	200	150
		床頭、閱讀	—	
走廊	地面	—	100 ～ 150	150
門廳	地面	—	—	200
餐廳	0.75m 餐桌面	—	200	200

(4) 良好的光源顯色性

由於老年人色覺能力的退化，對於相近色相的色彩區分能力減弱，為便於老年人對室內色彩進行分辨，室內照明光源的顯色性應適當提高。

(5) 增加對比度

由於老年人對比敏感度會出現不同程度的下降，為提高其對特定目標的辨別能力、防止跌倒，在室內環境的設計中應該盡可能提高對比度。例如：樓梯邊緣、門框等部位可以採用局部照明，或者使用與鄰近區域不同的顏色或材質加以區分，提高辨識度。

(6) 照明控制的人性化設計

人性化照明控制在老年生活空間中非常重要。一方面，老年人經常由於忘記或行動不方便，在夜間活動不開燈而摔倒；另一方面，床頭檯燈、落地燈和插座電線若無有秩序的收納，會增加絆倒的危險。因此為了便於老年人就近對相關燈具進行控制，養老設施中應根據實際需求設置多點控制開關，並且宜使用帶指示燈的寬板開關，浴室、廁所燈宜採用延時開關。近年來，燈具智慧控制面板在居住空間中有愈來愈廣泛的應用，控制面板的圖案設計、操作介面和色彩設計等，均需考慮老年人的視覺特徵與認知能力，以便於老年人理解和操作。

2. 基於老年人節律、情緒特徵的非視覺光環境需求

在非視覺需求方面，室內光環境除了要滿足老年人正常的視覺作業之外，也應考慮老年人對節律修復和情緒調節等更高層次的需求。

在節律修復方面，老年人由於身體機能衰退，很少外出走動接受足夠的自然光照刺激，導致晝夜節律振幅降低，這也是老年人好發睡眠問題的主要原因之一，進而導致憂鬱、焦慮等情緒問題及躁動等行為問題。針對這一現象，從照明設計的角度出發，自然光照的缺失可透過室內人工光照進行補充。例如：設置能模擬一天之中自然光變化的照明器具，以彌補老年人接受自然光照不足，提供非視覺節律刺激。國內外 20 年以來各類研究結果證明，晨間高強度光照刺激，是最為有效的睡眠改善途徑之一，可在一定程度上提升睡眠效率、增加白天覺醒度 [117-119]。此外，晚間特定的中等強度光照，也可緩解失眠、減少老年人夜間躁動 [120]。

在情緒調節方面，可結合空間局部使用彩色光或安裝光藝術裝置，活躍環境氛圍，對老年人憂鬱、焦慮等負面情緒進行改善調節。

3.6.4 老年疾病的光照療法

目前研究顯示，老年族群普遍罹患各類疾病，如：睡眠障礙、精神及情感障礙、阿茲海默症等，而光照療法或多或少可改善這些老齡疾病症狀。

光療產品的使用時間通常在早晨，其照度與普通燈具相比較高，最高可達 10,000lx 以上，一般採用與正午日光相一致的色溫（6,500K 左右）。倫斯勒理工學院照明研究中心研發了一種「光療眼鏡」，用於調節老年人的節律系統。該眼鏡提供富含藍光的光譜，刺激人體節律系統的響應，相關實驗也證明該裝置可有效抑制褪黑激素 [121]。光療在對阿茲海默症方面的研究與應用，也在不斷地開展中。每天早晨 7:30 打開 6,500K 的照明設備，並在 8:00 之前從 200lx 逐漸達到至少 1,000lx 垂直照度並保持，在傍晚 18:00 再逐漸降低至 200lx；結論證實，高色溫、高強度光可以改善癡呆老年人的晝夜節律，並可能對躁動行為產生正向影響，而不會給護理人員帶來額外負擔 [122]。郝洛西教授團隊將節律照明應用於上海市第三社會福利院，失智老年人養護機構牆面上的大面積節律照明刺激裝置，為阿茲海默症患者提供了便利的光療條件，從而改善他們的節律穩定性、情緒和認知能力（圖 3-6-4）。

3.6.5 高齡老年人所面臨的嚴峻問題

由於進入高齡期之後，身體機能、視覺系統和非視覺系統神經功能的退化加速，並且因失智失能而長期臥床，導致缺少日光的節律刺激，因此與普通老年人相比，高齡老人所面臨的節律、情緒問題更加嚴重。

根據世界衛生組織對發展中國家老年人的年齡劃分標準，高齡老人指年齡在 80 歲以上的老年人。隨著平均壽命的延長，目前中國年齡結構的高齡化問題日益嚴峻，人口高齡化速度已超過老齡化。中國的全國老齡工作委員會辦公室在《關於國家應對人口老齡化戰略研究總報告》中指出，目前中國高齡老人數量已達 3,000 萬，2050 年將達到 1 億人，高齡比達到 22.3%，相當於已開發國家高齡老年人口的總和，占世界高齡老年人口總量的 1/4。

在視覺問題方面，80 歲以上族群的視覺系統退化更為嚴重，水晶體更為渾濁、透射率更低。水晶體透射率的降低，進而導致視網膜照度的降低，高齡老人光譜各成分的視網膜照度，相對於普通老人會降低一半以上。

在節律方面，由於高齡老人的生物節律調節機能退化更加嚴重，視交叉上核細胞數量在 80 歲以後明顯減少 [123]，導致晝夜節律振幅愈發降低；此外，高齡老人由於身體機能的進一步退化，使得大部分時間在室內度過，因而接受自然光照刺激嚴重不足，導致

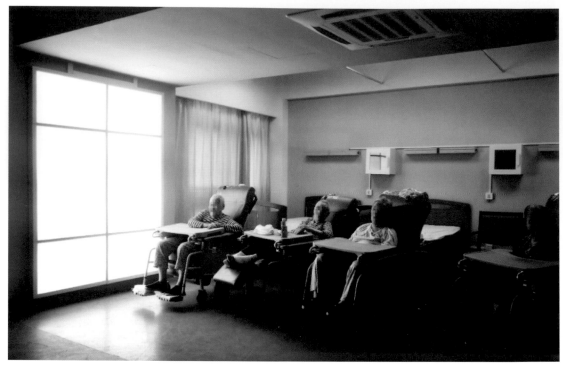

圖 3-6-4　上海市第三社會福利院阿爾茲海默症老年患者接受節律光照刺激

畫夜節律更加紊亂。因此，高齡老人房間相比普通老人房間，更加需要透過增強室內人工光照的方式來增加節律刺激，以回應高齡老人所發生的節律相關健康問題。

　　在情緒方面，由於健康狀況下降、缺少子女陪伴以及睡眠品質變差等影響，高齡老人情緒普遍不穩定。根據 2011 年「中國老人健康長壽影響因素研究」第六次調查的數據，高齡老人的睡眠失調比例高達 39.8%，安眠藥物使用率達 16.7%，焦慮、憂鬱情緒發生率分別高達 54.42% 和 44.21%。針對高齡老人的情緒問題，可透過光環境設計給予老年人光照刺激，以改善憂鬱情緒、減少躁動行為、減緩認知退化。

　　綜合以上三方面因素，對於高齡老人，尤其是長期臥床的失智、失能老人，光環境設計策略應針對視覺特徵、節律、情緒問題，在普通老人相關指標的基礎上，進行進一步提升與改善，具體應對措施如下：

(1) 在視覺需求方面：由於高齡老人視網膜照度的進一步衰減，建議在中國現有老年人照明標準的基礎上，將照度提升 1.5 倍；由於瞳孔調節能力幾乎喪失，應盡量減少高齡老人活動空間內的明暗轉換並增加舒緩過渡，室內照明眩光指數（UGR）建議控制在 16 以下；由於高齡老人的視野偏黃，燈具色溫不宜低於 2,700K；由於色彩感知能力下降，建議選用 Ra > 80 的高顯色性燈具，室內色彩選用高飽和度、對比色以

增加辨識度。

(2) 在節律改善方面：對於臥床老人房間，需要有額外的人工照明來進行補強，以確保老年人在日間可接收到足夠的節律光照刺激；而夜晚需要控制燈光光譜和照度，以減少光刺激對晝夜節律系統的干擾。對於床位、躺椅等高齡老人長時間停留的空間，建議設置動態照明，在日間尤其是晨起時段設置眼部照度為 1,000lx 以上的高色溫節律照明，補充臥床老人嚴重缺失的日光刺激；在睡前和起夜時段提供 2,300K 以下的低照度金黃光照明，減少夜間光線對入睡的影響。

(3) 在情緒調節方面：對於高齡老人的憂鬱、躁動等情緒，可採用 5,000K 以上中高色溫白光或藍光照射進行調節；此外，由於高齡老人臥床時間居多，還可透過彩色光、情緒照明面板或裝置等方式，來豐富高齡老人臥床期間的訊息感知，改善負面情緒。

「毫無品質可言的延長生命，無異於使老年人失去了最後幾年平靜而有意義的生活」[124]，這是一個非常殘忍的事實。對高齡老人的照料除了尋求技術方式來延長生命，還需要盡可能的提高其生命品質。我們期待著光的療癒力量盡快地融入高齡老人的日常照護，為老年人生命的最後一段旅程，創造更多美好時光。

第 **4** 章

光與人居空間的

健康設計

人居空間光環境的健康設計是建築科學、行為科學、環境科學與生命科學
相結合的光與健康研究與設計領域，主旨在於要以光為媒介、建成環境為
載體、實證為工具，將空間的健康性能做最大的改善，增強人居的健康與
福祉，這是光與健康研究、設計與應用最核心的部分。

病理學之父魯道夫·魏爾肖（Rudolf L.K. Virchow）曾說：「如果說疾病表示個人生活出了問題，那麼流行病必定表示大眾生活嚴重失序。」人居空間是最基本的人類生活空間，其健康屬性對於人類整體健康攸關重要。中國隨著「健康中國」戰略的推進和綠色建築的發展，人們更加關注建築空間的健康性，追求著更顯著的健康效益，設計者們在各類建成環境設計中融入了促進健康的思考，空間不再僅是供人生存和活動的物理性容器。更是連接和諧生活與生命健康的載體。研究影響人體健康的建成環境的主要因素和量化關係，探索維護人居健康的關鍵技術，提出針對各類健康問題的環境干預措施和解決方案，建立以科學性、應用性、適應性為基礎的健康設計，逐步引領未來的人居變革。

空間光環境從多個面向直接影響著人體健康。滿足光照數量和品質需求，無眩光、頻閃和陰影等問題的高品質照明，改善視覺品質，從而提高生活品質；特定光譜及變化週期的動態光照，對於提升夜間睡眠品質、白天警覺度並促進工作效率，大有裨益；眼睛追隨視野中的光線，空間中光線強度和色彩的分布，創造愉悅、放鬆、興奮以及令人專注等正向氛圍，亦或是透過具有神經生物學影響的光照干預，改善憂鬱、消沉狀態，讓光賦予心靈力量。除此之外，室內殺菌、空氣淨化、熱舒適感知、室內綠化種植等健康建築問題與光環境營造相關聯，人居空間中光環境的健康設計，須得到系統而專業的評估。

人居空間即人類集聚或居住的生存環境，既包括：住宅、辦公、教室、工廠、養老機構、醫院等日常生活空間，也涉及地下、極地考察設施、船艦、飛機、潛水艇乃至太空梭、太空站等與人類活動密切相關的特殊與極端環境。各類空間具有各自的功能特點、使用要求和建造標準，人居空間光環境的健康研究與設計應透過建築科學、行為科學、環境科學與生命科學相結合的方式來進行，不僅關注光對人本身的影響，更應考慮到尺度、界面、陳設等環境要素帶來的疊加作用，需要求以全新的跨學科思維看待光與健康的課題。本章從終端使用者的視角出發，結合實務，概述工作空間、住宅居室、醫院養老建築、航空、航海、地下特殊空間、極地、太空、深海等極端人居環境，各類空間的光環境營造思路，分享光的創新設計與應用。

4.1 光與健康建築

20 世紀 70 年代，能源危機推動了綠色建築的誕生及其在世界各地的蓬勃發展。人們對建築設計的思考，不再僅僅局限於美學、空間利用、形式結構、色彩等方面，而是全面且審慎地關注建築從選址、設計、建造、運營、翻新和拆除的全生命週期過程中，對環境、氣候、生態的影響和對資源的有效利用。各國紛紛制訂了綠色建築標準，例如：美國 LEED 綠色建築評估體系（Leadership in Energy & Environmental Design Building Rating System, LEED）、英國建築研究所環境評估法（Building Research Establishment Environtmental Assessment Method, BREEAM）、日本 CASBEE 建築物綜合環境性能評價體系（Comprehensive Assessment System for Building Environmental Efficiency, CASBEE）、德國 DGNB 可持續建築認證標準（Deutsche Gütesiegel für Nachhaltiges Bauen, DGNB）等。中國也於 2006 年正式頒布了《綠色建築評價標準》（GB/T 50378—2006），並於 2019 年更新標準，從站在建設者的角度，關注「節地、節能、節水、節材、室內環境、施工管理、運營管理」等七方面指標，到從管理者、使用者角度提出「安全耐久、健康舒適、生活便利、資源節約、環境宜居」五大類指標要求，更重視使用性能 [1]。

如今綠色建築發展進入了新的階段。人們日益增長的健康需求、中國頒布的「健康中國」的戰略指引、人口高齡化等社會問題、環境惡化帶來的公共健康威脅及突發公共衛生事件，引起了產業對人居健康廣泛的關注與思考。相對於關注建築物本身的生態、環保與永續性的綠色建築，健康建築以人的需求為重點，關注建築物為全球 75 億人口（該數據截至 2021 年 1 月）的生活、工作、娛樂、醫療和學習中的健康福祉。人類對生命健康的不懈追求，為健康建築發展提供了不竭的動力，使之成為建築創新的永恆主題和持續方向。

「光」作為建築物理環境的主要構成要素，與健康建築的關連密不可分，除了視覺、生理、心理方面的健康效應以外，它也在室內殺菌、空氣淨化、熱舒適感知、室內綠化種植等方面，發揮不容小覷的作用，光催化技術亦帶動了建築建材往健康友好的方向發展。由於光對建築健康性能的影響極廣，因此在建築設計過程中，光環境與功能布局、造型設計流線安排等工作同等重要，須進行精細思考，而絕不是燈具位置安排、燈具選擇那樣簡單。

4.1.1 健康建築的內涵與標準

　　與世界衛生組織對身心全面健康的描述相同，健康建築既要求溫度、濕度、通風換氣率、噪音、光、空氣品質等健康物理環境，也要求透過布局、環境色調、空間營造、材料使用等創造心理健康環境，同時還需要有益於人們健康生活方式的建立，促進人際交往，滿足使用者生理、心理、自我實現和社會適應等多層次的需求，讓「人—環境—建築」的關係進一步融合 [2]。建成環境與人居健康之間存在著複雜的多因素交互作用，所以健康建築不僅僅是建築工程領域內的學科問題，也是公共衛生、臨床醫學、心理學、社會科學、體育學、毒物病理學、營養學等多學科共同參與的研究與實務。

　　1990 年前後，世界上很多國家已開始著手健康建築的相關探索。1988 年，首屆健康建築國際學術會議在瑞典召開，會議主要在探索健康建築的功能要求與技術路徑。20 世紀 90 年代，日本政府頒布了《健康住宅宣言》和《環境共生住宅》發展目標，推行健康住宅。1992 年，美國設立了國家健康住宅中心。法國於 2013 年 4 月實施了由法國住房部和環境部共同編制的《健康營造：開發商和承建商的建設和改造指南》，這項行動是法國「國家環境健康計畫」的重要組成部分 [3]。瑞典、丹麥、芬蘭也紛紛制訂了嚴格的建材標準。

　　世界衛生組織對健康建築問題有著高度關注，於 1988 年提出了《住宅健康標準》（Guidelines for Healthy Housing）[4]，並且於 2018 年發布更新了的《住房與健康準則》（Housing and Health Guidelines）[5]。

　　全球首部關於健康建築的評鑑標準——「WELL 健康建築標準 ™」（The WELL Building Standard™），由國際 WELL 建築研究院（International WELL Building Institute, IWBI）於 2014 年 10 月發布（圖 4-1-1）。WELL 標準將設計和施工領域最佳實務與醫學和科學研究相結合，將建築環境當作支持人類健康和福祉的工具來加以利用。2018 年更新的「WELL v2 標準」，將健康建築評鑑分為空氣、水、營養、光、運動、熱舒適、聲環境、材料、精神和社區等十個概念、112 個條款，全面涵蓋健康建築的相關內容。截至 2020 年 5 月，全球已有 61 個國家逾 5,118 萬 m^2、4,215 個專案使用 WELL 標準，可以說它是目前世界上最領先、最受歡迎的健康建築標準。

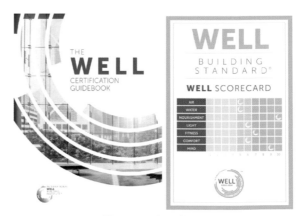

圖 4-1-1　WELL™ 健康建築標準及評分認證

「fitwel 健康建築認證標準」由美國疾病控制與預防中心和美國聯邦總務署發布，該標準以超過 5,000 多項學術研究和專家分析報告為基礎，透過解決各種健康行為和風險來增強建築的健康性能（圖 4-1-2）。標準將建築健康影響分為增加使用者的健康和福祉、增加身體活動、促進成員安全、減少發病率和缺勤率、支持弱勢族群的社會公平性、灌輸幸福感、影響社區健康和提供健康食品選擇等七大方向。

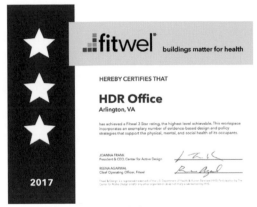

圖 4-1-2　fitwel 健康建築認證

　　哈佛大學公共衛生學院的氣候、健康和全球環境中心，發起了健康建築倡議，提出健康建築的九大基礎要素：通風、空氣品質、照明與景觀、溫度、濕度、水質、噪音、灰塵和害蟲、安全保證（圖 4-1-3）。

　　「生命建築挑戰」綠建認證標準（Living Building Challenge, LBC）是由非政府組織，國際未來生活協會（International Living Future Institute）制訂的建築標準，以花的生長

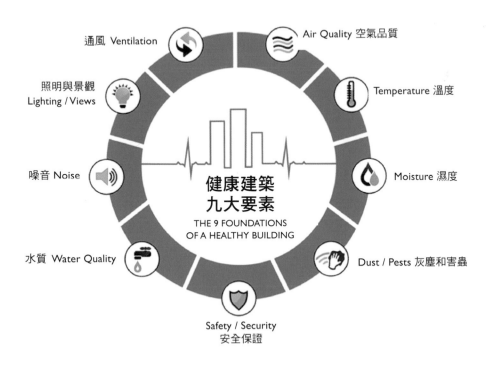

圖 4-1-3　哈佛大學提出的健康建築九大要素

週期為隱喻，強調減少建築對環境的負面影響，亦更進一步強調其對人類生存空間的持續改善（圖4-1-4）。「生命建築挑戰」綠建築認證是以設計理念及性能為基礎的認證，建築必須能夠連續一年自給自

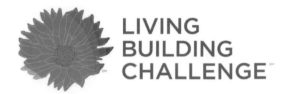

圖 4-1-4　「生命建築挑戰」（LBC）項目標誌

足。在歷經十個月的考核審查期之後，才能獲得 LBC 認證，被認為是全球最嚴格的綠建認證標準之一。

　　中國首部以健康建築理念為導向的建築評判標準，是中國建築學會的《健康建築評價標準》（T/ASC 02—2016）（在此之前的 2001 年，中國國家住宅與居住環境工程中心編製和發布了《健康住宅建設技術要點》，並多次改版更新，但並未成為健康建築設計的指南式標準性文件）。該標準遵循多學科，建築、設備、聲學、光學、公共衛生、心理、健身、建材、給水與排水、食品、社會服務等相互融合的原則組成，一級評判指標包括：空氣、水、舒適、健身、人文、服務，涵蓋生理、心理、社會三方面的健康要素 [6]。目前中國包括「建築室內空氣品質控制的基礎理論和關鍵技術研究」、「室內微生物汙染源頭識別監測和綜合控制技術」、「人體運動促進健康個性化精準引導方案關鍵技術研究」、「老年人跌倒預警干預防護技術及產品研發」等在內的建成環境與人居健康方向相關重點研發專案，也在逐步開展中，為健康建築的發展提供了堅實的理論與技術支持。

4.1.2 光與健康空間

　　世界衛生組織指出，近四分之一的疾病由環境暴露造成 [7]。人體透過生理、心理的調節，不斷地適應環境以維持健康穩定的狀態。然而快速的都市化發展、人類生存環境和生活方式的改變、社會競爭壓力的增加，使人們生存的物理環境和社會環境也面臨複雜的變化，各種致病因素與日俱增。而這些健康風險中，有許多可透過改善人居環境來避免或預防。由於工作時間延長、睡眠時間壓縮、夜間過量的光線暴露、大量電子終端產品的使用擾亂生理時鐘；由於愈發激烈的社會競爭、資訊時代下日漸模糊的工作與私人生活界限，帶來的大量壓力和心理問題；高密度市區民居和辦公大樓內，無窗和採光不良房間等封閉環境所帶來的一系列身心健康影響；甚至是房間中積塵角落、地板、物品與空氣中的細菌和病毒，這些都能夠透過建築光環境的健康設計進行改善或調整。除了光生物、光化學效應能消除各種環境致病因素造成的健康影響，光也可以被視為療癒設計的語言。自然光、人工光與色彩在建築空間中的適當使用，它所形成的視覺、生理、心理環境，對人體健康將會帶來各方面的影響（圖4-1-5）。基於人機智慧領域的工作

光環境設計，光線恰到好處地滿足工作進行的需要，提升工作效能，減少視覺負荷、用眼疲勞以及體力、腦力的消耗。根據健康作息制訂的節律照明，幫助人們獲得更優質的睡眠、更充足的休息、更飽滿的精神狀態與更規律的飲食代謝，可讓心腦血管疾病、高血壓、糖尿病、肥胖以及其他慢性病的發病率大幅降低。室內不同大小的彩色發光面板，可透過光、色彩的動態層次變化豐富感官，為單調沉悶的空間注入活力與愉悅氛圍，能轉移注意力，借此調節情緒，並舒緩解壓，減輕外界刺激、消極訊息帶來的心理干擾。照度水平、顯色性、空間亮度分布、光譜功率分布、光照動態變化等數據的選擇，不僅是塑造空間的設計參考，也是環境促進健康的療癒方案。健康光照、健康空間讓人們在每分鐘、每小時、每天、每月、每個季節裡，都能獲得健康的支持。

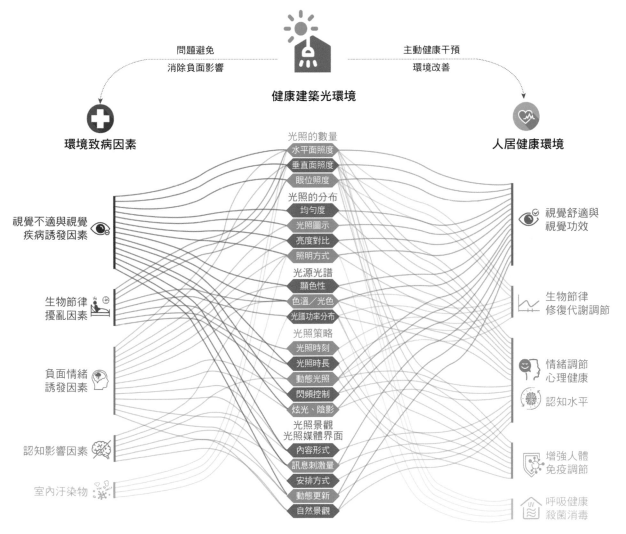

圖 4-1-5　光環境設計與健康建築

與造型設計、裝飾設計等視覺設計相似，健康建築光環境的營造也是雙向的，既有旨在刺激和調動的加法式營造，比如在感官治療室中設置幻彩發射器、幻彩光纖、動感彩燈等設備，創造多感官刺激的環境，以幫助自閉症、注意力障礙兒童、認知症患者等，訓練感覺統合能力，提升知覺能力，從而促進他們的人際社交能力（圖 4-1-6）；也有著重於元素刪減、協調統一的減法營造，比如日本名古屋紅十字醫院的新生兒重症加護病房，模仿能讓早產兒感到最親切舒適的母體子宮內環境，來改造室內；透過元素純淨、整齊統一的空間設計，以消減空間中複雜醫療儀器管路、連續不斷的警示聲等所造成的干擾（圖 4-1-7）。創造健康光環境的方法，很大程度上要由使用者和空間功能所決定，建設者們既需要根據個體情況和需求來擬定最佳解決方案，也需要尋找科學界普遍認同的實證依據。基於「問題分析—實驗研究—設計應用—使用後評估」的完整光健康設計方法，在本書第 6 章「健康光照的實證研究與設計」中，將進行詳細闡述。

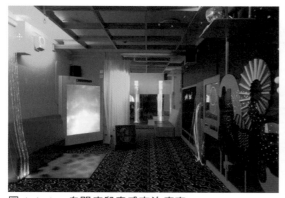 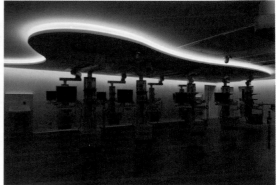

圖 4-1-6　自閉症兒童感官治療室　　　　　圖 4-1-7　日本名古屋紅十字醫院新生兒重症加護病房（NICU）

4.1.3 光在室內殺菌消毒中的應用

傳染病的爆發，迫使人們不斷地思考我們的生存空間與健康的關係。1848 年，現代西方城市規畫理論的起源基礎——世界上第一部《公共衛生法》（Public Health Act, 1848），作為改善都市人口稠密地區傳染病蔓延導致人口大量死亡的重要舉措出現；霍亂在倫敦的流行，推動了城市下水道改造工程的開展，1859 年世界上第一套城市下水道系統於倫敦建成；19～20 世紀，「現代建築宣傳運動」為了解救結核病帶給人們的痛苦、恐懼而誕生 [8]。嚴重呼吸道症候群（SARS）和致使全球幾百萬人感染的新冠病毒（COVID-19）的肆虐，催生了方艙醫院、集裝箱醫院、帳篷診所等一大批臨時醫院與緊急建築新類型的出現。

人們不斷地開展科學研究與技術創新去尋找解決方案，以切斷疾病在環境中的傳播。光技術用於殺菌消毒具有很多優點，它反應速度快、可以長期使用、安裝與操作簡便、運行無噪音、對環境友好無汙染，引起了人們的廣泛關注。

1877 年，阿瑟·湯恩斯與托馬斯·布蘭特發現太陽輻射可以滅殺培養基中的細菌，人們對紫外線消毒研究和應用的序幕自此揭開。時至今日，醫院、學校、工廠、飛機機艙內等許多場所每天都在大量使用 UV-C 消毒燈具。諸多水消毒、通風系統也配備了紫外光源。波長 200 ～ 280nm 的 UV-C 短波紫外線，能破壞微生物細胞的去氧核糖核酸（DNA）或核糖核酸（RNA）分子結構，造成生長性細胞死亡和再生性細胞死亡，達到殺菌消毒的效果，其中波長 253.7nm 被公認為是殺菌消毒效果最佳的光譜線（圖 4-1-8）。此外，波長 185nm 的紫外線也是殺菌消毒的有效波長，它與空氣中的氧氣（O_2）發生反應，生成具有強氧化作用的臭氧（O_3），能發揮滅菌、除臭的效果。UV-C 紫外線在建築空間中的消毒效果，取決於照射劑量（照射時間、照射強度）、微生物類型與其附著形式（空氣、水、材料表面或物體褶皺和縫隙中）。國際紫外線協會（The International Ultraviolet Association, IUVA）指出，到目前為止所有經過研究測試的幾百種細菌、病毒，包括伊波拉病毒（Ebola）與 SARS-CoV-1 病毒等兩種冠狀病毒、藻類，都可對紫外線照射產生反應[9]。儘管部分微生物相對於其他的微生物來說，對紫外線照射更加敏感，但所有的微生物在合適的劑量範圍內，都會對紫外線有所反應。殺菌用紫外光源大多為低壓汞燈，所需 UV-C 輻射劑量通常在 20 ～ 200J/m² 之間。各類病原

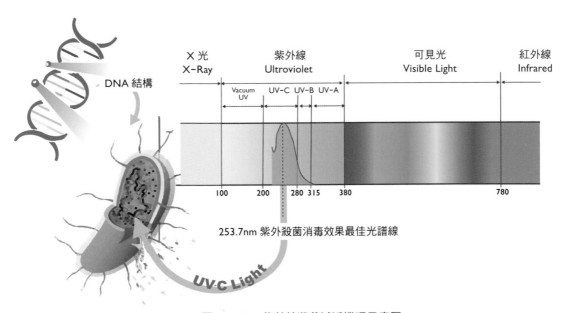

圖 4-1-8　紫外線殺菌滅活機理示意圖

體的紫外線劑量響應曲線，可以從國際紫外線協會發布的文件「滅活細菌、原生動物、病毒和藻類所需的紫外線劑量」（Fluence〔UV Dose〕Required to Achieve Incremental Log Inactivation of Bacteria, Protozoa, Viruses and Algae）中查找。紫外線消毒也經常與其他技術一起合併使用，形成多重屏障的淨化空間環境。比如：紫外線燈具經常被安裝在空氣淨化設備濾網處，以消滅空調濾網的細菌、病毒，抑制微生物繁殖，改善通風效率，延長設備的使用壽命等。

　　短波紫外線（UV-C）的殺菌消毒作用廣為人知，卻存在很高的危險性，在使用時必須具備相關專業知識，並注重安全性問題。紫外線波長愈短、殺傷力愈大，UV-C 紫外線的照射，具有較高的皮膚損傷和眼損傷風險，以及反覆暴露下會導致免疫損傷的風險，因此須在無人在場的情況下使用。國際照明委員會和世界衛生組織都提出警告，禁止使用紫外線消毒燈對手部或任何其他皮膚區域進行消毒[10]。應用 UV-C 消毒，需使用專業產品並經過專業的設計和指導，在高度控管的條件下使用，確保不超過國家標準、國際非電離輻射防護委員會[11][ICNIRPGuidelines—On Limits of Exposure to Ultraviolet Radiation of Wavelengths Between 180nm and 400nm（Incoherent Optical Radiation）]（ICNIRP 指南——波長在 180nm 和 400nm 之間的紫外線輻射暴露極限）、國際電工委員會和國際照明委員會 IEC 62471: 2006/CIE S 009: 2002 Photobiological Safety of Lamps and Lamp systems（IEC 62471: 2006/CIE S 009: 2002 燈和燈系統光生物安全）規定的暴露限值[12]。在消毒過程中，人員暴露在紫外線中實屬難以防範，因此，基於網路平台和感測器開發的智慧紫外線產品和智慧紫外線清潔機器人，成為紫外線消菌產品的新趨勢，特別是在機場、車站等人流量大的空間中普遍運用，如圖 4-1-9、圖 4-1-10 所示。

　　良好的自然採光是健康建築的一大重要特徵。自然光線不僅僅是創造舒適視覺環境、維持健康生理節律、幫助人們保持心情愉悅的基礎，也是天然無害的殺菌消毒劑。

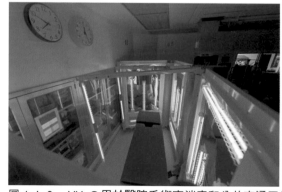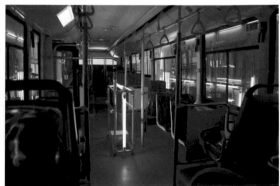

圖 4-1-9　UV-C 用於醫院手術室消毒和公共交通工具消毒

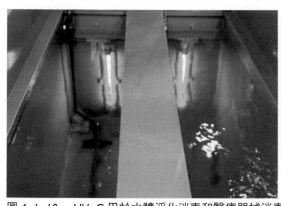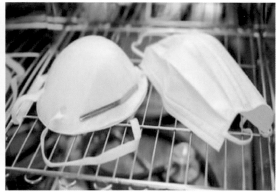

圖 4-1-10　UV-C 用於水體淨化消毒和醫療器械消毒

事實上，在抗生素出現之前，通風和自然採光就被認為是最有效的感染防控方式。陽光照射可以殺死一系列導致破傷風、傷寒、炭疽和結核病等的細菌。而且不僅只有直射陽光才能有效殺菌，冬季的漫射日光也有著顯著的殺菌作用。研究表明，鏈球菌可以在室內存活很長一段時間而致病力不減，但它在陽光下只能存活 5 分鐘，即使在漫射的日光下，也只能存活 1 個多小時 [13]。俄勒岡大學（University of Oregon）凱文‧範登韋梅倫伯格博士（Kevin Van Den Wymelenberg）團隊，研究了自然光對房間中積塵角落、地板、牆面、物體表面和空氣當中，灰塵微生物群落結構的影響。結果顯示，黑暗的房間中平均有 12% 的細菌存活且能夠繁殖。與之對比的是，有陽光照射的房間只有 6.8% 的細菌存活，而紫外線照射過的房間只有 6.1% 的細菌具備存活和繁殖能力。同時，光照作用也改變了微生物群落的構成，陽光和紫外線照射後的實驗房間，由人體衍生的微生物含量比例降低，也就是說，陽光有效滅殺了黑暗房間中的致病微生物 [14]。

　　鑒於紫外線照明人體接觸不安全，只有人員離開房間後才能對空間進行消毒，採用低風險的可見光消毒引起了人們的關注。透過藍光受體調節細胞間通訊等多細胞行為，抑制生物膜的形成，進而增強光的滅菌作用。藍光療法是臨床上公認的痤瘡丙酸桿菌感染的治療方法，在較高的輻射強度下，對革蘭氏陽性菌和革蘭氏陰性菌也具有廣效抗菌作用 [15]。高強度窄光譜的 405nm 藍紫可見光，已證明對於抑制金黃色葡萄球菌等病原體汙染具有有效性 [16]，這在門診和重症加護病房等人員長期駐留，且有需要對病菌進行連續消毒的區域有很高的應用價值。但藍光殺菌消毒對於各類致病微生物有效性和適用性的研究仍非常有限，可見光環境消毒系統代替傳統照明光源在提供功能照明的同時，如何達到連續對建築室內空氣、水、物體表面、牆面的連續有效消毒，還需開展更多的實證研究工作。

光催化技術是一種安全、環境友好，且效果獲得廣泛認可的環境淨化技術。光催化殺菌消毒的具體作用機理，是光照射到以二氧化鈦（TiO_2）為代表的光催化劑上，使電子發生躍遷，並透過吸附氧作用生成具有較強氧化性的活性氧，降解表面吸附的有機物，從而氧化清除表面有機物或細菌（病毒）（圖 4-1-11）。自 1972 年光催化劑被日本學者發現具有環境淨化性能後，被廣泛應用到空氣淨化、水淨化、殺菌消臭、防汙防霧等領域中[17]。在建築內外牆面、玻璃和潔具上塗覆光催化材料，可分解消除內裝材料、家具、生活用品表面的雜菌、霉菌、病毒等有害物質，從而除臭淨味，持續保持室內界面的潔淨衛生，這成為許多健康環保建材產品的主打概念。但需要關注的是，活性氧的化學活性高，一旦脫離光催化劑表面，便會迅速與空氣中的水或其他物質發生反應。活性氧必須在形成後，立刻與待消除汙染物或病毒作用才能奏效。所以採用光催化設備殺菌消毒，只有當細菌或者病毒吸附在光催化劑表面時，才能產生實質的滅菌效果。這是應用光催化技術時須考慮的重要問題，特別是在採用光催化技術對空氣中的病毒進行消毒的時候。

脈衝強光、飛秒雷射、補骨脂素和 UV-A 滅活（PUV-A）等由光介導的殺菌消毒技術，也相繼在機場和醫院等場所有了實際應用。隨著跨學科科學研究的深入開展，相信未來將有更多的光照殺菌消毒新技術、新材料問世。根據使用空間、微生物及傳播性病原體類型、消毒對象、人員出入停留狀況，選擇安全、經濟、有效的適宜方法，則是需要進一步認真研究的內容。

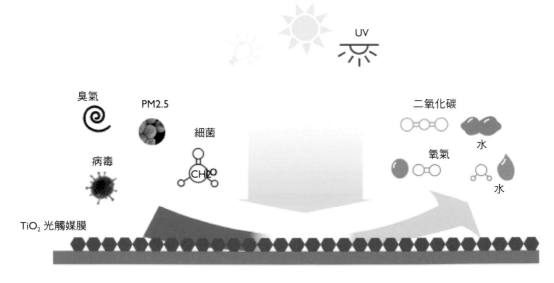

圖 4-1-11　光催化環境淨化作用機理圖

4.1.4 光與室內綠化

室內生態環境是健康建築關注的另一個重要命題。在全球快速城市化與工業化的背景下，病態建築症候群（Sick Building Syndrome）愈發成為一種世界性的健康問題。病態建築症候群，指的是人員在建築內停留所產生眼睛不適、鼻腔、咽喉不適，鼻塞、胸悶、頭痛、眩暈、精神無法集中和過敏等急性健康反應。這些症狀往往隨著人們在建築中停留的時間增長而加重，在人們離開建築物後，隨著時間的推移而減輕，甚至消失。病態建築症候群來自多種致病因素的疊加影響，包括：室內空氣汙染、化學毒素、通風不足、光照不佳、熱舒適度差等。對於病態建築症候群，室內綠化是非常有效的應對之策。除了提供親近自然的視覺觀感和愉悅情緒，室內植物的光合作用與固碳存功能也能降低二氧化碳的濃度，並形成富氧環境，提供新鮮空氣。不同種植物的組合搭配還可以對室內溫濕度進行調節，創造舒適室內微氣候。1989 年，美國國家航空航空暨太空總署的清潔空氣實驗，發現了植物的葉、根、土壤和相關微生物對室內空氣汙染物的吸收作用[18]，將植物淨化空氣的理念傳遞給民眾，形成共識。一時間，室內植物被推崇為便宜高效的「空氣淨化器」。蓬萊蕉、紫露草、金綠蘿在消除甲醛分子方面脫穎而出；對於消除空氣中的苯，扶郎花、菊花等開花植物則非常奏效。儘管在實驗條件下，密集環境氣體是無法與現實中家庭或辦公室環境下，多種不同濃度化學混合物不斷交換流動組成的氣體環境進行比擬，植物的淨化效果或許被誇大，但卻為室內生態研究與致病建築的改善，提供了明確的技術路線，例如：透過「生物牆」或「植物牆」淨化空氣，成為許多健康建築的共同選擇（圖 4-1-12）。

光照是影響室內植物生長、存活的關鍵因素。光不僅是植物光合作用的主要能量來源，帶來的影響從種子萌發、開花、晝夜節律、幼苗去黃化，到陰影遮蔽等貫穿整個生命週期。植物體內不同的光受體即光敏色素、隱花色素與向光素，透過感知光的品質、

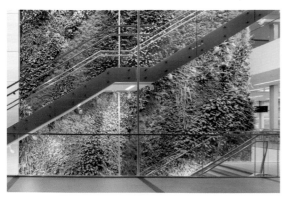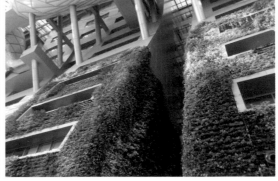

圖 4-1-12　建築室內牆體綠化

數量、方向與持續時間等訊號，產生不同的生理和發育反應[19]。室內植物照明需要兼顧視覺觀賞和生長影響兩個方面。光質調節是室內植物照明關注的重要技術，LED 光源可發出植物生理有效輻射 300 ～ 800nm 範圍內的窄譜單色光，光源光譜可組合調配，讓光環境智慧可控，為適用於不同植物和不同生長週期提供合理的光線強度、光暗週期與「光譜配方」，對於室內綠化照明來說，LED 是極為理想的光源。目前 LED 植物照明技術在果蔬、花卉、藥材等種植方面已進行了一定的應用，大大滿足了生活在邊防哨所、高寒地區、水電資源匱乏地區等特殊區域族群的需要。中國長城站上世界首座建在南極的陽光溫室也應用了 LED 植物照明技術，讓考察隊員吃得到新鮮綠色蔬菜的同時，也為他們在「白色荒漠」的單調、枯燥環境中，打造了調劑身心的綠色花園（圖 4-1-13）。

　　健康建築是一場無止境的探索。健康建築的設計也是對健康生活的設計。隨著人們的生活日益豐富多彩，人類對健康人居的認識不斷深化轉變，健康建築和光健康的理念也在時時推陳出新。遠端工作與學校教育，讓室內照明進一步思考，光如何支援高品質的網絡攝影機圖像的生成，讓鏡頭前的演說者面部光線柔和、富有層次，吸引千里外觀看者集中注意力。大樓自動化和網路使建築成為智慧體，從溫濕度、噪音控制到顆粒物、有機汙染物檢測，智慧建築及時追蹤，持續監測各種環境變數的能力迅速增強，為光健康設計的及時洞察及快速適應能力提出了新的需求。健康建築環環相扣，思考光與人居健康問題，不僅僅局限於自然採光與人工照明兩個方面，作為健康建築的關鍵技術，光健康技術更應與熱濕舒適調節、噪音遮蔽、聲景營造、室內景觀、水質保障、空氣淨化、健康材料等環境建築技術整合運用，構築健康人居系統，更深一層地融入建築建造中。

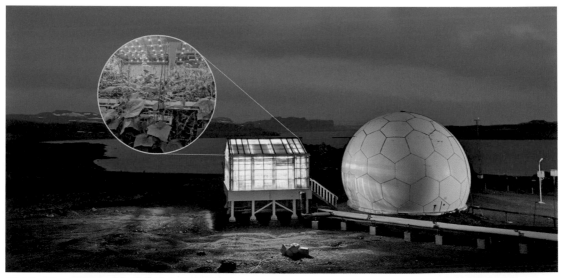

圖 4-1-13　南極中國長城站的人工蔬菜溫室

4.2 視覺功效導向的空間光健康設計

工作空間的光環境營造，充分地彰顯了人因的重要性。基於人體工學設計，工作場所高品質的光環境，讓人們能夠更快、更集中精力完成工作，減輕視疲勞和腦力疲勞、眼部不適、視功能下降、頭頸疼痛、煩躁、睡眠障礙等一系列「工作症候群」的影響，除可避免操作失誤、意外事故的發生，同時也提升工作時的體驗感與滿意度，最終獲得更佳的工作效率。教室、辦公、工廠各類空間中所需要的照明，根據作業任務的不同而具有較大差異。精細化是各類視覺作業導向空間光環境設計的最高指導原則。不同的視覺作業方式、精細程度、工作時段和時長、工作者視功能和年齡差異等因素應被充分考慮，工作空間大小、空間界面與家具陳設以及天然採光狀況，也是不可忽略的關鍵問題。

4.2.1 教室照明：從視覺健康出發

2018 年，中國國家衛健委發布的數據顯示，全國青少年兒童近視率已超過 50%，高中生的近視率更是高達 81%。針對中國青少年兒童的近視率不斷攀升和低齡化的趨勢，2018 年 8 月，中國教育部等八部門聯合印發了《綜合防控兒童青少年近視實施方案》[20]，將青少年近視率納入政府績效考核，明確將「改善學校的視覺環境」列為近視預防控制的重要措施。2019 年，中國教育部辦公廳相繼認定了 83 個「全國兒童青少年近視防控試點縣（市、區）」和 30 個「全國兒童青少年近視防控改革試驗區」。北京市投入 1.1 億元，完成了對全市 1,278 所中小學、35,058 間教室及黑板照明的標準化改造；上海市簽核了全國首張教室健康照明環境認證證書；溫州市展開了兒童青少年「明眸皓齒」工程；遼寧省開啟了「學生健康、藍盾護航」近視預防控制衛生監督專案整治行動；其他省市也陸續加大了財政投入和政策支持，對改造升級學校的照明環境，以降低兒童青少年的新發近視率，提高整體視力健康水準。

教室不僅是落實青少年兒童近視防控的「主陣地」，更是青少年學習成長的重要場所。中小學生每天有 8 ～ 10 小時的時間在教室學習，從小學到高中畢業，每個學生至少在教室中度過 15,000 個小時，這是他們身體、智力、社交能力發展最關鍵的時期。健康積極的教室光環境，是學生成長和高效學習的基礎。而品質不佳的光環境造成的健康負擔，也不僅局限在視力健康上 [21]，還包括難以集中注意、睏倦、缺乏積極性、睡

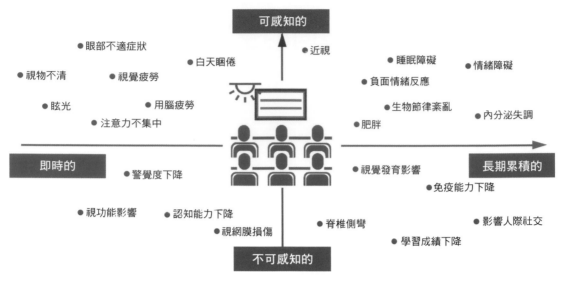

圖 4-2-1　不良的教室光環境可能導致的健康危害

眠品質下降、負面情緒等，直接影響到學習成績和人際交往，甚至由於視看不清導致學生長期坐姿不正確，造成脊椎側彎，影響到外型與生活品質。諸多影響既有即時造成的也有長期累積的損傷，既有可被感知的也有難以察覺、發現時為時已晚的負面影響（圖4-2-1）。為了下一代的健康成長，教室光環境應為健康而設計。

　　中國在標準規範方面，國家和各省市相繼針對教室提出了相應的標準規範和技術要求。《中小學校普通教室照明設計安裝衛生要求》（GB/T 36876—2018）中，對中小學普通教室的桌面和黑板面的照明設計與安裝衛生要求，作出了詳細規定；中國照明學會發布的團體標準《中小學教室健康照明設計規範》（T/CIES 030—2020），系統性地考慮了青少年兒童的生理特點和教室多元化使用的視覺作業要求，兼顧天然光與人工照明的結合；上海市發布的地方標準《中小學校及幼兒園教室照明設計規範》（DB31/T 539—2020）中，對桌面照度和眩光值（UGR）等指標提出了要求，導入了垂直照度指標要求和光生物效應設計等光健康內容，並增加 LED 教室照明產品的技術需求；上海市照明電器協會制訂的團體標準《中小學校教室照明品質分級評價》（T/SIEATA000001-2020），在教室照明標準中導入了黑視等效照度（EML）和等效日光照度等生理節律方面的技術指標，同時對教室的空間視亮度（即教室空間的明亮程度）提出了要求，進一步關注中小學生節律健康與視覺健康；深圳市發布了《深圳市中小學教室照明技術規範》（T/SZEEIA 001—2021），進一步對教室照明品質、產品技術、燈具安裝、照明控制、驗收規則和運行維護等方面作了更詳細的規定；溫州市在全國地級市

中率先發布地方標準《溫州市中小學及幼兒園教室照明技術規範》，形成市級教育燈光改造技術標準，成為教室照明標準化改造標準。

1. 教室照明與青少年近視防控

　　光環境是近視防控的重要環境基礎。教室的光環境品質與學生的視力不良發生率密切相關[22]，教室光照品質達標的學校，學生近視率顯著低於不達標的學校[23]，且教室照明的優化改造，對減緩中小學生的近視率上升具有一定的幫助[24]。

　　除了遺傳、發育、缺乏體能鍛鍊和戶外活動等因素之外，用眼習慣是導致近視的主要因素。教室照度不足、燈具安排不當、視覺作業表面過高的亮度對比、窗口眩光等採光照明問題，使學生們難以順利、舒適地完成觀看、讀寫各類作業，是造成不良用眼習慣的主要原因。中國近年來學生的視力不良檢出率在各學齡段均居高不下，且呈現低齡化趨勢，營造教室健康光環境，保護視力健康應在各年齡層普及。不僅根據小學和幼兒園各學齡期，也應根據教室空間特點和課堂學習特點，選擇適宜的光照數據和照明方式，專門進行光環境設計與調整（表 4-2-1）。小學課堂強調激發興趣和學習主動性，授課形式活潑，注重互動交流，也有較多動手操作，需要足夠的直射光照，塑造物體的立體感，並關注垂直照度指標，營造愉悅的交流氛圍。中學教室學生的學習以讀寫作業

表 4-2-1　各教育階段的學習特徵和教室差異

	小學教室	國中教室	高中教室	大學教室
學習時段	8:00 ～ 15:30	8:00 ～ 17:00	8:00 ～ 22:00	8:00 ～ 22:00 作息靈活
學習時長	6 小時	7 小時	8 小時	10 小時
課時長度	45 分鐘	45 分鐘	45 分鐘	90 分鐘
授課特點	知識量小，生動活潑，學習與娛樂結合，重視互動。	重視知識講解，授課與自習結合。	大量知識點快速傳授，自習量大。	專業理論和技能學習，互動少，個體性強。
學生特徵	活潑好動，壓力小	情緒性格表現明顯	課業多，壓力大	思想成熟，自主性強
容納人數	≤40 人	45~50 人		≥150 人
使用模式	成員常駐，座位固定			成員流動，座位隨機

為主，隨著學習內容強度和難度的增加，教室光環境更應強調視覺舒適和緩解用眼疲勞方面。課桌面在滿足標準規定的 300lx 照度的情況下應酌情適當提高，照度均勻度也是需要得到保障的重點[25]。此外，教室間接光的數量及光譜成分，同樣是視力健康的驅動因素。天花板反射的間接光，讓光線更均勻地分布，避免出現黑天花板，增加了視覺舒適感，而空間光通量的重新分布，增加了角膜處的入射光線，也提升了節律照明的效益。在關注教室各個區域視覺作業面照度的同時，天花板也應至少有 30lx 的照度，並盡量達到 50lx，牆面至少保證 50 ～ 75lx 照度，並盡量再提高一些，讓空間整體明亮[26]。滿足視覺績效和視覺舒適的要求，僅關注空間的照度和亮度是不夠的，光譜成分同樣非常重要。基於人眼的光譜靈敏度特徵，課堂教學和操作場景下，教室照明光源保證足夠的藍、綠波段的光譜能量，來提高學生們的視覺能力。

2. 提升教學品質和學習績效的教室分區照明

現代教學課堂活動日益豐富、教學方法多種多樣，翻轉課堂、體驗學習、實驗式教學等全新特色教學形式不斷湧現，也決定了教室光環境的塑造需滿足講授、討論、表演、讀寫作業、資料瀏覽、思考指導等多類教學場景的要求，讓教師精心準備的教學內容能夠被良好地傳授，展現教學水準，課堂教學目標得以實現，從而確保基本的教學品質（圖 4-2-2）。儘管小學、國中、高中與大學教室的空間尺寸、座位安排和設備配置有一定

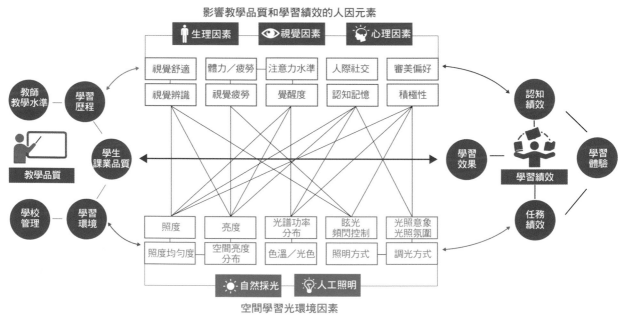

圖 4-2-2　教室光環境對教學品質和學習績效的綜合影響

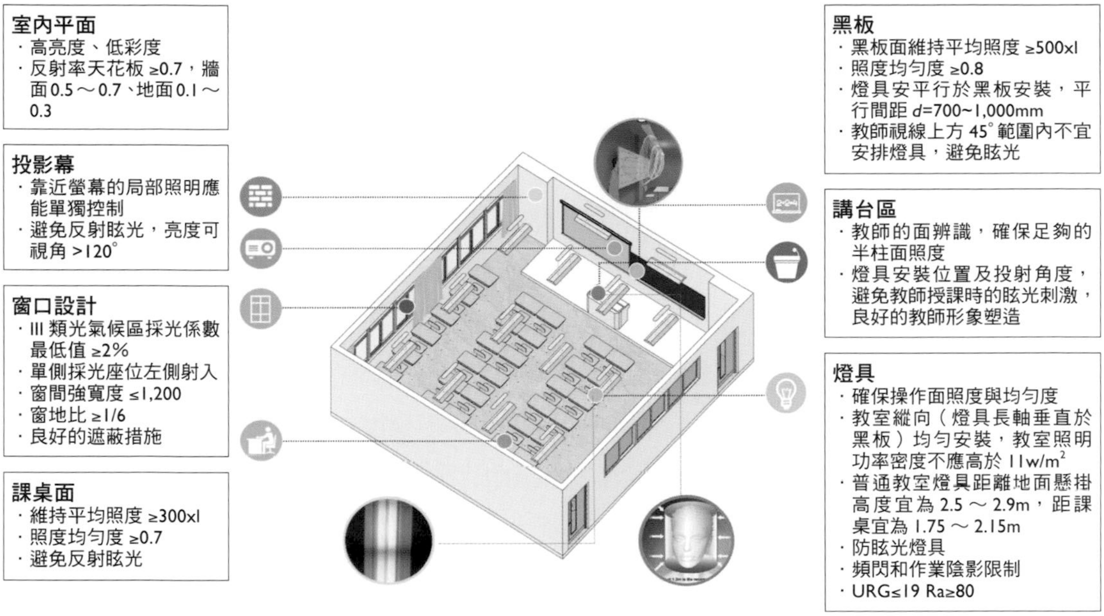

室內平面
· 高亮度、低彩度
· 反射率天花板 ≥0.7，牆面 0.5～0.7、地面 0.1～0.3

投影幕
· 靠近螢幕的局部照明應能單獨控制
· 避免反射眩光，亮度可視角 >120°

窗口設計
· III 類光氣候區採光係數最低值 ≥2%
· 單側採光座位左側射入
· 窗間強度 ≤1,200
· 窗地比 ≥1/6
· 良好的遮蔽措施

課桌面
· 維持平均照度 ≥300xl
· 照度均勻度 ≥0.7
· 避免反射眩光

黑板
· 黑板面維持平均照度 ≥500xl
· 照度均勻度 ≥0.8
· 燈具安平行於黑板安裝，平行間距 d=700~1,000mm
· 教師視線上方 45° 範圍內不宜安排燈具，避免眩光

講台區
· 教師的面辨識，確保足夠的半柱面照度
· 燈具安裝位置及投射角度，避免教師授課時的眩光刺激，良好的教師形象塑造

燈具
· 確保操作面照度與均勻度
· 教室縱向（燈具長軸垂直於黑板）均勻安裝，教室照明功率密度不應高於 11w/m²
· 普通教室燈具距離地面懸掛高度宜為 2.5～2.9m，距課桌宜為 1.75～2.15m
· 防眩光燈具
· 頻閃和作業陰影限制
· URG≤19 Ra≥80

圖 4-2-3　教室各區域光環境設計的基本要求

差異，光環境設計的重點也不盡相同，不過在重點照明區域和設計原則方面具有共通之處。座位區、講台、黑板和多媒體展示區、窗口臨近區域、牆面是教室光環境關注的重點區域（圖 4-2-3）。

(1) 座位區課桌面是教室中最重要的讀寫工作區域，光環境應提升學生的視覺敏銳度，照度水平和均勻度等指標非常重要。普通教室的桌面水平照度平均值不得低於 300lx，照度均勻度不低於 0.7，美術教室、電腦教室等視覺作業精細度要求更高的教室，水平照度值的要求更高，需要達到 500lx，甚至更高的照明水平。與此同時，基於學生面部視看和光照提供節律刺激的考慮，課桌椅區域也要提供 200lx 的垂直照度。教室燈具的平均顯色指數 Ra 要求不得低於 80，對於 LED 燈具 Ra 應不小於 90；特殊顯色指數 R9 不宜低於 0，LED 燈具 R9 則不宜低於 50[27]。

(2) 黑板面和講台區域照明，要確保能有良好的視看效果。黑板應有足夠的視看清晰度，對照度要求較高，不低於 500lx，均勻度不得小於 0.8，為了確保黑板表面靠近照明燈具處和遠離照明燈具處照度均勻，黑板照明燈具應選用非對稱光強分布配光的專用燈具，而不能簡單採用和座位區一樣的普通教室燈[27]。此外，黑板表面採用耐磨無光澤的材料，以減少反射眩光。教室燈光不僅對學生健康重要，對教師健康也很

重要。黑板燈具應平行於黑板安裝，距離黑板 0.7～1.0m 之間，不宜安排在教師站在講台上時水平視線 45°仰角以內的位置，以避免對教師造成直接眩光。講台區域在提供一定水平照度的同時，仍需考慮足夠的半柱面照度，確保教師的面部表情能夠辨識清楚，同時也應注意對教師面部形象的塑造，讓課堂更具吸引力。

(3) 多媒體投影設備日益普及，數位教材漸漸取代黑板板書，成為教師傳授內容的材料。然而多媒體教學過程中，學生注視投影幕，眨眼頻率大幅降低，同時為了視看清晰，螢幕周圍照明常被關閉，學生課桌面與投影幕形成較大亮度對比，學生眼睛不斷地在明暗環境下適應、調節，這使得視覺疲勞更易產生，學生近視風險也將增加 [28,29]。多媒體教學教室應特別注意投影或顯示螢幕亮度、亮度均勻性、亮度對比度和閃爍等指標 [30]，光環境設計盡量減少螢幕、桌面和環境亮度之間的亮度對比。同時為了視看清晰，教室燈具被關閉，窗簾被拉起，導致中後排課桌面的照度不足，學生因而必須在黑暗中寫字，嚴重損害視力健康。因此，多媒體投影照明燈具和教室座位區前排燈具，應分別透過單獨迴路分開控制。

(4) 窗口臨近區域是教室採光設計關注的重點，其主要概念是要最大程度地利用日光，並消減眩光。窗戶尺寸、形式與日光利用效果緊密相關，教室窗地比應大於 1：6，確保日光的入射 [31]。但應注意，由於教室進深大，空間形式特殊，單純擴大窗戶尺寸，並不意味著能獲得更好的採光品質，這與窗戶分布的位置有關，比如為了獲得橫向均勻的採光，教室窗間牆不應大於 1.2m 寬 [31]。自然光線從學生座位左側入射，避免形成手部陰影，因此單側採光教室的採光窗和雙側採光教室的主採光窗，應設在學生座位的左側。為減少眩光，當教室南向為外走廊、北向為教室時，北向應為主採光面，同時將南向的陽光引入教室。室內外窗口區域，應採用多種形式的遮陽，減少靠近窗戶處的強烈眩光。教室遮陽設計要特別注意細節，例如：使用百葉窗遮陽的室內，會形成明暗條紋光影圖案，可能造成視覺壓力，形成不良刺激，影響學生學習。

(5) 教室牆面和天花板除了本節上文提及應確保一定亮度之外，裝飾裝修的色彩應以白色或淺色為主色調。一方面增加光線反射，使空間明亮，另一方面避免鮮豔色彩造成的干擾注意力。同樣，裝飾物能夠打破教室環境的枯燥，緩解壓力，但是過多裝飾會使空間中存在太多訊息，讓學生們產生視覺雜亂感受，記憶力和注意力分散，因此教室裝飾布置應留出牆面的空白區域，將更有利於情緒的放鬆。

　　針對不同學科的學習特色、學習過程中的認知過程，採用專屬的教室照明策略，也

是提升學生在校學習績效的重要方法，如：注重邏輯思考的數理學科，教室照明應採用明亮光照、高色溫光照等方式，提高學生精神喚醒度，消除睏倦，方能投入思考；語言類學科課堂，則可透過空間光照分布和光色的應用，營造輕鬆的氛圍，幫助學生發揮靈感；自然科學類學科，要求光環境能良好塑造物體形象，激發學生動手操作興趣。節律光照也是教室照明提升學生學習績效的一個重要關鍵，比如由於上學路途遙遠或學校不合理的作息制度規定，學生們經常在早上的第一節課上昏昏欲睡，注意力難以集中，學習效率低下，清晨富含藍光的高強度光照刺激，可以幫助學生醒腦；同時，午後或課間採用柔和的暖色光照，有利於學生放鬆身心；夜間自習場景控制光照強度，選用節律刺激較低，但視覺表現較好的照明數據組合，減少夜間學習時的光照暴露對睡眠產生的影響（圖 4-2-4）。

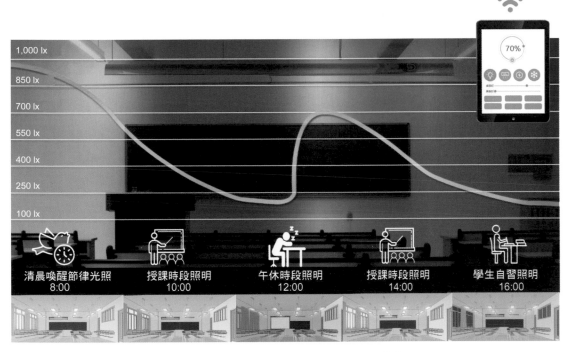

圖 4-2-4　基於場景需求的教室動態光照模式

3. 教室自然光與人工光的平衡設計

　　教室光環境設計應最大可能地利用自然光，創造舒適的視覺環境和有益身心健康的愉悅生活環境。自然光為教室空間帶來很多健康助益，但是其照度穩定性差，會隨進深而明顯衰減的問題也必須解決，因此教室自然光與人工光的平衡設計成為了關鍵。教室內的人工照明需回應室外天然光環境，天然採光自主數據、有效採光度、年曝光量等動

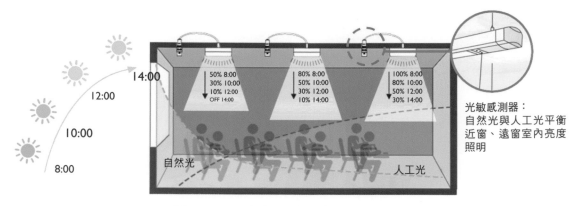

圖 4-2-5　平衡人工光與自然光的教室光環境

態採光指標和採光時序分析的方法，應導入到教室採光設計中，透過即時監測日光的變化，採用電動窗簾、遮陽百葉窗和電致變色玻璃等方式適當控制採光量，避免窗口外眩光影響。基於室內採光系數隨空間進深的衰減程度，透過燈具分組控制，自動調整室內照明的色溫和照度等數據，保持教室照度水平的穩定，始終將其控制在合適的水平區間內，同時減少不必要的照明能源消耗（圖 4-2-5）。

　　生活在日光照射不足光氣候區域中的學生，季節性情緒失調症罹病風險較高，健康教室照明還應響應氣候環境，補充室內光照，降低學生季節性情感障礙及其亞症狀的罹病風險，滿足特殊需求 [32]。

4. 教室健康照明燈具選擇和配置

　　教室照明燈具最常採用條形燈管、格柵燈或面板燈，燈具配光、眩光品質等級和燈具效率，是選擇教室燈具時需考慮的重要因素。目前，教室大多採用直接照明的方式，統一眩光值（UGR）要求低於 19，團體標準《中小學教室健康照明設計規範》（T/CIES 030—2020）提出了更為嚴格的要求（UGR≤16）。教室照明更應選用具有防眩光設計的燈具產品，光源不應直接暴露可見。教室照明產品整燈需通過國家強制性 CCC 認證，並對頻閃、光生物危害性等指標測試評估，特別是視網膜藍光危害等級應為 RG0 無危害。

　　燈具配置方面，一般教室內的課桌椅呈規律性排列，教室照明燈具應縱向配置，即燈具長軸平行於學生面向黑板的主視線，並與黑板垂直。燈具間距與燈具高度是確保課桌面照度、均勻度和眩光控制間權衡的兩個重要影響指標。燈的間距過大，桌面照度不足，間距過密，會增加眩光影響和能源消耗。燈具懸掛高度升高，照度降低、均勻度增

加；燈具懸掛高度降低，照度增加、眩光增加、均勻度下降。普通教室燈具距地面懸掛高度宜為 2.5 ～ 2.9m，距課桌面宜為 1.75 ～ 2.15m[25]。

4.2.2 旨在提升績效的辦公空間舒適光環境

當提到辦公建築中的人體工學設計時，人們往往會聯想到一系列辦公室的硬體裝備，如：鍵盤、滑鼠、電腦椅等。研究發現照明同樣是辦公場所人體工學設計的關鍵部分，適當的照明條件對於提高辦公人員的舒適度和績效來說非常重要[33]。照明對辦公族群的影響大致可分為兩類：視覺（圖像形成）途徑產生的影響，和非圖像形成途徑產生的影響。視覺通路指的是光落在視網膜上所產生的訊號，經視覺皮質傳至大腦轉換成圖像。這種感覺輸入構成了我們視覺的基礎，並確保人眼能夠以相對客觀的方式評估環境，同時它為我們提供了環境線索，也可以觸發一系列其他更主觀的心理機制，其中包括情感反應，如對光線或物理空間的評價、情緒和動機的變化以及與環境的認知關聯。光透過非視覺通道作用於人體第三類感官細胞，影響人體晝夜節律相移、褪黑激素抑制和瞳孔對光的反應，從而影響到工作時的警覺性和效率。光照對警覺性的立即影響，也在辦公照明中愈來愈受到關注。

圖 4-2-6　辦公空間照明常見問題檢查方式和解決措施

照度不足	照度不均勻	照度過亮
檢查方式	**檢查方式**	**檢查方式**
·測量照度水平是否符合標準規範。 ·檢查燈具安裝的間距是否過大。 ·檢查燈具罩面的反射效果。	·測量工作面周圍和天花板、牆壁區域的照度水平。 ·檢查燈具的配光方式。 ·檢查燈具的安裝間距與高度比。	·做好眼部防護後，測量燈具的亮度。 ·如有裸燈燈具或線性光源，需檢查其安裝和使用方式是否符合規範。
解決措施	**解決措施**	**解決措施**
·及時更換故障的燈具。 ·縮小燈具間距並在較暗的局部適當增加照明。 ·增加燈具反光罩，提高光線利用率。	·增加室內空間表面的反射率。 ·採用配光分布更寬或防眩光的上射式燈具。 ·適當減少燈具間的距離，或者增加額外的輔助照明。	·如使用裸燈照明，可在燈具出光處安裝控制器。 ·如使用線性光源，可調整燈具照射方向以達到間接照明效果。

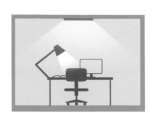
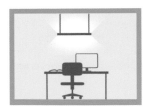
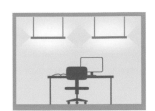

螢幕反光	陰影遮擋	目標難以辨識

檢查方式
- 正常照明環境下檢查螢幕是否存在光斑或反射映像。
- 可在反光處放置一面鏡子，通過這種方式快速確定反光的來源。

解決措施
- 採用經過消光處理的螢幕
- 重新調整光源或工作站／螢幕的位置。

檢查方式
- 在工作桌面上放置一個物體，記下產生投影的數量。
- 觀察最亮處和最暗處的明暗對比強度。

解決措施
- 增加室內空間表面的反射率，提高房間內的整體亮度。
- 調整燈具的間距使其提供均勻的照明效果。
- 適當地在局部增加補充照明。

檢查方式
- 站在目標對象的主要視看方向，檢查是否存在反光或陰影。
- 檢查該區域內的照度是否符合基本標準。

解決措施
- 按照前兩個問題的解決措施，先改善反光和投影。
- 加深主體與背景間的對比，方便使用者進行區分。

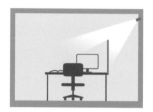 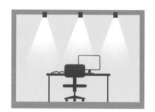 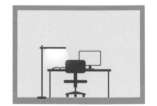

室外眩光	光斑突出	頻閃／閃爍

檢查方式
- 打開窗戶，在一天中不同時段測量天空的平均亮度。
- 關閉室內所有的人工光源，觀察是否存在強烈眩光。

解決措施
- 安裝百葉窗等遮蔽工具。
- 採用磨砂玻璃窗或在窗戶玻璃外側貼膜。
- 重新調整辦公座位，避免直視。

檢查方式
- 檢查各表面尤其是工作桌面附近表面的反射率。
- 檢查燈具的安裝高度、牆距和光輸出比。

解決措施
- 根據實際情況調整室內空間各表面的反射率。
- 安裝漫反射燈罩。
- 調整燈具位置以提供均勻柔和的照明效果。

檢查方式
- 使用專用測量設備如頻閃分析儀、光譜閃爍照度計等，測量頻閃效應可視度（SVM）、光輸出週期性頻率（f）、短期閃變指數（Pst）等相關指標。

解決措施
- 及時更換失效燈具。
- 檢查是否存在接觸不良等電路故障。
- 使用高頻開關電源供電或安裝高頻控制器。

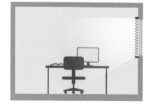 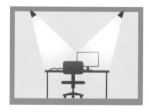 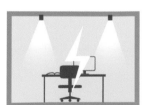

現代辦公空間的光環境，與使用者的健康狀況和生產力有密切關係。不合理的照明數據設置與燈具安裝，容易引發「電腦視覺症候群」（Computer Vision Syndrome, CVS）等問題，光環境對辦公人員的晝夜節律產生的影響，會表現在情緒狀態的起伏上，如降低人們在工作時的專注度和積極性，會大大影響辦公效率。為了降低這一系列對辦公人員健康的潛在威脅，必須找出不良照明問題產生的根源，並個別加以解決（圖4-2-6）。

辦公照明設計主要考慮辦公族群的視覺功效。近年來，無論是相關設計規範指標，還是各類照明設計應用與探索，都開始將人體健康照明這一目標作為設計方向。應該注意的是，在建築過程中的不同階段，可以採取的措施也不盡相同。早在前期設計時，就要加入對照明因素的考量和評估，根據照明規範和工作任務的特色，設定預期的目標。這樣的做法能夠提前規避相當一部分的威脅，大大地降低由於非適當光照所導致的企業損失。在實際應用的階段，發現問題最快捷的方式是向使用者尋求回饋，並於第一時間對光環境進行調整和改善。最後，由於燈具的使用壽命有限以及其他環境因素，定期檢查、維護和更換燈具，對於辦公人員提高工作效率也是非常重要的。

I. 人體工學導向的辦公座位光照環境設計

良好的照明設計應該以人為本。一方面要滿足用戶個性化需求，從照明強度、色溫、光分布等設計出一種符合「人體工學」的光照數據，同時提供個性化控制方法，增強人

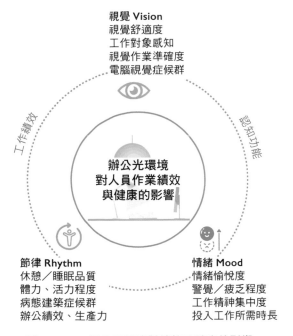

圖 4-2-7　辦公光環境對績效及健康的影響

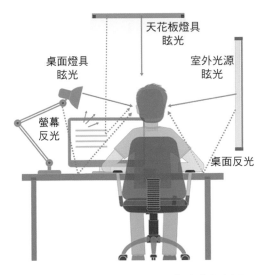

圖 4-2-8　辦公空間的間接與直接眩光來源

們的幸福感，提高辦公族群的視覺舒適度與視覺作業表現；另一方面為辦公族群提供適當的生理節律照明，作用於人體非視覺光照通道，對於長期處於室內、接受不到足夠的節律光照刺激的辦公族群，可改善其節律和情緒健康，並使生理時鐘同步。如圖 4-2-7 所示。

現代辦公和會議交流往往在電腦螢幕前完成，由於作業時的注視對象為自發光螢幕和鍵盤，視線的移動次數增加、範圍擴大，在這樣的工作模式下，人們所承受的視覺負荷要明顯高於傳統的水平桌面辦公方式，更容易導致視疲勞現象的產生（圖 4-2-8）[34]。每日數小時注視螢幕，往往會引發「視覺顯示終端機」（Visual Display Terminal, VDT）症狀。玻璃窗戶或電腦螢幕上的強烈反光也是加劇眼睛疲勞的主要原因之一，光幕反射眩光不僅會分散人們的注意力，還會造成視力模糊、視覺紊亂、頭疼和惡心等影響，需要高度重視。從人體工學的角度出發，室內採用間接或半間接的照明方式，經過天花板或牆壁的反射得到的光線，能夠有效地減少眩光。為避免室外陽光直射，距離外窗 4.5m 內的桌面顯示螢幕，可將其方向控制在與窗口平面垂直的 20° 範圍以內 [35]。在燈具和顯示螢幕都無法移動的情況下，還可以透過在燈具下方安裝防眩格柵，阻擋一些不必要的光線。與此同時，燈具的平均亮度也應符合相關規範的設計要求 [36]，還要特別注意電腦螢幕與周圍鄰近區域和整體環境的亮度對比，減少由極端明暗對比引起的視覺不適 [37]。如圖 4-2-9 所示。

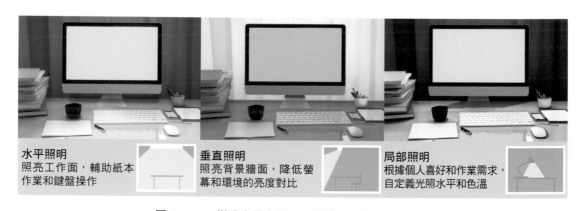

水平照明
照亮工作面，輔助紙本作業和鍵盤操作

垂直照明
照亮背景牆面，降低螢幕和環境的亮度對比

局部照明
根據個人喜好和作業需求，自定義光照水平和色溫

圖 4-2-9　辦公空間中不同作業模式與常用照明方式

2. 提高辦公空間生產力的節律照明

犧牲休息和生活時間、加班、連續工作、被迫熬夜、精疲力竭，並不意味工作可以準時、順利完成，卻與心臟病、內分泌失調、壓力、肥胖、肌肉骨骼勞損以及腦損傷有直接相關。提高員工生產力、激發工作動力、用更少的工時達成更高績效，是促進勞

動者健康以及家庭福祉的關鍵。要獲得工作效率和生產力，首先需要擁有與健康日常作息相匹配、穩定的晝夜節律。在維持晝夜節律方面，自然光是最為理想的光源，自然光強度高，能夠提供足夠的節律刺激，同時擁有動態光暗變化輸出時間訊息。然而在高密度的都市裡，並非所有辦公空間都能獲得良好的自然採光，尤其是那些大空間、樓層高度低矮、座向不佳的空間，也許僅有窗口處的辦公座位能夠接受到自然光刺激。而很多辦公空間更是接觸不到自然光照的暗房，因此人工節律健康照明成為良好的替代品。倫敦大學學院曾與英國 Mitie 公司合作，搭建一間用於研究親生物設計對辦公人員影響的實驗性辦公室。該辦公室採用與節律相結合的動態照明形式，使室內光環境的照度和色溫，能夠跟隨自然生理時鐘的變化而改變。為時 4 週對照試驗的結果顯示，動態辦公照明幫助人們提升了至少 20% 的工作效率，同時該辦公室的員工相比其他人員，在工作期間表現出了更高的專注度與更穩定的情緒狀態 [38]。辦公空間的動態節律照明日益受到重視，國際照明委員會 [39]、英國特許屋宇裝飾工程師學會（CIBSE）、英國建築研究

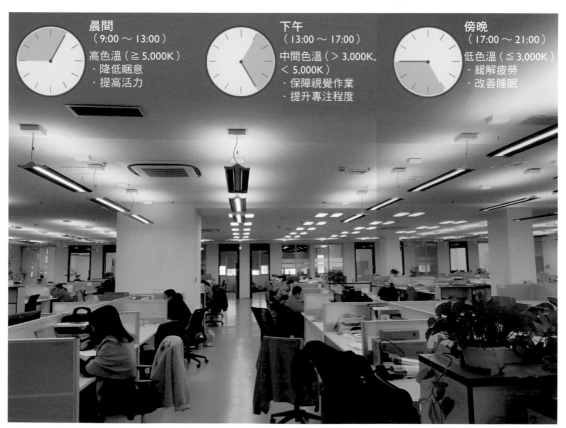

圖 4-2-10　辦公空間動態光照模式示意

院（BRE）[40]、德國標準化學會[41]等多個組織的標準報告，都對辦公空間的節律照明提出規定和建議，主要涉及幾個方面：①從早上到下午的光照強度，高於日常照明水平，並增加光譜短波長藍光成分；②接近一天工作結束時，在確保足夠光照數量，可使視覺任務開展的基礎上，調暗燈光並降低光照色溫；③提高房間空間界面對光線的反射或增加洗牆照明的燈具，讓人眼獲得更多的光照，同時注意節律照明與視覺照明的平衡，避免眩光產生。如圖 4-2-10 所示。

3. 各類辦公空間類型的光照環境設計

辦公空間按空間使用功能區分，可分為：接待區、走動區、工作區、獨立辦公室、會議室、交流討論休息區等。各個區域的人員活動各不相同（表 4-2-2），健康照明側重點也不一樣。例如：德國 ERCO 燈具設計公司提出了辦公空間「定性照明設計」的概念，將員工的個人需求與工作任務置於首位，採用具有良好眩光控制的照明設計，將空

表 4-2-2　不同類型的辦公空間特徵與使用差異

	獨立式辦公空間	開放式辦公空間	隔間式辦公空間	會議室
人均面積	不小於 10m^2	不小於 3m^2	不小於 5m^2	不小於 1.8m^2
容納人數	1～2 人	視實際使用面積大小而定		15 人以上
使用時段	9：00～17：00	9：00～21：00	9：00～21：00	視實際情況而定
空間特點	各個空間獨立，互不干擾，燈光、空調等系統可獨立控制	空間內部聯繫緊密，空間較大，照明、空調等設備需統一控制	可根據功能需要共同使用，也可以分隔成相對獨立的空間	可根據實際使用人數和桌椅設置情況靈活安排空間布局
辦公形式	電腦辦公、紙本閱讀、接待會談	電腦辦公、文案書寫、資料打字與整理	設計繪圖、科學研究	會議、報 展示
工作特徵	工作相對自由，任務輕鬆，壓力較小	工作種類多，任務繁重，員工壓力較大	工作需要較高的專注度和長時間待在同一位置，容易產生困倦乏力	
使用模式	一般為固定人員使用	常駐員工使用固定座位	流動座位，人員隨機	
光環境的典型配置方式				

間劃分為多個區域，同時專門針對各個空間進行的視覺任務調整策略，也滿足了關於能源效率的要求 [42]。根據中國辦公建築設計相關規範，普通辦公室一般可分為獨立式和開放式，對於一些有特殊需要的空間還可以設計成隔間式，此外還應考慮常見的公共空間如：會議室、接待室等。從整體布局而言，單間獨立式辦公室內部空間相對封閉，日光的基本來源是建築外窗，照射量受窗戶大小與房間朝向的影響較大；開放式辦公室多為大空間，其內側離窗戶較遠的區域缺乏自然採光，因此長期依賴人工光照來滿足視覺作業的要求。此外，傳統辦公照明多採用照度、色溫恆定的單一模式，長期處於這樣的環境中從事單調重複工作，易滋生員工的負面情緒，造成節律失調，增加其罹患憂鬱症和焦慮症的風險。對此，可以在滿足均勻的一般照明基礎上，對垂直方向照明和水平工作桌面照明進行合理搭配，充分考慮不同辦公作業形式的視覺和心理特徵。為彌補近窗區域與遠窗區域自然採光不均的問題，可在辦公空間中使用半自動的照明控制系統，並在辦公座位附近設置可自主調節的燈具，使辦公人員可以根據自身需求和個人偏好設置色溫和光照強度。

4.2.3 工廠健康照明：創造更好的勞動條件

　　世界工業快速發展，帶來經濟起飛，也承受著無形之重。數以億計的工人不斷創造生產奇蹟，他們的職業安全健康卻往往被輕易忽視。除了機械、物理、化學、生物等作業危害以外，高強度、高負荷、高體能、超時工作是許多工人的生活常態，嚴苛的工作管理制度，更給工人們的身體和心靈造成了雙重傷害。在這種現實狀況下，工廠的照明若只著重生產效率提高與生態節能，是遠遠不夠的，更應為了工人的健康福祉投入更多關注，致力於創造更好的勞動條件，讓工人更安心地工作和生活。

1. 工廠照明問題帶來的職業健康與安全風險

　　不當的光照條件將為工人帶來職場健康與安全的風險，主要包括：視覺損傷、不適宜的光照條件引起安全風險，以及不當照明引起的工作和肌肉疲勞。

　　有些工種會面臨強光照刺激，例如：電焊弧光，這種高強度混合光，對眼部組織造成的損傷非常強，導致工人產生電光性眼炎的情形非常普遍，還有可能出現視網膜黃斑部病變、視網膜灼傷、視網膜感光細胞斷裂、水晶體渾濁等可能會導致永久失明的疾病（圖 4-2-11、圖 4-2-12）。

　　眩光會讓工人感覺到不舒適，不僅刺激工人的眼睛，還會影響他們的工作狀態，降低工作效率。愈精細的工作內容，對防眩光的要求愈高。

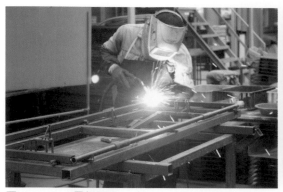
圖 4-2-11　電焊弧光

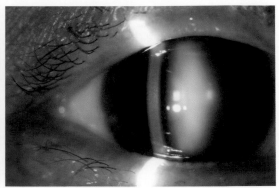
圖 4-2-12　水晶體渾濁患者

　　足夠的顯色指數，對於降低工人視覺安全風險也有一定的作用。對於部分要求不高的工種，顯色指數 Ra 僅需達到 60，而對於精細程度較高的工種，其光源顯色指數 Ra 要求達到 80，以便於工人分辨工作環境內的顏色訊息。有些行業如：印刷、織染等，對於光源的顯色性要求更高，顯色指數 Ra 要達到 80 ～ 90[43]。

　　此外由於工廠建築空間的特殊性，許多工廠的天然採光是不足的，研究發現長期缺乏穩定日光照射的工人，更容易出現心理問題，從情緒低落到憂鬱症，情緒障礙的罹病風險更高。長期的人工光源替代日光，也有可能影響褪黑激素的分泌，導致睡眠不足。此外，日光照射不足還會導致工作效率下降，從而使工廠的效益降低，工人收入隨之減少。

　　由於照明配置不當或者照度設置不當，將導致工人不自然的工作狀態，例如：長期坐姿不正、眼部與工作面的距離過近，導致的肌肉緊張與疲勞以及更為普遍的眼疲勞問題（圖 4-2-13），這些問題因為太微小，而常常被管理者甚至工人自己忽略。但在對中國江蘇某工廠的調查研究中，這樣的「小」問題並不是個案。現代工廠照明在提升員

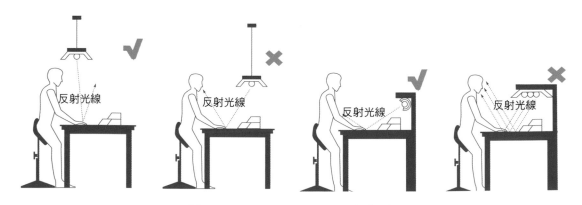
圖 4-2-13　工作台照明設置與人體工學

工工作健康部分仍有很大的改進空間。以焊接車間為例，車間大多使用懸掛式點焊機，體積較大，為保證拼裝的精密度和減小工作強度，工作台頂部會有大量的鋼架來固定設備，因此如果只採用頂燈，由於設備遮擋，就無法滿足工作台的照度需求，工人在坐直或前坐的狀態下就無法進行精密操作，需要改變坐姿來進行作業，因此可能導致肩頸或腰椎的疲勞[44]。

郝洛西教授團隊在對工廠進行的健康照明研究中，測試了工作台、地面、天花板等位置的照度和亮度（圖4-2-14），並展開對員工的問卷調查，包括：工作時長、休息時間、對目前工廠照明的感受以及是否有眼疲勞問題。該工廠的員工主要進行的是燈管變壓器的線圈繞線工作，生產線採用不鏽鋼桌面，並採用頂部照明模式。據員工反映，桌面反光是比較大的問題，此外裸露的燈管也會直射眼睛，造成眼部不適。

該工廠由於室內樓高不高，空間很大，缺乏天然採光，而人工光全部採用的是高色溫、高亮度的 LED 燈具，對視覺健康有一定的不利影響。員工已有了不適症狀，但是由於長期在同樣的環境當中工作，對環境已經適應。他們大多沒有意識到不適症狀是由光環境品質不佳引起的，但光環境品質已真正地影響到了員工的工作效率和視覺健康。

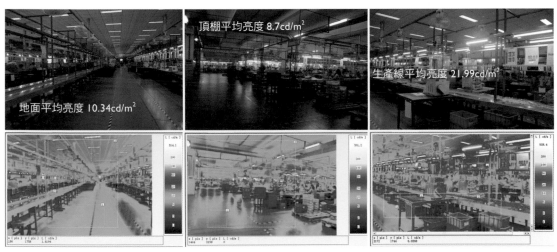

圖 4-2-14　工廠地面、頂棚及流水線亮度實測

2. 工廠作業、視覺需求與光環境

工廠是用以生產貨物的大型工業建築物，因此大部分工廠都擁有以大型機器或設備構成的生產線。隨著科學技術的進步和經濟的發展，企業之間的競爭愈加激烈，使得生產產品的生產線、工廠的生產環境發生了很大改變，如：產品種類增多、產品生產週期

變短等。為提高工廠生產的競爭優勢，提升員工工作效率和保障員工健康，是在工廠照明中應當關注的重點。

　　工業廠房按照建築結構形式可分為：單層工業建築和多層工業建築。多層工業建築空間特徵與一般科學研究大樓類似。單層工業建築內部則多為既大又深的空間（圖4-2-15）。

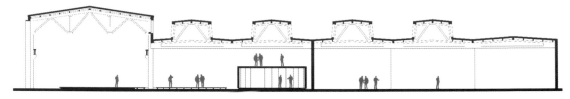

圖 4-2-15　典型工廠剖面

　　工廠的作業活動多種多樣，根據產品類型的不同，從精密的手工作業到無人的機械作業，各項作業的精細程度也各有不同（表4-2-3、圖4-2-16）。

　　採用天然光進行室內照明，更有利於健康光環境的構造。有研究發現，在相同照度水平的情況下，人們在自然光環境下的視覺功效比人工照明條件下高5～20%[45]。自然光還有助於提高工人的工作效率，工廠中盡量保證自然光的利用，可開高側窗和天窗，保證工作效率的同時還可防止眩光，也更有利於工人的身心健康和工廠節能。

表 4-2-3　不同視覺作業特性下所需照度範圍

視覺作業特性	識別對象最小尺寸 d（mm）	亮度對比	照度範圍（lx）					
			混合照明			一般照明		
特別精細作業	$d \leq 0.15$	小	1,500	2,000	3,000	—	—	—
		大	1,000	1,500	2,000	—	—	—
精細作業	$0.3 < d \leq 0.5$	小	500	750	1,000	150	200	300
		大	300	500	750	100	150	200
一般作業	$1.0 < d \leq 2.0$	—	150	200	300	50	75	100
粗糙作業	$d > 5.0$	—	—	—	—	20	30	50
一般觀察生產過程	—	—	—	—	—	10	15	20
大件貯存	—	—	—	—	—	5	10	15

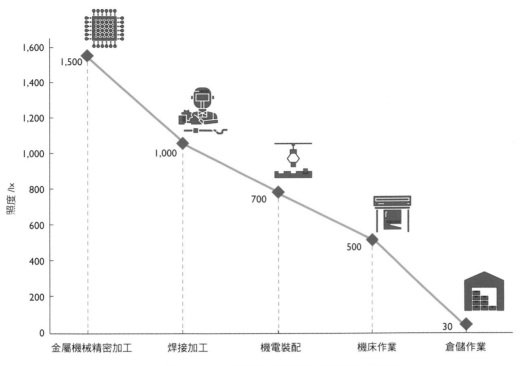

圖 4-2-16　不同作業與工作所需照度的關係

一些工廠所採用上懸窗，為整個工廠空間帶來了良好的採光效果（圖 4-2-17），也營造出舒適宜人的工作環境，大大提升空間品質。最重要的是，利用自然光而因此減少了工廠的能耗，從而節省可觀的經濟支出。

有些工廠可能在自然採光方面有一定的困難，也可以採取人工光與自然光結合的方式，在有效利用自然光的基礎上，用人工光進行補充，既保障了員工的身心健康，又確保了他們的工作效率和安全，給工人全方位的關懷。

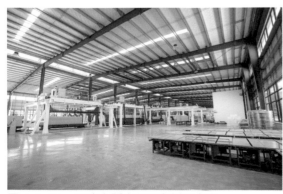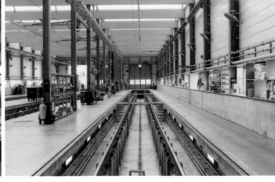

圖 4-2-17　工廠上懸窗和天窗採光方式

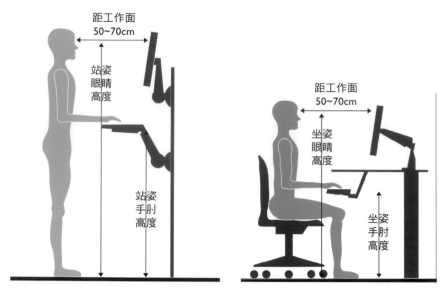

圖 4-2-18　站姿和坐姿工作下的人體工學

　　工廠中的照明配置還需考慮人體工學，包括與作業面的距離等（圖 4-2-18），以確保工人操作時的舒適性和空間內光照的適當分布，避免產生眩光等不利影響。此外對於操作物件較大的工廠車間，例如：汽車、機床等操作車間，要考慮作業物件對光線的遮擋問題。

3. 緩解作業疲勞的工廠功效照明

　　對於工廠而言，工人的疲勞和注意力降低，不僅有導致產能下降的危害，對於比較危險的工作來說，安全風險也大大增加。

　　工廠光環境改變從而影響工人行為與工作效率的機制有：視覺功效、視舒適度、視覺環境、人際關係、生理時鐘、刺激效應、工作滿意度、困難排解能力、月暈效應[46]（圖 4-2-19）。照明條件會透過影響作業細節來影響視覺功效、視覺舒適度、視覺環境等；也可以透過非視覺作用，如：節律來影響生理時鐘；光照還會影響情緒，繼而影響工作滿意度、困難排解能力和月暈效應（對於工作和人際關係的整體感知，以片面印象判斷）；而對於環境刺激的反應則是保障工人安全和工作效率的重要基礎，需要確保合適的光照條件，維持工人的警覺性。

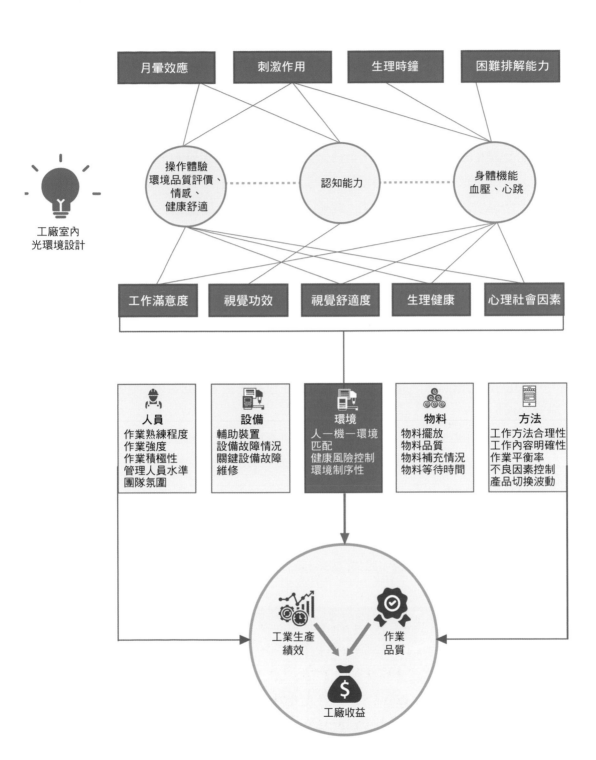

圖 4-2-19　工廠光環境設計與工人績效、工廠收益的關係

在工人易疲勞的時段提高亮度水平，可以緩解工人的疲勞，提高其警覺性[47]。有些研究結果還提出：人體處於生理低潮狀態時，2,500lx 左右的照度可有效地調整人的精神狀態[48]。在工人工作的過程中，可以隨著工作進行逐步提高工作環境的亮度水平，防止工人的疲勞。但是需要注意的是，亮度逐步提升的過程非常重要，如前文所提到的，長期暴露在高照度的光照下，對於工人的健康也是有損傷的，對於工廠節能也十分不利。也可以考慮間歇性的高強度照明，或允許工人自行根據工作狀態和視疲勞程度進行調光。光環境切換可有效緩解工人的疲勞程度、提高其警覺性、改善工人的生理不適的心理狀況。研究已經發現，工人處於不同疲勞程度時，不同曝光刺激對其「生理—心理」影響亦不同。低色溫高照度也更有益於抑制負面情緒和緩解疲勞[49]。因此推薦採用可調光的照明系統，創造可靈活運用的人工照明環境，以便適應不同時段的工人們的不同需求。

在色溫的選擇上，需要結合工作對象的特色進行全方位的考量。例如：在對江蘇某工廠的健康光環境設計實踐中，由於作業物件——銅絲，自身的色彩泛黃，在工廠普遍採用的 5,000K 光源照射下識別率反而不高，在色溫達到 6,000K 以上時，工人才普遍反映識別率增加。

飛利浦成都 LED 綠地工廠，採取了特殊的照明策略來緩解工人疲勞（圖 4-2-20），針對工廠的低天花板生產線、倉儲空間和高天花板操作空間，採用了不同的照明策略。在生產線應用 4,000K LED 低頂燈具，使工作空間自然明亮，減少工人長時間操作產生的視覺疲勞，確保產品品質和員工的身心健康；倉儲空間配光，使貨物的垂直面更明亮；在板徑加工區採用 140W 的 LED 高頂燈具，在重型設備加工部件的過程中，充足的照明確保了操作人員的人身安全和生產效率。

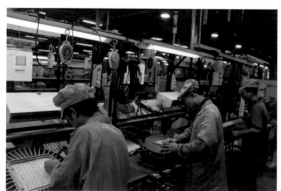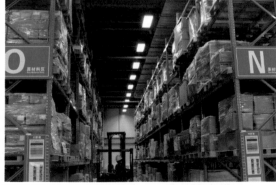

圖 4-2-20　飛利浦成都 LED 綠地工廠，針對不同生產環境運用不同的照明策略

此外還可以利用環境色彩來緩解工人疲勞。研究發現，環境整體色調與工作環境的性質與用途一致，能夠減少或改善環境對人心理與生理的不利影響。為了避免眼部疲勞，在大面積用色時盡量使用純度較低、明度較高的顏色，在整個環境配色過程中選擇色彩的數目不宜過多。同時色彩又不能太單調，可以在明度上稍作變化，有一點層次感和穩定感。室內的配色應盡可能減少視野內不同視界面的亮度差，以免引起作業者視覺上的不舒適感。天花板、牆壁、設備和地面等，應避開彩度高的顏色，減少不良的視覺刺激 [50]。

在針對工廠的調查研究中發現，室內大面積運用高飽和度但低明度的藍色或綠色，且室內照明不足（圖 4-2-21），不僅沒有使顏色達到消除人眼疲勞的調節功能，還會使整個工廠操作間較為昏暗，並且顯得很陳舊，同時高飽和深色工作台的反射會影響作業顯色性。環境色彩如牆壁和頂棚會影響照明效果，並間接影響視覺疲勞程度。工作界面色彩的選色既要與工作環境協調，又要具備良好的可分辨性。

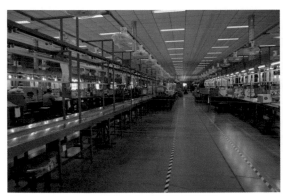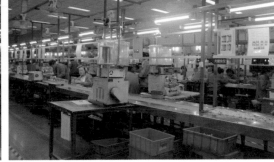

圖 4-2-21　工廠調查中的環境色彩現狀

中國工人的工作時長在全球名列前茅，長時間高強度工作帶來的心理問題也不容忽視。除了可藉由光照來緩解工人的焦慮與憂鬱等情緒，照顧工人的心理健康，同時還可以透過光照提高工作效率，縮短工作時間。

郝洛西教授團隊也在工廠健康照明實務中，針對流水線的工人進行了不同色溫和亮度組合的照明模式，對工人疲勞和績效影響的研究（圖 4-2-22），在對工人們的問卷調研和測試中發現，光環境對情緒及疲勞的影響較為明顯，更高的色溫和亮度組合對情緒和心理疲勞的積極作用更顯著，後續的現場實驗研究也在陸續開展中。

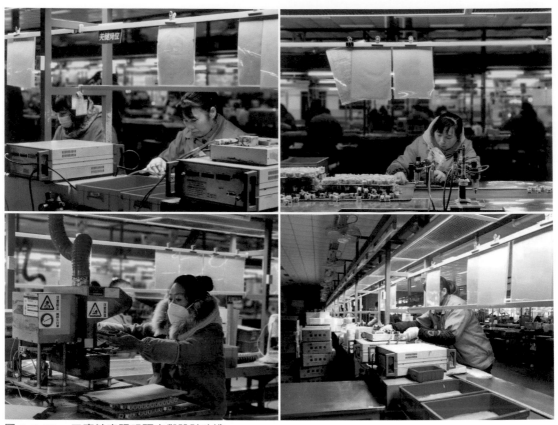

圖 4-2-22　工廠健康照明研究與設計改造

4.3 健康住宅・舒適照明

住宅不僅僅是居住空間，更承載著每一個人的生活。對於美好的人居環境，許多人將其與美觀、舒適畫上等號，追求亮麗的裝潢，卻忽視了健康問題。例如當年中國的自如公寓事件，追求整潔美觀的室內效果，卻使用低劣建材，並且輕忽室內的空氣汙染問題，導致許多住客甲醛中毒。缺乏科學和專業指導的家庭光環境設計，日積月累之下，也將產生非常嚴重的健康後果。消除家庭中那些極易被忽視的用光誤區，靈活地運用光與照明為各年齡層家庭成員創造舒適安居之所，是住宅光健康工作開展的意義所在。

4.3.1 健康住宅・美好人居

健康住宅是後疫情時代的房地產行業所提出最熱門的發展策略之一，也是科技網路巨頭先後涉足大健康產業的魚湧之地。不過，健康住宅不僅是錦上添花的建築環境營造焦點，也是人人應享有的基本權益。世界衛生組織將健康住宅解讀為一個庇護所，支援人類身體、精神和社會層面，全面、完整的健康狀態。健康住宅應提供歸屬感、安全感和隱私感，創造家的感覺，它應擁有合理的結構和物理環境控制，提供舒適的溫度、良好的衛生、適當的光照和足夠的空間，安全的燃料與可靠的電力連接，提供充分的保護，防止汙染、黴菌和害蟲的侵擾，免受惡劣天氣和過多濕氣的影響，同時它還應促進社區互動、社會福利，讓人們獲得健康和福祉。健康住宅的營造應得到充分的保護，關注溫濕度、通風、噪音、空氣品質等與居住相關聯的物理要素，同時也注重視野景觀、感官色彩、材料選擇傾向等心理要素。光環境也應從物理和心理兩個方面入手，築造美好人居 [51]。

4.3.2 中國住宅的健康光環境需求

1. 返璞歸真的自然光需求

與其他國家相比，中國居民在購屋時的特殊現象是——格外關注房間的採光，因而形成了中國獨特的住宅樓間隔布局，其中的深層原因是人體對於接受充足光照的訴求。居室內充足的自然光，有助於人們保持健康的生理和心理狀態，可以使人心情舒暢。而

與人工光相比，自然光的一大優勢是各光譜成分均勻、顯色性較高，有利於刺激晝夜節律、保護視力和提高勞動生產率，同時更具環保可持續性。

　　為了保障住宅獲取自然光的需求，住戶可以透過日照時數、採光係數、窗系統設計等來判斷住宅的採光情況。首先，對於每戶每日獲得的日照時數，可參考《住宅建築規範》（GB 50368—2005）中根據不同地理位置的具體規定（表 4-3-1）。雖然住宅採光都符合標準，但在實際生活中，住戶往往感到採光不足，昏昏沉沉，這是由於每戶每日 1 小時的日照最低標準，遠遠不足人體對於日光刺激的需求。對於這一問題，也基於中國住宅格局，選擇樓層 1/2 以上位置，住宅日照基本上才能不受遮擋。其次，住宅建築的臥室、客廳、廚房應有直接採光。再者，室內採光效果要考量窗戶安裝位置和尺寸、玻璃透射率及房間最深處牆面的反射率[52]。對於窗戶的尺寸，可參考《建築採光設計標準》（GB 50033—2013）中對於窗地面積比等數據的規定（表 4-3-2）。另外，住宅採光系統的顏色透射指數不應低於 80，中國 20 世紀 90 年代前後的住宅很多採用綠色、藍色玻璃，導致室內採光不佳、偏色嚴重（圖 4-3-1）。對於這一問題，住戶應更換窗戶，選擇顏色透射指數更高的玻璃材料。

表 4-3-1　住宅建築日照標準

建築氣候區	I、II、III、VII氣候區		IV氣候區		V、VI氣候區
	大城市	中小城市	大城市	中小城市	
日照標準日	大寒日				冬至日
日照時數 (小時)	≥2	≥3			≥1
有效日照時間帶	8:00 ～ 16:00				9:00 ～ 15:00
日照時間計算起點	底層窗檻面				

注：《住宅建築規範》（GB 50368—2005）。

表 4-3-2　住宅採光標準

採光等級	建築物及房間名稱	側面採光	
		採光係數標準值（%）	室內天然光照度標準值（lx）
IV	客廳、臥室、廚房	2.0	300
V	浴室、走道、餐廳、樓梯間	1.0	150

注：《建築採光設計標準》（GB 50033—2013）。

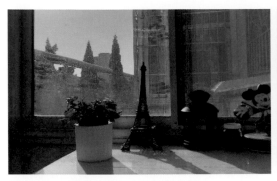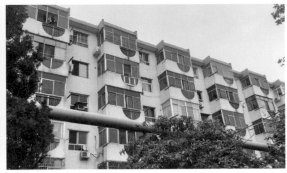

圖 4-3-1　藍色玻璃住宅的視覺效果

除了從設計層面增加自然光的獲得，住戶還可透過能力所及的生活習慣，積極獲取自然光。比如，晨起打開窗簾，提高生物節律刺激，將辦公桌、書桌靠近窗戶，但同時要注意直射光過強所導致的眩光問題，多在陽台曬太陽等。

2. 道法自然的人工光需求

住宅人工光環境在補充自然光滿足生活所需的同時，從健康角度出發，應滿足「道法自然」的理念，包括：「效法光效」、「效法時序」兩方面。

「效法光效」指光譜、顯色性、視覺舒適度貼合自然光，嚴控藍光、頻閃等對人體具有危害的光生物效應。由於住宅燈具市場上，部分光源產品存在藍光成分較高的問題，對人體尤其是兒童損傷較大，因此宜盡量選用接近自然光譜的光源，如選用類太陽光技術的 LED 燈具。柔和自然的人工光環境能大大提升視覺舒適度、提升工作效率、對健康有幫助。已有研究證實，木質飾面和間接照明相結合，可改善睡眠品質並提升工作績效 [53]；此外，夜晚溫和低照度的燈光可改善產後媽媽的睡眠 [54]。然而不當的光環境會對健康造成嚴重危害，例如：藍光容易導致近視、白內障以及黃斑部病變等眼睛病理危害和人體節律危害；工作視野亮度對比度過大，容易導致視覺疲勞；光譜中缺乏紅色部分，會導致照明場景呆板枯燥，影響使用者的心情；顯色性不足，會導致視覺環境的品質變差；照明系統頻閃，輕則導致視覺疲勞、偏頭痛和工作效率的降低，重則誘發癲癇疾病等 [55]。這些問題都是住宅人工光環境中，需要效法自然光的改進之處。

「效法時序」是為了滿足人體節律需求，許多自然光欠缺的空間，需要在滿足功能需求的基礎上順應從早至晚自然天光的變化規律，借助人工光進行節律調節。比如，中國普通中小戶型的餐廳，基本上缺少自然採光，而早餐時段是節律刺激的關鍵時間，在餐桌上方放置可調光燈具，早餐時調至高強度光照，代替咖啡因產生喚醒的作用；再如，

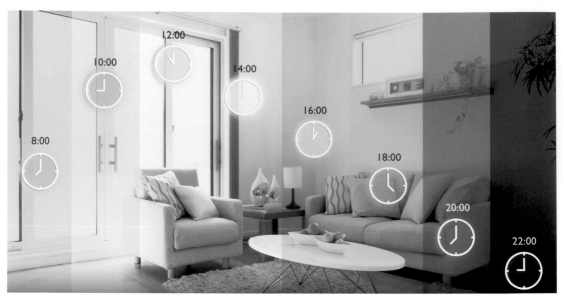

圖 4-3-2　住宅照明「效法時序」

晚上回到家時，將燈光調至低色溫的暖光，有助於舒緩緊張節奏、促進褪黑激素分泌，夜起時保證低照度、無藍光，減少節律刺激。如圖 4-3-2 所示。

就中國住宅光環境現狀來看，照度普遍偏低，照明模式單一，節律照明理念還未融入。據 2015 年發布的中日韓三國住宅聯合調查報告的統計結果顯示，中國住宅實測平均照度僅為 69.9lx[56]，與其他各國相比明顯偏低，且照度達到國家標準值所占的比例僅為：客廳 11.6%、臥室 8.3%、廚房 4%、餐廳 4.1%、廁所 7.8%，並且透過市場調查發現，民眾對於亮度改善及色溫可調控等健康照明產品的相關需求並不明顯，可見住宅光健康相關知識還需普及，使大家了解健康用光的重要性。

此外，返璞歸真、道法自然的人工照明設計，也是為了調節人體情緒，緩解長時間室內工作帶來的壓力與疲憊。季節性情緒失調症，是由於秋冬季節長期陰雨天氣，造成缺乏自然光照射所引起的情緒低落、節律紊亂等症狀。居室照明透過模擬自然光的光譜、照度和照射時序特色，可讓室內的人們心情得到舒緩。郝洛西教授團隊設計的 LU-ER「虹」系列幻彩燈（圖 4-3-3），不僅在視覺上和設計創意上令人耳目一新，在情緒方面有調節作用和舒緩作用，更是美化了家庭環境。

2020 年起新冠疫情爆發，居家隔離在這段時間內，成為了大多數人的生活常態。隨著住宅內活動時間的大幅增加，住宅照明在這段特殊的時間內對人們的影響也更加顯著，「道法自然」的室內照明設計也愈發重要。2020 年 5 月，倫斯勒理工學院照明研

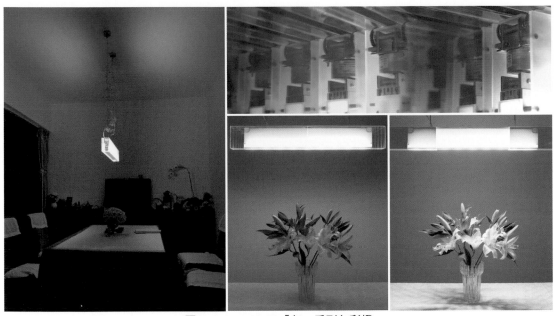

圖 4-3-3　　LU-ER「虹」系列幻彩燈

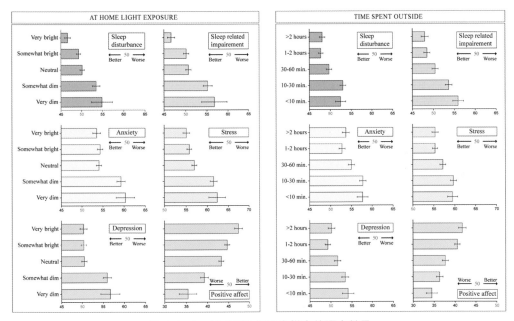

圖 4-3-4　　LRC 708 份問卷樣本的調查結果

究中心（LRC）針對疫情期間居家工作及室內隔離，居室內人群每日所接受的光照進行了問卷調查 [57]，並調查了隔離期間的住宅光照模式對他們的睡眠品質和心理健康的影響。研究結果顯示，住宅室內照明和調查對象在戶外的時間對於睡眠障礙、焦慮、壓力、憂鬱和情緒都有非常大的影響（圖 4-3-4）。

針對以上調查結果和以往研究，LRC 提出以下幾點針對疫情期間住宅健康照明的建議：

(1) 在清晨接受大量高亮度光照

(2) 盡量在早晨進行 30 分鐘的室外散步或跑步

(3) 工作時面對窗戶且保持窗簾開啟

(4) 若工作的房間自然光照不足或沒有窗戶，增加燈具的數量以保持房間明亮

(5) 夜晚在室內使用溫暖柔和的燈光

(6) 在入睡前 1 ～ 2 小時避免螢幕強烈的光刺激

(7) 夜晚避免接受明亮的光照刺激

　　睡眠品質和情緒與人體健康及免疫力息息相關，疫情期間非常態的生活習慣與危險的外界環境，對於健康來說是一個巨大的考驗。透過調節住宅內光照模式不僅能使人們規律作息，面對疫情衝擊帶給人們生活、健康造成的干擾，更能幫助人們在疫情結束後生活回歸常態，以良好的身體和精神狀態，投入到原有工作和生活狀態當中。

4.3.3 全齡化的住宅光健康策略

　　各個年齡層族群視覺生理特徵、生活行為習慣與人居健康目標都不相同。住宅光健康應朝向全齡，包容多種特殊需求發展。嬰幼兒需要的健康成長樂園，青少年需要的使人奮發的工作學習空間，成年人需要的隔離疲憊與壓力的庇護所，年長者需要的安心樂齡生活，皆應在此被實現。

I. 嬰幼兒房

　　嬰幼兒房的健康光環境設計以呵護為主題。嬰幼兒的注意力易被房間中明亮的燈光所吸引，但他們未發育完全的視覺系統敏感而脆弱，強光照射、裸露的光源、窗口陽光的直射眩光，會對嬰兒的眼睛造成不可逆轉的損害。嬰幼兒房需要採用眩光指數低的燈具，嚴格控制房間內的眩光，透過柔和的燈光，防止過度刺激，保護嬰幼兒的視覺發育健康。同樣地，嬰兒的健康節律與睡眠也需透過光照來維護。出生後嬰幼兒的畫夜節律系統也在逐漸成熟的過程中，體溫、睡眠週期和荷爾蒙分泌的節律逐步發育，所以嬰幼兒房光環境應擁有「光—暗」變化而不能常暗或常亮。為了防止嬰幼兒感冒著涼，常年不拉開窗簾或者擔心嬰幼兒怕黑，讓他們開燈睡眠的做法都是不正確的。同時，夜間哺乳、餵食應保持房間黑暗和安靜，明亮的燈光將打斷嬰幼兒的畫夜節律，因此嬰幼兒房

需配置夜燈 [58]。此外，為了提供豐富感官環境，刺激嬰幼兒的大腦發育，嬰幼兒房光與色彩環境可提供簡單的視覺趣味，如：星光、彩虹、森林等照明主題。

2. 青少年房間

　　青少年房間光健康方案，著重在他們的健康發育和快樂學習，往往根據他們隨年齡增長而產生的不同日常活動、學習任務、心理特點動態來進行調整。而學習光環境和睡眠光環境，是青少年房間進行健康設計時應特別注重的兩項內容。青少年學習空間光照配置的基本要求，在於照明數量的適宜性、照明產品選擇的正確性和照明配置的合理性。《建築照明設計標準》（GB 50034—2013）中規定青少年房間，閱讀學習空間的照度應在 300lx 以上 [59]，但為了保持專注、增加視覺識別效率、減少眼睛疲勞，學習空間還應設置部分可調節的照明，補充照度，同時將主要照明的檯燈，放在右手的另一側，光源的位置略高於青少年的頭部位置，以減少書寫或閱讀時的陰影，防止眩光，也確保光線能均勻覆蓋在桌面的視看範圍內（圖 4-3-5）。此外家中的電腦螢幕，不宜放置在日光或人工照明會直射的範圍內，以避免電腦的反射眩光。高色溫光更能夠提升學習績效 [60]，但長時間在高色溫、高照度環境下工作，也會引起視覺和腦力疲勞。在學習期間，透過燈光的定時亮暗來提醒兒童放鬆眼睛，也是一項必要的策略。目前市面上有非常多

頂燈＋檯燈　　　　　頂燈＋射燈　　　　　頂燈＋射燈

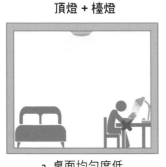
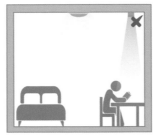
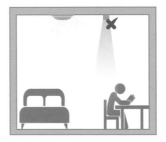

a. 桌面均勻度低　　　　b. 抬頭眩光嚴重　　　　c. 容易產生陰影

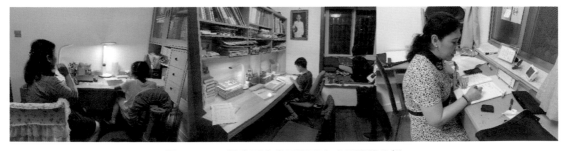

圖 4-3-5　兒童居室常見照明方式及問題分析

主打健康照明或護眼概念的學習型照明產品，特別是讀寫檯燈，在選擇產品時應尤其注意優劣，不應僅注意概念詞彙，還需對防眩光、防藍光危害、頻閃控制以及顯色性、配光照射範圍等指標多加注意。

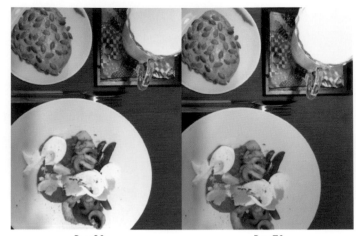

| Ra=90 | Ra=70 |

圖 4-3-6　高低顯色性光源下的食物色澤對比

青少年的睡眠和學習往往在同一房間內，但睡眠光環境與學習光環境的健康設計要點之間有著明顯的區別，不能相互代替。長期限制睡眠會影響認知能力，從而影響學習成績。家庭光照應減少夜間照明光譜的藍光成分，並在可能的情況下降低照明強度，從而避免節律干擾，增加青少年的睡眠時間。青少年族群中「社會性時差」普遍存在，行為和晝夜節律之間的不搭配，覺醒困難，難以進入學習狀態等問題非常明顯，居室中需要類似模擬黎明的具有喚醒作用的光照，幫助青少年們緩解睡眠慣性，提高睡醒後覺醒度 [61-63]。

另外，對於兒童青少年偏食、挑食的問題，許多母親會研究各式配色鮮豔的飯菜來吸引孩子。從光環境的角度出發，可透過提高餐飲空間的光源顯色性和改變色溫來增加兒童食慾。相較其他顏色而言，暖黃光較能增加人的食慾，因此在光源選擇時建議採用中間偏暖色光，如無特殊需要，應避免採用 5,000K 以上冷光色燈具。另外，建議在餐飲空間選用高顯色性的燈具，顯色指數 Ra 應大於 80 並盡可能提高，讓飯菜色澤鮮豔（圖 4-3-6）。

3. 成年人居室

對於上班族而言，在「996」的辦公模式下早出晚歸，早上起不來，晚上睡不好。對於經常存在的鬧鐘響起但難以清醒的問題，可結合一體化智慧家居控制系統，在鬧鐘設定時間的前半小時讓燈具漸亮或逐漸拉開窗簾，以達到喚醒效果。如對起床時間無具體限制，可結合睡眠手環進行智慧喚醒，在淺睡眠時段燈具漸亮，以達到避免醒後睏乏的效果。在夜晚回家後，由於上班族工作壓力較大，居室光環境應以減少節律刺激、舒緩放鬆為主要目標。實際可行的措施包括三個方面：在室內飾面上，可透過增加牆面、屋頂亮度來減少光源與背景環境的對比度從而降低眩光，不建議天花採用深色塗料或飾

面，降低反射率的同時還會增加臥室空間的壓迫感，建議天花的光反射比值（LRV）在 0.7 以上、牆面的光反射比值在 0.3 ～ 0.5 之間；在照明方式上，可透過設置間接照明，在室內形成漫反射光，提供均勻柔和的亮度分布；在光源上，建議採用低色溫、低亮度的主光源有助於褪黑激素分泌，提升睡眠品質。

此外，成年人還可能遇到疫情期間需要居家辦公、週末加班等住宅內工作需求，辦公空間是成年人住宅內對光環境要求最為嚴格的區域。由於照明水平、眩光和亮度分布，是影響視覺器官和工作效率的主要因素 [64]：工作界面照度至少保證 300lx 並適當提高；辦公燈具尤其是檯燈，建議選擇防眩光等級較高的燈具；需要注意對比度控制，工作區域平面與相鄰平面的對比度，宜控制在 3：1 以內，與空間內其他區域的對比，宜控制在 10：1 以內。為確保書房內的亮度均勻度，不至於產生過高的對比，根據 WELL 建築標準中對工作與學習區域的表面反射率規定，天花板的平均光反射比值應在 0.8 以上、牆壁的平均光反射比值應大於 0.7、家具系統的平均光反射比值應大於 0.5。

此外，如有長時間的居家辦公或加班需求，建議在辦公區域設置節律照明。在晨起至下午 1：00 之間的工作時段，使用 5,000K 以上的冷白光刺激，實際強度數值可參考

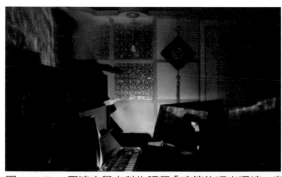
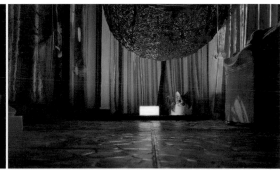

圖 4-3-7　同濟大學本科生課程「建築物理光環境」療癒性光藝術裝置主題設計作業─「家庭療癒 希望之光」

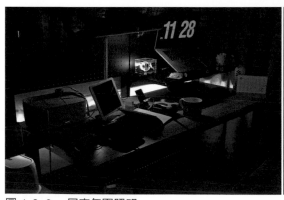
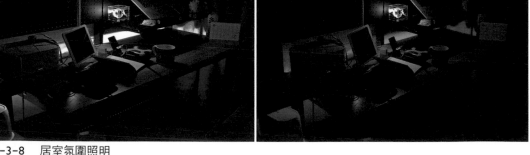

圖 4-3-8　居室氛圍照明

WELL 建築標準中的黑視素光強度規定，在工作位置處的眼部測量至少應大於 200EML。在傍晚至夜晚時段，建議調整至溫暖柔和的光環境，並調低顯示螢幕亮度色溫，但如需光照刺激保持高效率，可適當調高照度和色溫，實際色溫與照度數據，還需經過科學論證來確定，期待專業的健康光環境設計標準出現，為家庭光健康提供專業指導。

　　另外，對於年輕人與日俱增的娛樂需求，增加居室環境的娛樂場景或模式成為一大訴求。可在居室內增設氛圍照明（圖 4-3-7、圖 4-3-8），與電影、遊戲同步變換的光環境，能夠提升遊戲或觀影的沉浸體驗感受，與活力音樂同步變換的動態彩色光可增添派對氛圍。但動態彩色運用時間長短和色彩變化強度，應加以控制，避免過度刺激。

4. 老年人居室

　　由於老年人身體機能的退化，愈來愈少外出接受足夠的日光刺激，因此多半存在節律問題。增加日間節律刺激，最簡單的改善方式是盡可能讓老年人多曬太陽，如：將床位靠近窗戶等，或採用高強度照明燈具提供節律刺激。對於老年人較多獨自居住或存在孤獨、憂鬱等心理問題，可設置光裝置調節老年人情緒。另外，老年人由於視覺系統的退化導致視野昏暗且明暗適應能力差，因此需要增加空間亮度，同時控制各空間的亮度差距，避免由公共走廊或室外進入自家時，明暗變化過大而導致視覺生理不適（圖 4-3-9）。

　　隨著中國進入高齡化社會，居家養老是適合中國國情的一種養老理念與居住模式。讓老年人在自己熟悉的環境中度過老年時光，盡可能地延長對身體和生活的掌控能力，這對老年人的居住環境提出了要求，需要為不同的高齡化階段的老年人提供相應的支持，以避免意外傷害與被迫遷移等情況的發生。老年人居家養老需求的多樣化需對應不同場景的適老化改造標準。

(1) 60 ～ 69 歲的低齡老人身體狀況普遍較佳、具備獨立生活的能力，不少人還能繼續工作、實現人生價值的願望。對於低齡老人，其居家養老的改造標準較低，重點的改造項目應為提高居室燈光的品質，確保基本生活需求。例如：提高書桌、廚房工作台的照度值，保障閱讀、切菜、針線縫補等精細的視覺作業的需求；客廳和臥室在有條件的情況下，採用多色溫調節的燈具，滿足不同生活和工作場景的照明需要，同時考慮到老年人視覺作用機制的退化，尤其要注意燈具選型和配置是否會引起眩光。

(2) 70 歲及以上的中高齡老人身體機能衰退較多，部分需要輔助，以滿足基本的生活需

求，尤其需要防跌倒和無障礙的居室功能。對於中高齡老人，其居家養老的改造標準較高，重點應為預防性的改造設計，例如，針對行走區域的無障礙照明設計，採用寬光束角的燈具保障地面均勻、通亮的照明效果，並在有台階、桌角等日常行走區域貼上明顯的顏色標識，以及針對老年神經退行性疾病的預防照明設計。國內外已有學者採用清晨高照度白光（大於 10,000lx）和睡前低照度低色溫燈光的照明方式，對患有阿茲海默症和睡眠問題的老年人進行照射實驗，結果顯示對老年人的認知能力和睡眠品質，分別都有較大的提高和改善 [65]。可以採納成熟的「光療」方案，結合醫療器械的家用化和小型化的發展趨勢，對症狀較輕的老年人和有預防需求的老年人進行居室改造。

　　對於健康住宅的光環境設計，應結合不同族群的使用需求，透過自然光和人工光的共同設計，來營造住宅健康光環境。對於設計者而言，盡可能提升住宅內，尤其是客廳和臥室的採光。對住戶而言，在居家生活中要注重室內自然採光品質，特別是老年人的生活空間，要打開窗簾，讓自然光照入室內。在良好的自然光獲取的基礎上，再針對不同功能空間及適用族群，進行人性化、智慧化的健康照明系統設計。

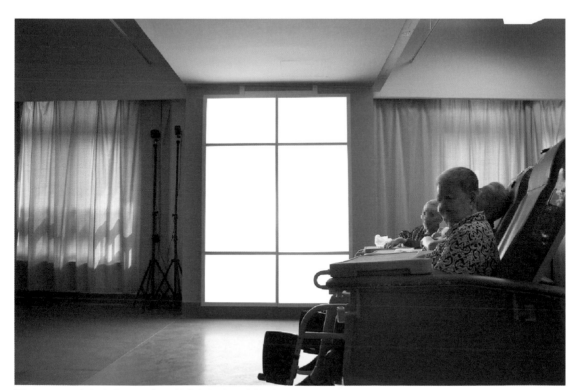

圖 4-3-9　上海市第三社會福利院老年人居室節律照明應用

4.4 醫療養護建築空間的健康光環境

　　醫療養護建築空間是光健康研究與設計實務工作所聚焦的核心與重點。從最初 2009 年開始的上海市第十人民醫院心內科介入導管手術室、重症加護病房（CICU）的健康照明改造，到養老院的失能失智老人養護空間光健康改造，再到「十三五」國家重點研發計畫執行期間，完成的溫州醫科大學附屬眼視光醫院健康照明工程，十幾年來郝洛西教授團隊完成了近 20 家醫療機構的健康光環境設計實務，對門診、候診大廳、病房、手術中心、護理站、放射檢查室、分娩中心、老年養護病房等多類醫療空間的健康用光，進行了深入研究以及專屬設計。提出了「調動空間中一切可利用的正向元素，將光健康融入醫療全過程」這一療癒光照設計理念，並形成了一條較成熟的跨醫工合作型研究與設計路徑。以團隊開展的工作為基礎，我們對各類醫療空間光健康研究、設計的心得與想法進行了梳理，在本節中進行分享。

4.4.1 戴著鐐銬起舞——醫院的健康光環境營造

　　醫院是人類對抗疾病、維護生命健康的場所，在建築空間裡，是以最高標準來要求環境健康的。伴隨著由效率至上、醫療為主的傳統生物醫學模式，朝向以病人為中心的「生物—心理—社會醫學」模式的轉變，環境對疾病療癒與身心健康的作用，引起了各界的廣泛關注。光是構成物理環境的核心要素，病患、醫護、家屬，診療、康復、手術、檢查，以及醫院內各類人員的健康福祉、行為活動都將受其影響。除了被當作最為經濟便捷的建築空間美化方法，光照對加快病患復原過程、提高就醫滿意度乃至提升醫療品質，亦大有助益。大量的醫療機構紛紛嘗試將光健康的理念導入醫院空間中，然而這並非易事，有關醫療建築的設計均是極其複雜而專業的工作。醫療建築環境應同時具有家和飯店的溫馨、銀行辦公建築的高效、實驗科學研究建築的嚴謹、交通建築的便捷，使人在體驗現代專業化醫療的同時，獲得身心健康的呵護。建築專業、照明專業和醫療相關專業等，來自多學科的知識理論與技術需求在醫院的光環境營造中整合運用。研究者與設計者不僅需要了解光的視覺和非視覺健康效應，還需充分理解各類疾病的特點與治療方式、病患就醫的全部過程、醫院運營以及各地的醫療體系等繁雜知識，才能設計出既有利於康復、提升病患就醫體驗，又可以提高醫務人員工作滿意度，且符合醫院運營

圖 4-4-1　醫院空間各功能分區健康光照目標

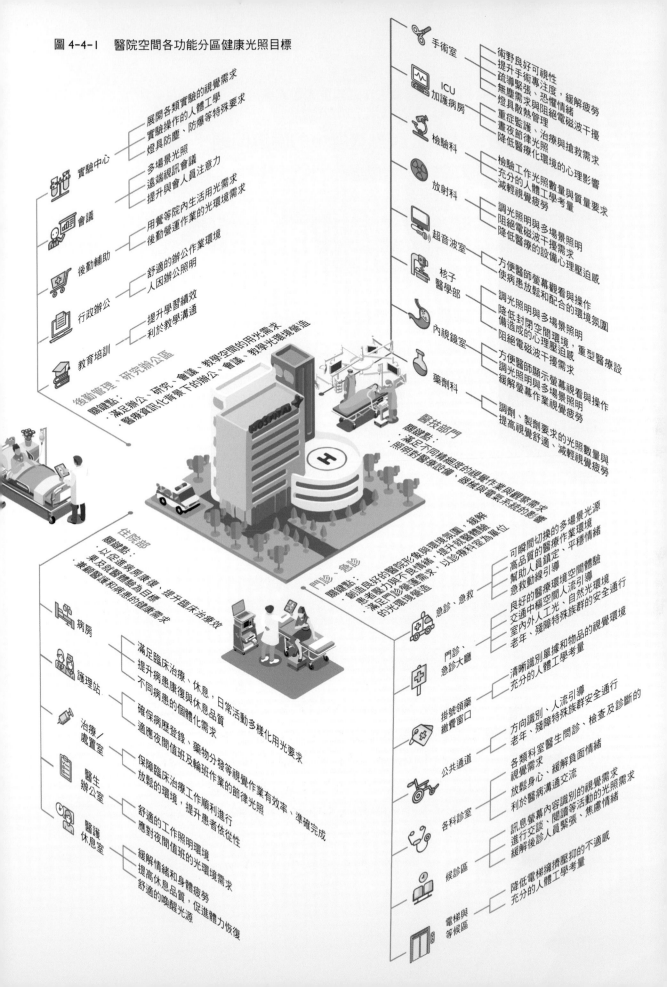

實驗中心
- 展開各類實驗的視覺需求
- 實驗操作的人體工學
- 燈具防塵、防爆等特殊要求

會議
- 多場景光照
- 遠端視訊會議
- 提升與會人員注意力

後勤輔助
- 用餐等院內生活用光需求
- 後勤營運作業環境

行政辦公
- 舒適的辦公作業環境
- 人因辦公照明

教育培訓
- 提升學習績效
- 利於教學溝通

後勤管理、研究辦公區
關鍵點：
- 滿足辦公、研究、會議、教學空間的用光需求
- 醫療資訊化背景下的辦公、會議、教學光環境營造

住院部
關鍵點：
- 以促進病房康復、提升臨床治療效
- 果及就醫體驗為目標
- 兼顧醫護和病患的健康需求

病房
- 滿足臨床治療
- 提升病患康復、休息，日常活動多樣化用光要求

護理站
- 不同病患的個體化需求
- 確保病歷登錄、藥物分發等視覺作業要求

治療/處置室
- 適應夜間值班
- 保障臨床治療工作順利進行

醫生辦公室
- 放鬆的環境
- 舒適的工作照明環境

醫護休息室
- 應對夜間值班的光環境需求
- 緩解情緒和身體疲勞
- 提高休息品質，促進體力恢復
- 舒適的喚醒光源

手術室
- 術野良好可視性
- 提升手術專注性
- 疏導緊張、恐懼情緒
- 無塵需求、防絕電磁波干擾
- 燈具散熱管理

ICU 加護病房
- 重症監護、治療與搶救需求
- 晝夜節律光照
- 降低醫療化環境的心理影響

檢驗科
- 檢驗工作光照數量與質量要求
- 充分的人體工學考量
- 減輕視覺工學疲勞

放射科
- 調光照明與多場景照明
- 阻絕電磁波干擾需求
- 降低醫療的設備心理壓迫感

超音波室
- 方便醫師螢幕觀看與操作
- 使病患放鬆和配合的操作

核子醫學部
- 調光照明與多場景的環境氛圍
- 降低封閉空間照明

內視鏡室
- 備造成的心理環境，重型醫療設
- 阻絕電磁波干擾需求

藥劑科
- 方便醫師顯示螢幕視看與操作
- 調光照明與多場景照明
- 緩解螢幕作業視覺疲勞
- 調劑、製劑要求的光照數量與
- 提高視覺舒適、減輕視覺疲勞

醫技部門
關鍵點：
- 滿足不同精細度的視覺作業與觀察需求
- 照明對醫療設備、機械與電氣系統的影響

門診、急診
關鍵點：
- 營造良好的醫院形象與環境氛圍、緩解
- 營造壓力與不良情緒、提升就醫體驗
- 滿足門診環境營造、以診療科室為單位
- 的光環境營造

急診、急救
- 可瞬間切換的多場景光源
- 高品質的醫療作業環境、平穩情緒
- 幫助人員鎖定
- 急救關鍵引導

門診、急診大廳
- 良好的醫療空間導引
- 交通中樞人工光、自然光環境
- 室內外人工光、安全通行
- 老年、殘障特殊族群的安全通行

掛號領藥繳費窗口
- 清晰識別單據和物品的視覺環境
- 充分的人體工學考量

公共通道
- 方向識別、人流引導
- 老年、殘障特殊族群安全通行
- 各類科室醫生問診、檢查及診斷的
- 視覺需求

各科診室
- 各類頁面情緒
- 放鬆身心、緩解交流
- 利於醫病溝通交流

候診區
- 訊息螢幕內容識別的視覺需求
- 進行交談、閱讀等活動的光照需求
- 緩解候診人員緊張、焦慮情緒

電梯與等候區
- 降低電梯擁擠壓抑的不適感
- 降低電梯擁擠壓抑的不適感
- 充分的人體工學考量

要求的健康光環境。因此，這項工作意義重大並充滿挑戰。如圖 4-4-1 所示。

4.4.2 營造醫療建築健康光環境中的關鍵問題

醫院是救治傷病的地方，每個細節都涉及生命健康與安全，因此，醫院健康光環境的研究與設計要求正確的理念、科學嚴謹的方法、規範的流程，和對相關規範準則的嚴格遵守。以醫療救治需求為中心的功能性設計原則、基於實證基礎的實證研究與設計原則、關注情緒和節律改善的療癒性設計原則，以及無塵設計、個體化設計和智慧照明應用等原則，都是不容忽視的關鍵設計要求。

1. 功能性原則——以醫療安全為核心

醫療建築光環境營造的首要目標是，提供合適的光環境來讓各項醫療工作的正常展開，因此空間中高品質的功能性照明是第一位的。無論是醫務人員執行各項醫療救治工作，還是病患在院內就診和通行，都需要確保充足的光照數量和良好的光照品質。如表 4-4-1 所示，《綜合醫院建築設計規範》（GB 51039—2014）[66] 中對各醫療空間的光照數據進行了規定。然而，要充分確保病人得到最佳的治療，僅滿足規範中水平照度、眩光控制、顯色性等基本要求還遠遠不夠，各類醫療功能空間根據各自的醫療學科與醫療流程，應有更多細節的指標來引導光環境的設計。例如：診療室中需要足夠的垂直照度，使醫生能清晰觀察患者狀態，以做出正確的診斷。手術室、化驗室為了使病灶組織、血

表 4-4-1　《綜合醫院建築設計規範》（GB 51039—2014）中對於醫療建築照明的規定

房間或場所	參考平面及高度	照度標準值（lx）	UGR	Ra
治療室、檢查室	0.75m 水平面	300	19	80
化驗室	0.75m 水平面	500	19	80
手術室	0.75m 水平面	750	19	80
診療室	0.75m 水平面	300	19	80
候診室、掛號大廳	0.75m 水平面	200	22	80
病房	地面	100	19	80
走道	地面	100	19	80
護理站	0.75m 水平面	300	—	80
藥局	0.75m 水平面	500	19	80
重症加護病房	0.75m 水平面	300	19	80

液等顏色細節能夠得到準確辨識，提出了對特殊顯色指數 R9 的特別要求；內視鏡中心、放射科觀察室、核磁共振檢查室、眼科檢查室，為了更佳的螢幕視看品質，更好地觀看解剖細節，空間環境亮度與作業面亮度，必需要得到專業的控制，並且要做到光線可調才行。隨著醫療建築光健康研究不斷的深入和發展，各醫療功能空間的光照設計指標將更為全面和具體，讓醫務人員在更符合人因要求的環境中作業，減少醫療錯誤的發生，使醫療品質和醫療安全得到更充分的保障。

除了光環境功能照明設計以外，照明系統對醫療設備和器械的影響、光生物安全、電氣安全都是不容忽視的問題。照明設備的產品選擇和施工安裝，需要專業的考量，比如在工程施工中把交流驅動電源安放在技術夾層，來提高電氣安全，降低電磁干擾風險。

2. 實證原則──基於科學實證的研究與設計

在尚未對空間醫療功能使用要求和使用者情況透徹了解時，僅透過設計者簡單的個人感受、直覺和經驗來進行光環境設計是錯誤的，更不可以直接將軼聞作為設計的依據。不良光照刺激所造成的影響，在醫院中往往被誇大，普通的細節常需要特別的注意。比如患者躺在病床上幾個小時甚至幾天不能移動，他們雙眼的視看區域被限制在固定的範圍，因此病床頭頂正上方安裝的燈具產生的眩光，在一般家庭居室或許不是太大的問題，但在醫院卻可能帶給病人不適乃至痛苦。相較於傳統方法，實證研究與設計強調審慎地應用多種途徑的證據得出最佳化決策，研究與分析貫穿於方案制訂、建造與使用後評估的全部過程（圖 4-4-2）。實證將科學實證依據、使用者期望、需求和策略決定結

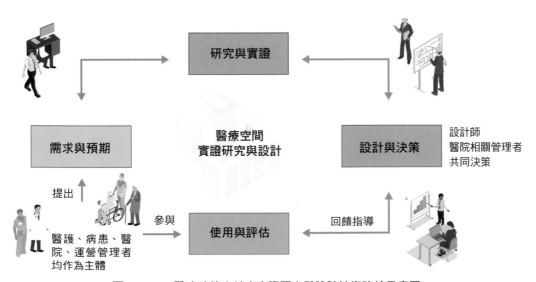

圖 4-4-2　醫療建築光健康實證研究與設計技術路線示意圖

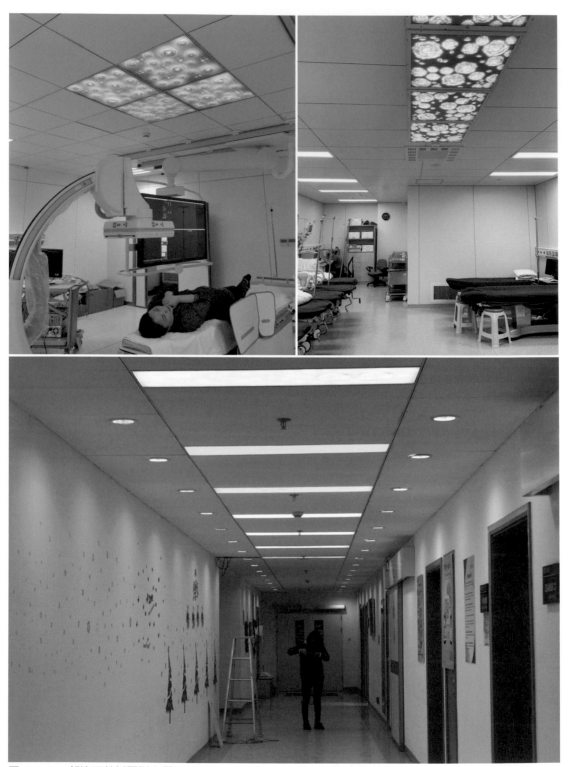

圖 4-4-3　郝洛西教授團隊在醫院手術室、手術中心走廊、術後觀察室等區域完成的情感性照明設計

合為一體，設計師、研究人員、醫護、病患與醫院運營管理方共同參與尋找最適宜的光環境營造方案，這個理念在醫療建築中具有廣泛的推廣意義 [67]。

3. 療癒性設計——改善身體與精神的健康狀態

療癒環境將為醫療空間帶來極為顯著的效益。現代護理學的創始人南丁格爾在其著作《護理札記》（Notes on Nursing）中，大力倡導醫療空間有良好光線和色彩環境，對患者健康及康復的正面意義 [68]。在光環境營造中，積極地利用光照療癒作用，使患者和醫護人員處於更好的身體與精神健康狀態，是十分重要的。

除了疾病、臨床治療、不規律輪班作息之外，醫院的物理環境中，也存在許多會誘發生物節律紊亂的刺激因素，比如：遠窗病床缺少陽光、監測設備發出的聲響、人員的來回走動等。愈來愈多的醫院導入了晝夜節律照明系統，借助動態可調的光照，來對抗這些刺激因素的干擾。特別是在那些因為治療而需要 24 小時常開照明，使人失去時間感知，分不清白天黑夜的醫療空間中，動態節律性光照策略受到了極大的關注（圖 4-4-3）。

醫療空間是充滿藥品、治療器械和設備的特殊環境，不免向人傳達病痛、衰老與死亡等負面訊息，給醫生和患者都帶來相當大的心理壓力。然而在門／急診大廳中，患者需要對醫院樹立良好的第一印象，產生信賴感從而開始治療流程；在診療部門中，醫患需要保持平和的情緒以更好地溝通，相互配合；各種人滿為患的等待區域，需要穩定人們焦躁不安的情緒，以維持良好的醫療秩序；而在病房內，患者和家屬更需克服緊張和恐懼，積極面對治療並與疾病對抗。人員的情緒和醫療效率緊密關聯，如何透過光環境的營造，透過既柔和又舒緩、既不壓抑也不過分刺激的光藝術作品，使身處醫療空間的人獲得正面的心理感受，是值得研究的重要課題。

4. 無塵設計

當病人處於免疫缺乏狀態時，各種病原微生物會乘虛而入，導致感染及併發症出現。在照明燈具及其配件的選擇上必須充分將無塵設計的需求併入考量，燈具表面及其配件表面應光滑且均勻，不能吸附塵埃，因此常需進行防靜電處理（圖 4-4-4）。燈具材料應選擇防水性材料，以免形成有利於微生物存活的溶液環境。燈具外觀需避免凸起、凹陷、縫隙和段差讓灰塵積聚。手術室、血液透析室、調劑室、重症加護病房、無塵實驗室等醫療空間，有安裝空氣層流淨化裝置，因此燈具結構與安裝方式不能與空氣循環流向產生衝突。燈具嵌入安裝於天花板時，開口和接口縫隙需有可靠的密封措施；

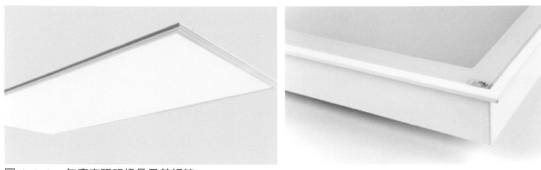

圖 4-4-4　無塵室照明燈具及其細節

而採用吸頂式安裝，可以避免頂部開孔造成的汙染和隱憂，但燈具厚度需加以注意，宜採用薄型面板燈。

5. 精密化、個體化設計

　　醫療建築中的設計，應注意使用空間與使用者之間存在的巨大差異。比如諸多醫技科室均以協同臨床科診斷和治療疾病為目標，而各科室的工作卻具有獨立性，有自己的工作特點以及操作各異的專用儀器。同時，即使在同一病房的病患，由於年齡、性別、治療階段、個人偏好的不一樣，他們對環境的體驗和感受也是不同的。僅從宏觀角度考量某一類人群、某種空間的光環境需求，必然有所疏漏。醫療空間光健康研究與設計，應與個體的需求精密銜接。因此光健康研究的內容需要面向不同職務的醫護人員、不同病種醫療和復原流程，針對各階段進行更加精密的設計。設計時考量到更多個體化的使用需求，如：訂製多場景照明清單、各床位或辦公座位的單獨調光等。地域、規模、受眾等條件都會影響醫院設計。醫院本身具有自己的特點，光作為空間的視覺語言，還應契合地域環境特色、醫院醫療特色和辦醫理念，打造出個性化的醫院環境。

6. 智慧化設計

　　在萬物透過網路智慧化的時代背景下，就診、診斷、治療朝著數位化與資訊化轉型，醫療空間照明設計也隨著技術的加速迭代變得更加智慧與便捷。光不僅被用來塑造空間環境，更成為一種環境訊息的傳遞與回應方式。如果以無線通訊、穿戴設備、網路裝置、感測器為技術基礎，使醫療空間中的光照系統成為智慧網路的載體，讓光環境可以根據天氣、日照、氣溫、時間、人員手勢、動作、面部表情進行調整和場景變換，讓建築中的所有燈具統一運作和管理，那麼營運維護成本將能大幅節省，醫療效率將提高，這是

未來醫院的設計趨勢。2016 年，台灣工研院將可見光通訊模組裝在 LED 燈具上，應用於醫院空間中作為位置辨識與室內定位的工具。可見光通訊技術支援的定位系統自動盤點設備和人員，極大地減少了人力工時。在醫護人員交接班盤點時段，原先需要 1 ～ 2 個小時完成的工作，現在 20 分鐘即可完成。未來智慧照明技術將在醫院空間中發揮更大的作用，幫助人們獲得更優質的醫療體驗。

4.4.3 針對各類醫療空間的健康光環境要點

醫院健康光環境設計以功能需求為導向，郝洛西教授團隊根據人在空間中的活動與停留時間，將數十種功能性空間劃分為：人員穿越為主的公共集散空間、關注於任務操作的臨床治療與檢查空間、人員長時間駐留的休養康復空間三個類別來進行針對研究。

I. 穿越為主的公共集散空間

門／急診綜合大廳、公共區域走廊和候梯廳等公共交通空間，承擔著往返集結、人流導向的功能。保障人員安全通行，正確引導人流，同時營造寬敞、明亮、舒適的空間，在光環境設計中尤為重要。而光與色彩亦是這些空間的點睛之筆，傳遞現代醫學的人文關懷理念，展示醫院的優質形象。

(1) 門診／急診大廳

門診／急診大廳同時集合了門診資訊取得、掛號、資料建檔、領藥、諮詢等多種功能，空間高、面積大、動線交織、人流量大、活動性強，因此需要足夠明亮的光環境，讓人員從事各類活動。根據門診資訊取得的需要，門診廳地面宜保持有 200lx 以上的充足照度 [66]，同時避免照明死角的出現。一般門診大廳常透過均勻配置中高色溫的吸頂筒燈光源，進行大面積功能性照明，以確保地面良好的照度均勻度，並給人明亮、乾淨、安心的視覺感受。對於時下流行的中庭採光的形式，門診大廳既需要注意室內人工光與室外自然光照的動態平衡，也應考量直射陽光光線過強時的遮陽問題。除整體要求外，個別區域也有專門要求：門廳入口處可增加人工照明，使室內外光照能夠平緩過渡；而掛號處，由於處在收費、填寫病歷卡等視覺作業區域，應增加局部照明。急診大廳在平常營運狀態下的光環境需求，與門診大廳有相似之處，但在急救的緊急狀態下，光照場景應瞬間切換到照度和色溫更高的環境，幫助人員保持鎮靜、清醒，以作出準確的決策。此外，幫助急救動線引導的指向性照明設計同樣十分重要。

除了滿足病患和醫護人員基本的功能性需求，也需要充分考量使用族群的情緒問

題。對於來醫院就診的病人而言，門／急診大廳是他們對醫院的最初印象，一個溫馨的照明環境是他們所需要的。對於醫護人員而言，毫無閒暇的接診工作、時時刻刻使腎上腺素飆升的急診救治，無一不使醫護人員感到體力透支、壓力巨大、情緒低落。門診／急診大廳中可以適當地安排少量彩色的、富於變化的照明，可幫助緩和醫護人員緊張的狀態和低落的情緒，有益於身體健康和工作的繼續，愈來愈多的醫院已開始採用相應的作法（圖 4-4-5）。

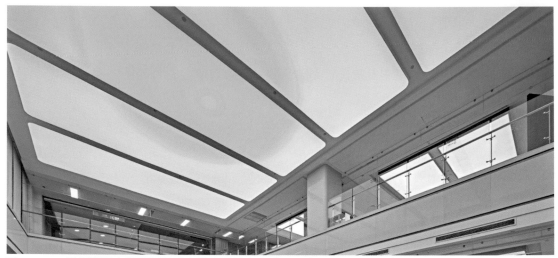

圖 4-4-5　溫州醫科大學附屬眼視光醫院門診大廳「陽光多巴胺」照明方案實現效果，室內照明隨室外天氣狀況而變化

(2) 走廊通道

　　醫院室內走廊的光照應發揮引導通行、空間導向作用，應根據建築照明規範要求保證足夠的照明數量，並做好眩光控制、光照均勻度控制，以達到良好的照明品質。走廊串連各個醫療功能空間，要特別注意它和其他區域照度的均衡協調，以免照度相差過大引起視覺不適。部分人流較少的走道可考慮採用智慧設計，夜間降低照明強度，僅開啟部分必要的照明，當人經過時再將燈具亮度提高，既確保行走的安全性，也達到了節能的效果。在燈具安排上盡量避免選擇條形下照燈並且採與走道方向垂直的配置，以免地面形成條形光斑，引起視覺不適，在郝洛西教授團隊的調查研究過程中，很多病患都對此提出了意見。此外，急診、住院區、手術室等區域的走廊，病患是平躺被推行通過的，他們會直視著天花照明燈具，選用的燈具需要進行防眩光處理。對於不同科室的走廊，光和色彩還可以賦予空間不同的特徵，增加了醫院動線的可識別性，並為原本平淡的功能性空間注入特色。如：兒科診療、護理區域的走廊空間中加入活躍氣氛的童真元素，

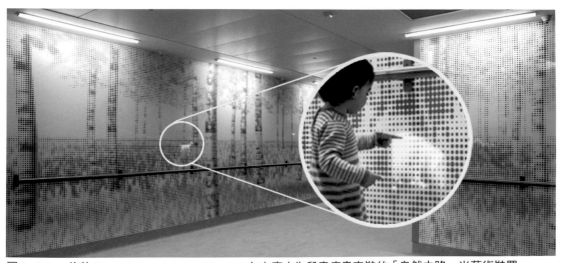

圖 4-4-6　倫敦 Great Ormond Street Hospital 在走廊中為兒童病患安裝的「自然之路」光藝術裝置

緩解兒童的緊張情緒，減少他們的哭鬧（圖 4-4-6）；骨科門診走廊空間，加入提示患者慢步行進或休息的意象特徵，降低病患行走時跌倒的風險。

2. 臨床治療及檢查的作業空間

　　診室、治療注射室、醫技檢查室、化驗室、手術中心等以臨床治療和檢查為目標的空間，健康光環境設計重點是使人員工作時精神集中與警覺度提高，緩解視覺疲勞、作業負荷。

(1) 診間

　　診間是病人的接診空間，也是醫護人員長時間工作的空間，因此需要兼顧這兩類族群的光健康需求。對於醫務人員來說，針對臨床檢查和治療的良好可視條件必不可少。目前中國許多地區的醫療資源非常緊繃，門診醫生接診量大，日接診量達百人以上的醫生並不少見。門診醫生連續幾個小時的問診工作，對體力和精神都是很大的挑戰。在醫療資訊化的推動下，醫生對電腦系統的操作逐步取代了手寫病歷，而大量的螢幕訊息識讀，增加了醫生的用眼疲勞。對於病患，緩解走入診間時的緊張恐懼使其放下心理負擔，平靜地描述自己的症狀、與醫生和諧交流，是情緒調節光照應實現的效果。

　　落實到設計指標上，診間需要保證有良好的照度和照度均勻度，0.75m 水平面上的照度應達到 300lx[66]。照明燈具要嚴格限制眩光，構造上應有防眩光處理。情感調節光照選擇合適的形式與位置來配置，避免對醫生的檢查治療造成干擾。不同病種的診室空

間可使用不同方式營造光環境，兒童的診室可以局部適當地配置彩色光，牙科診室以突出潔淨的白色調為主，眼科診室為了方便醫生進行裂隙燈檢查，要設置明暗可調照明。光源顯色性應接近自然光下的真實呈現效果，顯色指數 Ra 應不小於 80，以便準確觀察患者膚色、體徵，作出準確的診斷。在照明器具配置時，病患檢查時拉上的遮蔽屏風是否會遮擋光線等細節問題，也需進行考量。

(2) 手術室

　　手術與病患性命攸關，是其生死所寄，因此手術室中需要最高標準的、最專業化的照明條件。醫生的精密手術作業，為了獲得良好的視野可視性和視覺舒適度，手術室空間對照度的要求較高，目前中國標準要求 0.75m 水平面照度應高於 750lx[66]，但實際上，國際照明委員會、北美照明工程協會建議的手術室環境照度均在 1,000lx 以上 [69]。為了確保手術醫生對病灶組織、血液等色澤變化的辨識和判斷能力，光源顯色指數 Ra 應大於 90，特殊顯色指數 R9 應大於 0，而且這些指標在實際應用中，還應在可能的條件下盡可能提高。室內環境照明的光源色溫需與手術無影燈色溫相同或接近。手術操作時，眩光和陰影須被嚴格限制並保證視野內的照度均勻，因此燈具配置在手術台四周以環狀排列。此外，熱量會引起外科醫生的不適，也會使暴露在外的病人組織脫水。除了手術用無影燈，環境照明光源產生的輻射熱管理也相當重要，光譜能量分布盡可能控制 800 ～ 1,000nm 範圍內。

　　微創介入是外科手術的重大革新。依靠醫學影像設備引導，利用穿刺和導管技術，在人體中探幽入微，治療病變部位，避免了傳統外科手術對身體大刀闊斧的傷害，大幅減輕了患者的痛苦。這種手術方式已在外科、婦科、骨科等專業手術中普遍推行。手術室中的影像顯示器是「微創手術」醫生的眼睛，它及時呈現手術過程中的圖像和訊號，是支撐手術進行的關鍵。執行普通手術的手術室也配備了訊息顯示螢幕，顯示病患的各項體徵和手術過程。能夠為顯示螢幕視看提供良好視覺品質，在光環境設計中極為重要。實際上何種指標數據組合適用於微創手術環境，可以使手術醫生看到更多更豐富的解剖細節、更真實的細小組織顏色、更清晰的血管和神經結構，使醫生獲得最佳的手眼協調，在相關規範和研究中尚未得到充分說明。隨著永不停歇的手術革新，更多手術將在顯示螢幕前進行，這也將是未來的研究重點與產品設計創新方向。

　　手術室的光改善，可以確切地提升手術效果。郝洛西教授團隊在上海市第十人民醫院心內科導管手術室完成了健康光環境改造（圖 4-4-7），心內科護理長陸芸嵐將 200例接受心內科介入手術的患者分為實驗組和對照組，對情感性光照面板的情緒療癒效

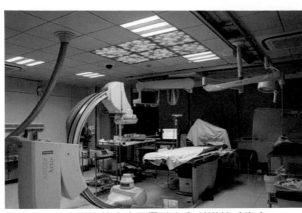
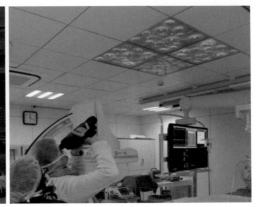

圖 4-4-7 上海市第十人民醫院心內科導管手術室

表 4-4-2 心內科導管手術室情感照明調節界面應用後評估比較表

實驗組與對照組病患併發症發生率比較

	血管痙攣發生 [*n*(%)]	焦慮主訴 [*n*(%)]	自覺疼痛 [*n*(%)]
實驗組 (*n*=100)	4 (4)	10 (10)	3 (3)
對照組 (*n*=100)	15 (15)	22 (22)	12 (12)
P 值	<0.05	<0.05	<0.05

實驗組與對照組病患生命體徵比較

	心率（次／分）		收縮壓（mmHg）		舒張壓（mmHg）		呼吸（次／分）	
	術前	術後	術前	術後	術前	術後	術前	術後
對照組 (*n*=100)	90±13.5	88±15.7	130±18	128±17	86±11	85±10	20±2.0	18±2.1
實驗組 (*n*=100)	89.8±1.8	81.7±1.8	131±20	125±18	85±9	80±8	21±1.7	18±1.8
P 值	<0.05	<0.05	<0.05	<0.05	<0.05	<0.05	<0.05	<0.05

果，透過視覺模擬評分法和手術中採集的生命體徵數據的方式，進行了使用後評估研究。結果顯示，安裝在手術室中的療癒光照能夠減少血管痙攣發生率、提升病患依從性，調節情緒並同時緩解患者的壓力（表 4-4-2）。

(3) 醫技科室

　　醫技科室是協同臨床科診斷和治療疾病的輔助科室，其類別較多，包括：放射科和檢驗科、藥劑科、超音波科、心腦功能檢查室等。根據不同的科室專業分工與工作任務，不同功能科室不僅空間大小、人員活動類型不一樣，儀器設備的運營環境也有所不同，對光環境也有著各自的特殊要求。

醫學影像檢查是診斷病症的重要方式。CT 室、放射室、核醫學室、超音波室等醫生操作空間中，光環境應從人體工學的角度考量，有利於醫師的螢幕觀察，幫助他們獲得最佳視覺性能，發現更多細節，做出準確的診斷，這需要確保顯示器和周圍環境有適當的照度和對比度。同時為了防止螢幕出現反光，應採用發光表面積大、亮度低、光擴散性能好的燈具，避免將其安裝在干擾區內。一般可在各辦公座位的兩側安放或透過軟體模擬確定。在跟多位醫師交流後我們發現，多數醫師傾向於室內暗光環境下進行螢幕操作，可以將精力集中於顯示螢幕上；而也有相當一部分醫生喜歡比較明亮的光環境，既減少環境亮度與高亮顯示螢幕的強烈對比，也能降低醫護人員在無自然光環境裡工作時昏昏欲睡的感覺。這些跟觀察的部位有關，很難定出明確、最佳的照度值，以滿足所有醫生的要求，因此調光設備成為較好的選擇。此外，醫學影像檢查空間常被設置在地下或無窗房間，環境封閉，空間內配有重型醫療儀器，給病患造成較大的心理壓迫感。現在很多醫院都開始考慮設置藝術燈光用來舒緩情緒，在 CT 與核磁共振檢查儀器上方天花板安裝光照媒體螢幕，是目前比較普遍的做法，不過一些醫院採用這種作法並沒有獲得所有患者的好評。這是由於缺少對患者躺在檢查床上的視角考量，光照螢幕表面圖像並不能有效吸引患者注意力，以緩解患者的緊張（圖 4-4-8）。醫學影像設備還需要避免電磁波干擾，因此在相關房間內的照明設施、電氣管線、支撐結構不能使用鐵磁材質和鐵磁製品，可採用銅、鋁、工程塑料等非磁性材料。

檢驗科每天承擔的工作，包括：病房病人、門診／急診病人、各類體檢及研究的各種人體和動物標本的檢測工作，要求環境明亮，適宜人員長時間、持續的視覺作業。除了在 0.75m 水平面上的照度至少要達到 500lx、顯色指數 Ra 不小於 80、沒有眩光、控制陰影、房間內配備紫外線殺菌燈等精細視覺作業、醫療衛生的常規要求外，對於特

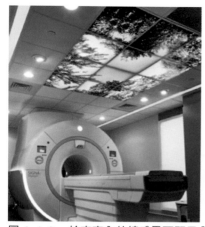 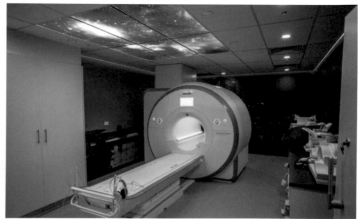

圖 4-4-8　檢查室內的情感界面顯示內容，應根據病人視角而選擇確定

定類別的檢體檢驗，光環境還應根據設備和場所的要求，進行個別的調整。譬如：無塵區域配置無塵燈具，在濕度較大的場所應選擇防水、防潮、防塵的燈具；設有閉路電視攝影機的空間，垂直照度與色溫應滿足攝影機的技術要求；培養室操作台應選擇右側採光，實驗工作檯使用加工處理過的黑色表面，可以有效減少反射光和眩光、減輕眼睛疲勞等。

脳波、心電圖等生理檢查部門的照明，還需從病人的情感需求出發，為病人提供平靜輕鬆的氛圍，避免病患由於情緒緊張、激動而影響檢查結果。情感照明的設置，須以不中斷、不干擾檢查為前提，採用低刺激性的情感性照明。

3. 人員長期駐留的休養康復空間

醫療環境對病患的休養、康復具有顯著的影響。在病房、護理站、重症加護病房等病患與醫護人員需長時間駐留的休養康復空間中，既要注重人在空間中的舒適與感受，更要關注人在空間中長期生活所帶來的健康狀態改變，光照生理及情緒調節作用，要能發揮最大效果。

(1) 病房

病房是住院患者接受治療和日常生活的空間，患者休息、睡眠、活動、娛樂、會客、檢查、治療、護理都在這個空間中進行。因此光環境要全面應對上述諸多使用場景的需要，為患者提供宜於康復休養、利於情緒調整的療癒環境，使他們以更好的狀態接受治療，並為醫護人員創造最佳的工作條件（圖 4-4-9）。郝洛西教授團隊用 18 個字概括了契合病房需求的健康光環境研究與設計方法，即「分層次、分區域、分對象、多模式、多場景、多迴路」。即按照不同等級的重要性，考量病患、醫護、家屬等不同對象的康復治療與活動需求，訂製不同的光照場景和光健康干預模式，並對病房空間各區域的光環境進行精細化設計。同時光環境控制需考量多條迴路，靈活調整，滿足應用需求。

除了採用正確的思路與方法，諸多病房環境營造的細節問題也應予以關注。身體不適、疼痛、擔憂、噪音、房間缺少自然採光以及生活環境改變等眾多原因，導致病人睡眠困難與睡眠不足。考慮支持晝夜節律恢復的照明方案，在病房空間中具有相當重要的意義。荷蘭飛利浦研究院與尼沃海恩的聖安東尼烏斯醫院心內科，針對 196 名心臟病患者的研究顯示，增加病房白天的光照亮度、限制夜間的曝光數量，使患者的客觀睡眠品質呈現改善趨勢 [70]。病患臥床狀態是相當重要的問題。燈具應當避免設置在病床頭部正上方，一方面為了避免眩光，另一方面減少容易積聚病原體的固定裝置，可能為病人

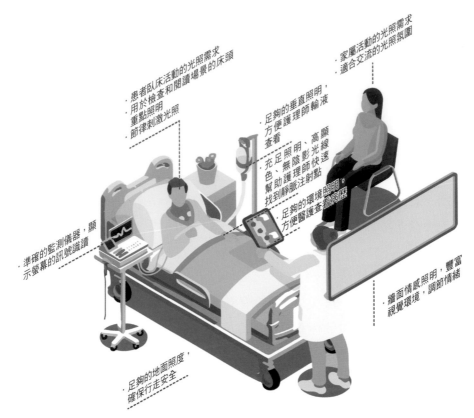

．患者臥床活動的光照需求
．用於檢查和閱讀場景的床頭
　重點照明
．節律刺激光照

．家屬活動的光照需求
．適合交流的光照氛圍

．足夠的垂直照明，
　方便護理師輸液
　查看

．充足照明、高顯
　色、無陰影光線
　幫助護理師快速
　找到靜脈注射點

．足夠的環境照明，
　方便醫護查看病歷

．準確的監測儀器，顯
　示螢幕的訊號識讀

．牆面情感照明，豐富
　視覺環境，調節情緒

．足夠的地面照度，
　確保行走安全

圖 4-4-9　病房空間中的多層次光環境需求

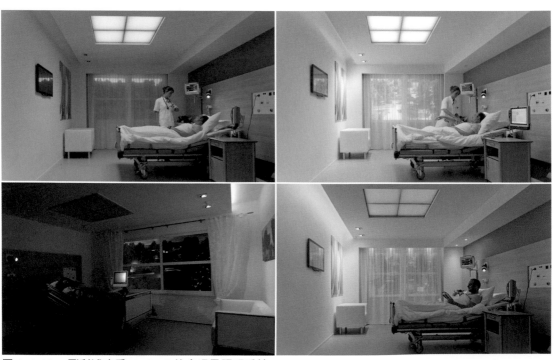

圖 4-4-10　飛利浦病房 Healwell 的多場景照明系統

帶來的感染風險。很多患者都抱怨床頭上的設備，燈光刺眼影響休息，因此很少開啟。既可滿足夜間閱讀與護士查房時的用光需求，其出光角度、光線亮度又符合人體舒適用光特點的床頭醫療區燈光，可成為設計創新的突破點。病患的生活習慣、夜間護理需求有所差異，照明的開關不免成為同一病房患者產生爭執或矛盾所在。為了避免患者之間相互影響，並給患者帶來更好的私密感，病房光環境應落實每個床位的單獨控制。為了方便醫護夜間照看和患者下地行走的安全，病房中應設置常亮夜燈，位置應在臥床視野之外的牆面踢腳線處，使其對患者睡眠的干擾降到最低。

南丁格爾根據她在臨床護理中的觀察提出，一成不變的牆壁、天花板和病房環境，對於長時間被限制在同一個房間中生活的病患來說，是一種令人難以想像的精神折磨；病患渴望看到各式各樣、色彩鮮豔的美麗事物，這對康復具有正向效果，但卻很少被注意到 [68]。所以在有條件的情況下，病房環境需要常換常新，光照是最為簡單、最有效果的方法（圖 4-4-10）。

為了改變病房醫療化的冰冷意象，許多設計師和醫療機構倡導「家庭式」或「飯店式」的病房。然而臨床治療是病房最重要的空間屬性，將光環境完全按照家庭、飯店式來打造，不僅一部分臨床治療、無菌無塵需求得不到滿足，同時病患處於特殊的身心狀態，日常裝飾性的情感燈光也可能給需要安靜休養的病患造成過多刺激。

(2) 重症加護病房

重症加護病房（ICU）為重症病患提供 24 小時的專業醫療照料，集中先進的監護、搶救醫療儀器和高水準的醫護人員，幫助患者度過危險期，創造生命奇蹟。但同時，重症加護病房的封閉環境及其中進行的高密集度醫療行為，對患者身心也造成了嚴重的負面影響。面對病痛與死亡的不安、恐懼與焦躁、儀器管線的束縛、長時間單一模式冷白光色的室內照明、缺失的時間概念、持續的儀器運轉和警示聲、麻醉及手術後壓力，使不少患者都出現了譫妄等 ICU 症候群（ICU Syndrome）和嚴重睡眠障礙，甚至病患在離開 ICU 之後，這些不良症狀仍持續存在。另一方面，ICU 中的醫護人員要高度集中注意力關注重症患者複雜多變的病情，對症狀的瞬間變化做出及時的臨床處理，他們由於工作任務極為繁重、責任重大，常處於高度負荷甚至超負荷狀態。ICU 是生死攸關且花費昂貴的場所，因此理應在 ICU 光環境的設計上投入更多的精力，將其作為改善病患和醫護身心健康狀態的干預措施而精心設置，使患者獲得最佳的治療效果，並降低ICU 高強度工作對醫護造成的職業傷害。

在中國國家自然科學基金面上項目（項目批准號：51478321，心血管內科 CICU 空

間光照情感效應研究）的支持下，郝洛西教授團隊在上海市第十人民醫院心內科 CICU 對日間、夜間護理進行了追蹤觀察，在了解需求的基礎上，在同濟大學搭建了一個同尺寸、模擬的 CICU 空間，進行關於照度、色溫、彩色光光色、直接光與間接光出光比例等數據，與患者康復速率及醫護效率之間關係的量化研究，提出了 CICU 空間健康光照設計指南，並完成工程實務示範（圖 4-4-11）。

根據郝洛西教授團隊研究獲得的數據及結論，我們認為針對病患而言，ICU 的低色溫、滿足基本日常活動需求的照度適於病患休養，而相較於病患，醫護人員則偏好更加明亮的高色溫光環境。照明方式對病患滿意度將產生較大影響，以間接照明為主，輔以部分直接照明的照明方式，是較理想的照明設置方式。重症病患處於臥床狀態，不能自主行動，天花板成為最重要的視覺界面，應嚴格控制頂部照明的眩光，並考慮設置調節情緒的藝術光照面板，幫助病人獲得積極的環境刺激，轉移病痛的注意力。同手術室一樣，ICU 也是要求無塵無菌的潔淨空間，因此燈具選擇、系統安排等問題的確定，需與無塵工程部門高度配合。

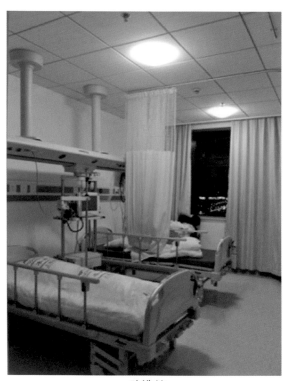
a. 改造前

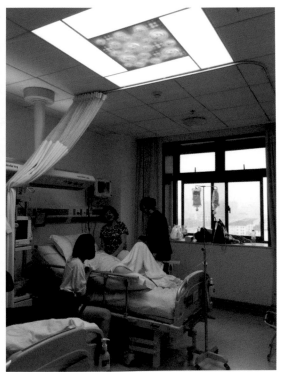
b. 改造後

圖 4-4-11　改造前後的上海市第十人民醫院心內科重症監護室（CICU）

(3) 護理站

　　護理站位於護理設施的核心區域，也是病人與護理人員聯繫的樞紐，護理師在此處理日常事務，掌握每個病人的健康狀態。護理站的光環境，首先需滿足護理師密集的書面工作和螢幕視覺作業需求，工作檯面應依照規範要求確保有一定的照度水平，並透過防眩光設計，減少護理師工作時的視覺不適。為了使醫護和患者進行良好交流，護理站要有足夠的垂直照度，同時透過光色、光線角度對護理師的面部進行塑造，使其面部看起來親切、柔和。

　　輪班是護理工作難以迴避的問題。夜間輪班使醫護人員的晝夜節律紊亂、睡眠不足，導致了乳腺癌等疾病風險增加。在工作日，護理師的睡眠不足 7 小時，睡眠的缺乏降低了護理師處理任務的能力，使其易產生臨床決策失誤，影響病人的安全。在連續幾天睡眠不足後，可能需要 1 天以上的「恢復性睡眠」，或在床上休息超過 10 小時，人體才能恢復原有狀態 [71]。然而由於中國極度緊缺的醫療資源，加班和超時工作已成為很多醫護人員工作的常態，透過充分的休息來修正紊亂節律已難以實現，醫護人員生活和身體的健康舒適性常常被無奈割捨。缺少自然採光與時間感知的護理站空間，使得人員節律紊亂的問題更加突顯，增加了發錯藥、寫錯病歷、錯過病患呼叫等嚴重醫療事故的風險，因此節律光照在護理站中十分重要。為了追求光照的節律刺激，光環境的視覺舒適性往往被忽視。過於明亮高強度節律刺激光照，使護理站與夜間走廊的暗淡燈光形成強烈對比，實證研究過程中，護理師們認為夜間節律照明十分刺眼，實際應用時很少被開啟。這也間接說明光健康設計是需要多重考量的複雜過程，遺漏要點在所難免，以應用來檢驗和改善設計成果極其關鍵。

　　醫院的光健康營造是一場充滿熱情和挑戰的跨學科大合作，專科病種、患者體驗、臨床治療流程、醫療水準，以及醫療理念、技術和儀器設備的更新，給工作帶來了重重限制與超高水準的考驗，同時也將激發無限創新的可能。在這個過程中，除了建築、環境、照明、設計學科的專業人員以外，醫生、護理師、醫院管理人員乃至病患及其家屬，都擔任了重要的角色。好的醫療設計應自上而下，同時適應醫學學科發展和持續更新，因此各個專業從業人員需要多元且長遠的視野，不斷溝通，了解相互的工作流程與內容，知識互補；更需要及時了解社會醫療事業與醫學技術的變化，關注醫療服務體系改革、智慧化醫療等問題所為設計帶來的顛覆性影響，而不斷升級知識儲備。

4.5 特殊人居環境中的健康光照

　　跨時區飛行、遠洋航海以及在缺乏日照的地下空間中工作和生活，存在諸多影響健康和舒適的壓力刺激，包括：非 24 小時生理、行為週期下的人體晝夜節律失去同步，缺少自然光以及密閉受限空間環境，對人體生理、心理的適應性影響等。特殊人居空間的光健康設計涉及生物監測、流行病學等多個和環境健康有關的學科，重在尋找對策，用光來化解外部環境壓力造成的負面健康影響。

4.5.1 雲霄之上的光健康：飛行與健康光照

　　航空業是大國器重的重要產業，也是民生日常的重要部分。在 20,000 多條全球城市的對飛航線上 [72]，每天有超過 10 萬架次的航班起降，每年近 50 億人次的飛行（圖 4-5-1）。飛機成為人們最主要的交通方式之一，將不遠萬里的辛勞路途，縮短成幾天、

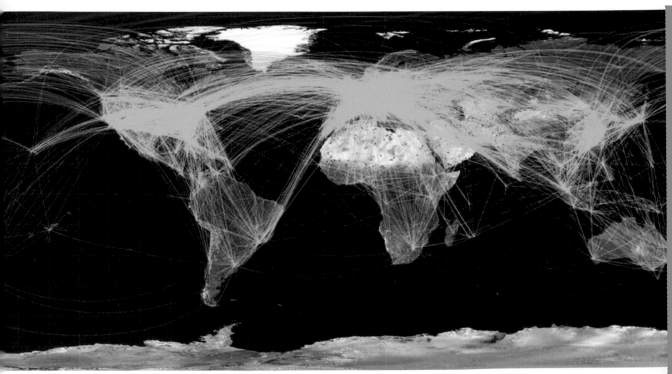

圖 4-5-1　　全球定期航空運輸航線地圖

幾個小時的飛行，讓全球緊密互聯。自1903年萊特兄弟第一次實現人類渴望已久的飛天夢想以來，百年來航空業創新於突破更高、更快、更遠的同時，始終不懈追求更安全舒適的航行過程。機艙照明既是科學也是藝術，萬米高空之上，光的科學與藝術如何幫助人們保持最佳的工作和差旅狀態，創造美妙的飛行體驗，不斷吸引著國內外研究者的目光，成為各個航空公司和飛機製造商爭相提出的創新理念。

I. 應對時差，更舒適的天際翱翔

時差反應（Jet Lag）是飛行帶來的最大的困擾，跨越多個時區的快速飛行，使長期生活在「光一暗」循環下所形成的人體生物節律，與環境節律無法同步，即節律失序。然而，人體的生理時鐘無法像鐘錶校準一樣立即適應新的時區，睡眠、覺醒、飲食、激素分泌的節奏被打亂，導致身體機能和情緒處於暫時性的紊亂中。除了大多數旅行者經歷的白天睏倦、夜間入睡困難以外，疲勞乏力、注意力喪失、腸胃不適以及全身不適等症狀，也與時差反應有相當大的關係。

跨越時區的數量、飛行方向、個體對環境變化的易感性及其身體適應能力，都會影響時差反應的嚴重程度。跨越的時區愈多，受到的時差影響愈大，跨越大約3個時區以上的飛行，便會帶來相應的不適症狀[73]，通常每個時區交叉或許需要用1天的時間來重置生理時鐘[74]。因此跨越8個時區以上的長途飛行，睡眠障礙等症狀將持續長達1週以上（圖4-5-2）。此外，許多經歷過從中國前往歐洲的人都感受到，回到中國以後，晝夜顛倒和精神不濟的狀況，要比在歐洲時更加糟糕。這是因為在沒有外界條件影響的情況下，內源生理時鐘略長於24小時，要實現自西向東的飛行要求生物的節律相位提前，遠比從東向西飛行要求的節律相位推遲更為困難，就像對於大多數人來講，早睡比熬夜要困難一樣，人體也需要花費更多的時間去適應提前的節律相位[75]。

時差反應難以避免，但能夠被緩解。飛行前預留1～2天的調整期，用來改變生活作息和入睡時間、限制飛行期間咖啡因和酒精的攝取以及服用短效藥物，都會有所幫助。緩解時差的最好方法是調整生理時鐘，而光照是主導性的節律授時因子，因此在諸多應對時差反應的方法中，光照干預是被公認的、有效且對人影響最小的方法。《國際航空運輸協會醫療手冊》[76]、《世界衛生組織旅行健康注意事項手冊》[77]、《美國航空航天醫學會航空醫療指南》[78]等專業組織出版品，以及英國民用航空管理局航空衛生部、梅奧醫學中心[79]、美國睡眠醫學學會[80]等權威機構，都推薦定時日光照射及明亮光照療法，來應對時差帶來的影響。

利用光照緩解時差反應，光照時刻是最關鍵的考量因素。根據出發地與目的地之

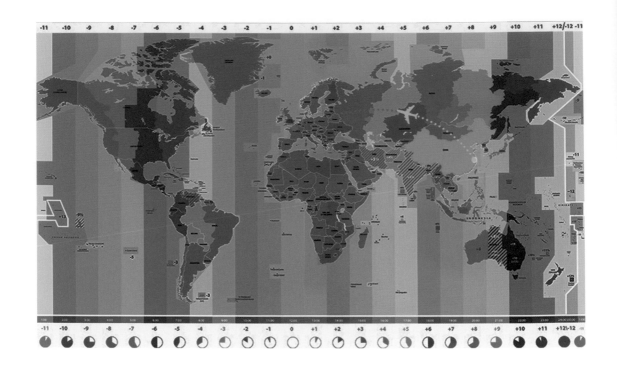

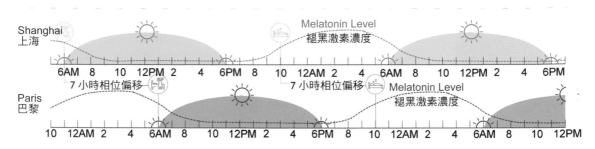

圖 4-5-2　上海—巴黎航線時差和節律相位移動分析圖

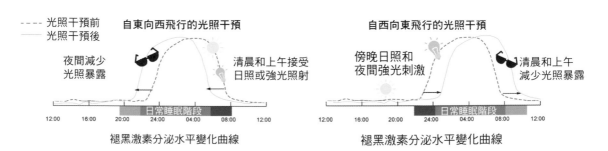

圖 4-5-3　因應不同飛行方向的光照干預方式

間所跨越的時區數量和飛行方向，選擇相符的戶外活動時間、強光照射時間、避免光照的時間，應是開展光照時差治療的第一步工作。整體來說，向東的飛行，為了使生物節律相位前移，旅行者應在所在地時間的清晨進行強光照射，下午和傍晚的戶外活動應佩戴墨鏡，夜晚減少使用平板電腦和手機等發光螢幕，營造暗環境。相反地，向西的飛行應在晚間接受強光照射，在清晨限制到達人眼的光線，出門佩戴墨鏡，來推遲生物鐘的相位。如圖 4-5-3 所示，在飛行旅程開始的前幾天，即可開始利用光照干預，使生物節律相位適應新的時區 [74,81]。研究者們根據人體光照相位響應曲線，基於核心體溫低點在 04：00 的假設，制訂了光照時刻表（表 4-5-1），針對各類飛行計畫，提出了到達新時區後建議的曝光和避光時間 [73,82-84]。在節律適應方面個體差異顯著，老年族群、飛行員、機組人員和經常性跨時區飛行者，需要更多的時間從時差反應中恢復 [74,85]，個性化的光照療癒策略必不可少。目前已有一些時差光療輔助工具，幫助人們制訂療癒計畫。哈佛醫學院睡眠醫學系，晝夜節律學家史蒂文·洛克利（Steven W. Locley）和美國國家航空暨太空總署前顧問史密斯·約翰斯頓（Smith L. Johnston），共同開發了一款名為 Timeshifter 的手機軟體，每個人只要輸入基本訊息、睡眠習慣和飛行計畫，便可透過演算法得到一個訂製的睡眠計畫及光照時間表。

　　目前愈來愈多的航空公司與飛機製造商，嘗試採用節律照明緩解時差反應來提升客艙環境體驗，創造更高的品牌效益。波音 787-9 夢想客機、空中巴士新機型 A350-900 的多條航線，以及龐巴迪 Global 7500 公務機，都搭載了光色、亮度和光照持續時間，

表 4-5-1　針對不同飛行時區和飛行方向的光照建議表

	避免光照的時間段	需接受光照的時間段
向西飛行的時區（h）		
4	01:00 ～ 07:00	17:00 ～ 23:00
6	23:00 ～ 05:00	15:00 ～ 21:00
8	21:00 ～ 03:00	13:00 ～ 19:00
10	19:00 ～ 01:00	11:00 ～ 17:00
12	17:00 ～ 23:00	09:00 ～ 15:00
向東飛行的時區（h）		
4	01:00 ～ 07:00	09:00 ～ 15:00
6	03:00 ～ 09:00	11:00 ～ 17:00
7	05:00 ～ 11:00	13:00 ～ 19:00
10	07:00 ～ 13:00	15:00 ～ 21:00

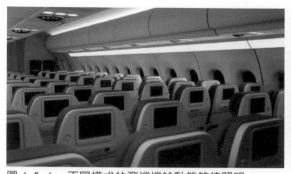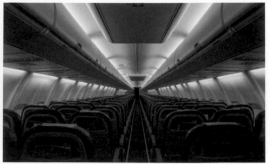

圖 4-5-4　不同模式的飛機機艙動態節律照明

可根據航線、方向和時區等飛行資料調整的動態照明系統（圖 4-5-4），以減輕飛行時的時差困擾。以光節律效應為基礎發展的機艙照明科技，將成為最值得關注的機艙環境設計趨勢。

2. 情感照明創新，締造幸福航旅

　　機艙內有甚於撒哈拉沙漠的極度乾燥環境、封閉狹小的金屬管空間和時常遭遇的氣流顛簸，帶來諸多身心不適，使航旅艱辛漫長，使人們的感受和處理情緒的能力發生改變。在原來的日常生活環境中，人與人彼此之間可被諒解的行為舉止、大小事件，成為難以容忍的環境刺激，轉變成焦慮、煩躁和憤怒等情緒。相當於 2.4km 海拔氣壓的機艙，屬輕度缺氧環境，儘管不會引起身體負擔，但輕微降低的血液含氧量，也對情緒調節的神經功能造成了負面影響 [86,87]。此外，還有相當數量的飛行恐懼症、幽閉恐懼症和懼高症等族群在旅途中惴惴不安，渴望得到心靈的安撫，可見座艙內是一個急需創造情感支持的特殊環境。

　　LED 呈現的動態多場景情感照明技術，結合了色彩心理學，在飛機座艙中發揮極大的正向作用。德國航空航天中心朱莉婭·溫森（Julia Winzen）等人模擬機艙實驗研究，再一次證實了 18 世紀便已出現的「色熱假說」（Hue-Heat Hypothesis）：相對於藍色燈光，受試者在黃色光下感覺更加溫暖，而藍色光使人感受到涼爽、清醒和更好的空氣品質 [88,89]，如圖 4-5-5 所示。色彩誘導人們改變對溫度、空間和環境的感知，從而有效地提升了機艙的舒適性和旅客飛行的滿意度。彩色光情感照明已成為新一代座艙內裝的創意焦點，各大航空公司紛紛推出了特色的情感照明場景，在特定的飛行階段運作，營造適宜的環境氛圍。芬蘭航空 A350 機艙環境照明設置了 24 種來自於北歐天空景色的情景照明，讓旅客在飛行中能夠欣賞到夢幻的極光（圖 4-5-6）；維珍大西洋航空設置了登

機時段「玫瑰香檳」、餐飲時段「紫色薄霧」與「琥珀暖意」等五個時尚的主色燈光場景，顛覆了以往的飛行體驗（圖 4-5-7）。以 AIM Altitude 和 SCHOTT 肖特為代表的航空內部裝潢設計與製造集團，專注於整合照明解決方案，保持產品適航性的同時，均衡地控制艙內光線、內飾面板材料和鏡片、反光鏡等特殊材質的使用，以達到理想的空間美學效果。

3. 聚焦航空工效，針對駕駛員的光健康設計

　　飛航安全是飛行員的至高使命，也是駕駛艙光環境設計的首要目標。現代飛機雖然早已有了自動駕駛，但人依舊是人機系統的核心，在起降、滑行等複雜、精確的駕駛作業和飛行安全監控中，仍有著無可替代的決定性作用。因此在駕駛艙光環境設計過程中，提升飛行工作效率，依舊是容不得任何疏忽的關鍵問題。

　　飛行員視覺作業挑戰艱巨，不僅僅因為駕駛艙有著大量飛行儀表與訊息顯示設備，雷暴雨、穿行雲層、黃昏拂曉、晝夜變化、複雜氣象以及惡劣天氣等，不斷改變著駕駛艙的整體光環境（圖 4-5-8、圖 4-5-9）。脈衝式、階躍型的亮度變化、多角度強光、雲層反射眩光、水平直射光線、艙內外強烈的亮度對比與靜暗飛行狀態，嚴重影響了飛行員們對訊息顯示設備的視看和顯示內容的清晰辨識 [90,91]。在相對低氧的機艙環境內，非常嗜氧的視網膜感光細胞得不到充足的氧氣供應，削弱了飛行員的視覺功能，特別是暗適應功能、視敏度、視野、深度視覺和色覺能力，更使視覺作業負荷增加。飛行過程中高空近視和視覺疲勞問題普遍存在。

　　駕駛艙的照明人體工學，除了應滿足精密視覺作業的光度學所要求的足夠光照強度（表 4-5-2）[92] 和正確光線分布之外，還需保障飛行員在不同經緯度、天氣條件、日夜時段的自然光環境下，執行各類飛行任務時的視覺作業能力。同時，與辦公、工廠等其他以視覺功效為導向的空間不同，飛機駕駛艙和船艦駕駛艙的照明都因暗視覺保護等需求，對光色使用提出了特別的要求。1953 年，沃爾特‧邁爾斯（Walter R. Miles）發現，戴紅色眼鏡可以幫助人眼暗適應，因此早期駕駛艙選擇了紅光照明 [93]，後來研究發現，透過 LED 光譜配比技術調整各波段光譜能量分布，增加長波含量的暖白光照明，也具有相同的作用效果。

　　全球空中浩劫有 80% 由人為因素所釀成，而駕駛員飛行疲勞是最主要的人為因素之一。埃塞俄比亞航空 409 號航班、印度航空快運 812 航班、印度快運 IX-812 航班以及復興航空 GE222 號班機墜毀等，多起人們印象深刻的空難皆與駕駛員疲勞，其大腦脫離周圍環境（此時大腦停止處理視覺訊息和聲音）密切相關。高強度的飛行任務帶給

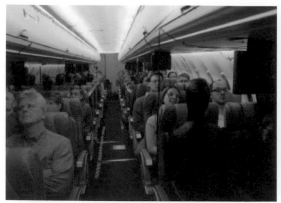
圖 4-5-5　朱莉亞‧溫森模擬機艙實驗研究

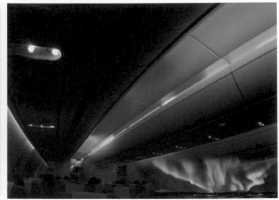
圖 4-5-6　芬蘭航空空中巴士 350 上的北極光情景
照明

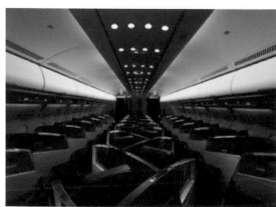

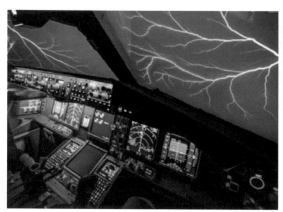
圖 4-5-7　維珍大西洋航空的情景照明

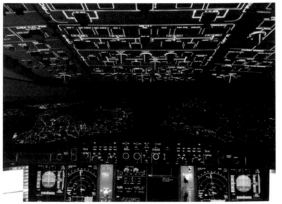
圖 4-5-8　在飛機駕駛艙看天空中的閃電

圖 4-5-9　A350 夜間飛行巡航時駕駛艙內景

表 4-5-2　駕駛艙泛光照明要求（根據美國軍用標準和 SAE 標準製定）

照明區域	測量位置	照度要求／lx
儀表板泛光照明	儀表板表面	538～1614
操縱台泛光照明	操縱台表面	215～465.6
中央操縱台泛光照明	操縱台表面	215～465.6

飛行員的累積睡眠負債，以及「紅眼航班」凌晨 2：00 ～ 6：00 的晝夜節律低潮期，飛行使駕駛員作業效率和判斷力下降，喪失清醒，甚至進入無法自制的短時睡眠狀態，即「微睡眠」，極易帶來重大飛行安全隱憂。將節律光照導入駕駛艙具有相當意義，但是過於明亮的艙室光照，會對飛行員判斷艙外環境時造成干擾，因此節律照明的光照強度、光照方式、光照時長還需根據適航條件和視覺任務需求，進行實驗研究後才能確定。

　　航空領域集中了人類最先進的科學技術，最尖端、最精密的系統設備，同樣也有著最高標準的生命健康保障和人體工學設計要求。這也決定了航空照明研究的複雜性，仍待研究的數據、場景以及影響因素眾多，涉及多方面知識，特別是與神經認知相關學科的交叉研究極其重要。

4.5.2 光健康走向遠海深藍：船艙中的健康照明

　　15 世紀末的大航海時代，改變了世界的局勢發展，英國、荷蘭、葡萄牙、西班牙在這個波瀾壯闊時代中崛起。「21 世紀是海洋的世紀」，大國之間的政治、軍事、經濟與科技領域的競爭重心，正從陸地轉移到海洋。劈波斬浪，向海圖強。中國產航母蛟龍入海。雪龍馳騁，雙龍探極，極地考察刷新歷史。中國自主研發的萬噸級驅逐艦南昌艦防空、反導、反艦、反潛正式加入軍隊，捍衛萬里海疆。向陽紅 01 號環球海洋綜合科學考察跨洋區，駛至極區，38,600nm 航行，載譽凱旋（圖 4-5-10）。如今中國海洋強國建設不斷加速前行，重大海洋裝備發展高潮迭起。中國的海洋戰略已進入新階段，從近海沿岸駛向遠海深藍。

　　伴隨著活動海域的擴展、長程遠航任務週期的延長和頻率的增多，提升艦船的適居程度與生命健康保障系統的重要性與必要性亦高度凸顯，人因成為艦船設計無法迴避的重要研究主題。艦艇人機系統特點鮮明，是由多人員、多部門協同操控的龐大、複雜的系統。艦船上不同功能、尺寸不同的艙室眾多，比如中國的航母遼寧艦上有相互獨立的艙室 3,000 多個，即使一個艙室住一天，要住完所有艙室需要近十年的時間。此外，在

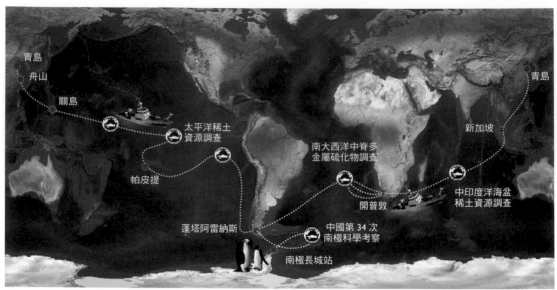

圖 4-5-10 「向陽紅 1 號」環球航行路線圖

各階段航行狀態中，艦艇崗位任務多樣化、涉及專業廣、人員勞動強度、心理負荷都有所差別，船艦健康照明研究需圍繞「人—機—環境」的最佳適配性，以開展系統性的精細化研究，為船艦的不同部門、不同作業環境提供專屬的解決方案，而不能僅簡單複製、生硬移植其他類型空間中成熟的健康光照設計策略。

1. 現代船艦作業與光環境

船艙照明的首要目標，是為特定的艙室空間、人員、任務創造適當的視覺環境，使各項航行駕駛、設備檢修、辦公以及艦船軍事作業，能夠安全、順利、高績效地執行，同時提高船員精神集中度、減少錯誤發生，降低工作負荷和疲勞感。船員在各個艙室間的通行安全也須得到保證。因此，在船艙光照設計過程中不僅要參考岸上作業、活動的光照標準，專注於作業任務的不同視覺要求，作業任務持續時間，任務關鍵程度，作業人員的年齡、視敏度、作業經驗以及身體健康狀態，海況和航行狀態變化，日光、月光與海岸光狀況等諸多因素都應加以考量。

國際海事組織（International Maritime Organization, IMO）安全委員會 MSC/Circ.982 Guidelines on Ergonomic Criteria for Bridge Equipment and Layout（艦橋設備和布局的人體工學指南）[94]、國際船級社協會（International Association of Cla-ssification Societies, IACS）IACS Rec. No.132 Human Element Recommendations for structural design of lighting, ventilation, vibration, noise, access and egress（IACS Rec.2018 No.132 照明、通風、振動、噪音、進出口配置結構設計的人為因素建議）[95]、中國船級社《船舶人體工程學應用指南》（GD 22—2013）[96]、美國船級社（American Bureau of Shipping, ABS）ABS 0102: 2012 Guide for Crew Habitability on Ships（船員適居性指南）[97] 等幾項已有的規範準則，在人體工學原則的前提下，為船舶各區域的船員居住艙室、入口與通道、導航控制艙、服務艙室、操作和維護艙室、紅光和低白光照明艙室空間及重點照明區域的照度範圍要求、照度分布、燈具安裝位置、眩光、反光、陰影控制、照明控制系統和電源插座安裝設置等，提供了設計要求、設計數據的詳盡參考，並對部分特殊艙室提出了可調光照明的建議（表 4-5-3、表 4-5-4）。對於事關艦船存亡的關鍵作業崗位、長時間持

表 4-5-3　《船舶人體工程學應用指南》（GD 22—2013）：艙室環境最亮區域、最暗區域與工作區域的建議亮度比

環境分類			
對比	A	B	C
工作區內的較亮表面與較暗表面之比	5：1	5：1	5：1
工作區與相鄰較暗環境之比	3：1	3：1	5：1
工作區與相鄰較亮環境之比	1：3	1：3	1：5
工作區與較遠較暗表面之比	10：1	20：1	b
工作區與較遠較亮表面之比	1：10	1：10	b
發光體與相鄰表面之比	20：1	b	b
眼前工作區域與環境其餘部分之比	40：1	b	b

注：A. 可對整個處所的反射比按最佳視覺條件進行控制的內部區域；B. 可對附近工作區域的反射比進行控制，但對遠處環境的控制有限的區域；C. 完全無法控制反射比且難以改變環境條件的（室內外）區域。B. 無法控制亮度比。

表 4-5-4　《船舶人體工程學應用指南》（GD 22—2013）：導航與控制處所照明

空間	照度水平（lx）	空間	照度水平（lx）
駕駛艙 日間	300	辦公室 一般照明 計算機工作 服務櫃台	300 300 300
海圖室 一般照明 海圖桌	150 500		
其他控制室 （如貨物駁運等） 一般照明 計算機工作 集中控制室	300 300 500	控制站 一般照明 控制台、儀表板、儀表 配電板 記錄台 現場儀表室	300 300 500 500 400
雷達	200		
無線電室	300	電羅經室	200

續作業任務、視看訊息範圍極小或對比度較低的作業環境、作業人員視覺能力低於正常
水準等特殊情況，還應考量增加照明水平等方法來提高目標的辨識度，並加以專精的細
化研究與設計。例如：可調節的光照，使艦橋船員無論在航行還是港口停泊階段，無論
白天還是黑夜，在各種天氣狀況下，都能良好地完成作業任務；而精確調節的光照強度
和方向，則使不同作業人員在航行駕駛艙等不同區域，以及各個儀表和控制裝置前作業
時，都能獲得符合個人需要的合適光照。

隨著艦船自動化和智慧化程度的不斷提高，電子訊息顯示器和多功能控制平台逐漸
取代機電式儀表和傳統控制器（圖 4-5-11、圖 4-5-12）[98,99]。從單一裝備到體系的整
合訊息環境，將船員作業角色由手工操船者轉變為監控、決策者。船員需對人機界面所
傳達的密集時空資訊，進行快速、準確的判斷和處理，也造成了警覺程度過高、心理負
擔增重、疲勞等問題。人機界面作業場域的光環境，也應根據海洋裝備的升級更新，和
作業使用需求的不斷變化而迭代優化。船艦健康照明局限於傳統視覺人體工學方法，單

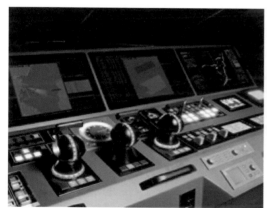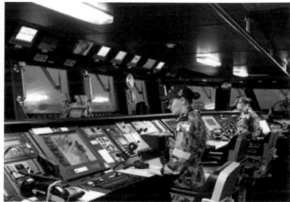

圖 4-5-11　布里斯班皇家海軍陸戰隊艦橋，控制著船隻的航向和航行

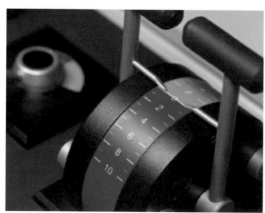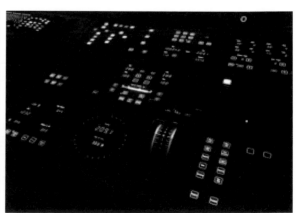

圖 4-5-12　艦船儀表板細部

只研究顯示界面上地圖、字元、表格及精密儀表的清晰識別還遠遠不足，更應根據典型船艦任務分析將研究模型化，透過客觀績效、主觀問卷、生理數據方法，量化分析不同光環境下不同類型作業的船員感知、注意、理解、判斷能力，視覺、腦力、心理和認知負荷，以及生理、心理變化，關注人員作業績效和體驗的全面提升。

2. 艦船艙室中的暗視覺保護

　　海洋戰爭電影中，時常出現沉浸在幽暗藍光中的軍艦指揮艙作戰場景。實際上，船艦特殊艙室採用低照度照明，不是為了渲染氣氛，而是出於艦船航行、作戰的實際需求。為避免發生電力故障引起災難性後果，同時減少艦船的可視性，避免成為敵軍的攻擊目標。進入戰備狀態的艦船，通常會切斷主要照明線路，進行低功耗照明。此外，船艦聲納、雷達崗位操作不能錯過螢幕上任何一個微弱的瞬時光點，耽誤分秒必爭的時機，船員須將視覺注意力集中於電子訊息螢幕。一些特殊艙室也會採用低照度照明，避免螢幕上燈具的反光、炫光而影響人員判斷。

　　從明亮到黑暗的作業環境，人需要的適應時間要 30 分鐘左右，這對航海作業、作戰造成十分不利的影響。負責暗視覺的視桿細胞對紅光靈敏度低，紅光照明使人眼視桿細胞暗適應能力增加，能幫助作業人員接受緊急任務時盡快適應黑暗的工作環境，照常進行視覺作業。第二次世界大戰期間，船艦和潛艇紛紛採用「紅色照明計畫」（圖4-5-13），保持船員的夜視能力。但是紅光下，白色背景上的紅色標記辨識度下降，也增加了視覺疲勞度，同時由於紅光在視網膜後聚焦，需要更多的「近距離聚焦」能力去辨識物體，加重老年船員遠視、老花的問題。美國海軍潛艇醫學研究實驗室在 20 世紀80 年代中期的研究中得出的結論認為，艙室低亮度白光更適合夜間作戰，海軍艦艇正逐漸使用可調白光照明替代原有的紅光照明 [100]。

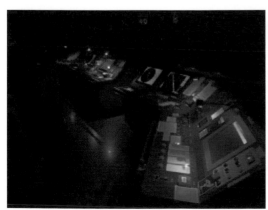
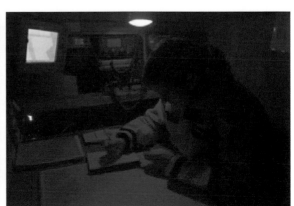

圖 4-5-13　艦橋和海圖室中的紅光照明環境

3. 應對長遠航的艦船適居照明

　　海洋環境嚴酷無情，海上長程遠航充滿艱辛。顛簸震動、高溫高濕、有害氣體、狹小的作業與生活空間，緊繃的高強度作業任務，與家人、社會長時間的分離，以及緊急戰備下難以預估的風險與挑戰，枯燥的生活環境，惡劣海況，種類繁多、時常變化的不良刺激因素長時間、連續、疊加的作用，給船員的身體和心理帶來綜合負面影響。船員在長程遠航期間，不同階段會出現不同程度的壓力性、適應性變化。當這些不良因素作用強度，超過人體調節能力的限度或者大量累積，將造成船員各項能力的顯著下降乃至引起疾病，需得到盡快的干預。動暈症、發作性嗜睡病、疲勞、睡眠不足、傷害、行為差錯等較為常見的長程遠航相關症狀，會顯著影響人體舒適和效率，因而被船艦人因研究所關注 [101]。光照對視覺環境、節律改善、情緒調節等的作用，也是人因研究的重要組成部分。

　　長時間的海上生活、作業將使船員疲勞程度升高，反應能力和注意能力下降。各個任務操作人機界面環境的照明，應基於人體工學而設計，根據操作人員在崗工作的時間、操作的工具設備、工作流程、人與螢幕的相對位置配置照明設備，調整空間的光分布特性，從而減少人員因識別視覺內容或適應環境占用的認知負荷。此外，透過光照節

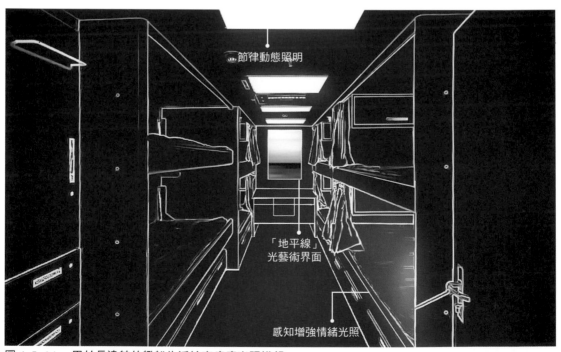

圖 4-5-14　用於長遠航的艦船生活艙室療癒光照構想

律效應和情緒調節作用改善船員長程遠航期間的健康狀態，是船艦適居照明中最關鍵的部分。艦艇的執勤輪班經常與社會生活節奏脫節，尤其在夜間生物節律低潮期，仍需保持作業時良好的注意力集中，對於船員們的調適能力和身體素質都是不小的挑戰。根據船員作息時間表和睡眠—清醒時間記錄規畫節律照明，將為船員們帶來更規律的作息、更高效的作業、更充分的休息。船員們在海上連續工作，不同於航空飛行，沒有充分時間休息睡眠、調整時差，因此艦船航行方向、跨越的時區也應被考量進節律照明的時間表中。風、浪、湧作用下，船體顛簸造成人體動暈症狀，這是當人眼所見到的運動，與前庭系統所感知到的運動不相符時所出現的症狀。可在封閉的艙室內安裝舷窗式的地平線光照裝置，使視覺系統從視野中獲得參考，重新判斷移動狀態，讓感覺器官重新平衡[102]。另一方面，長程遠航中生活單調，缺乏訊息，需要正向的情感刺激，根據出海任務、時間、季節與航行海區所設計的互動情感性藝術裝置，也可用於無聊感和疲勞效應的調劑。這是郝洛西教授光健康研究團隊，針對航海人居環境所提出的健康型光藝術裝置設計思路，其實際效果正在開展實證研究，進行驗證的過程中（圖 4-5-14）。

海盜為什麼總戴著一隻眼罩？

　　海盜總戴著一隻眼罩並不是因為眼睛瞎了（圖 4-5-15）。從晴空萬里的甲板進入陰暗的船艙，暗適應過程使海盜眼前一片漆黑，無法分辨事物。因此海盜用眼罩遮住一隻眼睛，進入船艙後摘下眼罩，便能使眼睛較快地適應船艙內的光線，看清周圍的事物。

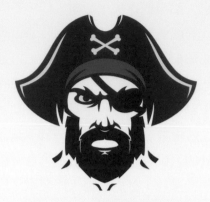

圖 4-5-15　　戴眼罩的海盜形象

魔鬼西風帶

　　「魔鬼西風帶」環繞在南緯 40 ～ 60°（圖 4-5-16），以狂風巨浪著稱，它是進出南極必經的一道鬼門關。這一區域常年盛行西風，是全球公認風浪最大、航海環境最惡劣的地區之一。

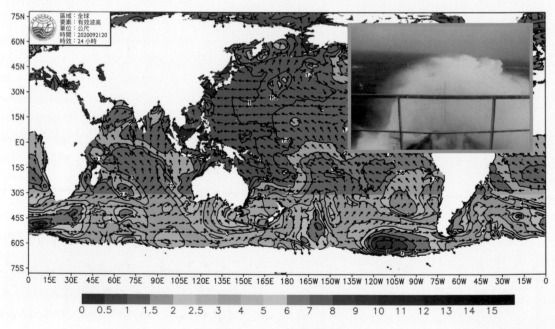

圖 4-5-16　　魔鬼西風帶

4.5.3 用光改善自然條件——地下空間光環境設計

　　城市空間需求急劇膨脹，與地面土地資源稀缺的矛盾日益突出，城市用地緊繃的局面急需得到緩解，將城市部分功能導入地下，立體化複合利用城市空間具有重要意義。除了節約用地、擴大城市空間容量以外，地下空間的開發利用，也是減少環境汙染和碳排放、改進城市生態的有效方法。早在 1991 年，在日本東京舉行的國際城市地下空間聯合研究中心第四次會議就指出，「21 世紀是人類開發利用地下空間的時代，城市發展空間由地面和上部空間向地下延伸，是未來的必然趨勢」[103]，未來的城市將愈來愈高，也愈來愈深。地下空間受到全球各國的關注，國際隧道與地下空間協會、國際地下空間聯合研究中心、國際非開挖技術協會等相關國際組織相繼成立，致力於研究地下空間的綜合利用。芬蘭赫爾辛基市編制了專門的地下空間總體規畫《赫爾辛基地下空間規畫》（Underground space planning in Helsinki），對地下交通、民防、體育、水和能供應、停車、儲存、廢物管理等各類設施的分配和利用及可持續發展，進行了統一規畫[104]。日本城市地下空間最初圍繞著車站布局，已逐漸成為規模更大、相互連接、用途更多元的地下空間網路，並朝城市空間整合轉化，成為城市交通樞紐；商業設施、開放空間、公園綠地形成了多元化的立體城市空間[105]。美國堪薩斯城、路易斯維爾等城市，對採礦空間再利用進行了研究[106]。中國地下空間開發利用儘管起步較晚，但已是地下空間大國，成長速度領軍全球，地下空間建設以城市軌道交通、共同管線、地下停車為主，防空工程、市政、商服、倉儲等功能類型也日益完善，從淺層開發向深層開發擴展，中華人民共和國住房和城鄉建設部在 2016 年發布了《城市地下空間開發利用「十三五」規畫》，進一步推動了中國城市地下空間的建設發展。

I. 地下空間的環境特徵與健康危害

　　地下空間具有良好的防護性能和隱蔽性，且相對封閉，熱濕環境較穩定，從早期的防空工程，拓展到了地下交通、商業、公共服務、市政和倉儲等功能類型，呈現出立體化和整合化的趨勢。其中，與人居健康密切相關的空間有地下商業服務、地下公共服務以及地下防空工程、軍事設施等空間（圖 4-5-17）。

　　在環境健康方面，地下空間存在先天性的不足，包括：封閉、潮濕、噪音大、缺少通風，空氣中負離子含量少，汙染物含量多，細菌、病毒繁殖快，圍岩介質有害輻射等，需透過工程技術加以解決，盡可能地提高人居健康品質。缺少自然光與空間封閉隔絕，是嚴重降低地下空間內部人員的舒適感和身體健康最主要的影響因素，導致人員出

現晝夜節律紊亂、維生素 D 缺乏和骨密度降低、恐懼不安等負面反應，同樣要透過光與色彩的設計進行調整。除了城市地下居住和商業空間外，地下礦井、坑道、隧道環境中存在著更多的健康有害因素和危險性，光環境須作為勞動者職業防護的一部分進行考量（圖 4-5-18）。

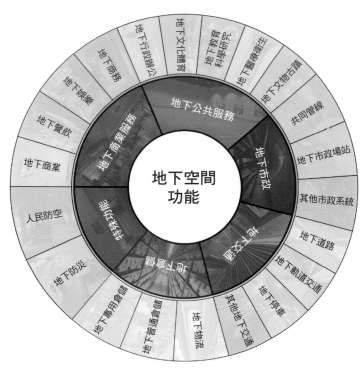

圖 4-5-17　地下空間的功能分類

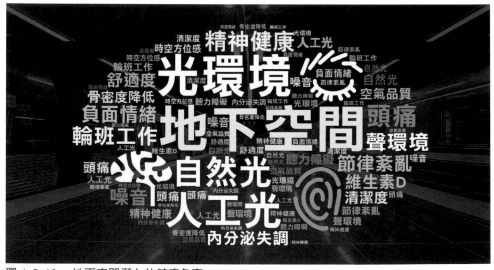

圖 4-5-18　地下空間潛在的健康危害

2. 讓地下空間充滿「陽光」

(1) 將天然光引入地下空間

　　自然採光對於地下空間來說彌足珍貴，既滿足了照明和節能的要求，更能滿足人體對陽光、時間感知、天氣變化和方向感等與自然環境連接的心理需求，並增加地下空間的寬敞感，減少地下空間封閉單調、與世隔絕的負面影響。為了引入自然光，地下空間在建築設計階段，就應充分考量採光中庭和天井的可能性，增加開放空間，擴大進光面積，但也要思考在採光效率隨深度衰減的問題。在地表附近可採用天窗或高側窗的形式，將自然光直接引入地下空間。如果地表條件受限，可採用鏡面反射、導光管、光纖、稜鏡傳光等方式間接採光[107]，相對提高了採光距離，拓寬了採光面，但也存在利用率有限，施工難度較大，造價較高的問題（圖 4-5-19）。

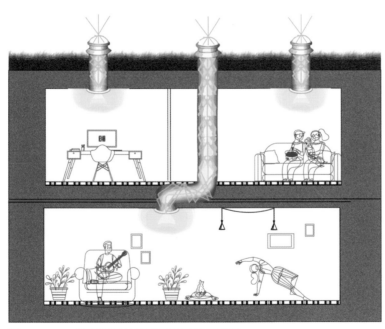

圖 4-5-19　導光管系統的應用和構造示意圖

(2) 地下照明模擬日光特性

　　對於深度較深或沒有開窗條件的地下空間，人工照明應盡量模擬日光效果，再現地面的自然光環境。一方面模擬日光效果，透過模擬日光色溫、強度和高度角的早晚變化，並考量天氣、季節和地理位置等因素，讓光線顯得更加「真實」。如：CoeLux 公司研發的「天空光」照明系統，模擬自然光進入室內的實際效果，透過在吊頂或牆面開口，

採用毫米厚的奈米結構材料，產生雷氏散射（Rayleigh Scattering Process），形成深藍色的天空以及無限距離的感覺，重現太陽和藍天的環境氛圍（圖 4-5-20）[108]。另一方面，模擬日光的光譜功率分布，如 Sunlike 技術利用紫光晶片擬合自然光譜，提供與陽光每個波段相似的光線強度，甚至透過無線控制精確匹配天然光早晨、中午和黃昏的光譜分布，在室內營造接近自然光光譜的「自然光」（圖 4-5-21）[109]。

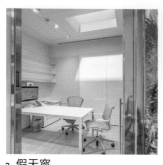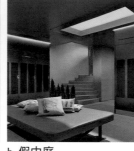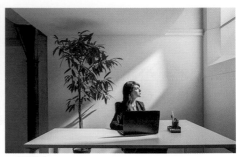

a. 假天窗　　　　　　b. 假中庭　　　　　　c. 假側窗

圖 4-5-20　CoeLux 日光模擬系統

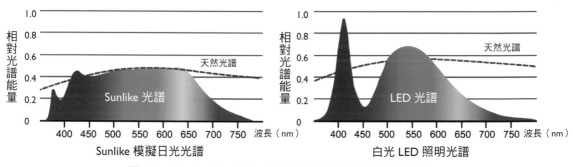

Sunlike 模擬日光光譜　　　　　　　　　白光 LED 照明光譜

圖 4-5-21　Sunlike 光譜、傳統 LED 光譜與天然光譜的對比

(3) 氛圍照明營造自然景觀意象

　　人具有親近自然的本能，愛德華‧威爾遜（Edward O. Wilson）在他的著作《親生命性》（Biophilia）中提出：「人類潛意識中尋求的與其他生命的聯繫」，說明了人對親近自然的渴求[110]。當地下空間阻斷了人與自然的聯繫時，光與色彩設計應融入自然環境訊息和生物元素，營造自然意象，幫助地下空間內部人員間接體驗自然。如採用假天窗或立面假窗播放自然景物圖像，讓人感受到外部環境的藍天白雲流動，暮色黎明、夕陽餘輝等，減少空間的隔絕與封閉。又如在牆面和地面上，對樹木光影進行投影，創造身處自然的沉浸感受（圖 4-5-22）。

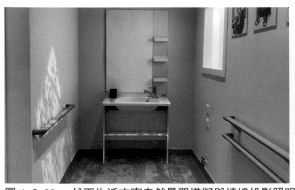
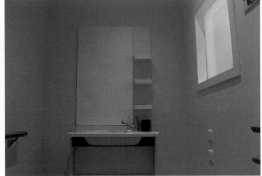

圖 4-5-22　松下生活方案自然景觀模擬與情境投影照明系統

(3) 地下空間出入口照明重點設計

地下空間出入口區域的亮度變化較大，由亮環境突然進入暗環境時，暗適應導致的「黑洞」效應，可能會讓人產生瞬間盲視的感覺；反之，由暗環境進入亮環境，因「白洞」效應容易出現強烈的眩光感。人眼的明、暗適應過程，導致視覺出現滯後現象，使人的判斷和反應延遲，增加意外事故的風險。因此，地下空間的人行和車行出入口，均需設置合適的過渡照明，減緩過渡空間的亮度變化和明暗對比。在過渡照明設計中，應充分協調自然光照與人工照明的關係，優先採用自然光進行過渡照明。在自然光不能滿足過渡照明的條件下，增加人工照明來進行過渡。在出入口外部充分利用遮陽板和遮光棚等減光措施，內部採用反光板構造、表面採用高反射的材料等方式，減緩出入口的亮度變化。白天入口處的亮度變化建議在 10：1 ～ 15：1 之間，夜間室內外的亮度變化建議在 2：1 ～ 4：1 之間 [111]。除了過渡照明，出入口空間還應有標識照明，其平均亮度應該高於所處環境的背景亮度，但不能超過平均亮度最大允許值，還要考量標識與周邊環境背景亮度的對比度、室內外標識照明的亮度均勻度等指標。

3. 地下居住空間光環境設計

2019 年 8 月印發的《北京市人民防空工程和普通地下室安全使用管理規範》，對於地下居住空間的人均居住面積、房間人數、淨高和通道淨寬等指標作出了詳細規定 [112]，且不得設置上下鋪，對於無採光窗井的房間實際使用面積要求更高，以滿足基本的生活空間需求，緩解地下空間的封閉感。對於半地下室的住宅空間，應盡量將陽光引入客廳空間，向陽的建築朝向盡量減少地面植被的遮擋，但可能存在眩光和陰影的問題。其他房間朝向可利用光的反射或折射，將自然光引入室內，透過調節光學元件，合理控制光線的強度。對於無法引入自然採光的地下居室，則應透過前文提及的模擬日光

特性照明和引入自然景觀意象等方式，盡可能減少空間的隔絕與封閉。色彩設計也是不容忽視的一個層面，地下空間宜採用土黃、棕色、卡其色等大地色調，和青色、藍色、粉紫色等天空色調進行裝修，同時提高裝修材料的反射比，關注空間的間接照明提升空間視覺明亮感。適當運用鏡面材料，提升空間的開闊感。同時關注光在環境淨化等方面的應用，如採用帶有空氣淨化和自潔功能的光催化塗料。

4. 為地下空間帶來視覺刺激

　　單調的視覺環境往往會加劇疲勞和睏倦，導致工作績效的下降和失誤率的增加。在地下空間無窗的環境中，人員的工作狀態相對較差，更加傾向於用植物、繪畫、藝術品等裝飾元素來提高視覺刺激，以彌補窗戶採光和自然界訊息刺激的不足[113]。在傳統的地下空間內，人眼的注意力主要集中在出口和亮度較高的區域；透過植物景觀的干預，可以讓視覺焦點更加均勻地分布在空間範圍內[114]。透過光照加強逃生路線和空間方位感，降低與世隔絕的不安全感和焦慮等負面情緒，營造更良好的工作氛圍。在地下商業街、辦公室等業務空間，可透過假窗模擬植物、山水等自然意象，增加視覺訊息刺激量，以緩解人員的疲勞感和束縛感。例如，匯豐銀行全球資產管理總部的地下餐廳，透過在背景牆上設計了一面展現萊茵河景致的「全幅落地窗」[115]，模擬自然光早晚和季節性的光色、強度和方向的動態變化，為單調的地下餐廳加入了陽光和風景，讓人在欣賞美景的同時，感受到晝夜節律的變化（圖 4-5-23）。

5. 緩解人員不適症狀的特殊地下空間光照設計

　　礦井、地下隧道及地下工程等環境惡劣，具有較高職業危害，雖不屬於常規人居空

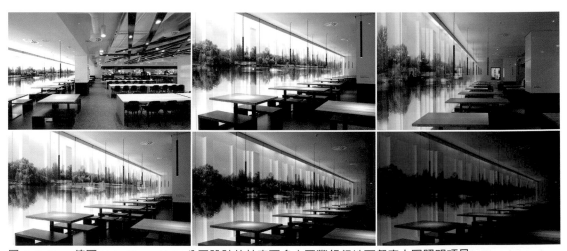

圖 4-5-23　德國 Licht Kunst Licht 公司設計的杜塞爾多夫匯豐銀行地下餐廳人因照明項目

間類型的特殊地下空間，但也不應成為地下光健康研究和設計被忽視的部分。這些地下空間氣壓、相對濕度、CO_2 濃度等隨著深度的增加而升高，健康風險也隨之增加，危及生命安全。長期在昏暗的燈光、噪音和粉塵下工作，使相關人員的身體和精神健康受到嚴重影響，出現失眠、乏力、上呼吸道感染、煩躁、頭痛和關節疼痛等不適症狀 [116]。這些地下空間內部人員承擔著高風險作業，但他們身處的光環境品質遠低於住宅、辦公等人居空間，照明設施往往簡陋、設置隨意。黑色和灰色是坑道環境的主色調，機械設備顏色較深，操作控制按鈕、界面亮度不夠，在環境照明數量不足的情況下，很容易導致視覺辨認困難和判斷失誤，誘發意外事故（圖 4-5-24）。此外，環境昏暗、空間壓抑，也使得作業人員警覺性降低、疲勞和增加睏倦程度，進一步增加了操作事故的風險。特殊地下空間首先應確保充足的照明數量。同時，由於地下密閉空間表面反射光線數量少，整體環境亮度低，以及煙霧瀰漫環境能見度差，作業人員被設備撞擊、滑倒和絆倒危險高，因此還應在設備、電線等處有明顯的提示照明。

　　由於坑道內相對陰暗潮濕，缺乏自然通風，以及真菌、霉菌等微生物的濃度較高，容易引起皮膚病、鼻炎、肺炎和呼吸道過敏等上呼吸道感染疾病 [117]。應在特殊地下空間安裝紫外線殺菌消毒燈具，利用紫外線結合人體感應和智慧監控技術，在微生物濃度超標及空間無人占用的情況下，對坑道內部各空間進行致病微生物的消毒，以降低人員的傳染病風險。長期在井下工作，接觸不到日照，使人體缺乏維生素 D，會導致佝僂病、軟骨症和容易骨折等問題，應考慮引入人工「日光浴」，滿足人體維生素 D 生成的需求（圖 4-5-25）。

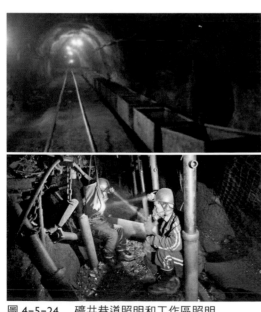

圖 4-5-24　礦井巷道照明和工作區照明

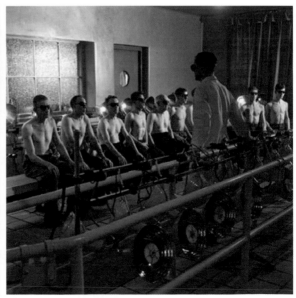

圖 4-5-25　礦工接受日光浴

4.6 極端人居環境下的光健康

　　冰雪極地、神祕深海、浩瀚宇宙、廣袤高原，地球內外系統極端環境，蘊藏著人類科學探索與世界未來發展豐富的資源與基礎素材。2020 年 11 月 28 日，「奮鬥者」號在海底 10,909m 寫下了中國載人深潛新座標；2021 年 2 月 9 日，自然資源部深地科學與探測技術實驗室在北京成立；2021 年 4 月 29 日，中國天宮太空站核心艙由長征五號 B 火箭運載升空，中國永久性太空站建設邁出第一步；2022 年，第五座南極考察站羅斯海新站即將建成，中國正向極地考察強國邁進。隨著中國對極端環境的探索、保護、開發與利用不斷加速，極端環境「生命禁區」中的人員及其生命保障與健康維護的重要性更加受到重視，探索極端環境下的光健康策略意義重大。

4.6.1 極地考察與光健康

　　南北兩極是人類最後開始認知與了解的區域，北極地區是指北緯 66° 34' 北極圈以內的區域。南極地區與北極地區相對，是指南緯 66° 34' 南極圈以內的區域，但與北極不同的是，南極主要由陸地組成。南極大陸面積約為 1,390 萬 km²，當冬季到來時，陸緣海水的結冰面積可以達 1,900 萬 km²，將整個南極面積「擴大」1 倍以上。南北兩極就像地球的肺一樣，每年都往復著「海水結冰─冰雪融化」的「呼吸作用」，用以調節氣候及海洋環境。南北兩極蘊含著豐富的礦產資源、生物資源、地球氣候變化訊息，人類已經陸續在南北極建立了極地科學考察站。到目前為止，已經有眾多國家展開了較為深入的科學考察活動，留駐在極地的人口愈來愈多，相關基礎設施也愈來愈完善，針對極地的健康人居環境研究也變得愈來愈重要。現在的考察站區功能已非常完備，類似美國的麥克默多站，儼然小型「城鎮」，機場、碼頭、公路、社區應有盡有，另外還包含研究機構、宿舍、健身房、餐廳甚至醫院、酒吧、學校、俱樂部等，可以容納超過 2,000 人在此生活。在這樣的條件下，針對極地的人居環境研究亟需得到重視和落實。極地不再是一片荒無人煙的區域了，相信在未來人類完全可以在極地高品質地生活並進行生產，從而推動對於極地的認知與開發，並造福全人類（圖 4-6-1）。

　　可以透過下列極地研究機構網解更多的極地奧祕：①中國國家海洋局極地考察辦公室（Chinese Arctic and Antarctic Administration, CAA），在這裡可以看到中國國內最新的

考察動態，網址為 http://chinare.mnr.gov.cn/catalog/home；②南極研究科學委員會（The Scientific Committee on Antarctic Research, SCAR），網址為 https://www.scar.org/；③國家南極局局長理事會（Council of Managers of National Antarctic Program, COMNAP），網址為 https://www.comnap.aq/SitePages/Home.aspx。

I. 極地生存的挑戰——以南極為例

地球兩極被稱為「世界的盡頭」，擁有地球上最嚴酷的自然環境，極寒、暴風雪、乾燥、噪音、極晝極夜等現象顯著[118]。

(1) 最極端的自然環境

南極是地球寒極，冬季平均溫度在 -30℃ 以下、最低溫度可達到 -89.6℃（1983 年 7 月俄羅斯東方站測得），大風風速可達 100m/s（法國迪蒙－迪威爾站測得），相當於

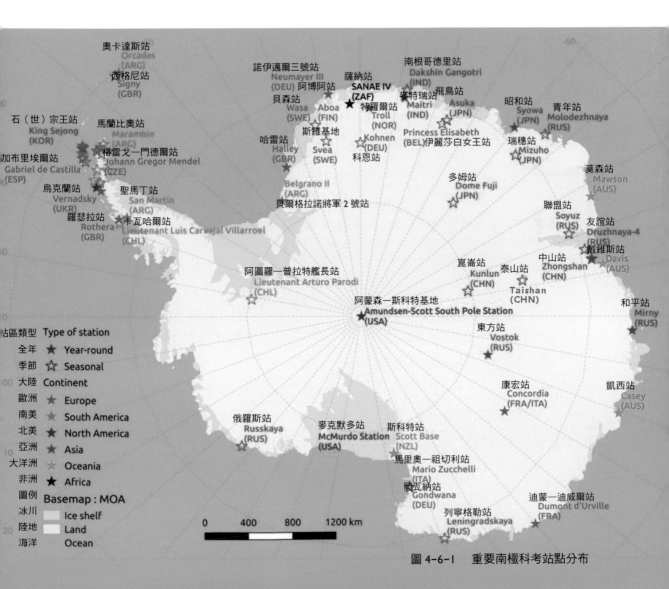

圖 4-6-1　重要南極科考站點分布

12 級颱風的 3 倍。終年不化的冰蓋覆蓋在大陸棚上，南極洲的海拔平均被抬高了 2,000m 以上，是地球上平均海拔最高的大陸。極晝極夜是極地最特別也是最極端的光環境特徵，24 小時持續的白天和黑夜，形成完全不同通常人類居住環境的晝夜節律，這對考察隊員睡眠健康和日常作息，造成了非常大的影響[119]。南極是一個「白色荒漠」，有 95% 以上的陸地被終年不化的冰雪所覆蓋，只有不到 5% 的陸地才有岩石露出，景色單調重複，缺乏多樣性，缺少豐富的色彩。在這種環境中工作生活，人們的感官處於被「剝奪」狀態，極易產生乏味厭惡的感覺，工作效率低下，情緒焦躁不安[120]。環境亮度過高是另一個南極極端光環境特徵。地面白色的積雪形成對陽光的強烈反射。而且不同於城市，整個室外環境缺少建築物的遮擋與分隔。因此，南極地區室外環境亮度非常高，室內外亮度水平相差巨大（表 4-6-1），室內外亮度比是普通地區的 8 ～ 10 倍。

表 4-6-1　南極長城站室內外實測亮度

長城站周邊環境亮度（cd/m²）					長城站室內環境亮度（cd/m²）				
天空亮度	雪山亮度	生活大樓外牆	海平面亮度	地面亮度	天花板	牆面（側邊）	牆面	窗戶	地面
6490	5780	3400	2790	697	99.5	41.3	54.6	8750	2.91

注：表中的數據為郝洛西教授在南極長城站生活大樓實測數據（亮度計型號為 XYL-III 全數字亮度計）。

郝洛西教授團隊在第 36 次南極考察隊員的協助下，利用照度記錄儀對長城站室外自然光的變化情況，進行了長期持續監測（圖 4-6-2）。儀器放置在站區生活大樓的朝東窗外，越冬期間生活大樓房間利用率低，無窗內燈光干擾，探頭方向為水平向上，記錄時間段為 2020 年 1 月 11 日～ 11 月 27 日。結果顯示，記錄期間每日長城站室外自然光變化，呈現出明顯的晝夜週期性，月平均照度的變化符合亞極地地區的光照特點，有趨於極晝極夜的光照變化（長城站位於南極圈外，沒有完全的極晝極夜情況）。照度最大值出現在 2020 年 1 月 18 日 19 點 07 分，照度值為 76,160lx。隨著冬季的臨近，長城

站周邊日平均照度值逐漸下降，直至 2020 年 6 月 11 日，全天日平均照度值不足 0.3lx。不同季節時，天然光狀況差異極大。

　　建築是人類生存的庇護所，保護人們免受外界的侵害。極地極端嚴酷的自然氣候環境挑戰生存極限，也因此對考察設施的建造提出了適應極限環境的品質要求。除了要耐久、耐候性強、安全、可靠，抵禦複雜多變的自然環境對建築本身的影響，考察站也是最重要的考察人員生活和研究支持保障基地，還須對室內聲、光、熱、濕環境進行嚴格控制，提供極端環境下的健康防護。

(2) 與世隔絕的社會環境

　　隨著科技的進步，考察站的建造水準正在飛速發展，已經完全可以抵禦低溫、大風、

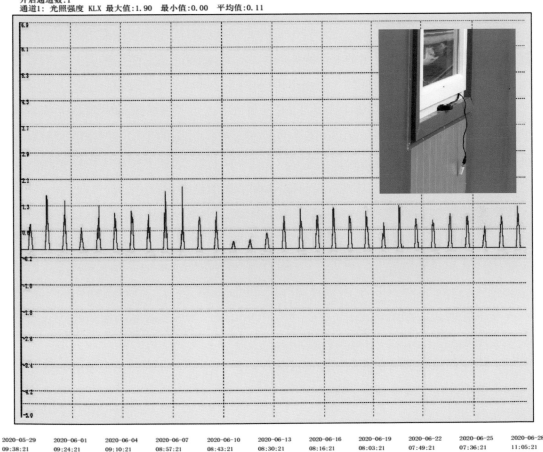

圖 4-6-2　長城站室外自然光照度變化

乾燥的嚴酷環境。但是，缺少與外界的交流、物資匱乏、補給困難、有限的社交環境和娛樂條件等問題，仍舊困擾著常年在這裡工作生活的考察隊員。然而與人們想像的考察隊員團隊有愛、相互支持，一起面對極端環境下生活困難的情況不同，在一些情況下人際衝突和關係緊張，被認為是極地考察中最大的壓力來源。南極考察組成了不同尋常的社會環境，使人心理狀態發生異常變化，做出反常行為。1983 年，智利科考站的隨隊醫生只為了能在別的地方過冬，縱火燒掉了自己所在的研究站。2018 年，俄羅斯別林斯高晉科考站發生的惡性傷人事件，一名考察隊員在閱讀過程中，經常被另一個人惡意透露小說內容，便忍無可忍，萌生殺意，拿起廚房刀具刺向了隊友。約翰·保羅（F. U. John Paul）等人對 23 名南極考察隊員以人際交往需求進行了問卷評估研究，研究結果顯示，在長期孤立和封閉的環境下，考察隊員們更需要與其他人交往，但又不需要太密切的互動 [121]。如何改善考察隊員的心理狀況，還需要展開更多的實地研究。

(3) 極地環境中人體的晝夜節律與睡眠

無盡黑夜，漫漫白晝，南極洲不同尋常的光暗週期打破了考察隊員「日出而作，日落而息」的生活節奏（圖 4-6-3），使他們的內源性晝夜節律計時系統與外部環境無法同步，難以維持規律的晝夜節律，個體呈現自由運行狀態，並出現睡眠問題。北京理工大學陳楠等人，透過動態採集中山站（69°22'S, 76°22'E）越冬隊員出發前、越冬期間（南極）、越冬結束（南極）和返回國內四個標誌性時間點的生理心理指標，發現在越冬期間，考察隊員褪黑激素分泌節律相位、睡眠時相發生了顯著後移，作息更趨於夜晚型，主觀睡眠品質降低 [122]。川崎（Aki Kawasaki）在南極洲選擇了哈雷考察站（75°34'S, 25°30'W）和康考迪亞考察站（75°06'S, 123°19'W）兩個不同緯度的考察站，來觀測長期日光剝奪對考察隊員的影響，也觀察到越冬期間考察隊員晝夜節律休息活動週期的不穩定性增加，以及睡眠時間的延遲 [123]。娜塔莉·帕廷（Nathalie Pattyn）研究了伊麗莎白女王站（71°57'S, 23°20'E）南極夏季考察期間人員的睡眠、晝夜節律和情緒狀況，睡眠多項生理檢查監測結果顯示，除了睡眠碎片化以外，慢波睡眠明顯減少，快速眼動睡眠顯著增加 [124]。由於現有實驗數據有限，還需積累更多隊員的數據資料來探明考察隊員晝夜節律和睡眠的變化機制。但可以確定的是，建立適宜的人工光環境，幫助考察隊員同步晝夜節律、恢復睡眠的意義重大。

(4) 極地環境對情緒的影響

引起考察隊員心理功能的顯著變化，憂鬱、焦慮負面情緒的產生，除了特殊社會環

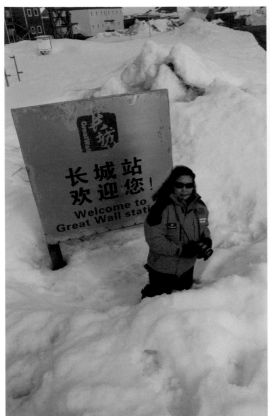
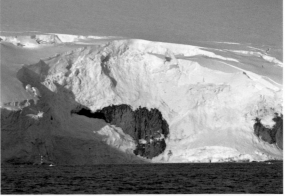
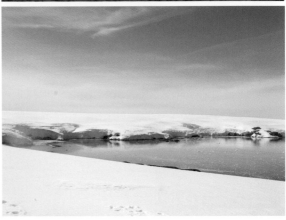

圖 4-6-3　南極自然環境

境外，自然環境也是原因之一，特別是異常光環境及身體健康狀況的直接影響。南極考察人員撰寫的回憶錄《死極之地》（*Big Dead Place*）中披露了壓抑混亂的生活現狀──「在南極最大的麥克默多站，酒精和大麻是常見的娛樂品」。一望無際的冰雪、單調的景色、刺眼的陽光和時有時無的暴風，無論是從視覺還是從其他感官刺激的角度來說，都不是一個舒適且容易讓人產生安全感的環境，使人的情緒往往朝向消極的方向發展。另外，在漫長的越冬期間，人員壓力、困惑、憤怒程度均會有所升高。缺乏日光，讓越冬考察隊員季節性情緒失調症發生機率增加，即使臨床正常的個體，也會表現出情緒隨季節的波動，亞症候群性季節性情緒失調症症狀，同時隨著站點緯度的增加，這些變化更加明顯 [125]。

(5)T3 症候群、越冬症候群與 3/4 現象

　　萊斯特・里德（H. Lester Reed）等學者在 1990 年，首次對在南極洲長期居住引起甲狀腺激素改變的機制進行了描述，即在南極洲連續居住超過 5 個月的人類，表現出了

「下丘腦─垂體─甲狀腺軸」的改變[126]。甲狀腺是人體內最大的內分泌腺，主要分泌甲狀腺素，包括四碘甲腺原氨酸 T4 和三碘甲腺原氨酸 T3。數據顯示，考察隊員的甲狀腺激素 T3 發生變化，甲狀腺功能減退，此現象稱之為「南極 T3 症候群」，並發現其與南極「越冬症候群」有關。中國學者對中國第 16 次南極考察隊長城站隊員，赴南極前和在南極居留 1 年 02 週返回國內後，血液中甲狀腺素含量的變化進行了追蹤測量，以探討考察隊員在居留南極期間身心發生的變化。結果發現南極特殊環境使得考查隊員的甲狀腺功能發生減退，腎上腺髓質在血漿中的含量降低。甲狀腺和腎上腺髓質系統共同參與壓力反應，以調節機體與外界的平衡[127]。

極地的惡劣環境給人們帶來強烈的負面情緒，影響人們的心理健康，而長期的心理障礙可能導致人體內分泌代謝的改變，反過來又加重心理障礙的程度，以此形成惡性循環[128,129]。在南極隔離、孤寂的影響下，隊員將出現一系列心理適應反應，症狀包括：憂鬱、易怒、敵對情緒、失眠、認知能力下降、注意力難以集中等，部分隊員還報告了回國之後的記憶衰退。這些情況多發生在極地越冬的隊員身上，這種特異性症候群被稱為「越冬症候群」。

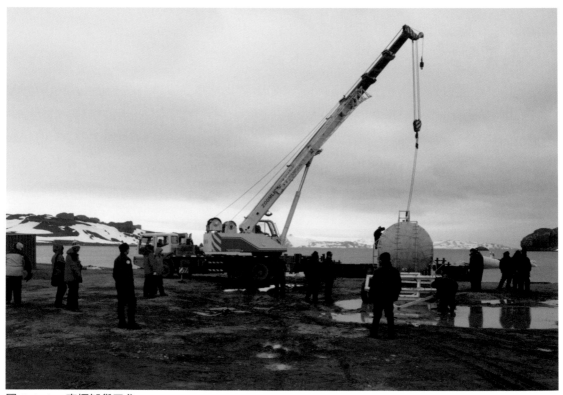

圖 4-6-4　南極卸貨工作

除此之外，「3/4 現象」也是不容忽視的現象——考察隊員的心境狀態和時間歷程相關，當一個人在隔絕的環境中生活時長達到總時長的 3/4 時，負面情緒到達最大值，身體出現最大的不適 [130]，這是身心健康干預應關注的關鍵時間點。

在極地考察特殊社會環境下，考察隊員肩負著高風險、高挑戰的使命與任務（圖 4-6-4），生理、心理問題的出現，將引起連鎖反應，最終阻礙考察進度。除了及時提供醫療上的介入，應在考察設施中創造健康空間，幫助考察隊員自我調適，防止隊員生理、心理異常的擴大化。

2. 極地站區的療癒照明技術

極地站區是人類探索極地世界的大本營。截至目前，南北兩極的考察站總數已經超過了 120 個，光是在南極度夏的相關人員已超過 4,000 人（數據來自 2016 年 *World Factor Book*）。眾多考察站的規模亦各有不同，其中包括「南極第一城」麥克默多站那樣的龐大建築群，也包含泰山站一般的獨棟建築。近 20 年，隨著極地站區建造技術的完善，建築功能日益豐富，建築能效日益提高，而此時在站區工作和生活的考察人員對極地站區建築提出了更高的設計要求，應該在考慮功能與能耗的同時，透過提升室內環境品質來改善科考隊員的身心健康。

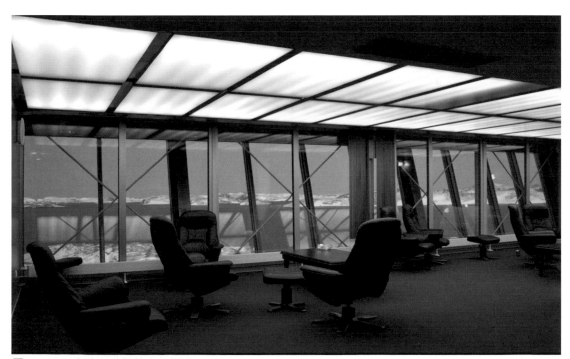

圖 4-6-5　印度巴哈提站室內環境

室外考察行動往往安排在夏季，南極特殊的地理位置使得夏季的白天異常的長，這使得考察隊員失去了正常的晝夜光環境對其生命節律的調整，而一直處於等待工作的白晝狀態；而越冬隊員由於惡劣的氣候條件，多數時間都待在站區建築室內進行研究工作，無法接觸到自然的光照環境，並且由於極夜現象，非視覺生物效應難以產生調節越冬隊員晝夜節律的作用。為了解決這個問題，南極的室內照明設計需要尋找出科學的人工光干預方式，以調節人體的晝夜節律，改善考察隊員的生活狀態，彌補自然光照環境的不足。在這種極端條件下，療癒照明技術是為較容易實施、成效也較大的健康調節手段，目前已經開始被運用於極地站區中。例如：在清晨用高色溫、高照度的光環境產生喚醒的作用，同時能影響褪黑激素分泌曲線的相位，改善人體晝夜節律；工作時間仍然保持高色溫、高照度的光環境，提高工作效率[131]。另外，南極地區視覺元素單調，考察隊員生活枯燥乏味。特別是越冬隊員，長時間在室內工作生活，缺少戶外活動，容易產生心理問題。透過光環境的設計豐富隊員們的生活，增加隊員們之間的交流，能夠避免產生情感上的失常和人際關係的破裂，緩解越冬生活的寂寞。透過極夜期間在休息和娛樂場所適當引入彩色光和動態光，可以豐富視覺體驗，改變單調的光照環境，以發揮調節情感的作用。同時可以利用 LED 光源的特點，透過回收廢棄材料，讓隊員們自己動手製作藝術裝置，或者在適當的活動區域設立互動裝置，從而形成裝置與隊員、隊員與隊

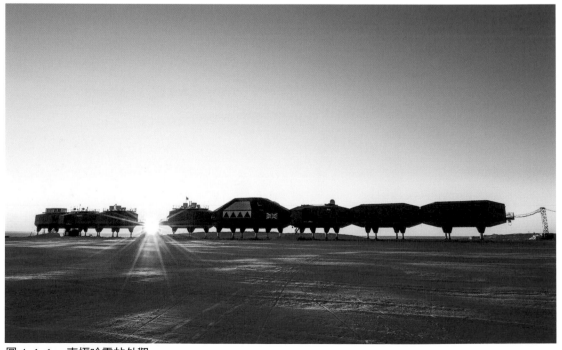

圖 4-6-6　南極哈雷站外觀

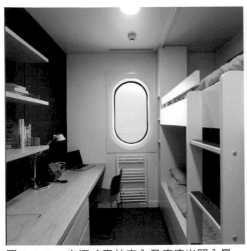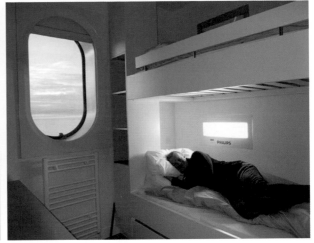

圖 4-6-7　南極哈雷站室內及療癒光照內景

員之間的互動，增加隊員之間的溝通與交流，改善枯燥的越冬生活，減少社會隔離帶來的孤獨感。

目前運用最廣泛的就是模擬自然光色溫、亮度動態變化的智慧照明系統。理想情況下，用人工光模擬一天之內日光的變化，可以矯正極端自然光照環境的影響，這在極夜條件下成效更顯著。按照固定的作息時間表，在每天「清晨」時分逐漸增強室內的照度、提高燈具的色溫，讓熟睡中的人們逐漸甦醒過來，並在每天「中午」時分光線達到最強，最後在每天「日落」時分逐漸降低照度和色溫，讓工作了一天的人們逐漸平靜下來，有助於較快進入睡眠。這種技術已多被應用於新建的南極站區內，例如：印度巴哈提站（圖 4-6-5）、英國哈雷站（圖 4-6-6）、中國泰山站等。除此之外，就是專門針對極地站區環境的光療法，但目前還處於實驗探究過程中，沒有大範圍的實施，其中包括在「日間」使用高色溫白光、照度 10,000lx 的燈具，對眼部進行長達半小時以上的照射，幫助人們快速進入工作狀態並提高睡眠品質等 [132]。科比特（R. W. Corbett）等人 2007 年在哈雷站做了相關實驗，9 個個體（8 男 1 女，平均年齡 30 歲）於 5 月 7 日～8 月 6 日在南極哈雷研究站（75°S）越冬，持續 2 週每天 08:30 ～ 09:30 暴露在明亮的白光下，各有 2 週的對照期，並在冬至前後進行了兩次。每 2 週評估一次被試的睡眠狀況、晝夜節律、警覺性和認知能力。結果顯示，在極地冬季，這種短時間光照治療產生了有益影響 [133]。

英國的哈雷站是先進考察站的典範，它的出名不僅在於奇特的外觀和可以移動的「軀幹」，還源自於它優秀的室內空間設計（圖 4-6-7）。哈雷站處於布魯特冰蓋上，座標南緯 75° 34'5"、西經 25° 30'30"。它是世界上第一個可移動的考察站，它的設計理

念拓展了極地站區的設計新思路並屢獲殊榮。這些暫且不提，對於考察隊員來說，最重要的還是它的人性化設計。哈雷站由「七小一大」八個區域所組成，這八個區域一般情況下是排列在一條線上，之間由廊道連接。大區域在最中間，裡面包含了圖書室、健身區、酒吧等休閒空間，其他小區域為實驗、住宿、管理行政空間。為了營造良好的室內光環境，整個站區的窗戶都經過精密的設計。極晝情況下為了減少太陽光的影響，三層中空玻璃上的光反射塗層可減少進入室內的陽光總量，中央大區域使用的是光擴散奈米凝膠中空玻璃，可以降低眩光，並確保 38% 的陽光透射率。部分天花板可以升降，用於改變一成不變的室內空間感受。室內的材質採用香柏木，這種木頭可以散發出清香，從多重感官刺激人體，讓考察隊員如同置身於溫馨的森林木屋。色彩心理學家安吉拉·懷特（Angela Wright）參與了室內的色彩搭配，她提出一種由明亮但不強烈的色彩所構成的「春天調色板」，應用於站區內部，潛移默化地影響著使用者的心理狀態。站內根據空間功能的不同需求，設置不同色溫的燈光，工作空間的照明色溫為 4,000K，起居空間如臥室、走廊、休閒區等的照明色溫為 3,000K。極夜情況下，人造日光在早晨緩慢開啟，如同黎明時分的太陽一樣，帶來溫暖和舒適的感受，同時釋放出特定波長的光

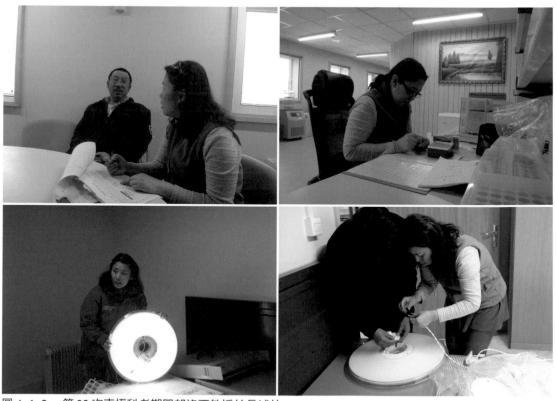

圖 4-6-8　第 29 次南極科考期間郝洛西教授於長城站

來調節生理時鐘與人體節律。可以看出，哈雷站運用了多種方式來營造舒適宜人的室內光與色彩環境，改善了考察隊員的生活品質 [134]。如圖 4-6-7 所示。

3. 中國極地站區和室內健康光環境研究與設計

中國目前已經建成了四個南極科考站，分別是長城站、中山站、崑崙站和泰山站，北極也建成了黃河考察站，第五座南極科考新站區選址於羅斯海，預計 2022 年建成。其中最早建成的是長城站（1985 年）和中山站（1989 年）。

同濟大學郝洛西教授在隨隊第 29 次南極考察期間，提升了長城站生活大樓的室內照明，其中包括用餐區域的整體照明改造和宿舍雙人房的實驗性改造等，獲得了大量的

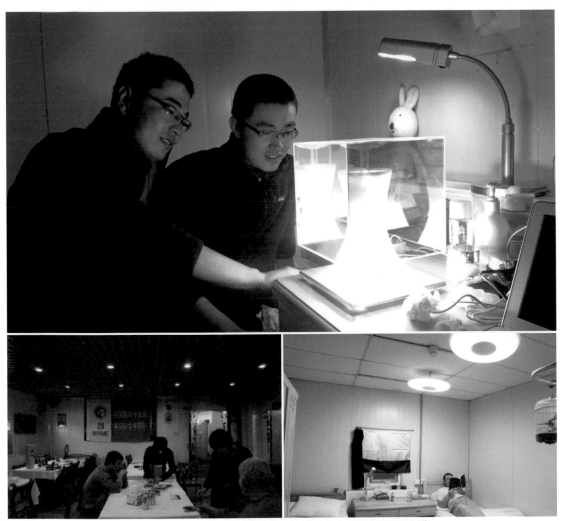

圖 4-6-9　郝洛西教授於第 29 次南極科考期間完成的長城站室內健康光環境改造

第一手數據，用於研究不同光譜構成對人體生物週期及生理節律的影響，並為之後的中山站照明改造奠定了基礎。中山站與長城站面臨著同樣的問題，根據之前的南極實驗結果，郝洛西教授團隊研發了一套針對中山站越冬隊員的極地 LED 情緒調節面板，有了彩色光和動態光的加入，冰冷且單調的中山站室內煥發出勃勃生機。在此之後，郝洛西

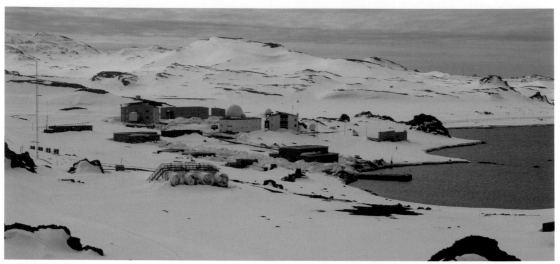

a. 長城站外觀

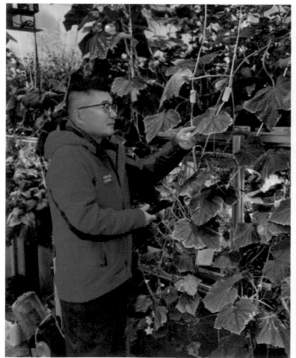

b. 長城站溫室

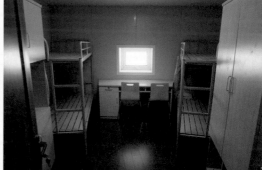
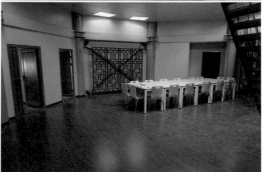

c. 泰山站室內

圖 4-6-10　長城站站區、長城站溫室和泰山站室內

教授繼續透過第 34 次南極考察隊員的遠端協助，完成了特定光照條件對人體節律調節的現場性實驗，實驗結果將對未來的極地站區照明設計產生影響。如圖 4-6-8、圖 4-6-9 所示。

除了站區的人居空間，照明技術同樣可以運用於蔬菜栽培方面，以確保考察隊員的營養供給，圖 4-6-10 中，長城站考察隊員在溫室菜棚細心照顧蔬菜。新型 LED 的光譜成分被調整到富含植物生長必需的紅色光波和藍色光波，促使蔬菜茂盛生長。與此同時，新的透光材料已經應用到長城站溫室，這種壓克力多層板的透光率可達 91%。特殊的材料特性可以抵擋極地大風寒冷的環境，使植物盡可能接觸到自然光。新鮮的蔬菜為考察隊員提供人體所必需的營養成分，未來南極科考或許可以不再依賴外界的蔬菜供給，達到自給自足。

崑崙站和泰山站建在南極內陸的高海拔地區，與前兩個南極站區不同的是，它們是度夏站，也就是只有在南極的夏天（極晝情況下）才會啟用。其中泰山站作為從中山站到崑崙站的中轉站，建站時間最晚（2014 年）。整個泰山站為一個「飛碟」狀的獨棟建築，像落在茫茫冰原上的天外來客，建築底部用液壓支撐桿件架空，可以讓風雪從底部吹過，防止主體建築被積雪掩埋。泰山站內部分為三層：底層為設備層；中層為生活層，包括住宿和休閒的區域；上部為科學研究層。建築除了克服極地高原的嚴酷自然環境，還在中層應用了模擬晝夜變化的智慧 LED，讓在這裡工作的考察隊員能在生理、心理上獲得調節和放鬆。

目前來看，針對極地站區的療癒照明技術已經逐漸普及，人們開始愈來愈重視光對考察隊員生命品質的影響。中國的極地站區數量多、分布範圍廣，可以收集到大量的第一手數據。在極地站區應用的療癒照明技術，不僅可幫助考察隊員提高生命品質，還可以好好探究極端環境下光與健康之間的關係。

近幾年隨著對極地環境的深入研究，科學家發現極地考察站與太空空間站的環境有一定的相似性。由於在太空站開展相關研究的成本過於高昂，極地考察站就成為了良好的替代場所。研究極地考察站內考察隊員，尤其是越冬隊員在封閉隔絕的環境下的生理、心理歷程，有助於為太空站設計提供數據參考，相信在不久的將來，極地探索與太空探索可以加強合作，實現平台和訊息的共享 [135]。

4.6.2 深海人居的健康型光環境

深海（200m 以下深度的海域）是地球「第四極」，人類開拓的新領地。人類對深海的探索起步不久，但已成績卓然，但這並不意味著結束。深海空間站和深海長航潛艇

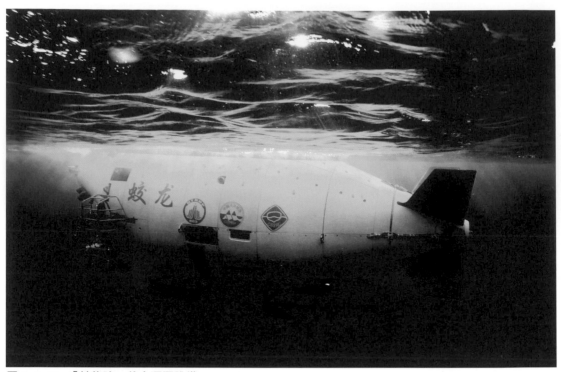

圖 4-6-11 「蛟龍號」載人深潛設備

的研發正在逐步推進並取得了新的突破——「蛟龍號」載人潛水艇已順利完成 7,020m 的深潛任務（圖 4-6-11），「深海挑戰者號」也將人類所能達到的最深海域定格在 10,897m，中國已經將載人深潛列為國家重大科技專項，萬米級的載人潛水艇也在 2020 年試航成功。

　　深海作業時要面對複雜多變的深海地貌及海水密度變化、未知的海底生物、有限的物資儲備、不均衡的膳食結構、封閉局促的環境、潮濕高溫等問題。深海沒有自然光，進行長期海底作業的人很容易因此產生晝夜節律的紊亂、情緒失控、工作效率低下……這些都是對深海作業人員的健康挑戰，而載人深潛裝備照明該如何應對？

1. 深海艙室照明

(1) 潛艇深海長航和深海空間站

　　小型載人潛水艇下潛深度可達超深淵帶（6,000m 至海床），可搭乘數人，作業時間只有幾小時。大型的載人潛艇一般下潛深度為 200m，處於海洋中層帶（200～1,000m），長期航行作業時間可達 90 天。深海探測站相當於海底「龍宮」，自持力達 15～90 天，可搭乘數人至數十人。未來的深海潛水艇可承載的人數還將增加，續航時

間還將延長，深海人居環境設計逐步成為新的人因設計內容（圖 4-6-12）。

針對潛艇深海長期航行和深海探測站來說，人居環境需要面對無自然光、空間局促、供氧和溫度控制難度高等情況。深海人居環境處處存在著壓力源，會使得長期從事海底作業的族群產生健康問題。深海環境中沒有自然光，艙內需要完全依賴人工照明，人的一切活動都離不開人工照明的支持。

(2) 深海長航的健康影響

深海長期航行期間，一般採取輪班制。美國原有潛艇的工作制是 6 小時工作、6 小時休息、6 小時自由時間，睡眠時間非常有限。再加上封閉的人居環境中除了沒有自然光照和晝夜溫度變化等授時訊息以外，還有時常處於戰備壓力狀態、膳食不均衡、行動受限、艙內有害氣體濃度高等特點，很容易使人體的新陳代謝產生紊亂，最終失去晝夜節律。

深海長期航行往往持續數十天甚至數月，將令人類在密閉空間中的承受力達到極限，這會大大加劇節律失衡的狀況，並使情緒問題逐漸惡化。據報導，潛艇兵在執行任務 22 天時，已經有部分人出現血壓不穩、心律不整、視力下降、牙齦出血、疲倦乏力、失眠等不良反應；當長航 80 天時，所有人都出現了不同程度的記憶力下降、說話詞不達意、行動容易碰撞、走錯艙室等情況；在結束任務時，甚至達到了「癲瘋」的狀態，之後要進行 2 個月的療養康復才能恢復 [136]。

潛艇中的淡水、食物、氧氣、能源等都非常有限，所有消耗資源的行為都會受到嚴格限制。而且在潛艇發生故障時，隨時會面臨著資源耗盡的情況，這加重了艇員的心理負擔。潛艇中由於空間閉塞，潮濕、高溫和較差的通風環境，容易造成有害氣體含量逐漸升高，並滋生微生物。有研究表明，某潛艇在續航期間艙室空氣微生物的平均濃度，超過了國家普通微生物汙染評量標準 [137]，對艇員來說，存在潛在致病風險，而如果造成惡性傳染病的發生，後果將是毀滅性的。

2. 深海人居光健康

(1) 深海艙室健康照明

深海長期航行的艙室照明在滿足視覺任務需求的基礎上，需要格外關注光環境對人體生理節律和心理情緒等健康方面的影響。隨著續航時間的延長，恆定照度和固定色溫的燈具，已無法滿足人員的生理時鐘節律和心理需求，亟需引入人性化的照明控制系

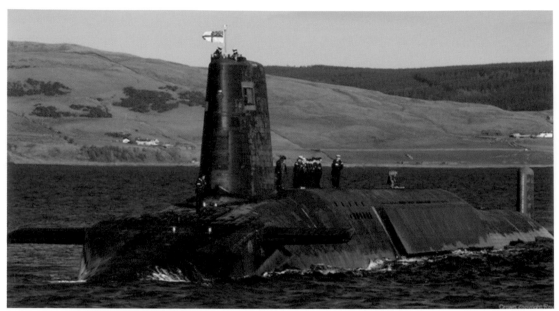

圖 4-6-12　英國前衛級戰略核潛艇

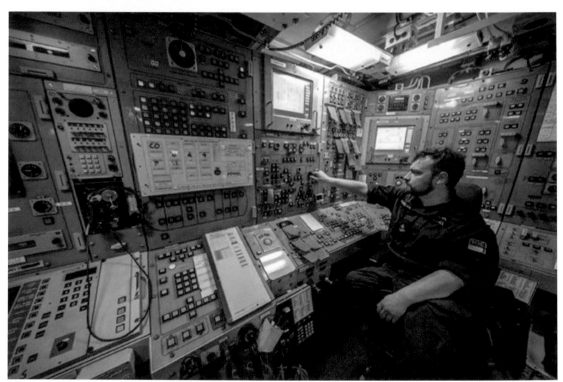

圖 4-6-13　英國皇家海軍核潛艇控制室內部

統和不同場景的動態變化模式，結合輪班機制進行光環境場景模式的調控，從而提高工作效率，緩解艇員身心疲勞，降低睏倦度和工作失誤率，提高人員的作業任務績效（圖4-6-12）。

　　針對深海長期航行期間工作和生活所處的不同艙室空間，健康照明應採取不同的設計策略。工作艙內充滿了精密儀表、控制開關和顯示器等設備，照明首先應滿足作業任務的視覺需求，關注顯示螢幕亮度與環境亮度之間的對比關係，嚴格控制燈具的直接眩光和螢幕的反射眩光，緩解視疲勞。針對精密部件或儀表需要關注的細節照明，根據作業精度設定照明水平，提高辨識度。工作艙可以結合不同的作業任務和操作需求，預設不同的場景照明模式，在輪班作業期間透過光照強度和光色的動態變化，幫助人員集中注意力，同時降低睏倦程度。在機艙、設備艙、通道等不需要人員長期值守的空間內，可以透過人體感應裝置來自動控制燈具的明亮程度，在無人期間自動切換為低功耗運行狀態，同時改善照明節能效益（圖 4-6-13、圖 4-6-14）。

　　在生活艙這類人居空間內，沒有作業任務照明的各種限制，光照的強度和光色變化、燈具的形式和照明方式的選擇更加自由，甚至可以根據個人偏好和輪班作息時間，讓人自主控制各自房間和床鋪空間內照明參數。比如在 18 小時的輪班制作業中，在 6 小時的休息時間段開始前，採用低色溫、低照度的暖色光，減少對褪黑激素的抑制，幫助人員醞釀睡意；甚至在工作時段快要結束的時候，如果工作任務對顏色識別的要

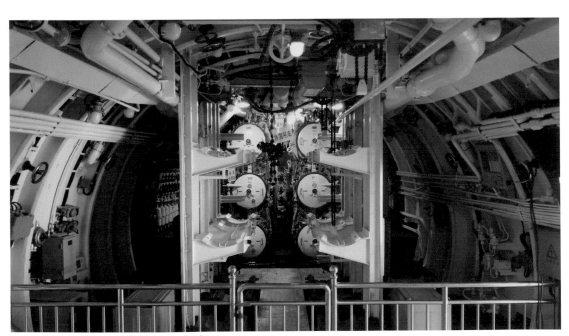

圖 4-6-14　中國 035 型潛艇艙內細部

求不高，可佩戴橙黃色的濾光眼鏡，減少短波長的光照對生物節律的刺激 [138]。相反地，在休息時間即將結束的時候，透過高強度的富含藍光的光照刺激，誘發人員的自然喚醒功能；也可在工作時段開始前，透過佩戴「補光眼鏡」、「光療箱」和「光療鏡」等強光照刺激方式，降低睏倦度，提高精神興奮度，幫助人員調節到最佳狀態。與極地情況相同，人員心理變化也與任務進行有關，根據航程階段不同，也要考量到「3/4 現象」的影響，照明模式也需個別地進行調整，在人員心理情緒變化和身體機能改變的關鍵期，利用光色和明暗的變化，來調節人員的情緒和睡眠節律。有條件的情況下，可以在公共區域設置光療系統，幫助人員舒緩情緒壓力，緩解身心疲勞。

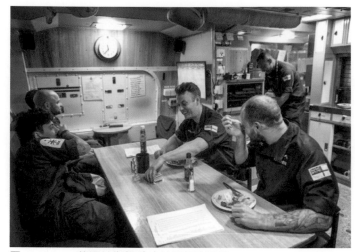

圖 4-6-15　英國前衛級戰略核潛艇生活艙

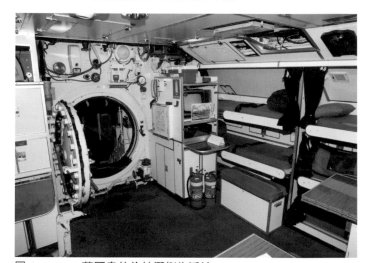

圖 4-6-16　英國奧伯倫核潛艇生活艙

壓力，緩解身心疲勞。考量到密閉艙室中致病微生物較易大量繁殖的問題，紫外線殺菌具有極高的應用需求，在通風系統中對空氣中的真菌病毒進行紫外線消毒。在艙室空間無人使用時，也可以利用紫外線燈直接照射殺菌，降低內部微生物致病的風險（圖 4-6-15、圖 4-6-16）。

(2) 深海艙室燈具要求

艙室內照明燈具有特殊的技術要求，至少需要符合防爆、防水、防微生物等條件。防爆等級需達到 I 區 I 類（ I 區：易燃氣體在儀表的正常工作過程中有可能發生或存在，斷續地存在危險性 10 ～ 1,000 小時／年的區域；I 類：煤礦瓦斯氣體環境），防水等級

須達到 IP67 及以上（灰塵禁錮，塵埃無法進入，防短時浸泡），同時需要防止微生物進入或滋生。

除此之外，艙室內的燈具應考量緊湊型的設計，合理安排配置，降低能耗；使用週期需要較普通燈具長，以減少維護成本；同時需要具備抗衝擊、耐磨、防震、降噪等性能（圖 4-6-17）。

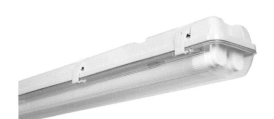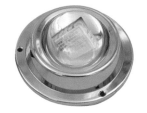

圖 4-6-17　潛艇燈具

(3) 深海空間站、潛艇空間的色彩設計

深海艙室的布置及裝飾，需要滿足色彩明快和諧、布置協調美觀的原則。由於深海人居空間的尺寸較狹小，如「蛟龍號」的載人艙直徑只有 2.1m，因此需要考量近距離視看時，色彩對人的影響。從色彩與空間感知的角度出發，住艙宜使用淺色或接近自然環境的色彩，如：暖白色、木色、綠色、藍色等，使空間顯得寬敞明亮，減少壓抑閉塞感。另外也應考量到在不同功能的艙室採用不同的色彩基調，如：有些住艙選擇藍色可以放鬆身心、穩定情緒；而在工作艙則應以白色、淺灰色等可以提高辨識度的色彩為主，盡量避免採用過多對比強烈的色彩（警示作用除外）。在某些特殊作業情況下，會有完全開啟紅光的情況，因此室內的色彩選擇，也需要考量紅光照射下的效果（圖 4-6-18）。

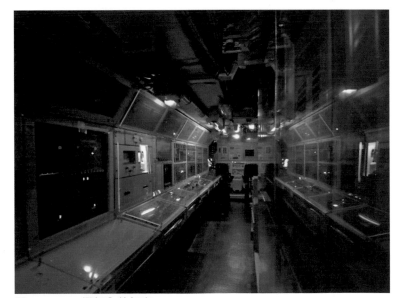

圖 4-6-18　潛艇內的紅光

4.6.3 宇宙航行和太空中的人因健康照明

　　宇宙航行和太空探測是人類不斷從內太陽系向外太空發起的挑戰，是人類進行空間資源開發與利用、空間科學與技術創新的旅程，也是人類拓展活動疆域的長遠目標。從 1961 年蘇聯太空人尤里‧阿列克謝耶維奇‧加加林（Yuri Gagarin）搭乘「東方 1 號」太空船，首次進入天空，到 1969 年美國太空人阿姆斯壯（Neil Alden Armstrong），走出阿波羅 11 號太空船登月艙首次踏上月球；從 1971 年蘇聯發射的第一個禮炮號太空站，到 1973 年美國用土星 5 號火箭發射的第一個載人太空站；從 1981 年美國發射了世界上第一架哥倫比亞號太空船到 1986 年蘇聯發射了世界上第一個長期載人太空站——和平號空間站的核心艙。載人太空船，大致經歷了解決把人送入地球軌道並安全返回、發展載人太空船的基本技術、發展實驗性太空站三個階段。載人太空飛行是人類航空史上的重大突破，穿過地球大氣的屏障和克服地球引力，把人類的活動範圍從陸地、海洋和大氣層擴展到太空。太空探測意義重大，深空中的人因照明也將是光健康研究濃墨重彩的一筆。

1. 太空環境對人體的影響

　　太空環境與人類所在的地球完全不同，距地球 300km 以外的太空，平均溫度為 -200 ～ 500℃，沒有了大氣壓力和氧氣，聲音在這裡無法傳播。太空對人體健康最重要的影響因素就是失重，也叫作微重力。太空中微重力環境下的燃燒，也與我們在地面上所見到的燃燒完全不同（圖 4-6-19）。當然流體的表現與地面也不相同（圖 4-6-20）。

人類在外太空所處的環境，不同於我們在地球上進化適應而來的經歷。太空飛行和駐留生活對太空人的健康是一系列的挑戰，它會對人體造成諸多危害：①對視覺器官的影響；②睡眠障礙；③體位和幻覺問題；④心肺功能降低；⑤血液、體液及電解質的改變；⑥肌肉運動知覺的損失；⑦肌肉骨骼系統的退化。

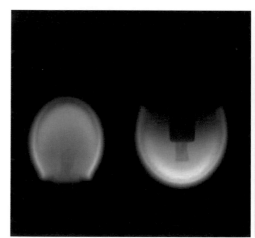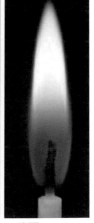

a. 太空　　　　　　　　　　　　　　　　　b. 地面

圖 4-6-19　　蠟燭的火焰在太空中和地面上的區別

人類在毫無防護的情況下暴露於太空是致命的，主要原因是太空的真空環境、溫度和輻射以及缺乏氧氣和壓力。圖 4-6-21 是愛爾蘭自然哲學家羅伯特·波義耳（Robert Boyle）在 1660 年進行的「氣泵裡的鳥」實驗，測試了真空對生物系統的影響。

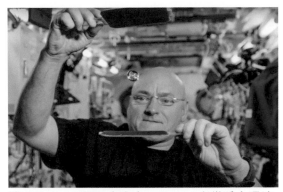

圖 4-6-20　NASA 太空人 Scott Kell 在微重力環境下做的水球「乒乓」展示

即使在太空艙和空間站中，也不像在地球上有大氣層和磁層的保護一樣安全。在太空中，近地軌道一年就會吸收相當於在地球表面上 10 倍量的輻射，會嚴重傷害維持免疫系統運作的淋巴細胞。暴露在宇宙射線之下 10 年或更長時間的話，增加罹癌的機率會顯著增加。太陽風暴也會導致放射疾病，2013 年 5 月美國國家航空暨太空總署的科學家，報告了 2011～2012 年從地球前往火星的火星科學實驗室中的輻射評估，證明載人火星任務或許

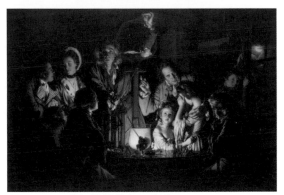

圖 4-6-21　「氣泵裡的鳥」實驗

會遭到大量的輻射威脅，科學家們必須在 2030 年把太空人送上火星前，解決這些難題[139]，如圖 4-6-22 所示。

長時間的太空航行，也會降低人體抵抗疾病的能力。在太空密閉的空間裡，長期的免疫不全將會造成組員之間的快速感染。近期研究也表明，由於體液的倒流和腦脊髓液壓在顱內給予眼球後部的壓力，眼球受到擠壓，也會增加太空人白內障的發生率。因此載人太空的發展促進了航太醫學的發展，從身體訓練、醫學監測、太空食品營養、太空服對抗、飛行環境等方面，研究如何全面保障太空人的健康安全。然而透過對過去早期太空人和現在資深太空人的研究，生理問題並非最嚴重的，相反地，太空飛行的心理問題是一個大問題，如：心理孤獨、情感剝奪，不僅影響當下，還會持續影響返回地球後的生活。航太領域的研究，從過去一直關注太空人的安全醫學保障，也開始重視太空人的心理調適。根據太空人升空前、飛行中以及回到地球後的心理軌跡，研究人和動物在太空中的心理適應，太空心理學應運而生。

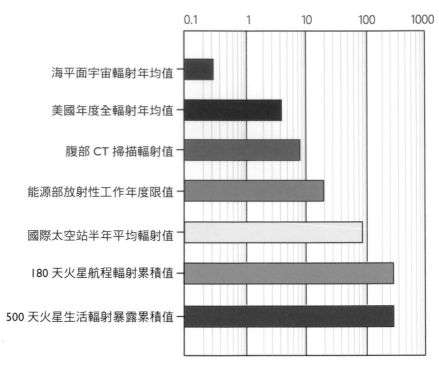

圖 4-6-22　從地球到火星輻射劑量的比較

(1) 在軌飛行對太空人的睡眠—覺醒影響

　　在太空中的太空人要經歷快速變化的日出和日落，地球上的 24 小時光暗週期不存在了，多數低軌道載人飛行任務的光暗週期約為 90 分鐘。在一天的時間中，太空人會見證 16 次的晝夜交替（圖 4-6-23）。地球自轉決定了 24 小時白晝和黑夜的變化，也使得人類生活的近日節律和睡眠跟每天 24 小時的週期同步。90 分鐘不同尋常的光暗節奏，是一種獨特的環境壓力，導致太空人的生命節奏逐漸與外界授時因子失去同步 [140, 141]。太空艙中光照強度普遍低於地球，低於能夠有效牽引人體生理時鐘的光照強度閾值，與此同時，單調重複、高警戒負荷等特殊工作任務、「夜班」、太空飛行的興奮感、微重力加之噪音、振動、空間狹小密閉等極端環境因素共同影響，進一步促使了人體晝夜節律的紊亂。眾所周知，人體的各種生物機能與地球的晝來夜往有規律的週期關聯，人的體溫、新陳代謝、交感神經、腎上腺素在一天之中的波動範圍均是恆定的，空間環境的特殊性會對太空人的睡眠和生物節律產生影響 [142]，特別是「睡眠—覺醒」也由晝夜節律系統控制，睡眠缺乏和睡眠品質低下，使太空人面臨疲勞和隨之而來的健康損

傷。長時間得不到有效休息的後果非常可怕，這將嚴重影響他們的工作狀態，比如：警覺性降低、認知功能下降、反應時間延長、消極情緒增多等，使他們在執行關鍵任務時發生失誤，從而喪命並再也無法返回地球。美國國家航空局暨太空總署，已將睡眠剝奪和晝夜節律變化列為長期飛行的重要危險因素。中國愈來愈重視太空人的在太空軌道上的睡眠問題，並將其視為保持太空人工作能力的關鍵因素之一。太空睡眠也是航太醫學和太空探索任務規畫的重要組成部分。

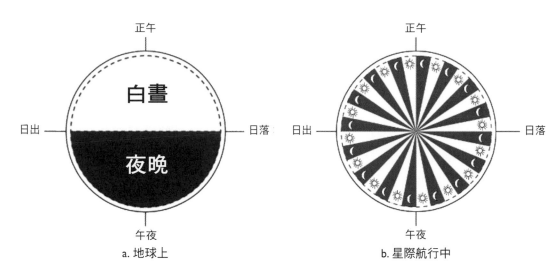

圖 4-6-23　人在地球上生活和星際航行中的光暗週期

　　然而在太空中的擁有良好睡眠並不容易，除了縮短睡眠時間外，相互交織作用環境影響因素，使睡眠習慣、睡眠結構也發生變化（圖 4-6-24）。世界著名生物醫學研究機構布萊根婦女醫院與哈佛醫學院、科羅拉多大學聯合組成的科研團隊，對太空生活時間與太空人的生理和心理變化影響程度進行了測量 [143]，結果表明光線、壓力和身體不適等環境因素，都會對睡眠產生影響。雖然太空人長時間在太空生活之後，可能會對環境產生適應，但相對來說比地球上的人類更難入眠。美國太空總署在 1988 年曾對執行 9 次太空飛行任務的 58 名太空人開展了調查，發現他們在地球上平均睡眠時長為 7.9 小時，而在太空則縮短為 6 小時。任務的第一天和最後一天睡眠時長平均分別為 5.6 小時和 5.7 小時。他們當中的許多人在某些夜晚睡眠不足 5 小時，有些人甚至低於 2 小時。另外一項針對執行 9 次飛行任務的 23 名太空人的研究發現，飛行中和飛行的第 1 週，平均夜間睡眠時間分別為（6.9±1.0）小時和 5.9 小時。279 個在太空軌道飛行夜晚中，有 52 個夜晚（18.6%）的睡眠低於 6 小時。如果次日要進行關鍵任務操作，睡眠時間

就會更少。針對執行 5 次任務中進行了 1 ～ 3 次艙外活動的 9 名太空人的評估表明，艙外活動前夜太空人的平均睡眠時間為（5.6±1.1）小時[144]。該研究團隊在 2015 ～ 2016 年又收集了 21 名太空人，在國際太空站 3,248 天長時間太空飛行和飛船發射前 11 天（n=231 天）的動作記錄和光度測量數據。在國際太空站近地軌道上的正常平均睡眠時長為（6.4±1.2）小時、睡眠紊亂時長為（5.4±1.4）小時。在睡眠正常期間，太空人對其睡眠品質的主觀評分明顯高於睡眠失調期間。促進睡眠的藥物在睡眠失調期的服用量，明顯高於睡眠正常期。晝夜節律失調，與睡眠不足以及在太空飛行期間藥物的使用有關[145]。為了對抗太空環境引起的睡眠及晝夜節律紊亂，在太空飛行中不可避免會造成對睡眠覺醒藥物的依賴。哈佛醫

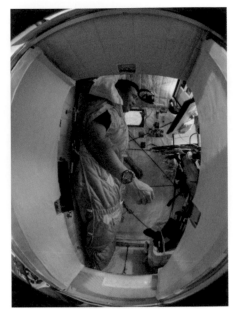

圖 4-6-24　國際空間站「遠徵 18 號」探險隊隊員若田浩一（Koichi Wakata）被固定在睡袋中

學院一項研究顯示：78% 的太空人在睡眠時間均會使用安眠藥；並且發現 75% 的太空人在執行任務期間使用促清醒藥物，常用藥物包括咖啡因和莫達非尼等[146]。

　　作息安排和輪班也是不能忽視的一個層面，工作時間與晝夜節律時相不一致時常常會導致睡眠不足以及警覺與認知功能下降，但由於任務需求，經常需要太空人在相反節律相位保持清醒。在長期太空飛行中，太空人會採用 24 小時時間表，但可能需要變換，這種睡眠覺醒節律的突然改變，也會導致節律失調。太空人輪班工作需要借助高度專業的知識，保持高度警惕性，監控操作複雜設備，同時還要與地勤人員和機上太空人合作，保持良好溝通和合作能力。因此改善太空人晝夜節律也不僅僅是改善睡眠這一方面。太空任務輪班的持續時間、輪班的方向（順時針或逆時針）以及夜班工作的連續天數、占用的腦力負荷情況，都是太空光健康研究與設計應當包含在內的。

(2) 空間站艙內照明

　　太空站與載人登月任務階段，太空人在外太空駐留時間不斷延長，太空人生物節律與睡眠穩定狀態的導引與有效維持，將直接關係到太空人的健康與高效工作。艙內照明應基於太空環境下的人體「睡眠—覺醒」生物節律系統的研究，從而設計改善睡眠保障與生物節律導引的防護措施（圖 4-6-25）。

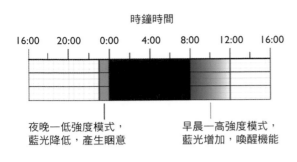

時鐘時間

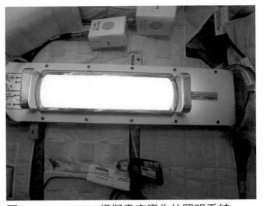

夜晚—低強度模式，
藍光降低，產生睏意

早晨—高強度模式，
藍光增加，喚醒機能

圖 4-6-25　利於人員入睡和喚醒的動態光照模式

圖 4-6-26　NASA 模擬晝夜變化的照明系統

　　如何確保太空人具有穩定的生物節律，可以嘗試人工照明進行主動積極的干預，主要是依賴 LED 的光譜構成、光照強度和光照時長，進行同步引導。繞地球飛行的光暗週期只有 90 分鐘，太空人在覺醒時段由於工作難有空閒可觀察窗外，國際太空站及太空船的一些艙段完全封閉無窗，加之光照強度不足，而睡眠時段又缺乏足夠暗的環境，就會存在節律失調問題。另外，在太空探測中，太空人還會經歷持續的黑暗或持續的白天。美國國家太空總署曾經對兩組人員進行過研究：一組是 2001 ～ 2011 年往返於地球和太空站的太空船上的太空人，另一組是 2006 ～ 2011 年在太空軌道飛行的太空人。研究結果顯示，太空人在空間站睡眠時間比他們在地球上大大減少。其中 3/4 的人報告，在 6 個月的執行任務中會使用安眠藥。國際太空站太空人經常服用咖啡因來擊退白天的睏倦，因此美國國家太空總署一直在尋求更好的解決方式。托馬斯傑斐遜大學的喬治‧布雷納德博士聯合團隊開展了光照效應研究[144]。他們發現人類的眼睛包含一種感光蛋白——視黑蛋白，它不同於視桿細胞和視錐細胞，對短波長的藍光最敏感。增加或減少白光中的藍光比例，可以提高警覺或者改善睡眠。他們研發了一個多功能 LED 照明系統（圖 4-6-26），利用這些光照的效應，設計了三種不同的動態光照模式：其中標準白光照明（4,500K, 210lx），主要提供充足的光照，以確保太空人在艙內進行的各種操作時，有高的視敏度；富含藍光的模式（6,500K, 420lx），可增強警覺性，並更好地協調生理時鐘；藍光含量較少的光照模式（2,700K, ≤50lx）用於睡前，可讓大腦放鬆，改善睡眠。隨後他們將太空站上原有的日光燈改成了這套 LED 燈具，不僅更加高效和安全，還可以有各種光線的變化，以修復睡眠，改善人體的整體狀態。科學家們將對這套系統的接受度，以及對太空人的視覺、睡眠、警覺、節律、健康狀況等一系列影響作用做進一步評估。

另外，俄羅斯國際太空站「黎明號」艙體中也安裝了新的照明器，它將複製 5 月 15 日春季這一天的光線變化。莫斯科科學院生物醫學問題研究所聯合俄羅斯能源火箭太空公司負責該項目的試驗。從心理學和生理學的角度，既考慮了亮度的變化，也考量了色彩對人的影響。仿照地球條件的燈光會創造心理舒適感，促進作息節律的調節，從而研發出可變光能的光源。科學家認為，相關技術將有利於太空人的健康——確保正常的作息節律和心理舒適感。光亮的動態變化將模仿地球晝夜——早晨、白天和夜晚 [147]。安裝新燈具將對太空人的健康產生正面的影響。

　　來自中國空間技術研究院載人太空總體部的張天湘、李皖玲、程釗等人，針對太空人長期在軌的生理和心理因素，提出了一種可應用於空間站艙內的 LED 情景照明系統方案。從總體方案、場景模式、光源和控制、通訊及軟體架構方面進行了方案設計，並對方案進行了實驗驗證。初步結果發現，該情景照明系統更加符合人體生理和心理需求，能夠實現遠程控制，有望提高太空人在軌舒適度，提高太空站任務效能 [148]。

人類太空探索的榮耀時刻

1.NEEMO 計畫

NEEMO 是 NASA 極端環境任務行動（NASA Extreme Environment Mission Operations）的縮寫，是準備未來月球和火星等太空探索的一項模擬任務（圖 4-6-27）。每次派遣太空人、工程師和科學家組成的小組，在世界上唯一的海底研究站 Aquarius 水下實驗室中居住，每次最多 3 週。該實驗室位於佛羅里達礁島群國家海洋保護區，是一個水下棲息地（圖 4-6-28）。

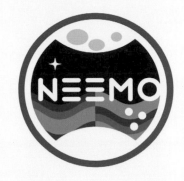

圖 4-6-27　NEEMO 計畫標誌

2.「太空 180°」大科學試驗

該試驗負責人是載人太空工程系統副總設計師李瑩輝，2016 年由中國太空人科研訓練中心和深圳太空科技南方研究院主導，16 個國內外單位共同參與的「綠航星際」4 人、180 天受控生態生保系統整合試驗，實現了 4 名志願者所需全部氧氣、大部分水和食物實現再生式供給。「綠航星際」平台 14 個子系統運行可靠，五類 25 個品種植物茁壯生長，635 台（套）參試設備穩定運作，兩大學科 21 個參試項目有序實施，獲取了大量詳實可靠的試驗數據和資料，深化了中國對於第三代航天環境控制與生命保障系統技術的認識。

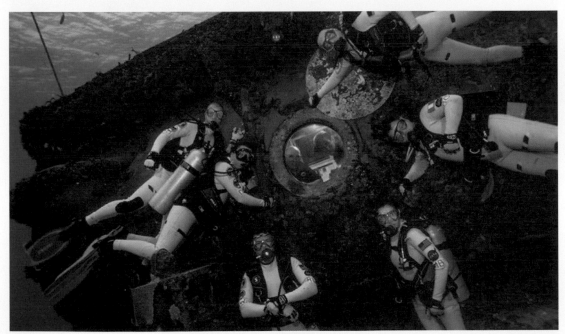

圖 4-6-28　NEEMO 第 21 次任務（始於 2019 年 7 月 21 日，共 16 天）

3.「月宮 365」實驗

　　由北京航空航天大學生物與醫學工程學院劉紅教授團隊研製的「月宮一號」，是中國第一個、世界上第三個月球基地生命保障人工閉合生態系統基地實驗裝置。曾在 2017 ～ 2018 年完成了為期 370 天的「月宮 365」實驗，由此創下世界上時間最長、閉合度最高的密閉生存實驗紀錄，也是世界首個成功的四生物鏈環人工閉合生態系統（圖 4-6-29）。為中國未來探測月球、火星打下了堅實的技術基礎。「月宮」內部的工作區和休息區照明採用了能夠模擬日光的 LED 光源，植物艙也設計了利於植物生長的特殊光照。

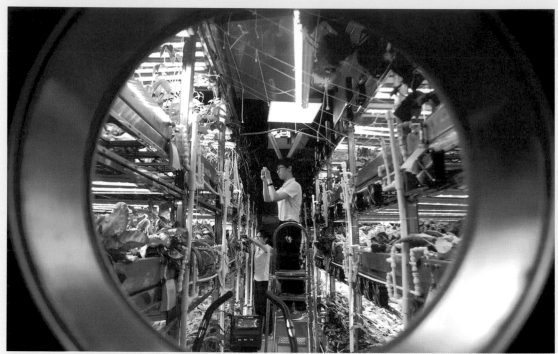

圖 4-6-29　　北京航空航天大學月球基地生命保障人工閉合生態系統基地實驗裝置

4. 航太醫學基礎與應用國家重點實驗室

　　該實驗室是中國太空人科研訓練中心，承擔建設任務的國家級科研機構，針對微重力、空間輻射等航天特因環境導致的危害太空人健康的醫學問題，開展長期、系統、深入的研究，發展健康維護技術與手段，以降低太空飛行的醫學風險。

5. 中國太空人科研訓練中心

　　中國太空人科研訓練中心作為世界第三大太空人中心，是中國載人太空領域內醫學與工程相結合的綜合型研究機構，擁有太空醫學基礎與應用和人因工程兩個國家級重點實驗室。負責太

空人選拔訓練、醫學監督和醫學保障、飛船環境控制與生命保障系統研製、太空裝與太空食品研製、大型地面模擬試驗和訓練設備研製等多項重要任務，被譽為「中國太空人成長的搖籃」。

6. 日本「希望號」JEM 實驗艙

日本「希望號」JEM 實驗艙（Japanese Experiment Module, JEM）是日本首個太空實驗艙，主要研究項目為太空微重力，也關注醫藥、生物、生物技術和通訊等領域（圖 4-6-30）。由日本宇宙航空研究開發機構於 2001 年 9 月製造完成，也是國際太空站上最大的艙組。

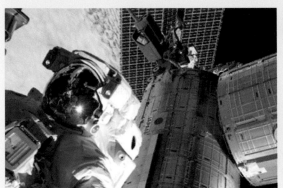

圖 4-6-30　日本「希望號」JEM 實驗艙

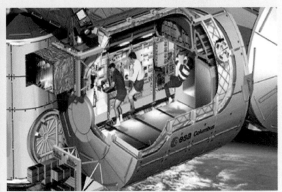

圖 4-6-31　「哥倫布」實驗艙內部結構圖

7. 歐洲「哥倫布」實驗艙

「哥倫布」實驗艙（Columbus Laboratory）是繼美國「命運號」（Destiny Laboratory）之後的第 2 個國際太空站實驗艙，它由歐洲 10 個國家的 40 家公司共同參與製造，是歐洲太空局最大的國際太空站項目（圖 4-6-31）。「哥倫布」實驗艙裝備有多種實驗設備，能開展細胞生物學、太空生物學、流體和材料科學、人類生理學、天文學和基礎物理學等多方面的實驗。

8. 神舟飛船

神舟飛船由中國自行研製。神舟飛船採用三艙一段，即由返回艙、軌道艙、推進艙和附加段構成，由 13 個分系統組成。神舟系列載人太空船由專門為其研製的長征二號 F 火箭發射升空，發射基地是酒泉衛星發射中心。第一艘載人飛船是神舟五號，將太空人楊利偉送入太空（圖 4-6-32）；神舟七號載人飛船首次實施中國太空人出艙活動；神舟八號無人飛船成功執行與天宮一號的首次自動空間交會對接任務；神舟九號實施的首次載人太空交會對接（圖 4-6-33、圖 4-6-34）；神舟十號首次開展中國太空人太空授課活動；神舟十一號進行了太空人在太空中期駐留試驗，駐留時間首次長達 30 天。

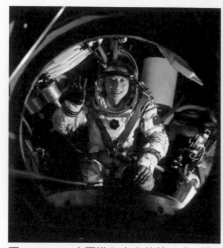

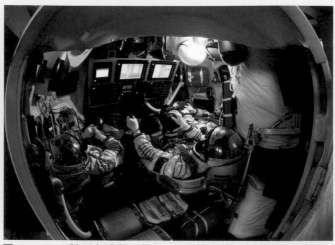

圖 4-6-32　中國進入太空的第一人　楊利偉

圖 4-6-33　神州九號航天員劉旺、劉洋和景海鵬執行任務過程

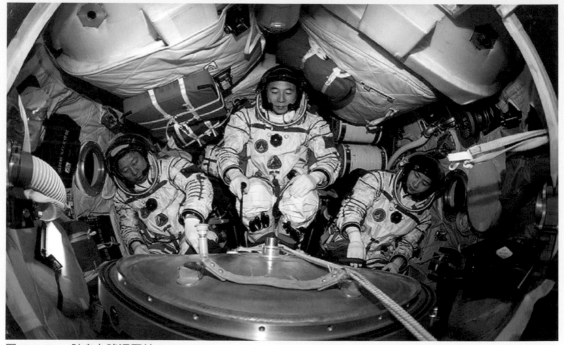

圖 4-6-34　神舟九號返回艙

9. 國家人因工程重點實驗室

中國載人航天工程太空人系統總指揮兼總設計師陳善廣，是該實驗室負責人。人因工程研究是載人太空工程的重要基礎，載人太空船、艙外太空裝等工程研製都需考慮到太空人生理和心理特性，體現人機協同的設計理念。長時間失重、狹小密閉環境、有害氣體、輻射等惡劣作業環境對太空人影響尤為突出，加強對太空飛行中，人的防護需求和能力變化規律進行系統地研究，突破生命保障關鍵技術，提高中國載人太空工程整體研究與應用水準（圖 4-6-35）。

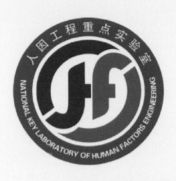

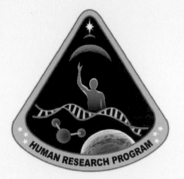

圖 4-6-35　人因工程國家重點實驗室標誌　　　　　圖 4-6-36　　NASA 人體研究項目標誌

10.NASA 人體研究項目

　　NASA 人體研究項目（Human Research Program）是 2005 年美國太空總署根據美國「空間探索新構想」而啟動的一項研究計畫。人體研究項目主要透過國際太空站醫學研究、空間輻射、太空人健康對抗措施、探索醫學能力、空間人的因素和適居性、行為健康與績效六個方面的研究，來減少太空人健康和績效的風險，並以此建立太空人太空飛行健康標準的依據基礎（圖 4-6-36、圖 4-6-37）。

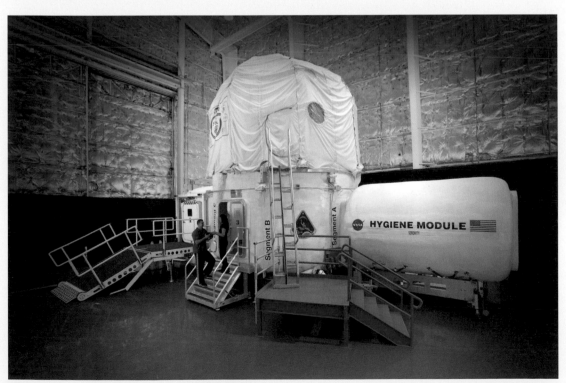

圖 4-6-37　　人類探索研究項目深空模擬艙外觀

第 **5** 章

城市照明————————
健康人居

世界衛生組織預測，到 2050 年，全世界 70% 的人口將生活在城市中，城市化是 21 世紀公共衛生的主要問題。城市面臨著特有的健康問題，光汙染與過度照明便包括其中。不適宜的城市照明對視覺、生理、心理健康造成的負面影響是多樣化的，既有及時影響也有長期累積影響，既有可感知的損傷又有不可感知的潛在傷害。若不加以重視，都將導致非常嚴重甚至不可逆轉的後果，城市的健康照明極其重要且迫切。

光與照明之於城市意義非凡。照明是城市邁入現代化的標誌,從煤油燈到智慧路燈,如中國黃浦江畔的路燈,便見證了上海由臨海小漁村轉型成全球都會的蛻變。燈光是城市文化的聚焦與形象的展示窗口,風情萬種的城市光影吸引著無數海內外遊客和投資者駐足流連。照明消除了黑夜對人類生活和工作的限制,拓展了人類活動的時間,燈火不熄的夜間經濟,象徵著城市活力,帶來城市興盛。燈光守護著城市安全,確保居民出行無憂,讓夜歸人的回家路不再昏暗與艱辛。照明推動城市產業發展,為新技術提供落實的可能。2010 年 5 月 1 日,上海世博會盛大開幕,LED 半導體照明有了超大規模的整合示範應用,讓半導體照明具備從新技術跨越到新產業的能量。燈光在形式上不斷突破,創造新鮮的藝術體驗。里昂燈光節、繽紛雪梨燈光音樂節均享譽全球,它們不僅是視覺盛宴,也是最具價值與影響力的藝術創意輸出平台,城市文創產業發展的沃土。

在城鎮化建設、城市基礎設施升級、國內外重大活動會議舉辦、照明和數字技術創新、夜間經濟崛起等多重因素的推波助瀾之下,中國城市夜景照明發展有了爆發式的成長。中國各級城市紛紛發表夜景照明規畫,夜景照明建設項目的投資規模不斷增加,盛大的城市燈光秀在中國各地接連上演,燈光藝術節掀起了一波又一波熱潮,城市照明一度成為最為熱議的輿論焦點,不僅民眾反應熱烈,媒體亦高度關注。然而,在眾聲喧嘩的城市輿論場中,有關城市照明還存在著炫光擾民、審美品味差、浪費能源、生態破壞等諸多反對、質疑的聲音,呼籲著人們對於城市照明的量與度做理性的思考。

缺乏正確控制和管理的城市照明,在城市風貌、生態、能源、氣候、安全管理等各方面均存在嚴重負面影響,而在這些不利影響中,人居健康與每一個人最為息息相關,這是城市存續發展的基礎,更是城市夜景設計和管控不容突破的原則和底線 [1]。從初始規畫、研究設計、製造應用、檢測評估到指導規範、維護管理,城市照明建設全週期中,人居健康理念應貫穿始終。

5.1 朝向人居健康的城市夜景照明

城市照明是對城市的廣場、道路、公園綠地、住宅區、商業辦公區、舊傳統街區、紀念性地標建築以及山體、水體光環境的塑造，既有功能性又有景觀性，既是科學也是藝術。科學求真、藝術臻美，城市照明追求視覺美觀性與環境美學價值，追求人們夜間活動、移動需求得到滿足的同時，也追求採用先進技術和科技手段，達到高效照明、節能降耗。隨著社會的發展，城市照明研究與設計還關注到了另一個重要層面——人居健康。無論是各地被推上流行前線的燈光秀、不夜城建設、在審美和光汙染方面飽受詬病的同質化大規模建築媒體立面，還是民眾紛紛投訴的道路監控閃光燈亮度刺眼問題，城市照明對人居和健康的影響，已然引起了社會各界的關注和重視。城市照明建設的專業從業人員在積極參與討論、發出自己聲音的同時，更要進一步從科學機制上論述城市照明與健康的關聯，實證各類城市照明對健康的影響，探索城市照明的有效管控指標和方法，集科學家的思維、藝術家的創意以及為民生服務的熱心為人居健康做出務實貢獻。

5.1.1 城市照明建設：繁榮背後的隱憂

自古以來，燈火通明一直是城市繁榮的鑒證。每逢城市重大國際活動、節日慶典，常伴隨景觀照明的創新與展演，以最具視覺衝擊的表達，彰顯城市的魅力、實力與活力（圖 5-1-1）。據中國中商產業研究院的統計數據，2018 年中國景觀照明的產值突破千億元，2016 ～ 2019 年共四年間，34 個省會級城市均舉辦了不同規模和主題的燈光秀活動（圖 5-1-2）。而截至 2018 年，中國國內生產總值（GDP）排名前 50 的城市也都

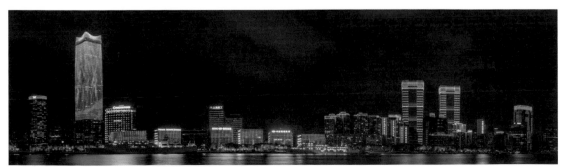

圖 5-1-1　上海虹口北外灘景觀照明提升工程

315

進行過不同規模的燈光建設（圖 5-1-3）。從與杭州 G20 峰會、廈門金磚國家峰會、青島上合組織峰會、深圳經濟特區建立 40 週年慶祝大會同期進行的夜景照明改造工程，到溫州甌江兩岸核心段亮化夜遊專案，城市夜景照明建設的規模與投資額不斷突破新高，社會影響力及公眾關注度持續增長。透過對 2018 ～ 2020 年 135 座歷史文化名城在傳統節日中的建設活動進行統計發現，110 座歷史城市開展了夜景建設或燈光文化活動（圖 5-1-4），進一步呈現城市夜景照明行業的繁榮景象。夜間經濟在 GDP 中所占比

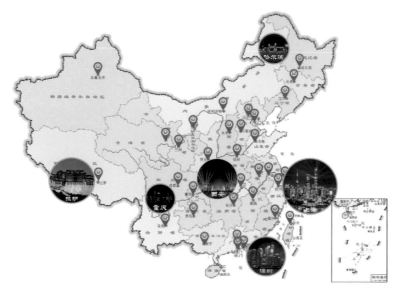

圖 5-1-2　2016 ～ 2019 年 34 個中國省會級城市組織過燈光秀活動

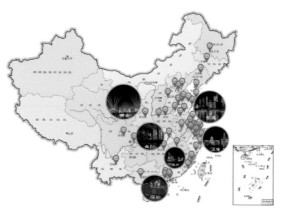

圖 5-1-3　GDP 排名前 50 的中國城市均進行過城市級燈光建設（2018 年 GDP 數據）

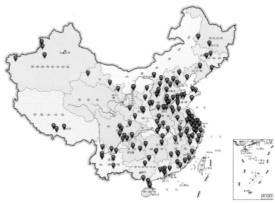

圖 5-1-4　110 座中國歷史文化名城舉行了夜景建設或燈光文化活動（2018 ～ 2020）

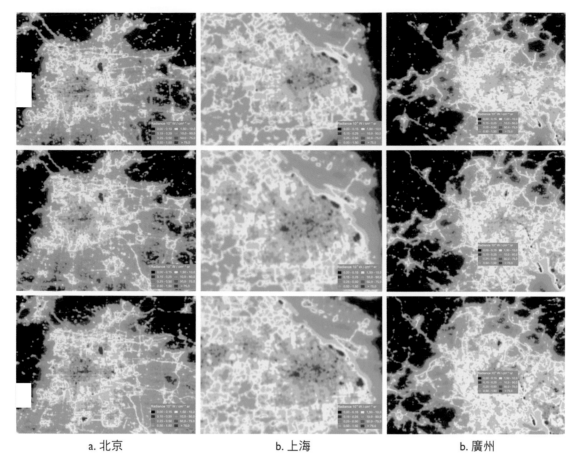

a. 北京　　　　　　　　　b. 上海　　　　　　　　　b. 廣州

圖 5-1-5　2012 年／ 2015 年／ 2019 年中國城市光汙染地圖：北京、上海、廣州

重不斷加大，國家新型城鎮化目標的提出，美麗中國、特色小鎮之落地推廣，智慧城市建設的全面加速，亦將推動城市景觀照明產業新的成長。

　　然而在中國眾多城市夜景建設不斷取得突破、燈光璀璨的背後，脫離現實、盲目興建的城市景觀照明形象工程，亦使城市夜間風貌同質化、能源消耗和財政負擔加重、城市生態破壞、夜間燈光擾民以及助長奢侈浪費等諸多問題浮出水面，城市的宜居性大幅降低。以湖南常德為例，其市長熱線僅在 2018 年 3 ～ 8 月就接到了數十起關於「燈光擾民」的投訴，反應問題多跟燈光秀干擾交通、夜間廣告牌擾亂市民作息等多方面有關 [2]。光汙染也在城市眾多區域捲土重來、愈演愈烈，從 2012 年、2015 年、2019 年衛星所拍攝的城市光汙染地圖上可見，光輻射總量近年不斷上升，間接反映出中國城市照明光汙染的惡化趨勢 [3]（圖 5-1-5）。

雖然現狀不容樂觀，但亡羊補牢為時未晚。城市照明應盡快回歸理性以切合真實需求，照明數量與品質需配合得當，避免「穿衣戴帽」式的零品質重複建設，在追求廣度、速度的同時，更要有限度。

5.1.2 城市人居健康照明的進展與挑戰

伴隨中國經濟的發展成長，光照與照明技術的突破，受益於相關部門和產業各界的共同努力。近幾十年，中國城市照明建設規模有了非常大的進步。城市照明規畫、設計、管理獲得大力重視，城市照明工程建設品質穩定提高。在豐富民眾夜間生活、提升城市活力、帶動經濟增長、推廣宣傳城市形象、促進文旅遊產業發展等方面，都有顯著的成效[1]。

照明技術與燈具設計創新的成果湧現，使得城市照明品質有了極大改善，諸如照明光源品質提升、燈具配光更加合理、光線在時間和空間方面都能更加精準的控制。解決了路燈下路面「亮斑」問題，讓路面照度均勻，司機駕駛視覺舒適，解決了交通安全隱患。長年以來，因路燈眩光和光線逸散等技術問題而導致的道路光汙染問題，亦得到了緩解。同時經過多年發展，中國已成為全球最大的半導體照明製造、消費和出口國家，近 50% 的傳統光源被 LED 產品所取代，每年累計實現節電約 2,800 億 kW·h[4]。照明節能減碳更引領了城市的低碳轉型與永續發展，推動著節約型、環境友好型社會的建設。

智慧照明設計也發揮了作用，拜 5G 網路、數據中心等新型基礎設施建設之賜，城市燈光有了更智慧性的決策和更高效率的控制和管理，大幅改善城市公共服務品質，為創建智慧健康城市打下了良好基礎。

然而，城市人居健康照明的現狀與未來仍喜憂參半。城市照明規模增長、技術升級催生出「過度照明」、「視覺汙染」、「粗糙建設」等諸多城市照明的新問題。隨著城市高品質轉型，智慧創新、低碳生態、民生幸福、有機等亦成為全新發展主題，為城市照明規畫、設計、運維、管理帶來新挑戰。

挑戰 1：修復過度照明建設之殤

2019 年中國政府黨中央「不忘初心、牢記使命」主題教育領導小組，印發《關於整治「景觀亮化工程」過度化等「政績工程」、「面子工程」問題的通知》，要求把整治「景觀亮化工程」過度化等「政績工程」、「面子工程」問題，納入主題教育專案整治內容。中國各地城市過度亮化的問題，不僅造成國家財力和社會資源的浪費，助長好大喜功、鋪張浪費的不良風氣，更適得其反地嚴重影響了城市的宜居舒適，帶來諸多健

康問題。城市照明和公共衛生的跨領域研究，從視覺、心理刺激、晝夜節律破壞、流行病等多個角度，證實了不當的城市照明或將引發新一波人居健康危機，過度照明管控是未來最重要的任務和挑戰。

(1) 歸還城市照明的晝夜節律

　　城市正在失去晝夜節律，人們也在失去著健康。電力照明出現之前，人類夜間處於微光之下，晴朗夜空滿月時刻的室外照度不過只有 0.1 ～ 0.3lx，自然界的光暗節奏引導人們規律地休養生息，在黑暗夜間環境下充分休息。城市照明改變了人類的夜間生活規律，大幅增加了人類接觸夜間光照的時間和長度，讓人們的睡眠、行為發生了改變。晝夜節律受到影響，健康困擾隨之而來，睡眠問題首當其衝。史丹佛大學莫里斯・奧哈永（Maurice M. Ohayon）和美國國家航空暨太空總署艾姆斯研究中心克里斯蒂娜・米萊西（Cristina Milesi），針對 19,136 名 18 歲以上成年人睡眠狀況進行的觀察性研究顯示，居民睡眠時間、清醒時間延遲、睡眠時間縮短、白天嗜睡增加和睡眠品質不滿意度，與 DMSP/OLS 夜間燈光數據顯示的戶外光照強度存在顯著的一致性 [5]。肥胖症、憂鬱症、睡眠障礙、糖尿病、乳腺癌等疾病發病風險，也隨著區域夜間過度照明而出現。首爾大學學者敏金英（Jin-young Min）和民京博（Kyoung-bok Min）使用社區健康調查數據，研究了 113,119 名憂鬱症狀評估參與者和 152,159 名自殺行為評估參與者，其接觸夜間戶外照明的情況。結果顯示，生活在高強度夜間室外照明環境的參與者，比生活在農村地區低強度夜間照明區域的參與者，其憂鬱症狀增加 22 ～ 29%、自殺意念增加 17 ～ 27%，夜間光照強度和憂鬱症狀、自殺行為之間存在顯著的劑量與反應關係 [6]。夜間過度照明所造成的健康影響和疾病風險，並不全是能在實驗室研究中被觀察到的急性危害，諸多嚴重的慢性健康傷害在不知不覺中累積，大規模的流行病學研究結論也證實了這一事實。因此，人們必須在充分了解城市過度照明的危害之前，便應該採取積極的干預措施。

　　歐盟對城市照明的健康負面影響高度重視，尤其是破壞性光照對人們晝夜節律、健康和幸福感的影響。世界知名的跨國科研和創新專案──歐盟「地平線 2020 研究和創新計畫」為城市健康照明 ENLIGHTENme 專案研究資助了 500 萬歐元（圖 5-1-6）。ENLIGHTENme 是「公共衛生」專案研究群的一部分，來自城市發展和健康研究相關科學領域的跨學科專家共同參與，透過實驗研究和定點的實地調查評估，收集戶外照明對人體健康的影響──特別是容易發生晝夜節律紊亂的 65 歲以上老年族群健康影響的實證，對照明設計、城市設計和規畫與族群心理健康、福祉和生活品質等諸多要素間的

關係進行分析，從而提出創新的解決方案，以規畫健康的城市照明政策，確保將健康和福祉納入城市照明建設之中。ENLIGHTENme 研究專案透過一個開放性的線上「城市照明和健康地圖集」，收集城市照明的現有數據和優秀案例，並將之系統化，對健康、福祉、照明和社會經濟因素之間的相關性進行精準的研究。他們並在義大利博洛尼亞、荷蘭阿姆斯特丹和愛沙尼亞塔爾圖，分別建立了三個城市照明實驗室進行深入研究。我們的健康城市建設也須盡快採取行動，與空氣汙染治理、綠地擴建相同，大力推進城市晝夜節律的修復。

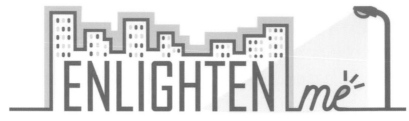

圖 5-1-6　ENLIGHTENme 項目 Logo

(2) 尋找宜居舒適的城市燈光意境

　　除了非適時過度照明外，景觀照明造成的視覺汙染也是一大問題（圖 5-1-7）。城市視覺汙染來自於不受控制和不協調的形式、顏色、光線、材料使用，以及不均一視覺元素的累積，使得人造環境與城市景觀醜陋和缺乏吸引力[1,7]，其負面影響包括注意力分散、空間比例感喪失、眼睛疲勞、易怒和心理障礙、心理衛生和美學意識喪失等。近年來，大規模占領城市界面的建築媒體立面，成為城市視覺汙染的主要來源。建築媒體立面由於有效的訊息傳播力和形象凸顯作用，被諸多城市亮化工程競相追逐，儼然成為地標建築和商業區域的標準配備[1]。然而當媒體立面作為燈光景觀被千篇一律地在大樓建物上，不加克制、毫無章法地被大量使用時，其奪目的視覺效果與繚亂動態，反而成為視覺汙染，對城市風貌與市民生活、出行造成嚴重的負面影響。此外，人與環境的互動之間存在著平衡，當這種平衡強度被打破時，將引起分心、厭惡及不適應感、行為障礙、悲觀主義和心理疾病的增加[8]。當人們身處於戶外空間四處張望或駐足凝視時，大腦會將雙眼捕獲的訊息進行知覺加工，不過人類訊息加工系統的容量是有限的，這一容量因人而異，也因人的生理狀態而異[9]。對於一些族群來說，視覺效果強烈、極具震撼力的巨大尺寸建築媒體立面，其所形成的瞬間、高強度的持續訊息輸出，也是一種超負荷的感官刺激，將造成精神疲倦、壓力增強甚至引起頭痛、癲癇發作、焦慮等神經性行

為反應[10,11]。媒體立面的感官刺激，是一項絕不能被低估的、來自城市照明影響健康要素。

　　儘管已有相當多的研究關注 LED 戶外顯示螢幕設置位置、亮度和動態變化的不合理現象，以及其對駕駛者的視覺干擾和對居住區形成的光侵擾影響[12-14]；中國的國家標準《室外照明干擾光限制規範》（GB/T 35626—2017）[15]，以及北京、上海和深圳等城市的地方標準、管理辦法，也對此提出了一定的管控要求。然而非靜態、自發光並承載訊息傳播功能的媒體立面，對人的視覺、生理、心理的刺激形式與泛光照明、道路功能照明等有一定差異。多棟建築連續、大面積使用媒體立面產生的疊加影響不可忽視[1]。媒體立面照明數據符合現有規範的要求，並不意味著它對健康毫無影響。關於各類城市環境中媒體立面面積、設置高度、視角、發光形式、色彩構成、畫面動態等數據的生理心理刺激效應，還需更進一步的研究，以便提供更精密、全面的指標管控依據。

　　城市景觀照明並不是簡單的以燈為景作為藝術創作，它需要對視覺景觀、生態環境和行為場所多個角度進行完善考量，才能愉悅心情、振奮人心。裝飾性照明、彩色光和動態光，在城市公共空間、景觀、山體亮化中的盲目堆砌、粗糙建設的案例屢見不鮮，離實現宜居舒適夜景環境的訴求相去甚遠[1]。儘管各地照明規畫和標準準則，對於城市景觀燈光意象的美觀性和舒適性非常重視，在照明手法、亮度限制、彩色光應用、照明重點要素等方面提出了詳細建議，然而成效卻不如預期。一方面，光是一種特殊的媒介，景觀照明實施效果難以借助設計規畫方案充分表達，工程範例不可缺少。另一方面，設計人員及相關從業者整體科學、藝術知識積累、整體人文素養、設計理念，亦需跟著不斷進步的人居需求而提升，這則需要開啟更多普及教育、更廣泛的專業培訓引導。郝洛

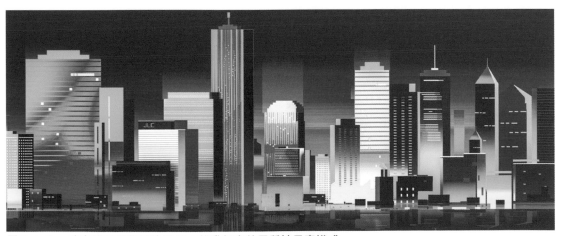

圖 5-1-7　城市照明視覺汙染圖示：雜亂無章的異質性元素構成

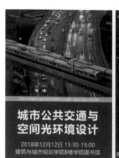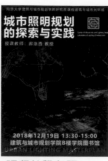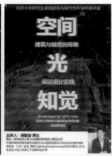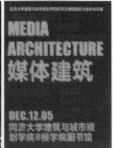

圖 5-1-8　同濟大學「建築與城市光環境」課程教學主題

西教授團隊每個學期的「建築與城市光環境」碩士生課程，已開放公開網路教學，授課教師與助教們對於每節課程內容都精心準備，課程內容在闡述城市照明科學與藝術基本問題、分享團隊多年來在城市光環境方面的研究與設計實踐成果，同時更邀請國內外學者與設計師，針對先驅、焦點問題展開討論，期望在此方面有所貢獻（圖 5-1-8）。

挑戰 2：破解「魚與熊掌不能兼得」的難題

　　城市照明中還存在著眾多兩難取捨的問題，有待尋找滿足各方需求的妥善解決方案。隨著城市建設由外擴張，朝向高密度發展，生態融入、居住社區、工業園區、商業街區、公園綠地不再分離獨立，而呈現出立體交叉、無縫銜接的空間關係，城市生活、生產、生態空間相互交融、相互重疊（圖 5-1-9）。在有風景的地方發展經濟，在發達商業的同時保障民生，為使城市多元主體利益得到均衡保障，城市夜景照明建設和管理，須借鑑國際已有規範、準則和策略分區照明、分級管控，並進行更嚴謹的思考，避

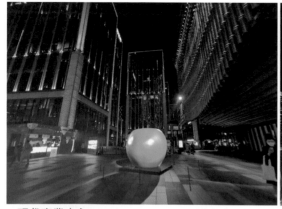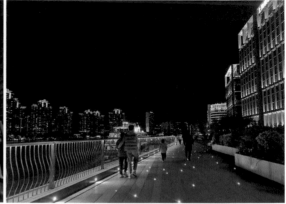

a. 現代商業中心　　　　　　　　　　　　　　　b. 濱水景觀綠帶

圖 5-1-9　城市核心區域濱水綠岸與商業中心交融建設

免籠統歸類、一刀切的做法，從理念、政策、規畫、技術、設計、行動等層面，著重於細分照明對象，因地制宜、權時施策，以差異化角度開展更深入細緻的工作[1]。

道路監控的閃光燈，使得監控攝影鏡頭能夠在夜間和昏暗環境下拍攝到可清晰辨識的路面圖像。但高亮閃光光源造成人眼瞬時高強度曝光，造生極大的視覺不適。研究實測顯示，許多監控閃光燈的眩光閾值增量（TI）和眩光值（GR），大幅超標於國際照明委員會推薦的可接受值[16,17]，引起嚴重失能眩光，存在人眼損傷風險，並為交通安全事故埋下了隱患[1]。一方面，城市的安全防範需要監控閃光燈清晰地記錄違法違規；另一方面，過亮閃光的問題應得到良好解決，消滅盲區並解決光汙染。要解決此類取捨兩難問題，更需要城市照明行業貢獻智慧，借助技術創新，兼得「魚與熊掌」。

挑戰 3：傳遞夜景燈光民生溫度

城市照明是環境美化工程，更是重要的惠民工程。城市夜景照明品質關乎地標區域、重點區域的「大尺寸」燈光夜景，更關乎老、舊、小、遠、縱深腹地的「微街區」夜間光景。遠郊、巷弄、老舊社區、小街、小巷、小公園等是與百姓民生利益關聯最為直接、最為密切的城市區域，也是「有路無燈」、「有燈不亮」、「光線逸散」、「路燈眩光」等城市照明問題發生最普遍、最頻繁的區域。城市「微空間」與社區公共空間優質照明的缺失，將直接導致兒童缺少適宜的夜晚課後活動場地、老年人夜間休息受到打擾、居民們的出行與聚集交流受到影響，生活品質與幸福指數降低。營造近悅遠來的美好環境，把力量與重心向街道與社區「札根」，應成為未來城市照明建設的主旋律，讓人居健康融入城市血脈，滲透到城市的每個角落（圖 5-1-10）。

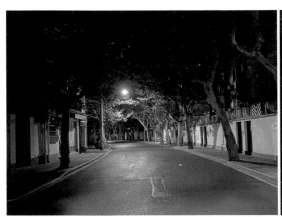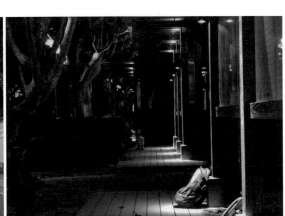

a. 社區街巷　　　　　　　　　　　　　　b. 小景觀亮化

圖 5-1-10　城市「微空間」的景觀照明

面向人居健康的城市夜景照明挑戰重重，任重道遠但迫在眉睫，意義重大。然而城市與人居健康兩個開放複雜巨系統（注：開放複雜巨系統為中國科學家錢學森教授於 1990 年提出的概念）之間，存在著多因素的交互影響。實現人居健康目標，是一項涉及面廣、工作量大、組織難度大、程序繁複的系統性工作。未來的城市照明建設更需要政、產、學、研各層級、各專業領域凝聚意願的共識，以改善民生、造福人類為目標，從起始規畫、研究設計、製造應用、檢測評估到規範準則、維護管理，攜手共商，通力合作，尋求公共政策、效益經濟、技術創新與民生福祉相結合的解決方案 [1]。

5.2 媒體建築設計思考

　　隨著當今世界建築思潮和設計方法的多元化，戶外媒體技術成為一種新的建築設計和廣告傳播手段。伴隨 LED 技術發展成熟而來的，包括在建築立面裝飾的普及和媒體立面形式的創新開拓。城市夜間經濟蓬勃發展，愈來愈多的地標性建築會在夜間利用戶外媒體螢幕，彰顯城市夜景觀特色、傳遞商業訊息、聚集城市活力。「媒體建築」成為城市的夜間地標、輿論中心，也改變著城市形象和空間環境。

　　由於建築媒體立面具備極佳的訊息傳播力和凸顯效果，被諸多城市亮化工程競相採用，儼然成為地標建築和商業區域的標準配備。然而當媒體立面被千篇一律且不加克制地使用在建築上時，其奪目的視覺效果、繁雜色彩及繚亂動態，卻為城市風貌與市民生活、出行造成了嚴重負面影響。LED 戶外顯示螢幕設置位置、亮度和動態變化的不合理設置，將對駕駛者的視覺和居住區造成光侵擾影響 [18-20]；而高密度、大面積媒體螢幕的應用，更對城市區域的宜居性、舒適性帶來影響，因此，應從建築設計源頭、從媒體螢幕發光原理出發進行深入的探索，從根本上解決建築媒體立面造成的光汙染、過度照明和資源浪費等問題。本節以亮度指標為例，在探討現行城市照明規範對媒體立面指標管控適用性的同時，還從重要視覺數據和城市空間的整合角度，探討建築媒體立面設計中的關鍵要素，以期拋磚引玉，引起各界對這一問題的關注。

5.2.1 視野中的城市：視亮度與城市亮度

　　近年來，媒體立面類城市景觀照明由於形式現代、訊息傳播效應強而被廣泛應用。有關於傳統（泛光）立面照明的控制指標研究已較為完備，並在城市照明管控中取得一定的執行效果，而針對媒體立面指標的管控，目前仍在摸索階段。現行的城市照明國家標準要求，能否引導媒體立面設計以及如何進行補充與改善，值得深入探索。郝洛西教授團隊以城市照明標準《城市夜景照明設計規範》（JGJ/T 163-2008）為參考基準 [21]，對上海、寧波共 10 棟建築媒體立面進行了亮度實測與主觀評價調查研究，重點在於討論：符合現行照明標準的媒體立面照明指標時，可否達到良好的主觀滿意度，並提出「以更有效地反映觀察者真實視覺感受的視亮度」作為評估指標，在建築媒體立面照明評價與指標控制中進行使用，以提升城市照明評價體系的科學性與完整性 [22]。

該項研究共有 39 名上海市民和 36 名寧波市民參與，受訪者均為年齡在 20～60 歲之間的年輕人與中年人。研究中，建築媒體立面平均亮度的測定方法參考《城市夜景照明技術指南》一書 [23]，亮度測試點根據景物的實際情況選取，一般將造型不複雜的景物沿高度方向劃分為 3～5 段，每段的亮度測量測試點一般不應少於 9 個，測點採取均勻布點（圖 5-2-1）。亮度對比指「視野中識別對象和背景的亮度差與背景亮度之比」，計算公式為 $C=(L_o-L_b)/L_b$ 或 $C=\Delta L/L_b$（公式中變量為：C—亮度對比；Lo—識別對象亮度；L_b—識別對象的背景亮度；ΔL—識別對象與背景的亮度差。）[22,23]（圖 5-2-2）；待測量的要素包括：媒體立面發光亮度、背景牆面平均亮度、立面平均亮度、背景街區平均亮度（圖 5-2-3）。研究在 100m 距離處使用 LMK 亮度相機（LMK Mobile）對 10 棟建築的亮度逐一拍攝照片，並使用分析軟體（LMK LABSOFT 4）取得 10 棟建築媒體立面的最高亮度、最低亮度、平均亮度、背景天空平均亮度、背景街區平均亮度五項亮度相關指標（圖 5-2-4）。數據測量與主觀問卷一致性評估內容包括：平均亮度與主觀評價的一致性、戶外建築媒體立面和背景天空的亮度對比與主觀評價的一致性、建築媒

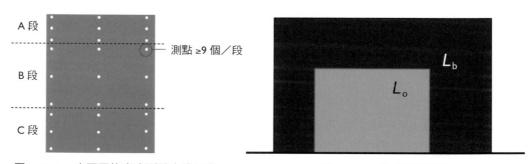

圖 5-2-1　立面平均亮度測試方法示意　　　　圖 5-2-2　亮度對比圖示

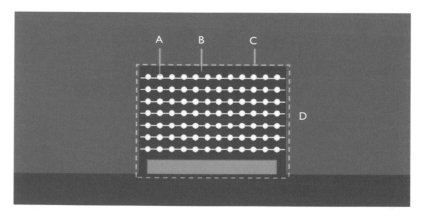

A：媒體立面發光亮度 B：背景牆面平均亮度 C：立面平均亮度 D：背景街區平均亮度

圖 5-2-3　建築媒體立面各要素示意

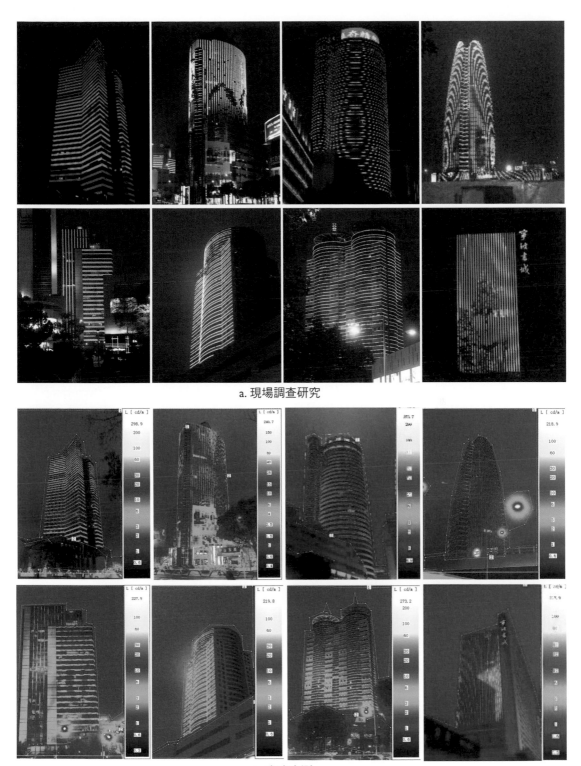

a. 現場調查研究

b. 亮度實測

圖 5-2-4　建築媒體立面現場調查研究與亮度實測

5

城市照明・健康人居

體立面和背景街區的亮度對比與主觀評價的一致性三個部分（圖5-2-4）[22]。

透過對調查研究數據的整理與總結，得出如下結論 [22]：

(1) 平均亮度與主觀評價的一致性統計：10棟建築媒體立面的平均亮度均符合標準要求，但多數情況下，受訪者的主觀感受與標準要求的符合情況存在著出入（不一致的比例分別為 66.7%、43.6%、66.7%、55%、51.4%、70.6%、58.3%、69.7%、58.3%、63.9%）。

(2) 建築媒體立面和背景天空的亮度對比與主觀評價的一致性統計：10棟建築中，有6棟建築的主觀評價結論與標準要求的符合情況嚴重不一致（不一致比例分別為100%、84.4%、76.9%、61.1%、84.8%、63.9%），另外4棟也有較高的不一致性（不一致比例分別為30.8%、37.5%、20%、35.2%）。

(3) 建築媒體立面和背景街區的亮度對比與主觀評價的一致性統計：10棟建築中有6棟建築的主觀滿意度結論與標準要求的符合情況嚴重不一致（不一致比例分別為100%、55.3%、100%、100%、84.8%、91.6%），另外3棟也有較高的不一致性（不一致比例分別為30.8%、37.5%、35.3%）。

調查研究結果顯示，現行城市照明亮度評價方法，對於媒體立面照明適用性有所不足，難以反映人眼視覺滿意度和舒適性感受，因此需要新的方法，對媒體立面亮度設計的合理性進行評判。真實環境中，人眼對於自發光照明的亮度感知，是對建築媒體立面的明亮點或線（圖5-2-3中A）的識別，而視覺感受主要取決於A與背景環境（圖5-2-3中的B或C）之間的明暗對比情況，因此對於建築媒體立面亮度的評估，應優先考慮A/B或A/C的亮度對比情況，即 L_A/L_B 和 L_A/L_C。後續以視亮度為標準，提出兩項關於亮度對比的評價方法：立面最高亮度與背景暗牆面的亮度對比（L_A/L_B）、立面最高亮度與立面平均亮度（L_A/L_C），對於現行評價標準結論與主觀評價結論的一致性，進行了再次的探討分析。結果顯示，當以中國政府國家標準建議的「3～5」或「10～20」對比度為基準分別討論 L_A/L_B 和 L_A/L_C 時，各建築均嚴重超標。此結論說明了，當建築媒體立面平均亮度、亮度對比均符合平均亮度的國家標準時，受訪者卻有「過亮」、「偏亮」感受的原因，這一方法能夠有效評價民眾對媒體立面照明的主觀感受，但需要進一步發展和完善 [22]。

受到實驗條件與時間限制，調查研究中主觀評價受訪人數較少，尚無法成為統計層面的數據結論，但該研究所提出的「以視知覺為導向的城市夜景照明」評價方法，對於城市照明標準的改善具有一定的啟發。隨著新的照明技術與照明形式的不斷出現，與之相應的測量、評估方法也應得到更新。突破以風貌規畫、工程建設為主導的城市照明

管控概念，從人居健康的角度出發，研究城市夜間照明的評價指標和管控方法，是一項非常關鍵的工作，它為照明設計準則和管理控制標準的制訂，持續產出科學理論加以支持，從而推進中國宜居城市、健康照明的高品質建設。郝洛西教授團隊目前正以城市夜景照明對民眾影響最為直接的視覺舒適和情緒舒適為切入點，透過主觀、客觀結合的方式，探討城市媒體立面的各項發光數據對人眼與情緒的影響作用，及其引起的生理、心理指標變化規律。研究包括國內外夜景照明管控指標系統性研究，以眼部生理數據為評估項目的媒體立面照明視覺舒適研究，以心臟負荷為評估項目的媒體立面照明情緒舒適研究，媒體立面不同亮度分級對視覺、情緒舒適度的影響，媒體立面播放內容不同動態方式及變化週期對視覺、情緒舒適度的影響，城市媒體立面照明場景不同光色、亮度、動態的建議值研究等六項內容。目前的實驗室研究，已完成了五種不同亮度等級和兩類光照動態，共 10 種數據組合的媒體立面照明場景的情緒與視覺舒適性評估，並獲得初步的結論，對於媒體立面亮度水平、動態週期的視覺、情緒的舒適性影響具有一定的了解。目前的實驗結果，與我們以往由城市照明設計經驗累積產生的認知有所出入，例如：媒體立面問題引起的視覺不適與情緒不適，並非同時出現，情緒指標變化相較於視覺指標出現滯後；日常生活中個體對色彩的不同偏好，會影響到被試者對燈光的（視覺、情

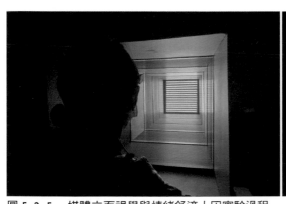
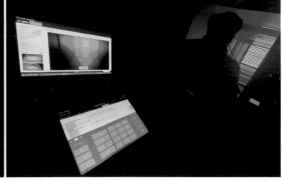

圖 5-2-5　媒體立面視覺與情緒舒適人因實驗過程

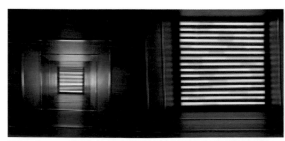
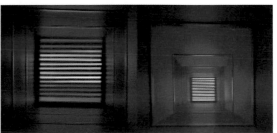

圖 5-2-6　媒體立面視覺與情緒舒適人因實驗場景

緒）舒適度評估，但它的顯著性並非如我們想像的那樣突出，尤其在連續觀看媒體螢幕一段時間以後。這不僅說明媒體立面過度照明具有危害性亟需科學管控，也說明開展城市健康照明實證實驗研究的重要意義。如圖 5-2-5、圖 5-2-6 所示。

5.2.2 媒體立面視覺要素

I. 亮度

　　媒體立面的亮度，是人眼看到最為直觀的因素，對城市居民的生理和心理都有著不可忽視的影響。媒體立面像素點的亮度選擇是個複雜的問題（圖 5-2-7），現場效果試驗及安裝測試是一項必要的工作。既要考慮周圍環境的亮度水平，又要考慮人們的視看距離。

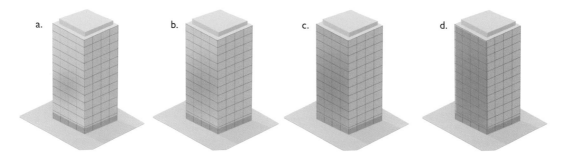

圖 5-2-7　不同亮度媒體立面效果示意圖（a-d：亮度由高到低）

　　城市規格下的媒體立面和可視半徑距離，受城市背景和天空亮度影響較大，因而需要足夠的亮度，保證其在一定距離上的可見度，以達到訊息傳播的目的。但媒體立面亮度過高時，會成為大面積的眩光源，干擾道路上司機駕駛，並影響附近居民休息，造成嚴重光汙染 [24]。

　　建築物泛光照明亮度推薦值或室內外照明效果的亮度值，並不能完全成為媒體立面的亮度設定標準。因此關於媒體立面的亮度指標控制，還需要專門的研究來支持。國際照明委員會技術報告 CIE 136-2000 Guide to the Lighting of Unban Areas（CIE 136-2000 城區照明指南），對商業區廣告標誌的最高亮度提出了建議（表 5-2-1），可提供參考 [25]。美國照明研究中心（Lighting Research Center, LRC）的伊恩‧列文（Ian Lewin）等人，對戶外 LED 數字顯示螢幕的亮度控制指標進行了研究。他們根據北美照明工程協會亮度分區低亮度光環境區域（E2 區）人眼能接受到的最高照度標準，推算出不同尺寸和視距下的 LED 數字螢幕表面平均亮度限值（表 5-2-2）[26]。然而媒體立面亮度的確定

表 5-2-1　商業區廣告標誌的最大亮度建議

照明面積不宜超過下列尺寸	亮度（cd/m²）
0.5m²	1,000
2m²	800
10m²	600
>10m²	400

表 5-2-2　LED 數字顯示螢幕亮度建議標準

數字廣告牌尺寸（ft）	視距（ft）	亮度（cd/m²）
11x22（3.3m x 6.6m）	150（45m）	300
10.5x36（3.15m x 10.8m）	200（60m）	342
14x48（4.2m x 14.4m）	250（75m）	300
20x60（6m x 18m）	350（105m）	330

注：括號中是換算成以 m 為單位的數據。

和其周邊環境亮度關係密切，特別是針對大面積連動式的樓體媒體立面群。媒體立面僅對亮度數據進行控制是不夠充分的，亮度對比也需要特別關注。

2. 解析度

　　LED 媒體立面圖像的表現，是藉由一定密度規律組合的像素點所達成的。對於 LED 顯示螢幕來說，每個基本組成模組的像素間距、模組數量、基本單元排列方式等，共同決定了螢幕的解析度（圖 5-2-8）。螢幕的解析度愈高，則畫面的清晰度愈高，這也意味著更高的能耗。不過城市規模的建築媒體立面的設計和應用，應與一般電子顯示螢幕有所區別，解析度的高低並不代表藝術效果的好壞。雖然建築媒體立面像素點很少，但可以透過多媒體設計人員的巧妙編排和網路開放式互動設計，在建築立面上同樣可以達到豐富而有趣的表現內容，圖形、文字、動畫、電腦小遊戲等，成為引人入勝的夜間城市景觀。因此，媒體立面的解析度並沒有一定的標準法則，應結合具體建築的特色、媒體立面應用的位置、設定功能和視看需求，合理地選擇像素點的位置和密度。

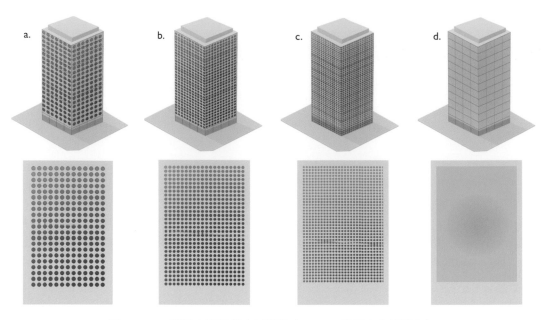

圖 5-2-8　媒體立面解析度示意圖（a～d：解析度由低到高）

3. 更新率

　　LED 媒體立面透過色彩的快速轉變，亮度上瞬間、頻繁的變化，以及短時間內大量色彩圖形訊息的傳遞，給人的視覺和心理帶來衝擊。更新率是顯示內容每秒被重複顯示的次數，為了消除圖像閃爍，全彩顯示螢幕的更新率一般應大於 240Hz。有學者研究了空間視覺中的立體顯示，對立體視覺的形成原理進行分析 [27]。根據人的雙眼視差效應而發現，在大螢幕中採用多緩衝和頁面翻動技術，且頁面更新率達到 120Hz 時，可產生無閃爍的立體顯示效果。另有學者提出，當戶外大螢幕亮度超過 4,000cd/m² 時，為了獲得更好的視覺效果，更新率應不低於 400Hz；當亮度低於 4,000cd/m² 時，採用 240Hz 的更新率顯示效果較佳 [28]。也有市場研究人員從應用端，針對 LED 晶片利用效能，分析了 LED 顯示螢幕的視覺更新率、灰度等級兩類顯示效能指標的技術改良方案 [29]。

　　相較於其他視覺媒介，LED 媒體立面具有快速的視覺衝擊以及更強的吸睛度，但它也會對受眾視野範圍內的其他目標物造成視看干擾。對於快速車流、人流的空間，媒體立面不適合使用快速的視覺衝擊方式，否則會干擾受眾獲取交通訊息，造成安全隱憂。長時間、變化過快的戶外媒體顯示，則會造成視覺疲勞。在 LED 技術提供了多種可能性的同時，亦應關注周圍環境對媒體立面的功能需求，保障視覺環境的整體性和舒適度。

4. 色彩

不同顏色所發出的光的波長不同，當人眼接觸到不同的顏色時，大腦神經作出的聯想跟反應也不同，因此色彩對人的心理有直接的作用，影響人們對環境的感知和反應[30]。飽和度是影響視覺舒適的主要顏色屬性，過於鮮豔或高度飽和度的色彩會引起負面的生理、心理反應。媒體立面色彩設計不僅需要篩選適合的主導光色，作為訊息傳遞的媒介更應關注色彩的搭配、比例和數量控制。由於發光螢幕媒介與平面媒介所使用的混色原理不同，因此螢幕的最終呈現顏色和設計色彩存在差異。LED 媒體立面作為訊息傳達媒介，整體來說會被要求顏色更加清晰、鮮豔明亮，其面積比例、色相對比、冷暖對比等的應用，則需強調重點、形成視覺焦點。界面動態色的選擇，常使用互補色，以提高訊息的易讀性（圖 5-2-9）。

5. 內容複雜度

媒體立面的內容複雜度與其顏色特性、幾何特性、訊息量特性等有關。首先，最為直觀的視覺要素是顏色特徵，與媒體立面顏色相關的複雜度由兩方面決定：一是立面中所含顏色的豐富程度，顏色種類愈多，則立面的圖像也就相對愈複雜；二是顏色在圖像中的分布，即便是擁有相同光譜的媒體立面，其圖像中顏色分布的分散或集中，也決定

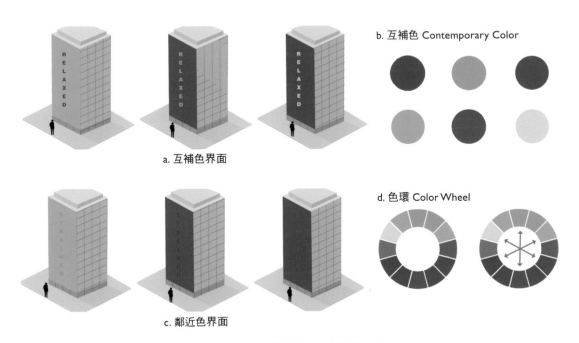

b. 互補色 Contemporary Color

a. 互補色界面

c. 鄰近色界面

d. 色環 Color Wheel

圖 5-2-9　媒體立面色彩設計示意

了它的複雜程度。其次，媒體立面透過幾何圖形的輪廓勾勒、紋理填充、位置交錯等，將所要表達的內容抽象於媒體立面圖像之中，圖像包含的點、線、面幾何元素種類愈繁雜、關係愈交錯，內容複雜度就愈高。過於單調一致的媒體立面內容，將造成空間的乏味，悅目性差；而過於複雜的視覺訊息刺激，則會占用較多的認知訊息處理資源，同樣會造成視覺疲勞以及對神經功能的影響[31]，如圖 5-2-10 所示。

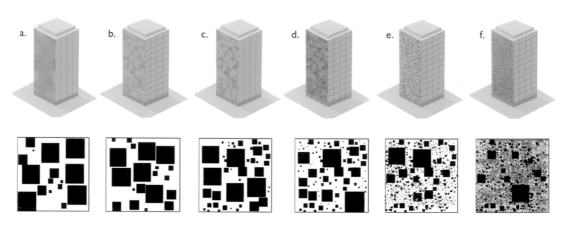

圖 5-2-10　媒體立面圖像訊息複雜度示意圖（a～f：顯示圖像複雜度由低到高）

5.2.3 LED 媒體立面與城市空間的整合

　　建築外部媒體立面的設置需考慮所在區域的環境範圍，這對於媒體立面效果將產生直接的影響。針對城市、媒體立面、人三者的關係，可以將其環境的範圍分為：近人範圍、街道範圍與城市範圍三種情況。城市媒體立面既可以置於建築底部及低樓層區域、建築中部區域及建築樓身，也可以置於作為城市或區域地標的建築頂部（圖 5-2-11）。對於建築底部及低樓層的媒體立面，設計上應從人群步行範圍考慮（圖 5-2-12），可

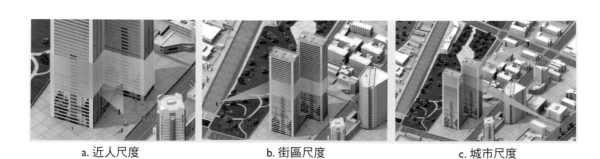

a. 近人尺度　　　　　　　　b. 街區尺度　　　　　　　　c. 城市尺度

圖 5-2-11　不同空間位置的媒體立面示意圖

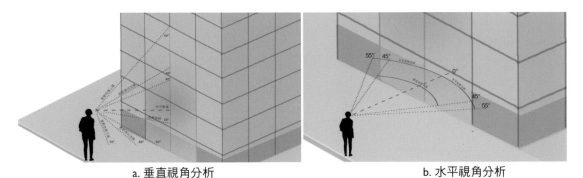

a. 垂直視角分析　　　　　　　　　b. 水平視角分析

圖 5-2-12　步行尺度的媒體立面視看角度分析

採用高解析度的 LED 螢幕，進行適當的細節設計，同時要注意防止眩光。位於建築中部區域及建築樓身的媒體立面，應從街區範圍考慮，採用中低解析度的 LED 螢幕，媒體立面要和建築外立面進行整體性設計，同時要注意其對於居民區的光汙染影響。置於建築頂部的媒體立面，一般位於重要商辦建築頂部，且多為高樓層或超高樓層。其訊息傳播範圍較廣，且影響力較大。但由於距離較遠，可以採用大面積、低解析度的 LED 螢幕，同時控制好亮度與畫面更新率及辨識度。

I. 媒體立面的尺寸和比例

　　媒體立面在建築立面上的比例，是直接決定訊息呈現效果與傳播廣度的重要關鍵。首先需要確定建築類型以及建築受眾的活動範圍與數量，並根據建築所處的城市位置、建築群體空間特徵以及周邊環境的具體情況，來決定媒體立面的大致尺寸。無論採用局部媒體立面還是整體媒體立面，都需要嚴謹地考量（圖 5-2-13）。局部媒體立面是選擇性地在建築立面找出適當的區域來設置媒體立面；整體媒體立面，是指建築有一個及以上數量的立面被媒體立面包覆。

　　確定媒體立面的尺寸和比例時，應充分考慮媒體立面和建築界面之間的協調，二者之間的面積對比關係、形態平衡和構成關係等，既要為訊息表達提供足夠的戶外立面載體，又要尋求對訊息傳播最合適的刺激強度，避免造成建築視覺要素的混亂 [32]，以建立有秩序的城市夜景觀。

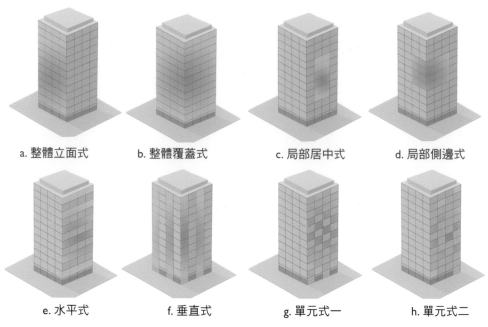

a. 整體立面式　　b. 整體覆蓋式　　c. 局部居中式　　d. 局部側邊式

e. 水平式　　f. 垂直式　　g. 單元式一　　h. 單元式二

圖 5-2-13　媒體立面裝設形式與面積大小示意圖

2. 環境對比度

　　具有相同參數的媒體螢幕，在不同環境下呈現的效果也大相徑庭。城市媒體立面使用時間原則上為夜間，需要考慮天空光、周邊建築燈光以及內透光照明的影響；室內媒體立面則白天夜間都會使用，既要考慮室內空間是否有自然採光，也要考慮室內人工光源的影響。螢幕的亮度也應隨著白天、黑夜的環境亮度變化進行調整（圖 5-2-14）。

　　城市媒體建築的公共性決定了其界面設計要素，不僅要滿足訊息傳達、空間引導等功能，也要關注公眾的視覺健康、情感共鳴、藝術審美等心理和生理需求。城市空間、建築空間和媒體立面三者相互關聯的設計因素，應透過一定的規則和方法互相結合，達成協調，從而實現人居健康的目的。

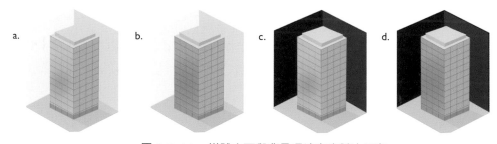

a.　　b.　　c.　　d.

圖 5-2-14　媒體立面與背景環境亮度對比示意

5.3 光汙染：人類健康的無形殺手

令人目眩神迷的燈光述說著都市的繁華，建築物上閃爍躍動的媒體螢幕展現著經濟的繁榮，然而明亮的城市夜晚，在滿足人們零時差消費、工作需求的同時，卻暗藏危機。光汙染（Light Pollution）是環境中的過強光輻射或者不正確的光強分布所引發的一系列環境問題。光汙染問題最初由國際天文界提出，緣於黑夜星空被城市亮光所遮蔽，對天文觀測造成嚴重干擾。光汙染來源各式各樣，如：街道照明和交通、閃光燈、探照燈、商業區照明、媒體立面等，其負面影響亦多而複雜，尤其是在人類健康與地球環境生態兩方面。城市樹木的枯萎、野生動植物的消失、遷移鳥類的死亡以及人類頭痛、疲勞、失眠、焦慮、肥胖乃至癌症等健康問題的出現，皆與光汙染有直接關係。科學家將光汙染稱作披著美麗外衣的健康殺手，並非聳人聽聞，讓城市亮起來的同時，必須對其嚴格控制。

5.3.1 光汙染的成因及類型

光汙染是繼廢氣、廢水、廢渣和噪音等汙染之外的另一種環境汙染源，英美等國稱之為「干擾光」，而在日本和台灣，光汙染則被稱為「光害」，不同於廢氣、廢水、廢棄物等城市汙染需要較長的治理修復週期，當予以足夠重視並採取有效控制措施後，光汙染問題能夠較快地得到解決。因此，光汙染的防治重點在於社會共識、科學管控與源頭預防。

光汙染多來自於城市照明中低效率、非必要的人造光源。路燈、大樓景觀照明燈、汽車車燈、媒體立面以及日間建築大面積玻璃帷幕、亮面石材牆體等對日光的反射，均是光汙染的可能來源。透過限制過度的城市照明，是最有效的光汙染控制措施之一，國際夜間天空協會（International Dark-Sky Association, IDA）大力倡導藉由限制室外照明亮度與照明時段，來控制光汙染，保護夜空。不過城市局部的光汙染，可透過限制照明來加以控制，但若要全面防治光汙染，則需從源頭入手與整體規畫相結合。與此同時，城市環境惡化也會加劇光汙染的負面影響，例如：**霧霾天氣**時，空氣中微粒增多，這一方面削弱了星光的亮度，另一方面城市照明光線在微粒之間多次反射，使原本就明亮的天空顯得更明亮。而美國國家海洋和大氣管理局的最新研究成果顯示，光汙染也會導致城

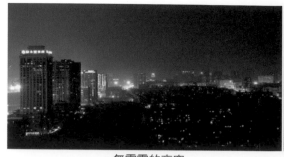

a. 無霧霾的夜空　　　　　　　　　　　　　　　b. 有霧霾的夜空

圖 5-3-1　空氣汙染加劇光汙染

市空氣品質的惡化。光汙染會使大氣中的物質發生化學反應，影響夜間空氣的自動清潔過程，從而使空氣汙染更加嚴峻，由此形成惡性循環（圖 5-3-1）[33]。

　　根據形成方式，光汙染可分為白亮汙染、人工白晝和彩光汙染（圖 5-3-2）。而基於其影響結果，可分為眩光、光入侵、霞光三種（圖 5-3-3）。

　　「白亮汙染」乃由城市裡建築物表面高反射率的玻璃帷幕、釉面磚牆、磨光大理石和各種塗料等裝飾反射光線所造成。這些材料的反射係數比深色或霧面磚石建築材料的反射係數大 10 倍左右，遠超過人眼所能承受的範圍。過於強烈的反射光所造成的眩光短暫失明，是造成城市交通事故的元凶，因此在受到陽光直射的城市區域，應嚴格規範玻璃帷幕的使用面積、安裝方位或對其進行防眩處理，如：設置遮陽裝置、使用防眩玻璃等。

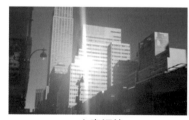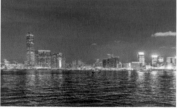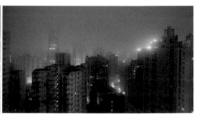

a. 白亮汙染　　　　　　　　　b. 人工白晝　　　　　　　　c. 霞光

圖 5-3-2　光汙染形成方式之分類

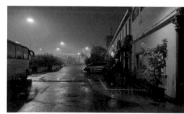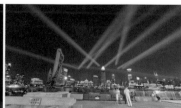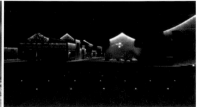

d. 配光不合理引起眩光　　　　e. 逸散光干擾　　　　　　　f. 亮度過高

圖 5-3-3　光汙染影響結果之分類

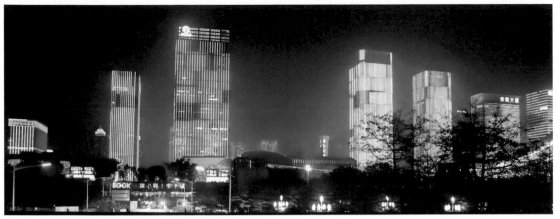

圖 5-3-4　大面積建築媒體立面形成彩光汙染

「人工白晝」是指由城市照明設施直接向天空照射的光線和地面反射光,被大氣中的塵埃和氣體分子散射後的光線,使城市夜空亮度過高而如同白晝的現象。人工白晝減少了恆星或其他天體與天空背景的對比度,嚴重影響天文觀測的同時,亦破壞了兩棲動物、爬行動物、鳥類和哺乳動物生存所依賴的晝夜節律。

「彩光汙染」是城市中彩色、閃爍的光源所構成的汙染。彩光汙染不僅會造成人體視覺和生理功能的損害,它造成的心理影響也十分明顯。研究表示,歌舞廳、夜總會等夜間遊樂場所頻繁閃爍的彩色光線,對眼睛和腦神經傷害極大,它不但導致人的視力受損,還會引起頭痛頭暈、神經衰弱等症狀[34]。

宛若城市秀場的大面積動態彩色媒體立面,在中國各地爆發式地出現,其所導致的健康危害知識也應在公眾間普及(圖 5-3-4)。中國對夜間天光的研究和定量測量開展得較早,技術和測試設備相對成熟。亮度計、天體光度測量、遙感技術衛星圖像分析等方法,都可對夜間天空光汙染進行較為準確的測量。而眩光和彩光汙染的評判方法和實測設備還有待加強,這類光汙染防治的應用性技術將是未來的工作重心。

5.3.2 光汙染造成的視覺損傷

眼睛是人體最精密脆弱的器官,城市照明中的眩光以及彩色光、動態光的不當使用,都將造成不同程度的視覺損傷。中國每年投入大量資源和人力用於防護國民視力健康,改善視覺環境是其中的一項基礎工作,城市照明應盡可能有利於視覺舒適,降低視覺損害,為創造人人享有的健康城市環境作出貢獻。

城市照明眩光會干擾行人和駕駛者的視線,並引發諸多與視覺疲勞相關的眼部不適

症狀，使視力、對比敏感度、色覺等視覺功能大幅削弱，甚至喪失 [35-37]。然而眩光還將導致更嚴重的後果。高強度或長時間光照暴露與雷射產生的光熱、光化學和光機械效應，會使感光細胞凋亡，導致視網膜光損傷和功能退化，並加速白內障、老年黃斑部病變等視覺疾病的發生 [38]。還有研究指出，光照刺激會誘發活性氧自由基的產生，使視網膜細胞處於氧化狀態，造成細胞死亡和生物膜溶解 [39,40]。光照對視網膜的損傷具有累積效應。沃納·K. 諾爾（Werner K. Noell）等人在實驗大鼠身上進行 5 分鐘的光照，未對視網膜產生任何影響，但當曝光重複了 3～4 次以後，視網膜可發生重大損傷 [41]。因此，照明眩光對人眼的長期危害性不容輕視，尤其是刺激不顯著的眩光，當人們還未有所意識時，日積月累的視覺損傷已然產生 [1]。

　　飽和度是影響視覺舒適的主要顏色屬性，過量的鮮豔或高度飽和的色彩將引起負面反應。佐川健二（Ken Sagawa）研究了在 CRT 顯示器上自然景物彩色圖像的主觀視覺舒適度，結果顯示視覺舒適度與整體圖像飽和度分布關係密切：飽和分量增加時，則視覺舒適度降低 [42]。巴黎和京都等城市已透過法規來控制飽和色彩的使用。具有特定圖案的圖像會引起視看者的不適感，並出現異常的視覺扭曲，這種現象稱為圖案眩光（Pattern Glare）[43]，偏頭痛、視覺壓力症狀患者對圖案眩光刺激尤為敏感 [1,44]。視覺系統適應自然圖像，圖像的傅立葉頻譜（Fourier Amplitude Spectrum）斜率和振幅與自然圖像不一致及圖像空間頻率過度對比，將造成視覺不適。動態光方面，光線的頻繁閃爍會迫使瞳孔頻繁縮放，造成眼部疲勞，同時光的顏色過於複雜、色域過小或多色光變化過快，將引起人眼的分辨能力和適應能力的下降。動態光環境的背景亮度、視角和刺激速度變化都是光汙染視覺干擾程度的影響因素 [1,45]。

　　目前，色彩、圖案、動態光運用於城市照明和建築媒體立面所造成的影響，還需進一步研究分析，但其為視覺帶來的瞬間或累積的健康風險卻不能排除，應先遵行規範標準，防患於未然 [1]。

5.3.3 光汙染對晝夜節律的干擾

　　夜晚環境中，人工光的照射會產生影響睡眠、大腦神經興奮、無法正常入眠等問題，進而造成頭暈目眩、失眠、情緒低落等神經衰弱類病症。長期暴露在彩色光環境中，會干擾大腦中樞神經，使人產生惡心嘔吐、血壓升高、體溫起伏、心急氣躁等問題，嚴重損害人的生理功能和心理健康 [1]。

　　人類的身體因應晝夜節律而分泌褪黑激素，其具有抗氧化特性、誘導睡眠、增強免疫系統、降低膽固醇，並有助於甲狀腺、胰腺、卵巢、睪丸和腎上腺等的功能運作。過

量的光線照射會抑制褪黑激素分泌，可能導致睡眠障礙和其他健康問題，例如：壓力、疲憊、頭痛、焦慮增加等。有研究表明，節律被干擾後，還可能引發乳腺癌、生殖類癌症、肥胖等問題[1]。

晚間暴露在藍光下對人體的危害更大，目前大多數用於室外照明的 LED 景觀燈具、LED 螢幕會產生過多的藍光。哈佛醫學院的學者表示，「如果藍光對健康產生不利影響，那麼環境問題以及對節能照明的訴求，可能與個人健康訴求衝突。LED 燈比傳統的白熾燈泡更節能，但也會產生更多藍光」。2016 年，美國醫學協會的報告表達了對室外照明藍光照射的擔憂，並推薦優選 3,000K 色溫及以下的照明。另外，相較於白熾燈等傳統照明產品，LED 照明亮度和藍光含量更高，將帶來更嚴重的晝夜節律干擾，美國醫學協會已經提出了富藍光 LED 路燈的使用禁令[46]。因此，針對不同場地和任務需要的差異化照明改善方案，應從室外照明系統光譜和配光設計的工作開始，並不斷進行改良與深入發展[1]。

國際照明委員會於 2015 年、2019 年，二次發布了關於光的非視覺效應聲明[47]，聲明建議應在適當的時間合理地照明。因為有大量研究表明夜間的光線會抑制褪黑激素分泌，進而擾亂睡眠、打亂生物節律，以致引發睡眠障礙、內分泌失調、免疫功能下降、憂鬱情緒等諸多健康問題[1,48-50]。

在夜間，100lx 的光照刺激即可產生抑制褪黑激素分泌的效果，引起晝夜節律相位的移動[51]。目前，城市照明環境中許多區域的垂直照度已超過了這一數值。魏敏晨和戴奇等人聯合實測了上海和香港兩地六個商業區、共 888 個測量點的照明光譜和角膜照度，透過晝夜節律刺激值（CS），研究光照對褪黑激素分泌抑制的影響。結果顯示，上海和香港分別有 47% 和 86% 測量點測得的 CS 值，超過急性褪黑激素抑制的工作閾值（0.05），會對晝夜節律產生影響[52]。因此，合理控制光汙染，提升城市室外光環境品質，可大幅度避免節律受到影響等問題，應受到廣泛重視[1]。

5.3.4 光汙染的情緒及認知影響

夜間過量的光照也會對情緒產生負面影響[50]。近年來，重度憂鬱症的發病率有所上升，或與光汙染日益加劇有關。有學者針對國家環境訊息中心提供的韓國室外夜間照明的衛星數據和韓國社區健康調查數據進行分析，發現夜間室外照明與韓國成年人的憂鬱症狀和自殺行為顯著相關。居住在夜間室外光照較高地區的成年人，出現憂鬱症狀和自殺行為的機率更高[6]。透過動物模型對夜間照明在情緒調節中的作用機制，可以進行相關的研究，低強度的夜間光照會對倉鼠引起憂鬱症狀，並導致其學習和記憶能力受損；

與白光和藍光相比，暗紅色的夜間光照對大鼠憂鬱反應的影響有所降低 [53,54]。另外，有學者利用虛擬實境技術，針對森林、沙漠和海洋三種類型的國家公園，分別建立了九種不同光汙染程度的虛擬場景，透過主觀評價評分得出以下結論：在光汙染較低的場景下，受試者情緒更加正向且總體評價較好 [1,55]。

夜間過量的光照暴露可能會損害認知能力，並導致過度睏倦和情緒變化，在長期從事輪班工作的工人中，認知受損現象已被證實 [56]：夜班工作者比常規工作者面臨更大的疲勞、焦慮和憂鬱症風險 [57]。年輕護理師僅在夜班工作 3 個月後，就會產生無助、失控和冷漠等負面情緒 [58]。城市夜景照明光侵擾對人體情緒和認知的影響，可能不及夜班工作環境中那麼明顯，但是其危害不可忽視，應進行相關研究，並積極運用於城市照明管控政策中，保障公眾的情緒健康 [1]。

5.3.5 光汙染引發的疾病風險

光汙染對生理和行為產生有害影響並導致疾病，長期受到夜間的過量光照，會增加了乳腺癌和前列腺癌等癌症的罹病風險，還會引起代謝功能紊亂，誘發心血管疾病、糖尿病、肥胖症等問題 [1,59-61]。

褪黑激素是人體抗氧化、調節免疫反應和免疫防禦過程中的重要激素，它同時也是一種時間生物激素。光汙染引起的夜間光暴露過量，會直接影響人體生物節律，抑制夜間褪黑激素合成，罹病風險隨之升高。透過美國國防氣象衛星（Defense Meteorological Satellite Program, DMSP）搭載的 Operational Linescan System（OLS）感測器所取得的衛星圖像數據，研究人員分析了室外夜間燈光的亮度等級與女性癌症發病之間的關聯。研究結果顯示，夜間室外人工光照的強度增加，顯著提高了女性乳腺癌的罹病風險；與夜間燈光強度最低的國家相比，夜間光照最高的國家，女性罹患乳腺癌的發病風險要高出 30 ～ 50% [62]。此外，夜間的室外照明強度與男性前列腺癌的發病率，也存在顯著的正相關 [63]。同樣地，將 DMSP 提供的夜間燈光遙感數據，與世界衛生組織報告中有關女性和男性超重和肥胖發生率的國家數據結合分析，顯示室外夜間照明強度與肥胖症發病也顯著相關 [64,65]。奈良縣立醫科大學大林健二（Kenji Obayashi）等人所進行的研究，是在床頭安裝照度計，每分鐘測量一次老年人的夜間光照量，結果發現夜間的人工光照射與肥胖症和血脂異常顯著相關，並明顯提高了夜間的血壓值 [66,67]。城市光汙染已然影響到人們的健康生活，是公共健康風險因素的新來源 [68]。

光汙染所帶來的疾病風險，或許遠遠超出人們已有的認知範圍，光汙染甚至是傳染病流行與散播的推手。聖母大學（University of Notre Dame）在《美國熱帶醫學與衛生

學》雜誌（*The American Journal of Tropical Medicine and Hygiene*）上發表的研究顯示，人工光增加了埃及斑蚊在夜間的叮咬行為，暴露在晚上人造光下的蚊子，叮咬行為的可能性是沒有光線暴露對照組的 2 倍 [69]。這種埃及斑蚊是對人類危害最大的蚊子之一，它是登革熱、黃熱病、茲卡病毒的重要傳播媒介，主要分布在全球熱帶地區，在中國的海南省、廣東省雷州半島、雲南省的邊境區域也有分布。南佛羅里達大學（University of South Florida）梅雷迪斯・克恩巴赫（Meredith E. Kernbach）的研究，也提供了光汙染透過影響疾病宿主或傳播媒介的生理行為，從而加速疾病傳播的直接證據，梅雷迪斯・克恩巴赫連續 4 年於 6 ～ 12 月間，在美國佛羅里達州的 105 個雞舍，收集了 6,468 份哨兵雞（無免疫能力的非觀賞食用雞，專用於監測養殖場疫病的雞）身上的西尼羅河病毒抗體樣品。結果顯示，沒有光汙染與強烈光汙染的地區的雞相比，暴露在低程度夜間光汙染中的雞，體內存在西尼羅河病毒的比例更高[70]。射向天空的光會被大氣粒子（灰塵、水蒸氣）反射，並傳播到更遠的範圍，這意味著生活在城市郊區和外圍農村區域的居民，儘管未享受到炫彩夜景的視覺盛宴，卻可能共同為城市過度照明建設付出健康代價。

5.3.6 城市光汙染的管控

　　國際照明委員會很早就關注到光汙染問題，1980 年與國際天文聯合會（International Astronomical Union, IAU）聯合發表了「CIE 001:1980 『減少靠近天文台的城市天空光』指導方針」（CIE 001:1980 Guidelines for minimizing urban sky glow near astronomical observatories）[71]；國際照明委員會於 2017 年，對出版物 CIE 150:2003 進行了改版，更新為「CIE 150: 2017 室外照明設施干擾光影響限制指南」（CIE 150: 2017 Guide on the Limitation of the Effects of Obtrusive Light from Outdoor Lighting Installations）[72,73]，其中指出干擾光對自然環境、居民、交通、觀光及天文觀測的嚴重影響，並提出干擾光的適用範圍及其規範要求。「CIE 234: 2019 城市照明規畫指南」（CIE 234: 2019 A Guide to Urban Lighting Masterplanning）明確地將干擾光作為城市照明規畫中必須進行重要管控的部分，需明確制訂應對光汙染、天空光以及任何形式的干擾光的原則和方案，並指出干擾光包括眩光、高彩度的動態光，應在規畫源頭進行控管 [1,74]。詳見表 5-3-1。

　　美國對於光汙染控制的管理法規較為完善，加州、華盛頓特區已通過跟光汙染控制相關的法律和法令，也有多州已提交議案。法令中明確提出，燈具截光要求、最低照明數量、運作時段、宵禁時段管理以及照明方式要求等。天空保護劃定區內的要求則更為嚴格，要求避免產生任何非必要的燈光。日本和義大利等國，也在城市室外照明節能及防止光汙染方面製定了本國的規定。國際夜間天空協會、義大利 CieloBuio 保護夜空協

表 5-3-1　國際照明委員會有關城市照明技術文件

序號	編號	現行技術文件
1	CIE 126-1997	Guidelines for minimizing sky glow
2	CIE 150:2017	Guide on the limitation of the effects of obtrusive light from outdoor lighting installations，2nd Edition
3	ISO/CIE 20086:2019（E）	Light and lighting — Energy performance of lighting in buildings
4	CIE 234:2019	A guide to urban lighting masterplanning
5	CIE 222:2017	Decision scheme for lighting controls in non-residential buildings
6	CIE TN 007:2017	Interim recommendation for practical application of the CIE system for mesopic photometry in outdoor lighting
7	CIE 136-2000	Guide to the Lighting of Urban Areas

調會等國際組織，透過宣傳保護夜間天空理念、設立夜間天空試驗區，評選保護夜間天空的個人、團體和地區、幫助沒有立法的地區進行光汙染立法等作法，來喚起人們保護夜空、避免光汙染的意識，保護未被人工光汙染的天空，進而能在更大範圍內改善照明環境品質的目的。

　　針對光汙染問題，中國相關國家和地方標準、規範與準則已經發布。上海市地方標準《上海市城市環境（裝飾）照明規範》（DB31/T 316—2012），明確規範了住宅干擾光的要求，為 2019 年上海「光汙染第一案」的判決提供了依據[75]。國家標準《室外照明干擾光限制規範》[20]（GB/T 35626—2017）中，規定了與室外照明干擾光相關的城市環境亮度分區、干擾光分類、干擾光的限制要求和措施。為促進各類城市照明工程設計、施工、運行、維護和管理的科學化與規範化提供指引。為了保證 GB/T 35626—2017 的順利貫徹執行，城市光汙染影響能夠得到科學的判定以及依法依規的治理，2019 年 12 月 10 日，國家標準《室外照明干擾光測量規範》[76]（GB/T 38439—2019）發布並於 2020 年 7 月 1 日實施。詳見表 5-3-2。

　　光汙染管控標準制訂與實施，應當注意到國外城市規模及城市光環境發展與國內情況的差異性，因此不宜直接沿用國外標準，應進行專門的研究，專門調查研究城市光汙染的現狀和成因，找出本土化的光干擾問題，對國家標準的制訂進行科學的思辨與探索。國際照明委員會對於光環境亮度分區的設定是否適合國情，特別是對於高亮度區是否應該針對城市等級再進行區別劃分，值得深入探討。目前，城市夜景對光汙染的相關

表 5-3-2　中國城市照明規範／標準

序號	編號	規範／標準
1	GB/T 38439—2019	室外照明干擾光測量規範
2	GB/T 35626—2017	室外照明干擾光限制規範
3	CJJ 45-2015	城市道路照明設計標準
4	JGJ/T 163—2008	城市夜景照明設計規範
5	DB31/T 316—2012	上海市城市環境（裝飾）照明規範
6	DB11/T 388—2015	北京市城市景觀照明技術規範
7	DB 29-71-2004	天津市城市景觀照明工程技術規範
8	DB 50/T 234—2006	重慶市城市夜景照明技術規範

國家規範和地方標準仍存在執行力度不足的問題。光汙染問題有賴於夜間天空環境嚴格保護、規畫布局改善調整、各行政區統籌協調等方面同時實施，否則難以透過規畫、政策、標準、管理辦法等常規行政管理手段達到治本之效，應當考慮透過立法來解決 [1]。

5.4 城市光生態

過去一個世紀，環境生態變化的主要肇因於快速的城市化建設和城市人口的迅速增長。目前世界上有 55% 的人口居住在城市地區，到了 2050 年，這一比例預計將增加至 68%（聯合國 2018 年統計數據）[77]，更多的人口將陸續進入城市。在人類活動導致的環境壓力下，生態系統正遭受無可挽回的破壞，熱浪、洪水、乾旱、颱風、海嘯……地球各處拉響生態警報，環環相扣的環境危機正在威脅著人類社會的存續。與土地利用、資源消耗、碳排放一樣，夜間城市照明也是人類活動帶來的最劇烈的環境變化之一，它所造成的影響不僅針對單個生物，更透過連鎖效應危及整個生態結構系統。城市照明理應成為生態文明建設的重要環節，在保障人類生活環境的穩定和各類活動安全進行的同時，更應關注人與自然生態間的連結，與自然和諧相處。

5.4.1 共建地球生命共同體

地球在其誕生的 46 億年間，孕育了數以百萬計的生物物種。人類歷史在這條生命長河中不過是眨眼瞬間，卻為地球氣候及生態系統造成難以忽視的改變和破壞，地球家園正在經歷著生物多樣性危機。生物多樣性受到人類活動影響，當前的物種滅絕速度相對於人類尚未開始活動的地質時期，達到百倍甚至千倍。如今，僅有很少的時間留給人們，來避免地球第六次物種大滅絕的到來。城市過度照明、光汙染在生態系統破壞與生物多樣性喪失中難辭其咎。生物節律存在於地球生命的基因序列中，動物仰賴環境晝夜交替的規律變化，決定何時覓食、活動、休眠、交配 [78]；植物根據環境光暗週期來開花、結果、生長、發育 [79]；不具有複雜組織、器官的單細胞生物，如：藍藻，它們的光合作用、固氮活性、細胞分裂等生理過程都與晝夜節律有關 [80]。光作為重要的能源與環境訊息來源，亦影響著水生生態系統初階生產者的生物量和聚落組成 [81,82]。城市人工照明改變了夜間光線的數量和品質，使得城市夜空的光照強度和光譜組成與自然夜晚環境存在明顯差異。人工光照發出的錯誤環境訊號，嚴重影響到物種的生命活動，是一種「生態壓力源」，對生態系統平衡造成巨大的擾動。加州大學（University of California）的兩位學者凱瑟琳・里奇（Catherine Rich）和特拉維斯・朗科爾（Travis Longcore），在他們合

著的《夜間人工照明的生態後果》（*Ecological Consequences of Artificial Night Lighting*）一書中，論述了夜間照明對於生態系統中哺乳動物、鳥類、爬行動物和兩棲動物、魚類、無脊椎動物以及植物所帶來廣大的負面影響，在生態學界引起了強烈的迴響 [83]。近年來，夜間照明對各種生物現象影響的實證研究數量也在持續增加，人們逐漸意識到「光生態問題」的重要性和嚴重性。

　　生命之網相通相連，共生共榮。生態系統是由生物群落及其生存環境所共同組成的動態平衡系統。生態系統的各部分組成要素，也就是人類、動植物、微生物、水與氣候環境相互影響、相互依存。城市光照除了對單個物種的生理、行為產生影響以外，從分子、個體生物到聚落以至跨越物種，透過物種間的相互作用，城市光照直接或間接地對生態系統的結構和功能帶來深遠的影響，並最終危及到人居健康。許多植物開花結果仰賴昆蟲授粉，夜行性鱗翅目昆蟲是這一類主要的授粉者，這類昆蟲喜歡在光亮處聚集，夜間明亮的光照吸引了昆蟲的注意力，使牠們忘記了自己有要務在身，使植物結果數量大幅下降 [84]。人工光透過影響豆科植物的開花改變草食動物的豐度 [85]。在晝夜節律交替的空間中，每個物種發揮各自的環境適應能力，用不同的晝夜生活方式維持生命。當夜晚被照亮，捕食者／獵物的動態平衡被打破，在其級聯效應的影響和擴散下，農作物

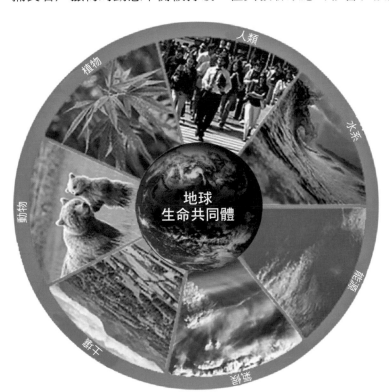

圖 5-4-1　地球生命共同體

減產和人類群體疾病侵擾隨之而來。這些發現提醒著人們，在城市照明建設中應建立人與自然關係的全新認知，在開發自然景觀資源的同時，亦要充分考慮到對物種和生態系統的科學保護，減少光照對動植物棲息地的影響，減少光汙染對城市中山水林田湖草的破壞。尊重自然、順應自然、保護自然，為實現人與自然的和諧共生貢獻智慧與力量（圖5-4-1）。

5.4.2 城市照明對動物棲息的影響

國際上眾多研究顯示，城市光汙染對多種生物，如：兩棲動物、鳥類、哺乳動物、昆蟲乃至微生物，都存在負面甚至致命的影響。這種影響顯示在許多方面：光汙染擾亂夜行性物種的生活規律；增加了部分動物夜間活動的可能，提高了被捕食的風險；導致遷徙動物迷失方向，最終死於疲憊；改變動物感知四季更替的時空訊息，影響繁殖能力，使牠們錯過完成交配等活動的最佳環境條件等。此外，生態系統內的物質循環和能量流動，是透過錯綜複雜的食物鏈和食物網完成的，各類動物在此過程中均有關鍵作用，而光汙染對其中部分物種的影響，將直接影響整個生態系統的正常運作。

1. 加速「昆蟲末日」的到來

昆蟲是維繫生態系統平衡的中心，沒有昆蟲的世界，人類將被迫忍飢挨餓，土地將被糞便和動物屍體淹沒，環境變化的訊息將無從得知。然而光汙染正在逼迫昆蟲走向末日。趨光是昆蟲既有行為特徵，大量昆蟲（飛蛾、蜻蜓、甲蟲、蚊子、黃蜂等）被照明吸引聚集，因無法飛離，力竭而亡或被強光周圍的高溫燒死，一個小型的廣告燈箱，每年可殺死數十萬隻昆蟲；夜間人工照明使夜間活動昆蟲錯過求偶和交配的時間週期，從而影響它們的正常繁殖過程，城市螢火蟲的逐漸消失就是一個例子；夜間明亮的人工光也影響了飛蛾及其他夜行昆蟲辨別方向的能力，使牠們無法完成自己的授粉任務，也更容易被自己的天敵吃掉。

2. 威脅鳥類遷徙與繁殖

光汙染讓昆蟲發生「飛蛾撲火」的慘劇，也給鳥類帶來致命撞擊。高反光玻璃帷幕和夜間建築燈光讓鳥類在城市中迷失方向，而被誘導「自殺」。全球每年有上億隻鳥因撞擊建築而慘死。鳥類根據白晝長短判定季節變化，開始遷徙。夜間人工光照也導致鳥類遷徙行為的改變，使牠們錯過築巢的最佳環境條件。

3. 影響哺乳動物健康

　　哺乳動物是人類所屬的類群，正如光汙染對人類視覺、生理、心理造成諸多健康影響和疾病負擔，不當的城市照明也造成了哺乳動物節律紊亂、辨位能力、生存能力的下降。不過，光照劑量、光譜所引起的不同物種間的生物響應幾乎是唯一的，因此在利用實驗室生物和人類實驗的結果，來推測研究人工光照對野生動物負面影響時應注意到這一點。這也提醒了我們，城市夜間生態環境保護應根據不同物種的棲息狀況，加以制訂不同的科學方案。

4. 對兩棲動物的可能傷害

　　兩棲動物是陸地和水生生態系統的重要組成部分，牠們對環境變化非常敏感，常被用作環境對野生動物影響性研究的相關模型。對人類不構成影響的建築物和路燈的照明數量，卻足以使蟾蜍在夜間無法入睡，阻礙青蛙產卵。大部分兩棲動物喜好夜行（圖5-4-2），野外環境的照明亮度增加，晚間動物如青蛙會喪失天然夜視能力，過強的照明甚至會導致其失明[86]；光害使夜行性動物中的夜蛙和蠑螈的活動時間延遲，並導致其活動及交配時間變短[87]。

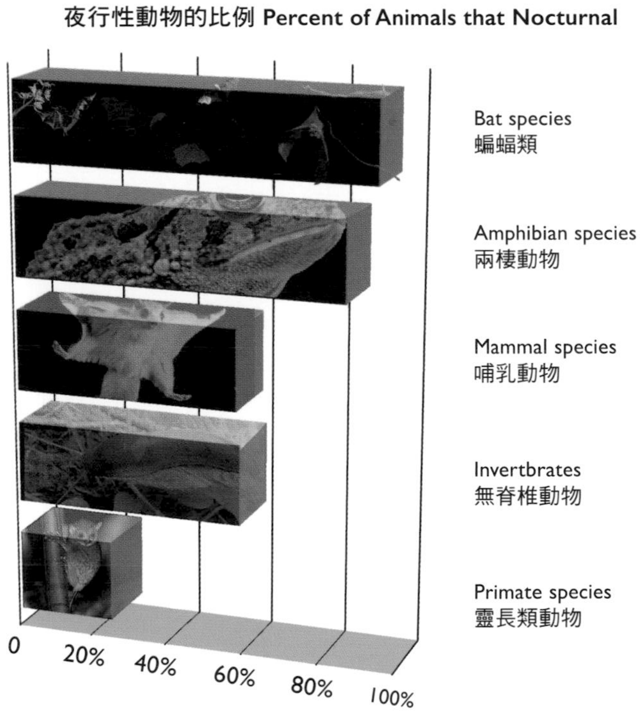

夜行性動物的比例 Percent of Animals that Nocturnal

Bat species
蝙蝠類

Amphibian species
兩棲動物

Mammal species
哺乳動物

Invertbrates
無脊椎動物

Primate species
靈長類動物

0　20%　40%　60%　80%　100%

圖 5-4-2　　各類目動物中夜行動物所占比例

5.4.3 城市照明對植物生態的影響

　　植物不斷適應光環境，以黎明黃昏、四季變化為線索，根據晝夜交替、日長變化，環境光訊號影響著植物生長發育、開花發芽、新陳代謝等關鍵物候事件的時間點。存在於根系、莖稈、枝條、葉片，遍布植物體內的各種光感受器，負責捕捉和回應光環境訊號的變化，包括從 UV-B 到遠紅外寬光譜範圍內的光譜成分變化、光照方向變化、光週期變化等 [88]。合理地使用光照可以更好地保護植物物種，有利於維護生態系統穩定。植物照明特別是在園藝、農業照明領域，已根據不同植物、不同生長階段所需要的光照，研發出各種「光配方」，用以調控植物的生命活動，幫助每種植物能獲得最佳的生長。而光汙染等不適宜的照明，則會對植物生長存活造成嚴重負面影響，最終損害到整個生態系統中的人類福祉。城市綠化是人居健康可持續實現的寶貴資源，在調節氣候、淨化空氣汙染、美化環境、陶冶身心等方面的作用舉足輕重。不過持續不斷的夜間照明正在擾亂樹木的生長模式，讓樹木過早發芽，導致根系不能提供充足的水分和養分，產生萎蔫、枯亡，或者致使落葉延遲，受到更嚴重的凍害影響。

　　近年，隨著照明技術與產品的不斷更新發展，大功率、高光效的光源不斷問世，公眾對夜間消費娛樂、文化生活品質豐富的需求亦不斷提高，而它們也對植物生態帶來多樣性的負面影響和連鎖負面效應，日益引起廣泛擔憂。

I. 改變光合特性

　　光合作用是植物、藻類和一些細菌，利用光能把二氧化碳、水或硫化氫轉化為有機化合物，同時釋放氧氣的過程。在這種光合過程中，光是植物進行光合作用的能量來源和訊息來源 [89]。植物光合速率（衡量光合作用強弱的指標）因其所處不同環境而改變，

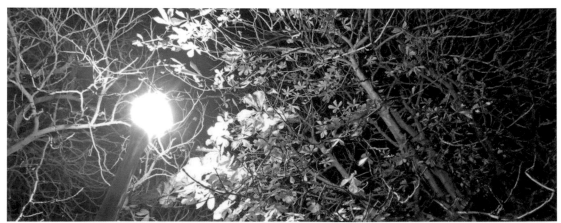

圖 5-4-3　不當的道路照明設置引起城市樹木的大面積枯黃

如果光照不足，光合作用就不能有效工作而出現黃化症狀 [90]。然而，過多的光照會產生氧自由基並引起光抑制 [91]，也會帶來過高的熱量，導致植物葉片乾枯（圖 5-4-3）。與自然光相比，夜間光汙染強度的光合有效輻射（PAR）對植物光合作用的影響有限。然而當植物暴露在連續光照下時，其光合效率將發生改變，並對植物的代謝和生成產生影響 [92]。可見植物照明的生態保護，不應只從照明強度控制單一角度出發，更應從生態和生理過程進一步了解光照，尤其是夜間低強度光照影響。

2. 與植物生長的關聯

　　光既能促進植物生長，也會抑制植物的發育，關鍵在於光具有正確誘導作用。根據對光強的適應能力，植物常可以分為：陽生植物、陰生植物、耐陰植物。陽生植物在強光環境下健壯發育。陰生植物天然喜陰，需在較弱的光照條件下才能良好生長。陰生植物的光飽和點較低，當光照過強時，它們將受到傷害。城市綠化系統中蕨類植物、地被植物以及香榧、鐵杉等陰性木本植物，被大量配置在高密度城區採光條件較差的地帶，來提高綠化面積，改善生態環境。不當的城市照明將對這些植物造成傷害，例如：在大功率景觀燈照射下，地被綠化出現大面積的枯黃現象。

　　植物光質是植物照明的光譜組成，其對植物的生長發育、形態建成、生理生化特性、資源分配等均有調控作用 [93-95]。植物對不同波長的光，會產生不同的行為反應。高強度紅光和藍光可促進植物的光合作用，紅光和遠紅光在控制植物光形態建成中發揮關鍵影響 [96,97]。植物體內不同的光合色素，對光波的選擇吸收決定了植物對光照強度、光譜功率、光照時刻和持續時間等方面的反應，存在高度異質性。城市照明一方面透過選擇具有特定光譜特徵的光源，減輕人工光的生態影響；另一方面透過人工補光，調節光質、光強以及光照模式來促進植物的健康生長，是值得深入探索的城市生態修復方法。

3. 影響開花週期

　　植物對白天和夜晚時長（及變化）反應非常靈敏，夜間光環境的微小改變，植物也能感知，因為植物體內存在一種蛋白質與色素相結合的物質——光敏素 [98]。光敏素是測量植物光週期的「時鐘」分子，許多植物透過黑夜的長短來控制花期，正是受到光敏素的影響 [99,100]。光敏素有鈍化型和活化型兩種形式，其互相轉化，形成了植物接收外界的光訊號來調節生長、發育、開花、避蔭等一系列生理反應的內在機制，干擾植物花芽的自然過程。660nm 的紅光會抑制短日照植物開花，卻可以誘導長日照植物開花。人眼無法看到的遠紅光（730nm）可誘導短日照植物開花，也可抑制長日照植物開花。而

人工光源包含比例不同的紅光或紅外線，當其在夜晚長時間、高強度地照射植物時，就會干擾植物花芽分化和開花的正常生理過程 [101]。

4. 對植物晝夜節律現象的其他影響

與人體、動物一樣，植物也擁有內源性生理時鐘及複雜的生物節律調控網路，並需要與外界環境保持同步，以調節基因表現程序。除了開花和生長以外，在植物體的整體生命週期中，幾乎每一項的生理和發育過程都受到生物節律的調控，包括在日夜交替中進行的光合作用、呼吸作用，以及營養吸收、激素反應、醣類代謝、避蔭效應等 [102]。研究顯示，受到環境汙染與氣候變化因素影響，樹木休眠、冬芽等物候節律異常的問題不斷出現，光汙染和過度人工照明也是主要原因，夜間人工光照射足以誘導植物產生生理反應，影響其物候、生長形態和資源分配。植物葉片上的光受體，透過測量白晝、黑夜長短感知季節的變化，觸發落葉與休眠等行為。生長在路燈附近的樹木，在路燈持續光照和熱輻射的干擾下，對秋季日長變化和降溫反應遲鈍，在秋天還會繼續生長。埃克塞特大學（University of Exeter）生態與保護中心的理查德・弗倫奇教授（Richard ffrench Constant）團隊，調查了人工夜間光照量與梧桐樹、灰樹、橡樹和山毛櫸四種樹木發芽日期之間的關係，發現在夜間較明亮的區域樹木發芽的時間提前了 7.5 天，光汙染讓春天提前到來了。這讓以樹葉為食的昆蟲、以昆蟲為食的鳥類都受到了級聯影響 [103]。

5. 不同光譜光源對植物的影響

植物體內含有光敏素、隱花色素、向光素、UVR8 受體這四種以上的光感受器（光受體）。光敏素主要感受紅光和遠紅光負責光形態建成，調節生長、發育和開花過程；隱花色素為藍光和近紫外光區域的光受體，主要在控制植物光合作用、生長發育、昆蟲和鳥類的磁場感應等方面發揮作用；向光素作為另一種植物藍光受體，它在吸收藍光後發生自磷酸化，參與植物向光反應和葉綠體運動；UVR8 則是 UV-B 特異光受體，調控植物對 UV-B 的防禦和響應機制等。植物透過不同的光受體感受光訊號，也對不同波長的光線表現出光譜選擇性。各類城市照明光源發出的光線，包含不同光譜成分，也對植物體造成不同類型和強度的影響（表 5-4-1）。其中，高壓鈉燈會產生較多紅色／紅外線區域的光線，對植物的生長造成較大傷害；日光燈、汞燈主要發射光譜位於可見光譜的較短波長部分，對植物生長沒有太大的影響，但是會吸引過多的昆蟲 [104]。

為了減少夜晚光汙染對植物的影響，可從多方面落實相關工作：

(1) 選定光源前須確定特定植物較為敏感的光譜範圍和強度，結合區域植被的類型，對

表 5-4-1　不同照明光源對植物的影響

光源	波長	潛在影響
日光燈	藍光多、紅光少	低
汞燈	紫光─藍光	低
金屬鹵化物燈	綠光─橙光	低
白熾燈	紅光、紅外線	較高
高壓鈉燈	紅光、紅外線	高

照明燈具、光源等進行篩選。針對植物較為敏感的光譜區域，合理調整光源輻射範圍和強度，此過程中可能會涉及光源類型的調整，應作科學處理（表 5-4-1）。

(2) 道路照明推薦截光型燈具，特別是郊外、農村等區域。由於會經過農田等生態區域，夜晚燈光長時間照明會影響周邊農作物的正常節律，還可能影響多種同一環境中的動物，應嚴格控制逸散光，使光線投射到需要的地方，在條件允許的情況下，應考慮分時段照明或感應照明，進一步降低不良影響。

(3) 選擇高效節能光源、燈具及控制系統，既符合綠色照明政策，又可以透過產品選擇的把關，防止光汙染的產生，從而實現生態環境與照明需求的有機協調。

5.4.4 城市照明與水生生態系統

水生生物聚落與水環境構成的生態系統，在碳循環和生物多樣性維持過程中，扮演著關鍵角色。人類逐水而居、城市依水而立，世界上超過 50% 的人口生活在距離水體 3km 以內的區域，也使得淡水和海洋成為受到城市光汙染影響最為嚴重的生態系統。以大型沿海城市的照明為例，夜間水域被城市燈光照亮，導致海底生物群體的捕食行為增加；過量城市照明會使近陸區域的海洋棲息地光照程度增加，明顯改變捕食者／獵物之間的動態平衡，其產生的級聯效應將破壞整個海洋生態系統。

人造光會影響近 39% 的物種棲息狀況，此數字包含了人造光對於不同物種的正負面影響。但許多由於人造光的照射而增加聚居面積的生物，都屬於令人討厭的附著生物，如：海生蠕蟲等微生物、海藻以及很多會依附在船身、碼頭和水產養殖設備上的無脊椎動物 [105]。附著生物數量因為人造光的照射而增加，不僅會破壞人造設施，也會對當地的海洋生態造成危害。人造光還會減少海鞘和剛毛蟲等濾食性生物的數量，這些生物對維持海岸健全的生態系統十分重要 [106]。如何科學化控制人工光對此類對象的影響，是需要深入研究的內容。

5.5 智慧城市·健康照明

目前，世界正處於即將變革的分水嶺，人工智慧、網路、大數據、量子計算、無人機等新一代訊息與通信技術（ICT）逐一登場，城市運作和人類生活方式不斷地被顛覆與重構。城市的規畫、設計、管理、運作均朝向智慧化演進，數字城市與物理城市逐步深度融合，城市邁向萬物互聯時代（圖5-5-1）。全方位的數位科技能破解交通壅塞、環境汙染、資源短缺等「城市病」困局；大數據為城市決策打造有力的科學證據，人工智慧拓展應用場景，挖掘城市潛力，成為智慧發展的核心動力：行動網際網路構建城市的神經網絡，實現人與人、人與物、物與物的訊息交互、高效連接。雲端計算與邊緣計算及時處理大量數據，支撐著安全、可靠、高效智能的城市運作。「大智移雲」（注：大數據、人工智慧、行動網際網路、雲端計算等）替城市的精密化管理與創新發展服務，民生、政務、產業規模和經濟建設得以全面提升。智能與連接無處不在，「城市智能體」滲透人們的衣、食、住、行乃至呼吸，更美好的生活願景將觸手可及[107]。

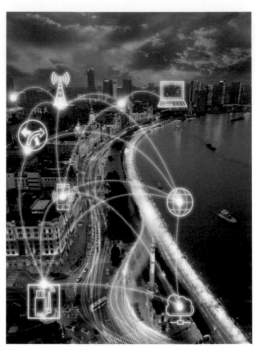

圖5-5-1　智慧城市概念圖

5.5.1 光與照明——智慧城市建設的最佳載體

城市照明是智慧訊息技術提供百業新發展量能的縮影，也是智慧城市發展最初的一片沃土（圖5-5-2）。路燈是城市中分布最均勻、密集的基礎設施，有如網路般地遍布各個街道與角落，成為城市萬物互聯的最佳連接埠。以NB-IoT（窄帶物聯網）、PLC（電力線載波）、ZigBee等通訊技術作為支撐，對城市路燈進行智慧升級，可以方便快捷地搭建起城市訊息感知、採集和發布網路（圖5-5-4）。智慧路燈使城市照明達到顯著節

能效益的同時，使其運維效率、維護成本、人力投入大幅降低。採用城市道路智慧照明系統後，以往需要 12 人才能完成的道路照明巡檢和排查工作，現在只需 5 人即可完成。路燈的開閉和亮度調節可根據人／車流量、時間、天氣、事件和城市活動來動態、靈活地規畫與控制，視覺化地呈現了城市運作的智慧轉型。照明不再是路燈的唯一功能，設備終端的導入，將城市環境監測、影像監控、無線 Wi-Fi、城市廣播、充電座等多重功能靈活組合、集為一體，為城市民生、環境、公共安全等各方面提供智慧化的回應和決策數據。目前，中國各地已經有 300 多個城市安裝智慧路燈（圖 5-5-3）。隨著 5G、6G 時代接踵而至，密集網路和小基地台的需求帶動了智慧燈桿的成長，千億級的新增市場即將到來，城市照明邁向智能化蛻變已蓄勢待發。

　　從城市到社區再到單位和家庭，「智慧建築」、「智慧家居」是智慧城市實行的最小單位（圖 5-5-5）。光與照明是「智慧・建築」空間最直觀的展現方式。根據多元化生活場景的用光需求，智慧照明提供有益於身心健康的多模式光照，為生活帶來最舒適、便捷的體驗感受。老年人不必在黑夜中摸索燈具開關，跌倒摔傷風險大幅降低；透過安裝照度感測器，自然光與人工照明協調補充，為教室提供恆定照度，讓青少年的視覺健康擁有時時刻刻的守護；照明、空調、安全、影音與更多的智慧終端設備連動，整

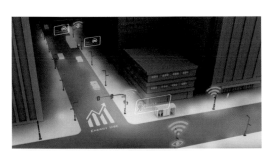

圖 5-5-2　城市智慧街區照明示意

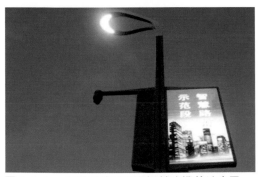

圖 5-5-3　河北省雄安新區智慧路燈落地應用

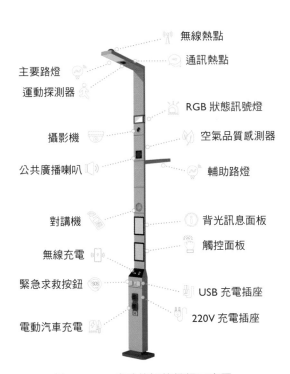

主要路燈
運動探測器
攝影機
公共廣播喇叭
對講機
無線充電
緊急求救按鈕
電動汽車充電

無線熱點
通訊熱點
RGB 狀態訊號燈
空氣品質感測器
輔助路燈
背光訊息面板
觸控面板
USB 充電插座
220V 充電插座

圖 5-5-4　多功能智能燈桿示意圖

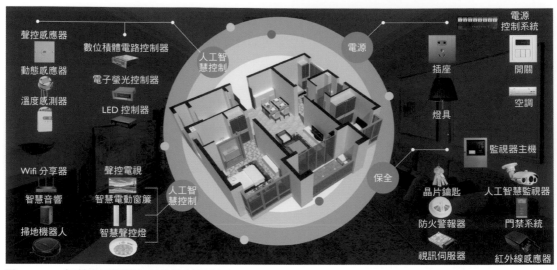

圖 5-5-5　智慧家居智慧光環境控制概念圖

合室內物理環境要素，構成智慧化的健康人居系統，療癒光照、人體熱舒適調節、噪音遮蔽、空氣殺菌消毒一體化運行，消除建築中光汙染、噪音、病菌、空氣汙染等健康威脅。科技積蓄了足夠的力量，為生活帶來變革，結合智慧照明的應用產品，正走入千家萬戶創造更具幸福感和獲得感的人居體驗。

5.5.2 智慧照明點亮宜居家園

　　城市建設的成與敗、好與壞，並無放之四海而皆準的標準。智慧城市應依照城市產業、經濟、文脈（編注：城市記憶的延續）和建設特色而有千變萬化的呈現，讓城市的個性化發展需求得到滿足。與此同時，健康仍是人類追求和探索的永恆主題，也是智慧城市照明建設需實踐的共同準則。

　　數位科技連接人居需求，智慧與創新碰撞無限可能，創造更多的城市人文關懷。普通人不再普通——以 GIS 為基礎進行視覺化動態城市照明管理，讓小至街頭巷尾的每個燈具都能達到精緻化的運作管理和及時故障處置，讓每位市民都能享受安全、便利的外出體驗；開放的數據和互動平台，讓市民得以參與城市照明的規畫與管理，甚至成為特色夜景的創作參與者；特殊族群不再特殊——老年康養與無障礙設計、兒童成長需求與安全防護，都將得到全面的考量；藉助虛擬實境（VR）技術，老年、殘障人士不出家門便可沉浸式地遊覽城市夜間美景，感受夜晚的城市心跳；多元化交互光藝術裝置，讓兒童的活潑天性和創造力能夠充分發揮，從而鼓勵兒童參與更多的戶外活動，快樂成長。

智慧照明提升空間品質，點亮更生動的城市生活願景。納入多種感測器的數位化城市照明管理平台，活絡城市數據，感知城市冷暖，根據光線強弱、人／車流量、氣溫、雨量和塵霧濃度來調整照明方案，依需求開啟日出、日落、深夜、假日等城市照明模式，讓夜間經濟發展和休閒娛樂的光環境需求與光汙染、過度照明管控得到良好平衡，讓城市的舞台更精彩，市民的家園更和諧。在耀目光線、炫目色彩、跳動立面照明之外，恰到好處的智慧照明將成為另一張充滿魅力的城市夜景名片。

5.5.3 人因健康驅動智慧照明決策

雲端服務、大數據、網路等技術快速迭代，城市智慧照明從「0 到 1」，從「1 到 n」的建設快速完成，經歷爆發式的成長之後，更需尋求理性的發展方向。民生福祉是技術創新的根本目標。畢馬威事務所（KPMG）調查了五座亞太地區城市、共 4,192 位居民的智慧城市願景。以完善的城市規畫與設計來創造更美好的生活環境，是半數以上市民的首要發展需求。「智慧」與「健康」在城市照明中深度融合，將成為必然的趨勢。

智慧以人因驅動，以多樣化的人居需求為切入點，進一步應用場景的深耕仍需進行。從初級的開關調光、光色變換到解決方案訂製，從簡單的訊息採集、狀態監控到智慧決策，「問題＋需求」導向、「技術＋場景」聯合，讓智慧照明擺脫形式大於內容的局面，在概念植入之上發揮真正價值。

複雜的兼容和操作、缺乏統一的運作系統與銜接標準，大幅降低了智慧照明的體驗感，人們需要頻繁地下載各種應用軟體、在不同軟體間反覆切換、設置各種複雜網路連接，才能享受智能照明應用，使智慧化本身帶給人更多負擔，這嚴重限制了智慧照明的普及應用。智能所帶來的絕不僅是錦上添花和新鮮感，理想的城市智慧照明應根據精準的用戶輪廓、環境訊息進行自動化學習、自動適應；透過設備整合、互聯互動，進而達到無人化自動運作，自然而然地成為生活的一部分，讓技術對人類生活的打擾降到最低。

5.5.4 時空大數據支撐的城市夜景建設

大數據時代的到來，促進了城市研究方法和規畫設計方法的顛覆性變革，在新的大數據環境下，來自商業、政府、社交網站和 App 的開放數據，成為城市設計方案分析、規畫設計和管理決策的有力武器。智慧路燈、聲光熱感測器、高街溪監控攝影機等一系列環境訊息數據挖掘、儲存及視覺化設備，也為感知城市物理環境、了解城市人口活動提供了訊息，讓城市設計模式由靜態的、一張藍圖描繪到底的規畫，轉向動態的、資源分配管理式的統籌營運。

夜景規畫設計涉及經濟、交通、環境、能源、管理等諸多方面的問題。夜經濟發展背景下，量化地研究夜間城市運作規律，是合理配置資源、科學豐富業態、有效釋放夜間消費潛力的前提。時空大數據相對於傳統規畫行業所使用的人口普查、抽樣問卷回饋、測繪等常規數據，其優勢在於來源多樣、樣本量大、及時採集、不斷更新，從而能夠讓設計者深度剖析複雜城市系統的運營狀況，從而形成以人為本、需求導向的規畫方案。

基於大數據的科學決策，每個城市、區域甚至城市街道都能擁有量身訂作的照明方案，以確保照明規畫策略與區域的功能融合、空間整合與產業特色及人口活動相匹配。其具體做法包括：智慧路燈透過蒐集城市道路的動態人、車流量和路徑數據，輔助確定夜間城市主次道路的照明等級和光環境數據；根據消費數據、評價數據、觀光打卡數據、交通往返數據，達到推估夜間的活躍核心區域，蒐集觀光人群停留時間、路徑，策畫夜間特色主題活動等目的；結合停車 App 數據疏導夜間高峰停車問題，實現精緻化管理；結合共享單車 App 數據、夜跑打卡數據，以追蹤夜間步行、騎行者往返路徑，改善夜間慢行交通體系，制訂夜遊路線，鼓勵市民夜間活動；透過監測街道、公園綠地、廣場的聲、光、熱、空氣品質等舒適度數據，合理化地設置休閒座椅和光藝術裝置。

多中心化是城市發展的時代走向，這有助於活絡城市整體的夜間活力，疏解中心區域壓力，解決高密度區域道路壅塞、環境汙染問題。城市照明建設的有機疏散也是必然趨勢，多中心的智慧城市照明建設與聯動管控，也將成為一片創新藍海（圖 5-5-6）。

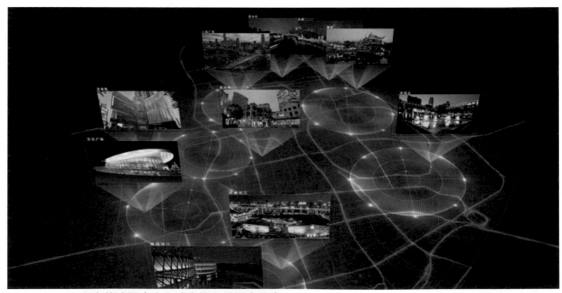

圖 5-5-6　上海市黃浦區多中心城市燈光秀概念示意

盛宴之後，長路前行，城市智慧照明的未來充滿機遇與挑戰。作為一項長期的系統性工程，朝向人居健康的智慧照明頂層布局應與訊息化建設和應用平台的建立共同推進[68]，多方力量需要共同參與，抓住訊息與通信技術（ICT）升級換代「黃金期」提供的寶貴機會，讓城市智慧健康照明穩健發展，讓更多的智能互聯創新從概念邁向現實，從實驗室走入城市，造福於民。

5

城市照明・健康人居

第 **6** 章

健康光照的 實證研究 與設計

雖然光健康實務背後有著強有力的科學基礎支撐，然而它的示範應用卻困難重重。實證研究與設計構建了一座跨越鴻溝的橋梁，讓光的健康效應在居住空間中轉化，為人類的健康福祉服務。本章將系統性地概述光與健康實證實務，從問題出發、以應用導向的一條龍式的技術路線；從視覺品質、節律效應、情感與認知三個方面介紹光照健康效應的實證實驗方法，並與讀者分享、交流郝洛西教授團隊在實驗研究中的心得與體會。

理論機制與應用推廣是光與健康研究和應用的兩端，其間卻存在巨大的鴻溝。社會、經濟、環境、個人行為和生物遺傳等因素的綜合影響，導致各族群在各自生命歷程中的光照與健康需求有著巨大差異，因此，很難找到一個適合所有對象的解決方案，每一次面對新對象的健康光照研究和設計，都是一段新的旅程。在建成環境對人體健康帶來的多重因素且交互作用疊加影響下，在干擾變數高度控制的實驗室環境中所獲得的光健康理論和數據，很難直接應用到現實生活中，並獲得預期的效應。理論結果要轉化為光健康設計方案期望的健康干預效果，實在是難以預測和評估。此外，光與健康理論機制研究和設計示範應用的各環節，往往分屬於不同的學科領域，還需尋找一種有效的方式，在複雜系統中梳理清晰脈絡，整合研究、設計、應用各個環節，使跨學科的知識融貫、數據融匯、技術融合[1]。

　　實證設計（Evidence Based Design, EBD）起源實證醫學（Evidence Based Medicine, EBM）[1,2]。實證醫學是利用科學方法取得證據，來確認醫療成效的一種方式，也是實證研究在醫學上的應用，因此又稱「實證醫學」[1,3]。實證設計是實證醫學與環境心理學結合形成的跨學科設計概念，它強調透過科學研究方法和統計數據來取得實證依據，從而進行決策，以獲得最佳效果[4]；它以問題為導向，透過高度還原應用場景的實證研究，驗證光照健康效應的原理原則，對目標族群所產生的作用與效果，為目標空間確定健康效益最大化的光照數據組合和空間光環境設計方案，並在使用過程中不斷地進行修正與改良，使各項具體的光健康目標得以達成[1]。實證思想貫穿於研究、設計、應用、評估

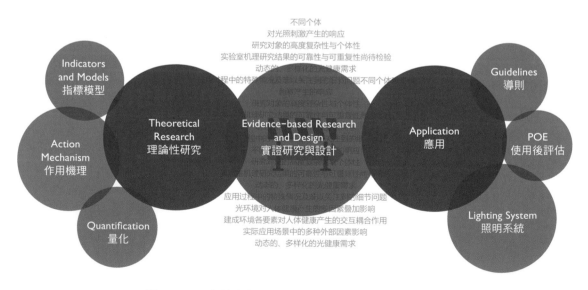

圖 6-0-1　光健康實證研究與設計實現理論向應用的轉化

整個過程，是理論研究向應用實務轉化的必經之路（圖 6-0-1），也是一把標尺，幫助建築與光環境設計者們走出迷霧，讓設計方案的各個關鍵有理可述、有據可循，讓每項設計決策不再只是植入理念，而是創造實際的居住健康效益，使設計方案的獨特性、針對性與創新性得以增強，解決光健康行業步入成熟期後將面臨無法差異化的難題。

1984 年，德克薩斯大學（The University of Texas System）建築學院的羅傑·烏爾里希（Roger Ulrich）教授在《科學》（Science）雜誌上，發表了名為「窗外景觀可影響病人的術後恢復」（View Through a Window May Influence Recovery from Surgery）的開創性研究。他對患者進行為期十年的隨機對照實驗，證明了病房窗外的自然景觀比磚牆更有利於康復 [5]。這項研究首次運用嚴謹的科學方法，驗證了醫院物理環境設計與病患健康結果之間的關係，是為「實證設計」理論的代表。近 30 年來，實證設計理論深刻影響醫院的建設。美國、加拿大和英國的大型醫療機構紛紛加入美國健康設計中心。於 2000 年發起的「卵石專案計畫」（The Pebble Projects），致力於用實證設計的方法來引導醫療建築的建設，提升護理品質、患者安全、員工安全以及環境安全 [6]。實證醫學思想也普及於醫療建築之外的眾多設計領域。在教育建築設計領域，人們嘗試通過實證方法來了解物理環境如何影響學習過程，藉此創造高品質的學習環境 [1,7,8]。美國紐約市針對城市健康危機和公共健康問題提出的城市和建築設計方針《積極設計方針》（Active Design Guideline），是健康城市建設的經典案例，亦受益於實證研究與設計所促成的政府部門、學術研究機構與非政府組織間的跨學科與多方合作 [9]。隨著建築與半導體照明市場不斷地從大規模增長，朝向高技術含量、高附加值轉型升級，以往單純從空間形態、藝術表達方面著手的光環境設計已遠遠不足，它成為一項需要多部門、多學科共同合作的系統性工作，其複雜性遠超過設計師個人經驗和單一學科知識體系所能掌控的範圍。研究、設計、應用、運營、管理各環節間涉及大量的訊息交換、職務範圍重疊、知識共享，需要一個以科學為主，完善的跨學科、跨領域合作機制。實證研究與設計，為各類組織機構、設計師、業主和最終的使用者之間良好的溝通，與「產一學一研一用」合作搭建平台，理論證據及實證實驗結果的共享與應用，使專案設計和實施過程中遇到的問題能夠得到即時、準確地預測、評估和解決，並在合作中不斷激發新的思考和新方法。基於這些應用優勢，未來實證設計光健康相關領域，必將得到更深入的發展 [1]。

6.1 「研究—設計—應用—評估」一條龍式的光健康實證實踐

　　光健康的實證研究與設計（Evidence Based Research and Design of Health Lighting, EBDHL）主要開展調查訪問、實證實驗研究、設計與開發、實驗驗證、示範應用和使用後評估五個環節工作（圖6-1-1）。它是一個一條龍式、系統的流程，從「光環境因素對人體身心健康的多因素影響的質化、量化研究」，到「關鍵技術、設計策略和產品開發」，再到「示範應用和效果評價」，EBDHL讓設計者們站在宏觀視角以改良決策，確保了實務成果的品質，並提高了人力資源、物質資源的利用效率[1]。

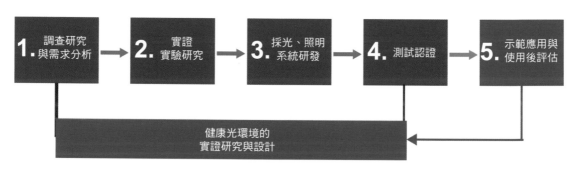

圖6-1-1　健康照明的實證實踐流程

6.1.1 調查研究訪談

　　調查研究訪談目的在於全面且系統性地釐清目標空間的光環境狀況、目標使用者的行為、生理和心理特徵，梳理光環境需求和健康干預需求等各個方面，從而確定研究和設計目標，同時調查研究訪談也是發現問題、達到創新的關鍵環節[1]。

　　調查研究方法主要有文獻研究、問卷採訪（圖6-1-2）、數據實測（圖6-1-3、圖6-1-4）、觀察與追蹤、建立與模擬用戶模型等。

　　文獻普查能收集到最為廣泛的證據來源，透過歸納、統計大量的相關文獻，形成對目標研究問題的基本認識，了解研究問題的歷史和現狀。健康設計是一項跨學科的研究工作，文獻研究的內容不應僅僅局限於自身學科專業的知識，還需要參考醫學和生命科學領域的大量資料，如：神經科學、腦科學、認知科學、解剖學等，以獲取相關知識。

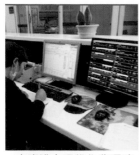
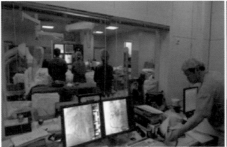
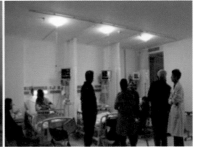

a. 夜班護士視覺作業環境　b. 心臟內科導管手術室作業空間　c. 心臟內科重症加護病房睡眠環境

圖 6-1-2　觀察記錄與問卷訪談

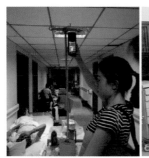
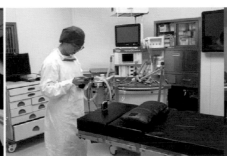
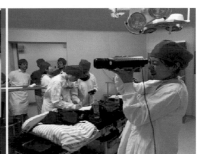

a. 光譜顯色指數測量　b. 手術台照度測量　c. 手術室牆面亮度測量

圖 6-1-3　光環境現況實測調查

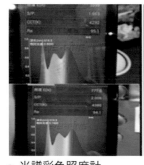
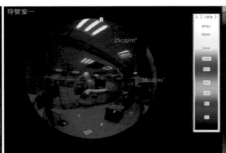
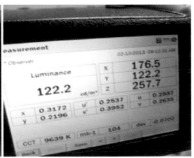

a. 光譜彩色照度計　b. 亮度相機　c. 色度亮度計

圖 6-1-4　光環境現況實測調查所用儀器

另外，建築和照明領域的技術更新疊代迅速，研究前期應對先驅技術和理論方法進行了解，理解世界新一代科技革命和產業變革的趨勢、先驅實驗方法，以及在實證設計方案中運用先進技術的可能性 [1]。

　　數據實測調查研究工作主要是利用專業測量設備，詳細記錄空間照度、色溫、空間光分布、眩光狀況等照明數量與品質數據，以及全天候的自然採光狀況，並與有關規範、標準進行比較分析，客觀地評估當前光環境品質。

觀察與追蹤調查重點在於研究者透過自身的感官或影像設備，直觀地了解並記錄空間的功能特點、運營狀況，使用者的行為特點，以及不良光照條件現狀所造成的負面影響。與實驗研究一樣，它包括橫斷面研究與縱向追蹤研究兩種形式。橫斷面研究是某個具體時間點或時間段內，對不同對象、多個調查指標和現況問題進行系統梳理。縱向追蹤研究是在一段較長時間、週期的連續過程中（譬如：產婦分娩、慢性病康復等）對調查環境中相同對象特定的視覺、生理、心理特點進行反覆測量，追蹤其健康狀態的變化。縱向追蹤研究讓研究者從動態過程中發現更多目標對象的特質，催生出設計的創新靈感。

問卷訪談，是直接掌握目標使用者感受和需求的重要途徑。問卷將人們對光環境的評價與需求，設計成系統性的問題或表格，提供量化分析的基礎。問卷可使質性分析和文字敘述轉化為量化的統計數據，為進一步的研究與設計提供有力依據。而訪談可根據交流時的具體問題和線索，調整調查內容，靈活度較大。訪談過程中，採訪者可以直接觀察受訪對象的面部表情、動作神態，從而改變溝通策略，讓研究對象表達內心的真實想法，有助於挖掘隱藏於問卷結果背後訊息，更有利於發現研究與設計中需要解決的問題點。

進行光健康研究的調查研究工作時，往往是多種調查研究方法同時展開，以確保結果的準確度、可靠性和全面性。面對多樣化的環境條件和各類調查對象，光與健康研究的調查研究工作應採取靈活策略，並關注以下五個要點。

(1) 選擇有代表性的研究對象和問題，合理確定調查樣本數量及樣本結構。

(2) 根據不同的調查研究場景和對象，評估運用適宜的調查方法。

(3) 問卷和訪談問題的設計應直觀易懂，減少使用專業詞彙，避免由於文字理解或語言交流造成誤會與干擾。

(4) 調查研究內容安排應精準和並量化。問卷及訪談應避免題目過多或占用時間過長，引起受訪對象的反感，不宜設計太多開放式問題，使回答沒有固定方向。

(5) 對同一研究問題，質性研究方法與量化研究方法應相互結合、相互佐證，取得全面性的準確結論。

6.1.2 實證實驗研究

已有光健康理論研究成果顯示，對於特定對象是否可產生同樣的健康效益，還需透過實證實驗研究來證實。譬如當人體的週期節律出現紊亂時，清晨明亮光線對於節律修復具有正向的作用；然而相同的光療干預策略，對於生活作息類型完全不同的夜班工作

護理師、跨時區旅行人士、長期臥床老人等不同族群的節律紊亂症狀，是否具有同樣的改善效果還有待探索。以應用為目標的健康照明實證實驗研究，包括：驗證具有療癒效應的光照刺激條件，對特定族群所產生作用效果的基礎實驗研究，以及針對特定空間環境中，對健康光照方案實際產生的生理、心理健康干預效果進行觀察的實證設計研究兩種主要類型。實證實驗建立在大量已有的光健康原則研究和量化模型的基礎之上，透過主客觀相結合的實驗研究方法，量化分析視覺、生理、心理指標，對於各種短時和長期累積的光照刺激所產生的反應，從而評估不同光照環境對人體身心健康產生的影響，獲得應用於不同場景的健康光照技術數據組合，並建立能將健康效益最大化的光照環境設計原則[1]。

　　實驗研究是實證設計收集科學證據的最主要途徑，實驗結果的可信度和準確性，亦將直接影響實證設計實踐的成功與否。除了以問題導向、符合理論機制、目標清晰且具有學術和社會價值確定研究選題之外，搭建適宜的實驗場景，以呈現光照刺激、合理篩選測量方法與指標變數、確定測試樣本數量和納入排除標準、科學的數據統計和分析等，在光健康研究實務過程中，同樣舉足輕重。

　　眾所周知，人體相關的研究難度極高。對於人體身心健康狀態來說，光照刺激並非唯一的影響因素，許多無關變數也會干擾對結果的觀察。著名的霍桑照明實驗（Hawthorne Studies）的目的，是研究光強變化對工人生產效率的影響，實驗持續 2 年半，然而卻非常遺憾，結果並沒有達到預期[10]。根據研究目標，透過實驗環境搭建、受試者納入排除、實驗方法選擇等來對各種不確定因素進行合理控制，是實驗成功的關鍵。

I. 搭建實驗場景

　　根據研究目標，構建適宜的實驗場景呈現光照刺激，是光健康研究設計的一項重要內容。如同心理學實驗研究一樣，光與健康實驗研究通常有實驗室實驗和現場實驗兩種形式。在實驗室實驗研究中，研究者可以在嚴格控制額外變數干擾的情況下，精確地測量自變項與應變項之間的因果關係，了解各項光照數據對受試者帶來的影響。初期許多光環境的實驗室研究採用檯式照明器或發光眼鏡提供光照刺激（圖 6-1-5），對空間環境的影響未予以足夠關注，這使得光照實驗刺激效果和現實環境應用效果間存在著很大偏差。譬如較暗的牆壁會吸收更多的光線，而白色的房間表面將光反射到空間中，增加眼睛接收的光輻射量；房間體積、表面、家具和裝飾材料的反射率，都會影響人眼視覺、生理及心理對光照的反應[11]。而光照的作用效果，與人在空間中不同時段下的活動及位置密切相關，例如：病患多數時間臥床，天花板和四周牆面對光線的反射狀況，將影

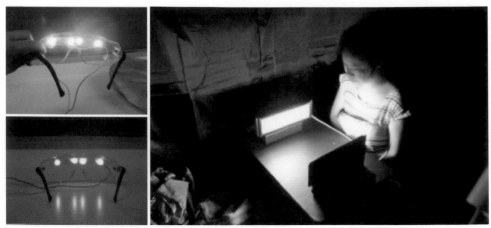

圖 6-1-5　郝洛西教授團隊早期開展的光照對褪黑激素抑制的睡眠實驗研究

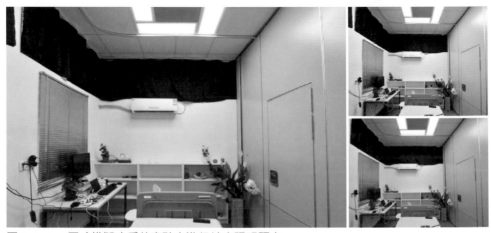

圖 6-1-6　原寸模擬病房的實驗室進行健康照明研究

響到光照刺激的作用大小。空間尺寸、使用功能、界面光線反射對結果帶來的影響，難以透過比例模型或者搭建的空間來替代。因此，愈來愈多的研究選擇在 1：1 高仿真還原應用場景的原始尺寸實驗空間中進行。郝洛西教授團隊也搭建了醫療、辦公、老年居室、密閉環境、地下環境等多種居住空間類型的光健康實證實驗室（圖 6-1-6），房間的裝飾、裝修材料、室內布局、陳設皆依照現實場景配置，受試者也盡可能招募來自這些空間的使用人員，力求高度還原。

　　現場實驗可在實際應用的場景下，對各種光照策略的健康干預效果進行探討。現場實驗條件是開放、變動的，儘管不像在實驗室人造隔離環境中，能夠對各種無關變數進行良好控制，但實驗過程中所有變數的操作都比較符合實際條件，以自然的方式進行，使研究者能夠獲得受試者對光環境更真實的評價與反應。對於南極考察隊員的度夏與越

冬、光照對眼科患者術後情緒壓力緩解，以及工廠車間作業等難以在實驗室裡呈現的應用情境（圖6-1-7），以及驗證24小時全天候療癒光照對老年人睡眠品質的改善效果，探討光藝術面板對心臟內科導管室手術病患術中遵從醫囑的改善等之使用後評估實驗研究，往往更適合採用現場實驗的形式。

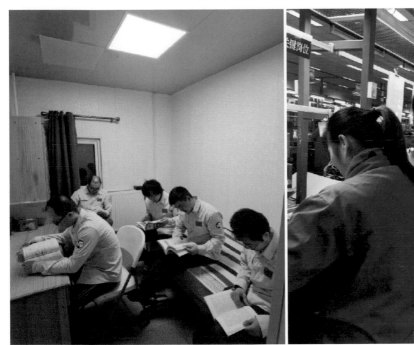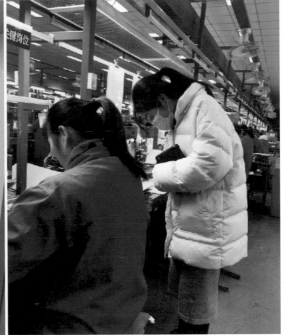

圖 6-1-7　在南極長城站和工廠開展的健康光照現場研究

　　隨著硬體門檻降低，頭戴式顯示器、渲染效果、感知交互等技術的日漸成熟，虛擬實境技術（Virtual Reality, VR）在醫學、軍事、航太、考古等各領域研究中的應用熱門程度與日俱增。透過多源訊息整合，VR技術提供了具有即時性、高度沉浸感的臨場視覺體驗，可成為替代部分物理實驗研究的可行方案。研究者可以借助VR快速、低成本地構建大量光照場景，獲取大量研究數據，完成實驗前期研究數據和場景的篩選工作，解決了實體實驗室建設成本高、耗時長的難題。對於失能失智老人、重症病患等一些行動不便，難以前往實驗室的特殊研究對象，VR技術使實驗得以順利進行。在上海市第三社會福利院養老機構光健康改造專案中，同濟大學郝洛西教授光健康研究團隊以養老院的真實空間場景為範本，建構了等比的虛擬實境實驗模型。她設置了樣本數量龐大的色彩及照明方式場景（圖6-1-8），邀請17名平均年齡在82歲的老年人參與實驗研究。老年人透過虛擬實境場景的體驗，分別對背景牆面、公共區域裝飾色、私人區域主題色

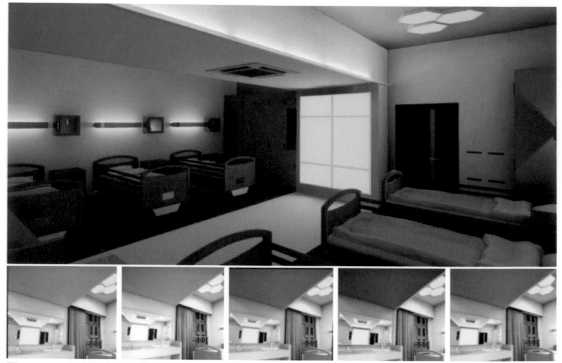

圖 6-1-8　在上海市第三社會福利院養老院開展的光與色彩環境虛擬實境實驗

及窗簾顏色的配置進行主觀評價與選擇，最終確定了養老院的顏色改造方案，並實際施工完成。從使用回饋來看，多數老年人對改造後的色彩方案持滿意態度，這也證明了虛擬實境作為實驗方法的可靠性。近年來，複雜的動態光照環境演算、陰影真實感渲染、物體的表面材質屬性估計等真實和虛擬空間光照一致性問題，不斷取得研究突破，現實生活中光環境的光度和色彩數據，已能夠精準地在虛擬實境模型中呈現，這意味著與實體實驗中一樣，研究者可以在虛擬實境實驗中量化測量各項光環境數據的作用效果。可以預見，伴隨 VR 技術的進一步應用，居住光環境的實驗研究形式，將帶來極大的拓展與顛覆。

2. 受試者的納入排除和樣本數量

　　光與健康實驗研究的受試者選擇和樣本數量分析，通常基於兩方面的考慮：一是受時間、經費限制影響的研究可行性因素，光與健康的實驗研究都極為耗費人力、物力。隨著研究內容的深入，愈來愈多的實驗加入多通道生理訊號採集設備、眼動儀、生化指標測量甚至細胞基因表現分析等多元化實驗手段，幫助研究者更精準、更細緻地分析人對光照刺激的反應，這些方式功能強大，但成本十分昂貴。特別是跟連續指標監測、效

應長期觀察的實驗研究有關時，動輒花費數十萬元，甚至數百萬元人民幣。二是研究目標的達成，受試對象應根據實驗研究目標來選擇，具有明確的標準，確保受試對象的同質性，以盡量減少因受試者選擇不當而導致的偏倚。受試者的選擇標準，一般是根據目標族群的人口統計特徵（性別、年齡）、臨床特徵（體徵、基礎健康指標）、空間與地域特徵（居住地、生活環境）和時間行為特徵（生理時鐘類型、作息規律）四方面因素確定。排除標準主要為了規避受試者對實驗進行的潛在不良影響及保護受試者安全，將拒訪風險高、配合研究能力受限、發生不良反應風險高，以及有過類似研究經歷可能影響實驗科學性、嚴謹性的族群排除在外。

當樣本數量過小時，所獲得的指標將不夠穩定，實驗結果受個體差異的影響較大，難以可靠地描述光照刺激作用，實驗效能低。樣本數量過大，花費的人力、物力、財力和時間較多，實驗可行性將變差，同時還可能會有較多的混雜因素。同樣，實驗樣本數量的確定主要在於研究目的與經費、人力條件之間的平衡取捨。同時，數據變異性等統計學因素、業內相關研究可比性等也將對樣本數量規模產生影響。不過，用最少的樣本量成功達成研究目標，則是樣本數量確定的總體原則。

3. 實驗方法

光與健康研究的發展與神經科學、心理學、時間生物學、臨床醫學、建築學、室內設計、社會學、人體工學等學科平行共進，從主觀評價、語義差別量表、多維度量表、反應時間測量，到近年來各項實驗研究被廣泛採用和嘗試的多通道生理訊號回饋（眼電圖、心電圖、腦電圖、心率、脈搏、呼吸、肌電、膚電反應、血氧等）、生化指標分析（褪黑激素和皮質醇等生理激素濃度、腸道菌叢分析等），以及行為情感測量（面部表情識別、眼動分析和肢體運動識別等），多學科的實驗研究方法被導入到光與健康的實驗研究之中，使得研究者有更加多樣性的選擇。「測量」在科學實驗中的地位至關重要，信度（Reliability）與效度（Validity）則是實驗測量的核心議題。實驗方法能否穩定、可靠地測量到人體視覺、生理、心理回應光照刺激所產生的指標變化，能否正確地反應人體的健康、舒適狀態，都是選擇測量方法的關鍵。譬如，手環等穿戴式設備是否能夠不間斷地接收生理活動訊號？相同的褪黑激素樣本，多次測量是否獲得重複性的結果？腦電圖（EEG）波動能否反映情緒變化的面向？需要在實驗設計過程中獲得盡可能完善的思考。適用於光照刺激視覺、節律、情緒和認知效應的實驗工具和方法，將分別在本書6.2節、6.3節和6.4節中進行介紹。

6.1.3 照明系統研發與檢測認證

　　設計研發與檢測認證，是光健康實證研究的成果產出環節。產品與解決方案的設計目標，應立足於將光照環境作為安全無副作用的主動健康干預工具，使光照「視覺—節律—情緒」多面向的健康效益得以充分發揮，對人員存在的身心健康問題進行標靶干預。人體工學設計應貫穿於照明系統研發的全部過程，我們應該系統性地掌握人們的能力、行為限制等相關訊息，並將其應用於照明系統的研發製造當中 [1]。燈具及其附件、控制系統和人機界面的設計，要符合人的身體結構和生理心理特點，以實現人、機、環境之間的最佳搭配，保障在不同條件下的人們，能有效、安全、舒適地進行工作與生活，提高人員的工作效率和系統使用效能。

　　隨著光健康理論研究的深入，照明系統設計的範疇也得到拓展，我們除了關注視覺環境以外，更應關注節律修復和情緒調節的全方位需求。隨著 LED 照明及其控制技術快速發展，光譜訂製和多場景照明得以成真，照明設計的面向也相對增加，除了對產品和空間視覺形象進行設計，對空間單一照明場景數據進行選擇以外，還應考慮時間面向，進行動態多場景照明設計，滿足人們在不同時段、不同場合下多樣化、個性化的用光需求。智慧照明為大數據、雲端平台與雲端計算、無線通信、物聯網、機器學習、虛擬實境、光電感測器、人機互動等眾多先驅數位技術，提供了實際的應用場景，而這些先驅技術應以改善民生福祉為出發點，與實證研究成果在照明系統中，進行有意識的結合應用（圖 6-1-9、圖 6-1-10），避免單純的理念植入和炫技展示。此外，為了使研發成果得到更好的推廣應用，降低經濟成本，產品研製應盡可能地標準化、系列化、模組化和兼顧通用設計。以通用的標準設計，根據不同需求，組合出多樣化的科技解決方案。

　　在光健康實證實踐中，檢測認證也是必不可少的環節，以確保採光和照明系統的長期安全可靠。研發完成的燈具產品及其附件和控制設備，需委託國家授權的第三方檢驗機構進行檢測，透過光生物安全評價，取得檢驗證書，並經有關單位工程驗收合格後，方可投入使用（圖 6-1-11、圖 6-1-12）。

(1) 以符合國家、省市及行業現行相關法律法規和標準規範的規定為基本要求，全面提升環境照明品質。

(2) 完成研究與開發的燈具產品、配件及控制設備，應委託國家授權的第三方檢驗機構進行檢測，取得檢驗證書。

(3) 選擇的照明燈具、安定器等電器產品，必須通過國家強制性產品認證。所選照明光源、安定電阻器等產品的能源效率基準值，不得低於相關能效標準二級（編注：此處的能效分級為中國國家標準）。

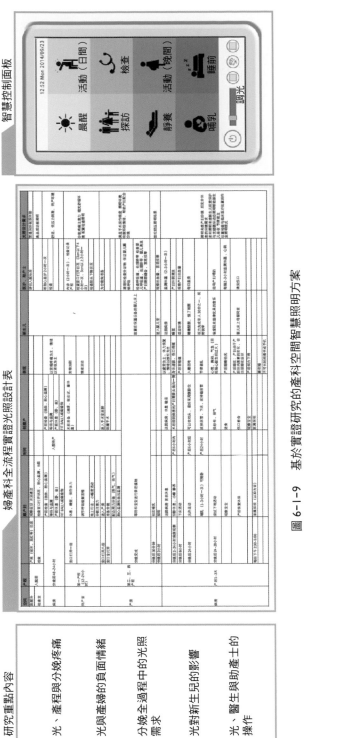

智慧控制面板

婦產科全流程實證光照設計表

研究重點內容

I 光、產程與分娩疼痛

II 光與產婦的負面情緒

III 分娩全過程中的光照需求

IV 光對新生兒的影響

V 光、醫生與助產士的操作

圖 6-1-9 基於實證研究的產科空間智慧照明方案

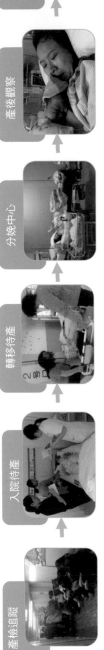

產檢追蹤　入院待產　轉移待產　分娩中心　產後觀察　產後訪視

圖 6-1-10 產婦分娩全過程縱向追蹤研究

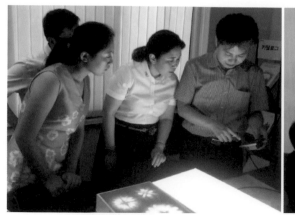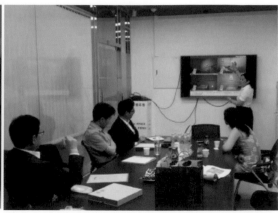

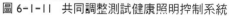
圖 6-1-11　共同調整測試健康照明控制系統　　圖 6-1-12　婦產科空間多場景健康照明控制方案討論

(4) 根據國家相關管理辦法，健康照明設計和改造專案完成單位工程驗收、專案工程驗收並須經安全評估，取得有關許可後，才能正式投入使用。

6.1.4 示範應用與使用後評估

　　作為創新的探索性實務，示範應用是理論研究與技術開發成果朝產業化前進的途徑和測試平台。與此同時，實務中產生的相關新技術與新產品，也在應用中逐漸成熟，成為可複製、可推廣的實施範例，因此在光與健康實證實務全部過程的示範應用，有舉足輕重的地位。健康照明的示範應用，需要「產、學、研、用」各環節的深度融合、共同創新，需要創新鏈上、中、下游的結合，需要創新環境與最終用戶能相互整合，所以進行健康照明的示範，不同於傳統的照明工程，須突破學科壁壘，由多學科、跨領域團隊共同完成。值得提出的是，建成環境與居住健康是一個複雜的研究系統，示範應用的效果、實現週期、經濟成本都具有一定程度的不確定性，政策上在大力支持的同時，還需建立容錯、糾錯機制，以鼓勵大膽探索。

　　使用後評估（POE），是透過問卷、訪談和工作會議等組織方式，以及環境監測、空間監測和成本分析等客觀方法，科學、嚴謹地對完成且使用過一段時間的建成環境進行評估，建構一個完整的訊息回饋系統，全面鑒定設計成果對初始目標的達成狀況以及對使用族群需求的滿足情況 [12]。對於改良現有的健康照明設計，並為後期同類設計和決策提供客觀依據而言，POE 不僅具有重要的意義，更可以作為指引標準和設計規範的更新，是一項很有實質意義的工作。POE 的操作模式有三個層次，分別是指示性後評估、評價性後評估和診斷性後評估。指示性 POE 旨在快速反映健康照明設計的優劣之

處，發現問題並回饋給用戶，以呈現短期價值；評價性 POE 是為了對照明系統性能中更詳細的問題提供評價和更具體、細部的改良建議，為適應性改造提供判斷依據；診斷性 POE 則提供更全面的評價，不僅針對項目本身的改進，也為現有規範原則提供數據和理論支持，具有長期價值。因此，一個項目往往會進行多次使用後評估研究，評估短期、中期和長期效應[13]。

POE 在 EBDHL 中包含五個面向，即健康效益、建成環境品質、產品、應用程序和社會經濟效益，每個面向有若干的評分指標。評價小組應由各專業專家、設計者、使用者和營運管理人員組成，以確保評價結果的客觀性和指導性（圖 6-1-13）。

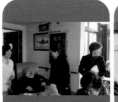
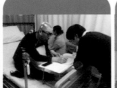
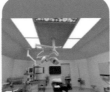
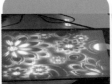
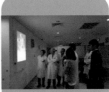

全面、系統化地了解目標空間的光環境現狀、使用者行為、生理、心理特點，確定光健康的干預目標。

發展實證實驗，為健康策略制訂和系統研發提供科學實證依據。

匯整各項健康光照干預技術系統，開發出可應用於各類居住空間的標準化、系列化、模組化和通用設計的產品。

光健康實證實踐的必要環節，以確保採光與照明系統的長期安全性與可靠性。

透過問卷、訪談、工作會議以及環境監測等客觀方法，科學、嚴謹地對健康光環境工程進行評估。

1. 調查研究與需求分析　　**2.** 實證實驗研究　　**3.** 採光、照明系統研發　　**4.** 測試認證　　**5.** 示範應用與使用後評估

圖 6-1-13　全鏈程光健康實證實踐技術路線

6.2 光照視覺品質實驗研究方法

　　健康光照實證實驗的研究目的，是將光照刺激對於人體視覺、生理、心理、認知產生的影響進行量化，以反映光照指標與各項人因指標間的關聯。成功的實證實驗設計，可透過實驗場景搭建、實驗樣本數量限制、受試者納入排除等方式，有效地消除主觀性、個體差異性等無關變數影響；透過適宜的實驗光照刺激呈現方式、光照場景展示順序安排等，成功地操縱自變項，透過精確的觀察、分析應變項反應指標的變化，並透過合理選擇的數據分析方法呈現。其中對人因指標對光照刺激反應之間可靠、準確的測量，是實驗成敗的關鍵。從「測量」的含義——按照某種規律，用數據來描述觀察到的現象，即對事物作出量化描述——我們不難看出：測量方式和指標的選擇，往往決定了實驗研究的方法與流程，6.2 ～ 6.4 小節將圍繞著對健康光照實證實驗方法的介紹展開。

　　滿足視覺需求，是光最基本的作用。在傳統觀念裡，視覺功能往往代表良好的視力，但隨著科學的發展，人們進一步認識到，除了視物能力，視覺的好壞也跟清晰度、舒適度、穩定性等更多面向有關。視覺品質是視光醫學上的概念，用來描述眼睛整體視光系統的功效，並用於評判眼科治療前後視覺能力的改善效果，在臨床上視覺品質透過採用視銳度（視力）、對比敏感度函數、視野、立體視覺和色覺、視看感受等視覺心理、物理學特性，結合眼睛的波前像差測量，從像差、散射和繞射等角度，分析客觀視功能指標的形式並進行評價。同時，視覺品質也是電腦圖學中的一個基本問題，它的好壞根據計算模型獲得圖像品質，如：色彩、清晰度、銳度、曝光、雜訊（如：灰度雜訊、顏色雜訊、空間雜訊）等屬性的量化值與人類主觀觀測值一致性來評估，主要是為了利用電腦來代替人類視覺，在不同環境下觀看和認知圖像的目標。

　　光度學與色度學的研究歷史悠久，光與視覺反應方面已積累了成熟的研究方法，包括：主觀問卷、任務操作和以瞳孔反應為主的生理回饋評估以上三類。光照視覺品質影響方面的實證實驗研究，在沿用已有實驗方法、借鑒眼科臨床和電腦視覺領域實驗工具的同時，亦根據以應用為導向的光健康研究目標不斷地拓展，注視、掃視、眼瞼張開值等眼動測量及其指標，也被光照視覺反應的實驗研究所採用。

　　光健康實證研究的內容，主要集中在視覺功效、視覺舒適、視覺疲勞、視覺滿意度四個方面，每一類的實驗方法都與主觀與客觀實驗方法的結合應用有關。此外，光照誘

導的角膜、水晶體、視網膜、感光細胞等視覺系統的損傷實驗研究，則多以光刺激動物模型、離體培養和流行病學研究等形式來進行，以功能或機制性問題研究為主，因此不屬於健康光照實證實驗研究範圍。

6.2.1 光與視覺功效相關實驗研究方法

視覺功效是指處理視覺訊息的速度和準確性，通常用視覺作業內容的可見性以及完成視覺作業的速度和精確度來評判。可見性也是視覺目標識別的容易程度，標準視力對數表、佩利‧羅布森（Pelli–Robson）的對比敏感度測試等臨床視功能測試，被延伸應用到了光健康實證實驗視覺可見性實驗之中。視力、對比敏感度、立體視力、顏色辨別力等，是可見性評估的經典指標，用於評估不同光環境下人眼的視看能力，如在道路照明中對比敏感度測試，對人們在霧中的駕駛能力進行評估，立體視銳度測試則用於檢視人們辨別深度的能力等。

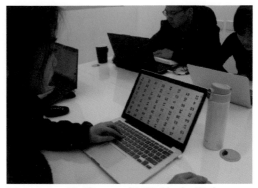

圖 6-2-1　通過 8×8 舒爾特方格（Schulte Grid）實驗，了解受試者在光環境下的視覺功效。

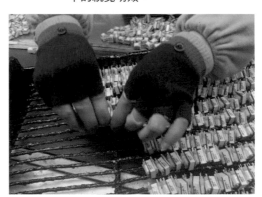

圖 6-2-2　透過工人完成流水線加工作業的效率，評估工人在實驗光場景下的視覺功效。

作業速度和精確度評判，則是以受試者完成視覺任務的情況來進行觀察和分析，如：閱讀不同對比度的印刷字母和數字的速度和準確性，搜索相同字母的所需時間以及對視覺刺激材料的反應時間等。「精確計時」是光與視覺功效實驗設置中的關鍵問題。因此，視覺功效實驗研究往往需要設計專用的電腦程式，或在視覺心理學研究工具中進行，可即時、精準地記錄受試者的反應。而針對特定應用場景的視覺功效實驗研究，可將人員工作內容作為實驗所執行的視覺任務，如：研究駕駛艙照明的儀表板判讀、工廠流水線工人的產品加工作業等，如圖 6-2-1、圖 6-2-2 所示。

6.2.2 光與視覺舒適相關實驗研究方法

視覺舒適由視覺品質決定。視看不清、視覺模糊、色彩和形狀辨識困難、重影等視覺品質缺陷，對視覺舒適感受的影響極大。因此，視覺舒適實驗研究，首先是對空間光

照品質、數量分布是否可滿足使用者所進行的視覺任務和活動需求來進行評估，以上可透過現場測量、視功能範圍評估、問卷量表等形式進行。在國際照明委員會的照明標準中，可用於評估室內照明環境視覺舒適性的相關指標，包括：眩光（燈具、日光、明亮表面）、照度水平（工作平面和周圍環境）、亮度比和均勻性、顯色指數、相關色溫、光源閃爍控制、陰影遮蔽等。而空間明亮度、空間亮度分布、室內界面反射率等，也是視覺舒適研究近年來關注的光環境因素。

「視覺舒適度」是人們對光照環境的生理、心理感受之舒適程度，其影響因素眾多。進行光與視覺舒適相關實驗研究的目的，就在於建立光環境物理刺激量與舒適感受量之間的內在關聯，生理、心理反應也被應用於衡量光環境的視覺舒適度。針對等級量表、語義差異量表、主觀舒適度評價來進行評分，對於引發流淚、疼痛、刺癢、畏光、酸脹等眼部不適症狀的情況進行判別，也是研究光環境視覺舒適影響的常用方法。近年來，透過腦電測量的中央神經系統和眼動測量的動眼神經系統活動，也作為視覺感知和認知過程中舒適度的評量方法。

6.2.3 光與視覺疲勞相關實驗研究方法

不合適的光環境、長時間近距離視看、過量觀看影片等終端使用，將引發視覺疲勞症狀。視覺疲勞不僅僅是眼睛不適的綜合症狀，在多方面亦產生相關影響。首先是視覺功效的下降，作業錯誤率增加、使用時間延長，視疲勞狀況可透過觀察視覺功效的變化被發現。其次，視覺疲勞也是一種「生理疲勞」，引起中樞神經、自律神經活動程度和眼動功能及相關生理指標上的變化。因此，生理測量也可反映視覺疲勞的程度。反映人眼辨別閃光能力的臨界閃光頻率（Critical Flicker-Fusion, CFF），是一個心理物理量，與大腦的覺醒程度相關。在疲勞狀態下，人眼臨界閃光頻率將下降。而視覺誘發電位（Visual Evoked Potential, VEP）、腦電圖 EEG（α 波和 θ 波、θ/α 和 $\alpha+\theta/\beta$）等電生理訊號的變化。而透過眼動或眼電 EOG 設備測得的眨眼頻率、瞳孔大小、眼瞼張開值變化狀況，也被許多視覺疲勞實驗研究所採用。

視覺疲勞的影響還包括主觀感受，也是一種「主觀疲勞」。因此視覺疲勞也透過主觀評量的方式進行。視覺疲勞主觀評量乃是以自我報告、李克特量表和語義差異量表為基礎，而主觀評量問卷的設計應有明顯的語義區分，以準確反映視疲勞程度。詹姆斯‧E. 西迪（James E. Sheedy）設計的視覺疲勞感知量表，是國際上較為公認的視疲勞評價量表。《視疲勞測試與評價方法 第一部分 眼視功能測試方法》（T/CVIA-09-2016）、《視疲勞測試與評價方法 第二部分 量表評價方法》（T/CVIA-73-2019）等商業團體標準，

側重於評估長時間使用螢幕和不同類型照明產品時，用戶視知覺功能受到的影響，其中的測量方法也可作為實驗研究的重要參考。

6.2.4 光與視覺滿意度相關實驗研究方法

「視覺滿意度」包含對視覺功能滿意度和空間視覺偏好滿意度兩種類型。視覺功能滿意度研究與視覺功效、視覺舒適與視覺疲勞體驗三者相互關聯，實驗研究方法的應用也有所相關。另一類的視覺滿意度則與視覺認知偏好相關。視覺認知偏好具有差異性，在兒童、青年、中年、老年、男性、女性及不同文化背景的各類族群中普遍存在，因此也是視覺環境與健康光照實驗研究的重要組成部分。而在發光面板的設計研究中，視覺滿意度是非常重要的一項，面板圖像的像素密度、清晰度、內容主體、構圖、主導光色、更新率、視角等要素，的確定往往由視覺滿意度來決定。

以語義差異量表為代表的主觀量表評量，是視覺滿意度研究的主要工具。量表內容主要由明亮、清晰、清醒、自在、溫暖、溫馨等描述空間光照環境特徵，和受試者主觀感受的形容詞所構成。受試者對光照場景的滿意度，是透過對量表內容詞彙的出現頻率和量表得分相關性綜合分析而得出。在人體工學、心理學、認知學研究中廣泛地應用眼動追蹤技術，也是當下研究視覺偏好的熱門研究工具。眼動反映了觀察者注視點和注視時間的變化，並記錄其順序和頻率，了解受試者在環境中訊息的關注偏好。不過在實驗過程中，注視時間、注視次數、視覺路徑等眼動指標變化，實際上如何反映視覺偏好，還需結合主觀問卷做進一步的分析（圖 6-2-3）。

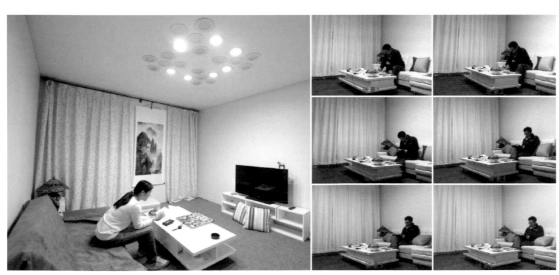

圖 6-2-3　郝洛西教授團隊進行的起居空間光環境視覺偏好實驗研究

6.3 光照節律效應實驗研究方法

　　醫學領域將生物節律稱為「醫學的第四維」，它是改善睡眠、代謝、免疫、炎症、老年退化性疾病相關病理或亞健康狀態，以及提高藥物、手術療效和減少副作用的關鍵因素。以生物節律為基礎的健康干預，往往是個人化、精準化的健康干預。不同個體自身的生理時鐘狀態、光譜敏感度以及反應特性上的差異，在以往的研究中，可以被充分地觀察到 [14-16]。光照節律性變化需與人體晝夜節律相吻合，將其節律光照干預草率運用於非目標群體，除了沒有效用，甚至是有害的。因此，準確地採集人體晝夜節律的數據，測量人體晝夜節律的中斷程度或與外界環境的失調程度，並評估光照條件對晝夜節律系統的影響，將成為光照節律效應實驗研究的核心部分。

　　在人體的所有生理功能中，幾乎都能觀察到晝夜節律的變化，不過受到活動、進食及其他環境因素的影響，能夠用來代表中樞晝夜節律系統的相位、振幅和週期的生理指標比較有限。目前，褪黑激素分泌濃度、核心體溫和休息活動週期，是臨床與實驗研究中普遍採用的人體生物節律生理測量指標。睡眠日誌、自我報告或觀察者報告、問卷量表等非生理工具，提供了不同於客觀測量所獲得的生理節律「時間記號」，讓研究人員可以了解到引起晝夜節律變化的訊息，因此也是不可或缺的。

　　由於不同的晝夜節律測量都需要在一定條件下，遵循標準的流程進行，同時各項主觀和客觀指標對外界影響因素的敏感性也有所不同，每種節律測量的方法都具有它的優勢和缺點。因此，確定節律光照實驗研究的測量方法之前，應充分對如下問題進行考慮，結合使用多種主、客觀研究方法，從而才能精確地了解到人體晝夜節律狀況，達成研究目標。

(1) 待研究的節律指標，包括：節律的相位、週期、振幅。

(2) 研究的目標人群，包括其生理時鐘類型、作息規律、年齡、健康狀態。

(3) 節律指標的採集地點，位於高度控制干擾因素的實驗室環境或日常生活場所。

(4) 實驗研究的週期及節律指標的採樣週期和頻率，如：24 小時連續多次採集、單日定時採集、多日定時採集等。

(5) 研究資金。

(6) 採用節律測量方法對人體的侵入性程度。

6.3.1 睡眠日誌與自我報告

　　自我報告和問卷量表是一種判斷人體生物節律特徵的低成本方法。該研究方法適用於廣泛收集的大量樣本睡眠節律數據。

　　睡眠週期是人類最顯著的晝夜節律之一。睡眠特徵的變化，也反映了晝夜節律相位和振幅的變化。睡眠日誌或睡眠日記是研究晝夜節律的主要自我報告方法，它以紙本或電子記錄的方式，對人的睡眠模式和行為節律進行長時間的追蹤和詳細記錄，直觀地描述人的睡眠節律特徵，臨床上用來診斷和補充評估不良睡眠習慣、睡眠障礙和識別晝夜節律失調。睡眠日誌的內容應包括每日何時入睡、起床和清醒的時間等睡眠訊息，以及活動行為的訊息，例如：日間打盹或運動的時間、咖啡因或酒精的攝取情況、服藥情況等。睡眠日誌應保持 2 週以上的連續記錄（圖 6-3-1）。匹茲堡睡眠質量指數（PSQI）、卡羅林斯卡嗜睡量表（KSS）、愛普沃斯嗜睡量表（ESS）和斯坦福嗜睡量表（SSS）等睡眠監測與分析主觀量表，也經常被應用於光與健康的實驗研究中，作為研究光照晝夜節律影響的非生理工具。

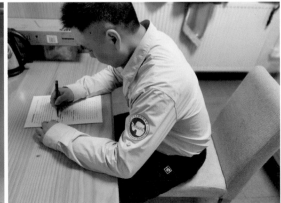

圖 6-3-1　2013 年南極長城站光健康實驗研究中，駐站人員填寫的睡眠日誌。

　　慕尼黑大學時間型問卷（MCTQ）、清晨型－夜晚型問卷（MEQ）和輪班工作者晝夜偏好問卷（MCTQ Shift）等，乃用於評估人員的晝夜節律偏好或時辰類型。這些問卷本身並不評估晝夜節律的變化，但是節律光照刺激的作用效果跟人與人之間的作息類型差異也有關聯。時間類型問卷能幫助研究者篩選出極端晚睡型、極端早睡型等受試者，減少實驗過程中受試個體差異的影響，也讓實驗設計更加精細化。

6.3.2 褪黑激素分泌濃度

褪黑激素是松果體合成和釋放的賀爾蒙。人類視交叉上核的晝夜節律無法直接測得，它必須透過外周標記物的時間節律來評估。不同於皮質醇、核心體溫還受到行為、壓力等因素影響，褪黑激素的分泌由松果體的複雜光敏感神經調控，會受到視交叉上核接受晝夜節律振盪所影響。人體褪黑激素濃度作為晝夜節律系統運行的生物標誌，因混雜變量少而被廣泛採用[17]。褪黑激素可從血漿和唾液中檢測得到，其代謝產物 6- 硫氧基可透過尿液樣本來測定。每種樣本的採集方式都有其特定的環境和採樣方法要求。如果 24 小時內每 2 ～ 8 小時採集一次褪黑激素，估算其每日分泌濃度的變化趨勢，探討連續光照刺激對晝夜節律的累積影響，可透過採集尿液樣本的形式進行。如果以光照刺激引起的晝夜節律相位變化等作為主要研究內容，則需每 10 ～ 30 分鐘進行頻繁採樣的實驗研究，褪黑激素濃度通常經由血漿或唾液測量。最常用的晝夜節律時間標誌——暗光下褪黑激素分泌起始點（DLMO），是使用血漿和唾液褪黑激素濃度來測定，並且連續採樣 5 ～ 6 小時，來繪製褪黑激素濃度變化曲線。血漿中褪黑激素的濃度是唾液的 3 倍。在大多數情況下，確定 DLMO 的依據是褪黑激素濃度的絕對閾值，唾液中的絕對閾值通常為 3pg/mL，而血漿的臨界值則為 10pg/mL。一些研究將血漿褪黑激素濃度視為評量晝夜節律的「黃金標準」。由於採集血液樣本對身體具有一定侵入性，也有研究者偏向採用唾液褪黑激素測量這一相對簡便的方式（圖 6-3-2）。

褪黑激素樣本採集以後，要使用離心機和冷凍櫃快速處理樣品，保持其化學完整性，同時需在合格的實驗室中進行標準檢測，花費較高，操作流程也比較複雜，因此多在實驗室中進行。

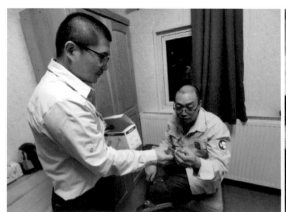 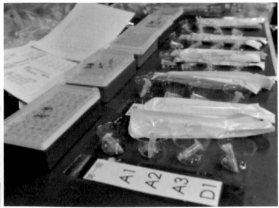

圖 6-3-2　南極長城站、中山站光健康實驗研究中採集唾液褪黑激素樣本

6.3.3 睡眠—覺醒活動記錄

24 小時的睡眠—覺醒模式是最典型的休息—活動節律,是人體晝夜節律最顯著的外在表現。睡眠多項生理檢查(Polysomnography, PSG)是客觀睡眠監測的「黃金標準」,透過在全夜睡眠過程中連續並同步監測腦電圖、眼電圖、心電圖、呼吸、血氧等廣泛的生理變數,來客觀地、科學地量化分析入睡潛伏期、覺醒次數和時間、睡眠時相、睡眠結構和睡眠效率等睡眠特徵,以發現睡眠呼吸障礙並確診睡眠相關的神經病變。但 PSG 應用於實證實驗有一定的局限性。使用 PSG 須在實驗室和相關技術人員的監控下進行,受試者身上連接許多電極和束帶會引發不適感,使其不能真正地進入自然睡眠狀態。而且睡眠多項生理檢查監測儀器價格昂貴,導致實驗成本較高,不適用於樣本數量大的實驗研究(圖 6-3-3)。在「睡眠週期」與「休息—運動週期」之間存在著近乎一對一的相關性,透過持續測量肢體的運動量,能夠推算出睡眠週期,間接評估人體晝夜節律的振盪。睡眠活動記錄儀基於這個原理,只要設置一定的時間間隔,並對每一間隔內的活動量進行加權計算,從而判定睡眠開始、偏移和中斷的時間點,便能分析出睡眠效率、睡眠時間、覺醒次數等指標[18]。儘管睡眠活動記錄儀無法像 PSG 一樣監測人體的睡眠品質而進行臨床的深入判斷,但其體積小、易攜帶的特點,提供了便捷、連續並在自然狀態下的晝夜節律測量方法,因此在光與健康實證實驗和諸多人體晝夜節律研究中被廣泛應用(圖 6-3-4、圖 6-3-5)。

目前市面上許多消費性健康監測手環都配置了活動監測儀,透過使用適當的演算法,來推估睡眠週期,而且可以和手機應用程式連動,記錄每日睡眠數據,並繪製成視覺化分析圖表,是現實生活中晝夜節律的低成本、高可行性的研究方法。此外,市面上也出現了各類睡眠監測床墊,通過內置嵌入式感測器來

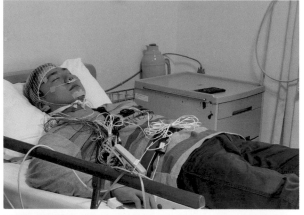

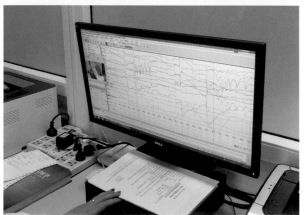

圖 6-3-3　PSG 睡眠多項生理檢查監測過程

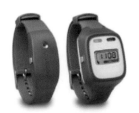
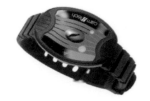

a. 睡眠活動記錄儀

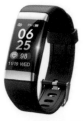
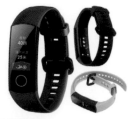

b. 商用健康監測腕錶

圖 6-3-4 穿戴式睡眠監測設備

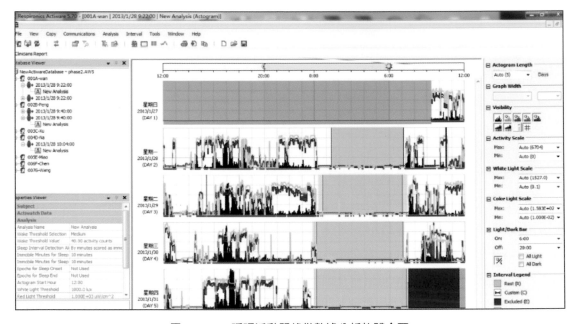

圖 6-3-5 睡眠活動記錄儀數據分析軟體介面

追蹤睡眠品質,記錄睡眠體徵,在使用者毫無察覺的情況下進行睡眠監測,高度還原自然睡眠狀態。然而各個品牌的睡眠監測產品種類繁多,數據監測差異較大,且多以健康護理為主要商用目的進行開發。作為實驗用人體畫夜節律測量工具,其數據結果的可靠性,還需與 PSG 等高可信度睡眠監測方法的結果進行比對。

6.3.4 核心體溫

核心體溫在白天升高、晚上降低的 24 小時週期性變化,包括完整的振幅和週期,同樣也是人體畫夜節律系統的常用測量方式。核心體溫振盪曲線的最低點,往往被視為畫夜節律週期的標誌。核心體溫是指人體內部溫度,透過插入直腸的探針測量獲得。人

們日常生活中常用的腋下、口腔、額頭和耳蝸的體溫，受到服裝、周圍環境等多方面因素影響，與核心體溫有一定差別。但測量外周體溫的形式，因為對人體侵入性小，因此也可作為節律變化指標在實證實驗中使用。測量時，應盡量創造一個相對封閉的環境，減少外界溫度的干擾。隨著技術的創新，愈來愈多的非侵入式生理監測工具被發明。能夠連續監測、記錄且無線傳輸核心體溫訊號的微型膠囊已於近年問世，並逐步在人因實驗中開始應用。膠囊內置儲存記憶功能，可儲存上千組數據，受試者只要口服吞入，1～2 天後再將膠囊從消化道排泄出來，即可在手機 App 上查看核心體溫變化，而不用像褪黑激素濃度測量一樣等待較長的化驗週期。

6.3.5 晝夜節律測量方法的展望

尋找並採用簡單而成本效益高的晝夜節律評估方法，是實證健康光照實驗研究持續改良和創新方向。隨著人們對晝夜節律系統複雜性生物機制認識的逐步清晰，以及生理測量技術的不斷進步，生物節律的測量方法也愈來愈多元化。人們將不再受限於透過觀察晝夜節律對激素分泌、體溫、心率等生理活動的調控輸出，來評估生理節律。細胞的生理時鐘基因表現[19]、腸道細菌豐度變化[20] 等，都將發展成為測量人體晝夜節律的精準工具，甚至需要連續不間斷多次採集才能評量晝夜節律等問題，也將被解決。

未來光照節律效應研究的對象，也不再局限於個人或者樣本數較少的族群，將朝向不同時區、不同地理位置、不同居住環境、不同年齡層的族群，進行更廣泛的節律數據收集，記錄大量人口的即時數據，以評估居住光環境對晝夜節律的影響。智慧手機在現代工作、生活中被廣泛使用，每日產生大量「數位足跡」，未來它們將成為一個窗口，利用萬物互聯的優勢，構築訊息化的科學研究生態系統，讓人們能更好地探索光環境等外在因素與生物節律之間的相互作用。

6.4 光照對情緒與認知行為影響的實驗研究方法

　　情緒與認知皆是複雜的生理、心理現象，二者交互作用、相互依存。海馬迴、額葉和頂葉等，是在認知過程中發揮核心作用的腦區，同時也參與情緒過程，而情緒的效價與喚醒度，對於知覺、注意、執行、控制和決策等認知行為，亦有顯著的影響。光照對大腦神經通路的調節，往往會產生情緒和認知行為的雙重效應，因此探索光照對情緒與認知影響的實驗研究方法、測量工具、評量指標，在很多情況下非常相似，甚至是重疊的。情緒與認知行為是心理學、腦科學、神經認知科學以及人因學與工效學等領域的研究焦點，近年來它們的實驗方法也有了豐富多元的發展，既包括自我報告等主觀方法，也包括以腦波及事件相關電位等多通道電生理訊號測量，以及經顱磁刺激和核磁共振攝影、行為測量等諸多客觀工具。

6.4.1 適於健康照明研究的光與情緒實驗方法

　　情緒的表現是多層次的，包括：生理喚醒、行為反應、面部表情或姿態，以及主觀體驗等。情緒本身也是多面向的，如積極／消極、愉快／不愉快。因此光照情感效應的實驗研究方法非常多元，實驗設計以特定的研究問題為基礎，從多角度、多層次進行考量，設計不同偏重方向的實驗場景、設置不同面向的自變項和應變項、選取有區別的主客觀數據進行分析與綜合評估 [21]。

1. 實驗場景

　　實驗場景實際上是情緒研究中情緒的情景誘發素材，實驗設計的場景變化能否誘發有效的情緒改變、情緒的波動幅度是否能被檢測，是光與情緒實驗研究在誘發方法上，不同於其他情緒實驗的特點。在實驗場景設置中，情緒的極性和情緒體驗的強度，是必須注意的兩個關鍵問題。

2. 情緒測量

　　情緒測量在光與情緒的實驗研究中具有關鍵作用。情緒的測量方法從某種意義上來說，就是光與情緒的實驗方法，最常用的情緒測量方法有七種：理論研究法、自我報告

法、生理測量法、臨床測量法、發展測量法、音樂分析測量法及個人與文化差異測量法，其中適用於光與健康實證實驗的測量方法，主要包括自我報告法和生理測量法。生理測量主要包括自律神經系統（ANS）和中樞神經系統（CNS）測量。行為測量以面部表情識別及眼動行為追蹤為主 [21]。

(1) 自我報告法

自我報告法採用量表或問卷的形式，進行情緒的評估與測量，是光與情緒實驗使用最普遍的方法。心理學及臨床醫學常用的焦慮自評量表（SAS）、憂鬱自評量表（SDS）、漢密爾頓焦慮量表（HAMA）、漢密爾頓憂鬱量表（HAMD）及 SAM 量表、VAS 量表、PrEmo（Product Emotion Measurement）等自陳測量工具等，都是常用的情緒自我報告測量工具。而針對兒童、小／中／大學生、老年人、病患等細分特殊族群及極端特殊環境下作業而編製的情緒或症狀量表，也是健康光照研究中必要的主觀情緒測量工具 [21]。

(2) 自律神經系統與中樞神經系統測量

由於情緒自我報告法有較強的主觀性，測量情境、個體差異、問卷設計等因素，都會對情緒測量的結果造成較大影響。人類情緒的變化能引起自律神經系統和中樞神經系統的生理反應，皮膚電阻、心率、血壓、心電圖、呼吸、肌電圖、腦波圖、事件相關電位、功能性核磁共振攝影、正子斷層造影等，都將隨著情緒的改變而變化，完成客觀的情緒測量（圖 6-4-1）。這些工具在醫學和心理學領域，已發展成為情緒實驗方法，然而光與健康實驗研究對於上述多通道電生理訊號和腦成像等實驗手段的應用，仍處於逐

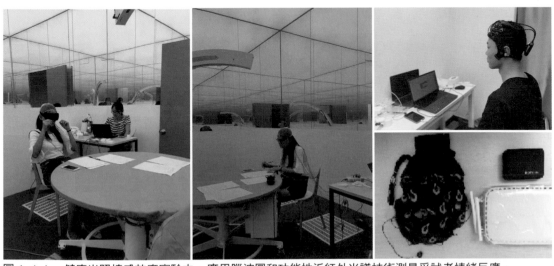

圖 6-4-1　健康光照情感效應實驗中，應用腦波圖和功能性近紅外光譜技術測量受試者情緒反應。

步探索階段。生理數據與光照引起情緒變化的刺激強度量化關係仍未形成共識，還需結合主觀情緒測量結果的進一步分析。在情緒實驗研究中，個體差異問題同樣是非常大的影響因素，在單一受試者身上所出現的光照刺激反應，很可能來自於受試者本身的疾病或特質方面的特異變化，並不能說明是光照刺激所產生的效應。從統計學的角度，低可信度的測量加上樣本數量小，將增加研究結果的假陽性率，因此還需透過增加樣本數量或重複性實驗，加以驗證所得結論的正確性。

(3) 行為反應測量

　　情緒狀態與行動傾向相互聯繫，某些情緒狀態可能具有不同的身體行為特徵，如：驕傲和尷尬情緒分別與誇張和瘦小的身體姿勢有關。這使得人們可以從聲音特徵、面部表情、眼動行為和全身姿態推斷出一個人的情緒狀態。基於光照刺激可能引起的情緒傾向改變和情緒波動幅度，面部表情識別和眼動追蹤的情緒測量方法，在光與健康的實證實驗中得到相對較多的嘗試。同濟大學郝洛西教授光健康研究團隊進行的「眼科日間手術術後情感療癒光照界面實證設計研究」和「緩解產後負面情緒的情感療癒光照研究」中，分別運用面部表情識別和眼動追蹤的方法，來探索不同發光界面的光度、色度參數造成的情緒回應（圖 6-4-2）。利用 FaceReader 面部識別軟體，受試者的面部表情、視線方向和頭部朝向，代表的情緒傾向（愉快、悲傷、厭惡、驚訝、憤怒等）及其所代表的情感態度能夠被分析得出，但也存在受試者情緒變化無法從微表情特徵反映出來的情況。同時對於不同人和不同文化而言，面部表情傳達的情感含義也有一定的差異，因此仍需結合主觀問卷與量表，綜合分析實驗結果。眼動設備可產生大量數據，包含注視、

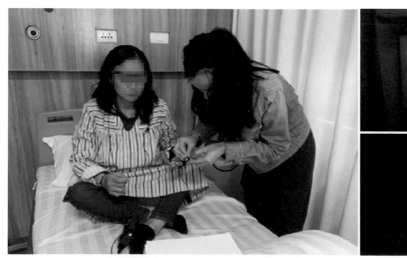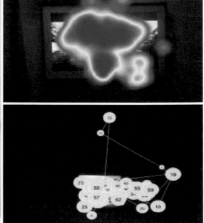

圖 6-4-2　利用眼動設備研究發光面板圖像對產婦情緒的影響

眼跳（掃視）等行為觀察數據，也包含：瞳孔直徑、眨眼頻率等生理回饋數據。因此，數據的篩選分析非常重要，應帶有明確目的地分析數據，同時排除具有干擾的無效數據。

6.4.2 光照與腦認知加工實驗研究方法概論

每年引領世界科學的十大先驅科學問題發布，腦科學必占一席之地。腦科學是國際科學研究最熱門也是最具挑戰的領域。隨著神經成像和生物訊息處理方法日益豐富，腦科學研究逐步也從對大腦結構與功能認識，向更深層次的神經認知和神經系統擴展：從「認識大腦」——解析大腦圖譜結構和動態運行機理；到「保護大腦」——征服腦神經衰退性疾病與精神性疾病，改善人們健康；再到「大腦進化」——調節大腦通路連接與溝通，增強學習記憶、決策行為能力，推動人類的進化。腦認知研究在科學、經濟、社會和軍事領域有著重大價值，在居住健康方面也有廣泛的應用。認知過程調節也是光照極為重要的非視覺功效，相對於改善情緒與節律方面的健康光照研究，聚焦於大腦神經調節功能與認知過程方面的健康光照研究方興未艾，必將為光與健康領域的研究發展帶來深遠影響。

腦科學研究具有跨學科和綜合的特點，在光照認知效應研究的實驗方法中，也強調各種實驗方法的相互結合應用。在實驗心理學中廣泛應用的認知行為方法和借助腦功能研究設備的生理訊號及影像分析方法，以及它們的結合應用，是主要的實驗方法。

光照與腦認知過程實驗研究的主要內容，包括：感知與關注、運動和行為、記憶和學習、語言和思考等，與光環境視覺功效實驗研究的內容有一定的重疊。透過觀察受試者在實驗中執行快速序列視覺呈現任務、視覺搜索任務、空間線索化任務、刺激反應一致性任務、指示遺忘任務等實驗範例的情況和主觀感受，來評估光環境帶來的影響。但不同於後者關注視覺品質和視覺功能，認知效應實驗以不同光照條件下，任務績效與認知負荷測量為導向，應變項指標根據任務而設定。

電生理訊號及腦影像分析方法，是透過分析受試者腦功能認知活動，在不同時間進程中的變化訊息，以評估認知作業能力與作業疲勞程度。每種不同的研究方法與儀器，都有不同程度的時間敏感／空間敏感特徵。例如：腦波圖、事件相關電位具有時間敏感特徵，研究問題偏重希望了解時間因素時，會探索受試者在同一光照場景或動態光照場景下認知狀態的變化，此時適合使用時間敏感性強的方法記錄。而當研究光照刺激對個體認知過程相關腦區活動強度的影響時，則需選取空間敏感性較高的研究方法，如：核磁共振攝影、經顱磁刺激等 [22]。

認知行為往往需要視知覺活動參與，眼動追蹤技術也已被引入許多實驗研究之中。不過應用這些豐富的實驗方法，還需要結合醫學、生物、解剖以及實驗心理學中的實驗設計知識才能完成，這也更加註定光與認知的實驗研究，需要一個跨足多學科的團隊來完成。

6.5 實證人因實驗與倫理關懷

光與健康實證實驗研究，是以各類健康族群或病患作為受試對象，人為控制實驗場景，質化、量化地觀察和研究在特定光環境下，人的身心健康狀態及各項重要視覺、生理、心理指標變化的科學過程。光與健康實證實驗除了應恪守學術規範、具備科學嚴謹性之外，還必須考慮另一個重要問題——科學倫理，這是科學實踐須遵循的職業準則。任何將人類或動物的生命作為研究一部分的實驗項目，都將或多或少地引發倫理問題（圖 6-5-1）。

圖 6-5-1　科學研究與倫理之間的平衡與取捨

倫理審查也是實證實驗設計的一個重要環節，多數研究專案的實驗方案都需提交給相關倫理委員會，並透過審查方可立案和進入研究階段。光與健康研究涉及的倫理問題應關注如下幾個方面。

6.5.1 實驗開展的前提——知情同意與自願

在實驗開始之前，實驗者必須將實驗的目的、方法、預期好處以及潛在危險等訊息，真實、清晰、充分地告知受試者或其代理人，給予他們足夠的時間了解和提出疑問，實驗者應對這些問題作出回答。對於兒童、早產兒、失智失能老人、無意識患者等缺乏或喪失知情同意能力的受試者，則應把相關訊息告知其家屬、監護人。受試者參與實驗應完全自願，並簽署同意書。透過欺騙、強迫、經濟誘惑等非正當手段招募受試者參與實驗，都是道德或法律不允許的行為。受試者不僅在實驗開始之前必須知情同意，在實驗的過程中也需要，因此在試驗的任何階段，受試者都可以退出實驗，並不需要陳述理由，同時受試者後續獲得社會福利和疾病治療的權益，不應受到任何影響。

6.5.2 最嚴重的倫理問題——保護受試者的安全、健康

1920 年，美國的心理學家約翰·布羅德斯·華生（John B. Watson）及其助手，在醫院中挑選了一名 9 個月大的嬰兒進行了當時引起軒然大波的條件反射刺激實驗——小艾伯特實驗（Little Albert Experiment）。他們把小艾伯特放在房間中間的桌子上，同

時把實驗室白鼠放在靠近小艾伯特的地方，允許他隨意玩弄、觸摸。在後續的測試中，每當小艾伯特觸摸白鼠時，華生及實驗人員便在小艾伯特身後用鐵錘、鐵棒敲擊，製造出巨大的響聲。小艾伯特聽到聲響後，表現出極大的恐懼並大哭起來。經過多次刺激以後，小艾伯特非常痛苦，將臉趴在地上。實驗結束以後，小艾伯特不僅看見白色的老鼠會表現出恐懼，當看到相似質感的事物，例如：毛茸茸的兔子玩具、棉花甚至聖誕老人的鬍鬚都感到十分恐懼，也就是說，他對白鼠的恐懼已經擴及到許多相似的事物上（圖6-5-2）。後續研究人員想了解該實驗對小艾伯特成長發育造成的不良後果，然而由於小艾伯特在 6 歲時因腦水腫去世了，結果便無從得知。這齣悲劇為科學研究人員敲響一記警鐘，保護受試者免於傷害的原則，必須在科學研究行為中貫徹始終。

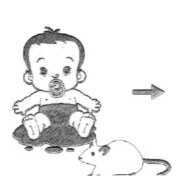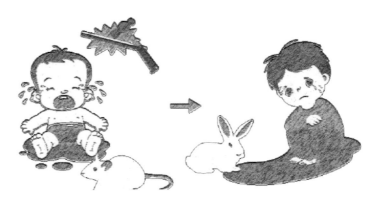

a. 首次接觸實驗白鼠，小艾伯特未感到恐懼。

b. 條件刺激出現，引起恐懼反應。

c. 條件反射影響，隨後在生活中看見類似物體，均感到恐懼。

圖 6-5-2　「小艾伯特」心理實驗過程圖示

　　光與健康實驗目的應準確而清晰，以提升人群健康水準、促進居住健康為目標導向，遵循科學倫理有利於醫學和社會的發展倫理原則。實驗過程應盡可能做到對受試者有利而無害。實驗研究設計必須認真評估其對個人和族群造成的風險與負擔，並建立完備的干預與保障措施，以應對實驗過程中突發的風險與特殊狀況。同時，實驗中健康風險的可能影響與持續時間應告知受試者，並在實驗完成後，對受試者進行訪談與追蹤。隨著光照刺激對人體神經迴路的影響與調控機制被不斷地闡明，愈來愈多的光與健康實證實驗，以病患、兒童、產婦等特殊族群以及密閉、地下等特殊場所作為研究場景和對象，因此實驗設計在招募受試對象時，應對他們生命體徵、依從性等進行謹慎評估，確定適合參與實驗的人選，以避免意外風險的發生。與此同時，為了對實驗過程中受試者的健康狀況進行監測，對突發情況做出及時處置，實驗中引進醫療團隊也變得日益重要。

大量光健康研究課題，最初的探索通常先在動物身上進行生物研究和效應測試。還有許多光照刺激研究對人體有明顯傷害，或條件受限的實驗，以動物作為受試者的情況也非常普遍。這些實驗研究也應對動物的福利給予尊重，遵守國際上公認的實驗動物替代（Replacement）、減少（Reduction）和改進（Refinement）「3R 原則」，降低非人道實驗方法的使用頻率和危害程度 [23]。

6.5.3 未來科研的倫理挑戰——隱私原則

隨著光與健康研究方法不斷增加，實驗者可以透過愈來愈多的多來源數據整合分析，更深入、更全面地了解光照刺激引發的人體健康反應。實驗者不僅獲得了包括關於受試者個人心理、人格特徵、婚姻家庭狀況、健康／疾病等基礎個人數據訊息，更可透過問卷量表、生化指標檢測、腦波圖等腦成像技術與生理訊號回饋技術等多樣化實驗方法，了解受試者無意識的心理特徵、愛戀和暴力傾向、隱藏疾病、日常行動軌跡等個人隱私訊息，甚至這些訊息可以在受試者毫不知情的情況下就被收集，隱私資訊的洩露，將使受試者生活受到打擾，甚至受到歧視。在網絡技術發展、訊息高度共享的當下，科學研究實驗隱私保護面臨著巨大挑戰。一方面，實驗者應採取必要的保密、保護措施，保證實驗數據的安全，防止洩露。另一方面，數據收集應聚焦於研究問題，減少獲取受試者非必要的個人訊息。

6.5.4 研究者的責任與義務——誠信正直

光健康實證實驗可被視為為了證明光照所具有的健康效應，透過實驗手段來蒐集證據的過程。實驗人員要特別注意研究方法和立場的客觀性，盡量減少或消除方法中的偏見，不捏造或遺漏數據、偽造結果。由於實驗條件和資金的限制，很多光與健康實驗都是小樣本實驗。同時，研究光照刺激對人體產生的作用，往往受到個體差異及時間環境等非實驗因素的干擾而難以獲得顯著結果，此時更應保持警惕，恪守實驗規則標準，消除預設立場、主觀偏見和個人經驗的影響，嚴謹設計實驗方法與流程，公平隨機篩選和分配受試者，完整解讀實驗結果。

科學研究往往風險與收益並存。倫理為規避風險、謹慎預防、推動研究順利進行而存在，絕非為了冷卻探索和創新的熱情。探討實驗過程中的倫理問題，也並不是劃清對與錯、是與非的界線，而是在實驗者的研究目標與參與者最佳利益中，尋求平衡與取捨。

第 7 章

光與健康的

設計與實務

隨著綠色建築的發展進入新階段，加上人們日益增長的健康意識、人口高齡化等現實問題、環境惡化帶來的公共健康威脅以及突發公共衛生事件的大範圍影響，引發了相關產業對居住健康與建築環境兩者間關聯的進一步思考。本章中的設計實例，將光作為環境的正向要素，傳遞光健康理念，示範如何促進居住健康，以及半導體超越照明的整合創新應用。

從開展第一個光健康設計工程——「上海市第十人民醫院心內科介入性手術室、重症加護病房情感性健康照明改造工程」以來的 15 年裡，郝洛西教授團隊在實證理論的引導下，關注光照在「視覺功能、生理調節、情緒干預」三方面促進健康的作用，以兒童、老年人、病患、產婦等特殊脆弱的族群為重點，以及極地、地下等存在諸多健康不利因素的特殊環境為對象，完成了 20 餘項光健康設計實例。類型涵蓋學校、醫院、養老機構以及極地考察站等。光健康為郝洛西教授團隊的光環境研究與設計，開闢了一個全新的視角，讓我們去思考光藝術與技術如何碰撞，能夠為社會、為大眾生活創造價值。經過不斷地摸索和改進，最終郝洛西教授團隊建立了以問題為導向，從研究、設計到應用一條龍完成的方式，提出了居住光環境的主動式健康干預理論；建立以中國人為應用對象的健康光照關鍵技術體系，並自行研發一套「旨在情緒與節律改善的健康型光照系統」。專案執行與研究成果，有幸獲得中國輕工業聯合會科技進步獎一等獎、上海市科技進步獎二等獎、中照照明獎科技創新獎一等獎等 10 餘項省部級及學會獎勵，亦獲得良好的使用回饋。郝洛西教授團隊亦將持續在這一領域深耕，希望終有一天，光的健康效應與運作規則能夠走出實驗室，廣泛地被運用於普惠民生福祉，服務於全齡健康促進、宜居家園建設、國計民生與國防建設（圖 7-0-1）。

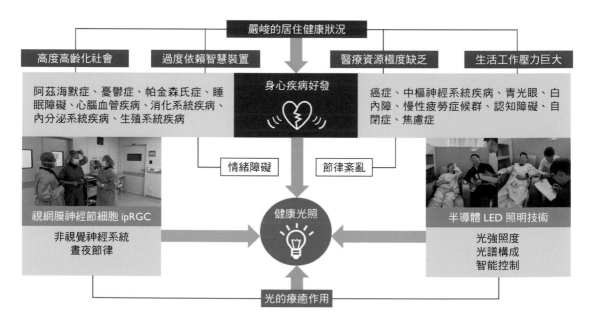

圖 7-0-1　光健康研究的必要性與理論技術基礎

7.1 旨在情緒與節律改善的健康型光照系統

在中國 14 項國家級、省部級科學研究專案及產學合作的資助下，郝洛西教授團隊以問題為導向，聯合醫療、南極考察團隊、社會福利及照明工業領域的機構團體，共同展開建築學、醫學、色度學、人體工學等多學科整合集成研究，探索人因健康照明的關鍵要素，針對特定人群、空間，以及光照和色彩的視覺、情感、生理效應展開實證實驗，取得中國人對療癒光照刺激反應的第一手數據，透過實證分析得出能有效改善人體生物節律及情緒狀態的光照技術數據組合。團隊以下列的五項關鍵技術為研究重點，包括：面板顯示技術、介質層與面板構造技術、節律效應的調光技術、多模式照明控制技術、光譜能量分布 SPD 配比技術，研發出一套「改善情緒及節律的健康型光照系統」（圖 7-1-1、圖 7-1-2），並完成了系統在中國南極考察站、上海市第十人民醫院心內科導管手術室及重症加護病房、上海長征醫院急診部手術中心、新余第一人民醫院、廈門蓮花醫院婦產科和上海市第三社會福利院（阿茲海默症患者）等地的應用示範，得到了來自極地考察隊員以及病患、醫護人員的良好回饋，也獲得良好的社會經濟效益。

「光照系統」由節律模組、情緒模組、智能控制模組三個部分構成。節律模組同時提供高品質的室內功能照明和節律刺激光照。情緒模組為情感性光照界面，應用了「介

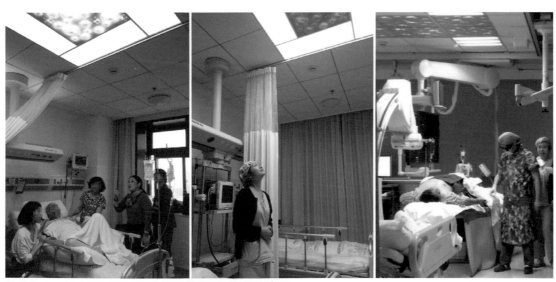

圖 7-1-1　旨在情緒與節律改善的健康型光照系統應用

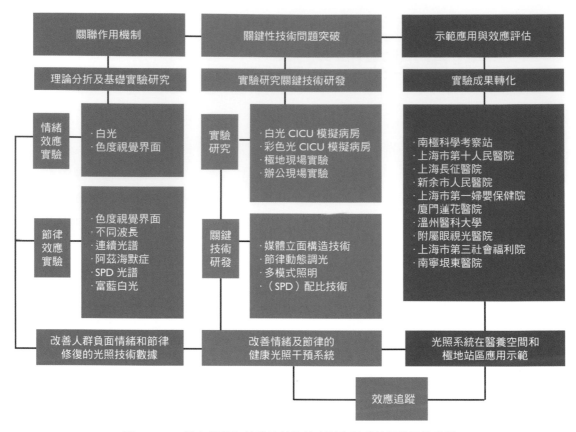

圖 7-1-2　旨在情緒和節律改善的健康型光照系統研發技術路線

質層以及基於該介質層的面板構造技術」、「光照情感效應面板顯示技術」兩項專利技術。智能控制模組為內建程式控制器，可根據光照療癒需求，精準控制光照強度、光照時間、光照時長、光源色溫以及空間光分布等技術數據，讓人工健康光照的動態控制目標成真。

以下為系統五項關鍵技術的簡要介紹：

1. 介質層以及基於該介質層的面板構造技術

該項技術 LED 螢幕發出的光線透過中間介質層，在表面層投射出具有特殊圖形效果的圖像，讓低像素 LED 層也可清晰呈現高品質的藝術化效果。

2. 光照情感效應面板顯示技術

基於針對特定族群、特定空間中的實驗研究，確定發光面板的亮度、主導光色、色彩構成、變化週期、變化速率等數據，並訂製顯示內容，對負面情緒發揮緩解及疏導的效果。

3. 節律效應動態照明調光控制技術

基於中國「半導體照明光譜功率分布（SPD）對我國被試褪黑激素濃度抑制的影響研究」等多項實驗研究，確定了節律白光照明的光照強度、照明光譜、光照時間時刻表，基於特定空間、族群所需的節律光照需求，建立 24 小時全天候動態節律照明策略。

4. 健康照明 LED 光譜能量分布配比技術

基於復旦大學工程與應用技術研究院，戴奇研究員提出的 RGBW 四色 LED 白光混光算法，本技術的研發團隊篩選了能夠同時滿足舒適、高品質視覺工作要求和節律調節需求的不同色溫白光照明光譜，針對中國特定族群（年齡、性別、健康狀態）和居住建築空間類型，訂製了光譜應用選單。

5. 多模式照明控制技術

精準控制光照強度、光照時間、光照時長、光源色溫和空間光分布等照明數據，讓開關按鍵控制、觸控、非接觸式手勢控制、移動終端 App 遠端控制等多種控制形式變得可行，靈活滿足多樣化的健康照明場景需求（圖 7-1-3）。

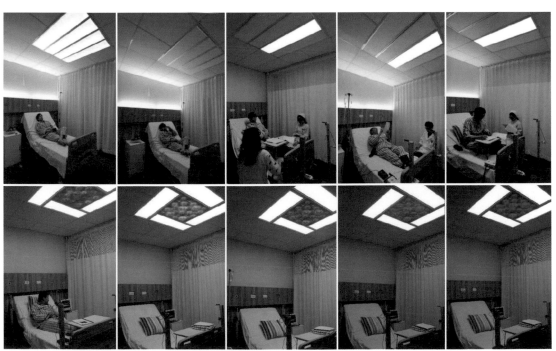

圖 7-1-3　心臟血管內科重症加護病房光環境實驗研究

7.2 南極長城站、中山站健康光環境改造

　　科學考察站是南極科學考察人員在極端環境下的生命健康庇護所。在寒冷冰川雪原、極晝極夜交替的南極洲，科學考察站設施提供的健康防護尤為重要。極地特殊的自然環境，嚴重威脅著考察人員的身心健康，南極科學考察站的健康療癒環境技術不可或缺。光，不論是自然光還是人工光，都與考察人員的工作、生活緊密相關。我們從光的視覺功能、情感作用、生物效應三方面，整合不同面向的光，創造出健康的南極科學考察站室內光環境。有鑒於此，我們匯整了針對南極極端環境的光環境設計方法，並深入研究南極科學考察的療癒光照策略，為考察人員帶來健康，為極地考察事業再攀高峰護航。

7.2.1 長城站室內光環境改造實例

　　2012 年，郝洛西教授參加了第 29 次南極度夏科學考察隊，並在中國「863」高技術研究發展計畫（項目批准號：2011AA03A114，新材料技術領域「高效半導體照明關鍵材料技術研發」重大項目）的支持下，於長城站完成了「LED 照明的非視覺生物效應和對人體生理節律的影響」實驗研究（圖 7-2-1、圖 7-2-2）。在此期間，郝洛西教授

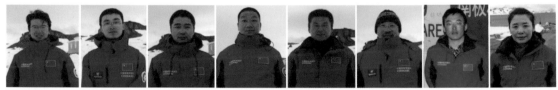

圖 7-2-1　參與實驗的長城站考察隊員

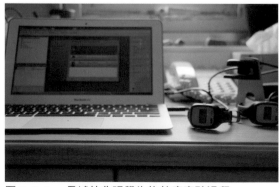
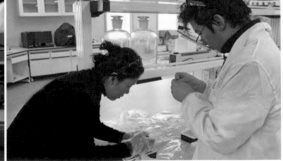

圖 7-2-2　長城站非視覺生物效應實驗過程

改造並提升了長城站生活大樓的室內照明（圖 7-2-3），包括改造用餐區域的整體照明和雙人宿舍的光健康改造等，在研究不同光譜組成對人體生物週期和生理節律影響中，獲得了中國人種的第一手人因數據。此次重點在於南極的特殊環境下，研究光照與人體晝夜節律之間的關係，並歸納出南極站區的照明設計方法。

實驗和改造過程持續了 6 週，共有 7 位科學考察隊員參加了實驗。在克服了種種困難之後，郝洛西教授與其他考察隊員共同完成了改造及實驗。改造前的長城站使用的是日光燈，色溫普遍偏高，由於現場光健康實驗研究和光環境改造工作中，存在著燈具損壞或色溫不一致的情況，不符合健康照明環境的要求。考慮到南極環境的特點、運輸成本、施工成本及維護成本等問題，改造燈具全部選擇低碳環保 LED 光源，可以在長城站現場直接更換，並得以盡可能滿足實驗要求。

實驗分為三個階段：第一個階段為受試者適應期；第二階段透過現有的燈具進行實驗，並收集唾液、睡眠活動記錄、主觀評價量表等；第三階段為更換燈具後，重複第二階段的過程。實驗結束後，收集到的唾液樣本會透過雪龍號運回中國並進行醫學分析，以確定不同光譜組成 SPD 對褪黑激素的影響。更換後的 LED 燈具可以改變色溫和照度，

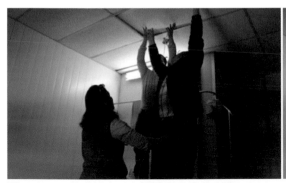
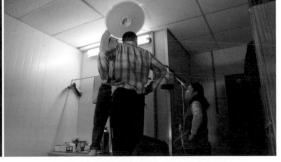

圖 7-2-3　長城站生活大樓健康光環境改造

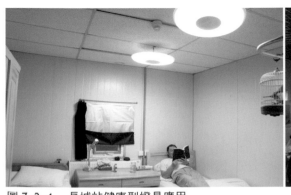
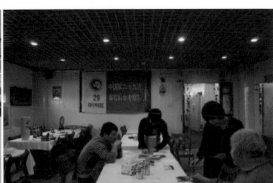

圖 7-2-4　長城站健康型燈具應用

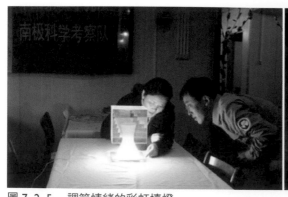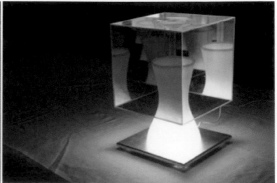

圖 7-2-5　調節情緒的彩虹檯燈

用於進行更深層的實驗研究。透過現場的回饋及後續收集到的主觀評價量表來看，改造後的光環境提升了研究隊員的視覺舒適度，提高了室內照度，並且雙人房內光色的選擇更能讓考察隊員放鬆身心，提升了整體室內空間品質（圖 7-2-4）。除此之外，郝洛西教授團隊還研發了一系列情緒調節燈具，為單調的南極科學考察環境增添豐富的色彩（圖 7-2-5）。

　　實際應用中，主要是透過光環境的色溫與照度的變化，來進行人工光的干預。科學的人工光干預方式，應該在清晨打造高色溫、高照度的光環境，產生喚醒的效果，同時能影響褪黑激素分泌曲線的相位，讓人體晝夜節律更加穩定；工作時間仍然維持高色溫、高照度的光環境，提高工作效率；而在休閒時間及夜晚，維持低色溫、適中照度的光環境，以緩解工作壓力，並確保睡眠品質。

7.2.2 中山站室內光環境改造

　　在長城站室內光環境改造的基礎上，郝洛西教授團隊追蹤訪問了第 34 次研究隊員，並開始在中山站開展後續實驗研究。在考察隊出發前，郝洛西教授團隊還設計了主觀調查問卷，並發放至「雪龍號」，調查「雪龍號」的照明情況。「雪龍號」需要在南大洋進行海洋科學考察，並多次穿越海象最為複雜的「魔鬼西風帶」，考察隊員的身心狀態面臨嚴峻的挑戰。調查「雪龍號」室內光環境，能為未來的「雪龍號」艙室光改造奠定基礎。

　　中山站的環境比起長城站更加極端，極晝、極夜影響更顯著。根據之前的長城站實驗結果，郝洛西教授團隊研發了一套針對中山站越冬隊員的極地 LED 情緒調節光照面板（圖 7-2-6），並通過第 34 次南極科考隊員的遠端協助，完成中山站的現場改造及

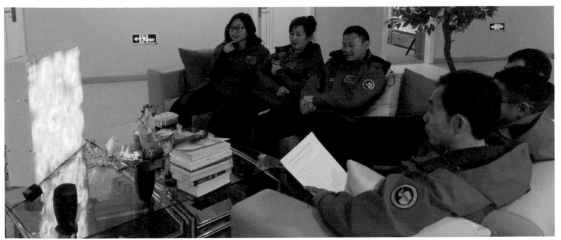

圖 7-2-6　中山站 LED 情緒調節面板

實驗，用於驗證特定光譜組成對人體節律的修正效果，再一次驗證了改造後的室內光環境，對考察隊員的身心健康有正向調節的作用。

7.2.3 南極站區光環境設計方法

　　基於在南極站區的多項實證研究，郝洛西教授團隊整理了南極站區療癒光環境設計方法。

1. 光源與燈具

　　方便運輸、方便維護、使用壽命長、抗震、抗衝擊、綠色環保、照度和色溫可變，透過控制電路達到多種照度以及光譜的變化效果。

2. 人工光的健康干預

　　整體理念是模擬正常的「日出而作，日落而息」的自然光照環境，透過非視覺生物效應對褪黑激素的影響，來調整考察隊員的晝夜節律。科學的人工光干預方式是在清晨用高色溫、高照度的光環境，發揮喚醒的作用，同時能影響褪黑激素分泌曲線的相位，改善人體晝夜節律；工作時間仍然保持高色溫、高照度的光環境，提高工作效率；而在休閒時間及夜晚，保持低色溫、適中照度的光環境，以緩解工作壓力，確保睡眠品質。

3. 增加色彩與互動

　　考察隊員長期處於單調的環境中，視覺被「剝奪」，容易產生情緒問題。南極站區可以透過在極夜的時間適當引入彩色光和動態光，用來豐富視覺體驗，改變單調的光照環境，具有調節情感的效果。

4. 一體化設計與日光利用

　　已建成的科學考察站，建議在現有的基礎上進行光環境改造，將燈具替換為健康型照明燈具，並嘗試加入彩色光與光藝術互動裝置。新建的科學考察站則需要在建築設計階段就考慮照明一體化設計，尤其是自然光的利用，積極採用太陽能、風力發電等自然能源，以減少生態負擔。

最長的夜，最靚的光——獻給南極科考隊員的光藝術裝置[1]

　　2013 年，同濟大學建築系二年級「建築物理・光」課程的「光影構成」光藝術裝置設計主題作業，以「最長的夜、最靚的光」為題。選課學生在 6 週、17 小時的有限時間內，以小組合作的方式完成光藝術裝置的設計、製作、搭建和點亮。裝置以 LED 顆粒為光源，以南極站生活中的廢舊物品為材料，利用光與色彩的療癒力量，為在極晝極夜、白色荒漠、高寒低氧惡劣環境下生活的考察人員，提供身心的健康支持，如圖 7-2-7 所示。

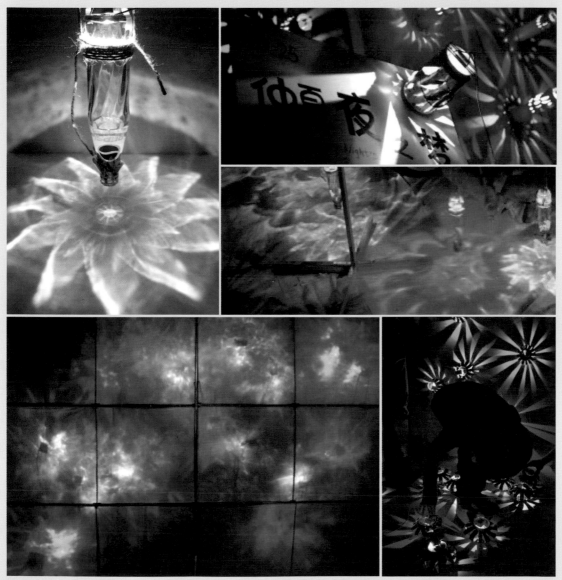

圖 7-2-7　「建築物理・光」課程的光藝術裝置設計主題作業「最長的夜，最靚的光」

南極考察設施智慧人因健康設計

　　南極複雜嚴苛的環境，為考察隊員的身心健康帶來多重挑戰，因此，研究團隊以問題為導向、人因研究為基礎、智慧科技為工具、南極考察設施為載體，全面提升南極站區室內環境品質與考察隊員生命品質。發揮「理、工、醫」跨學科與產學研合作的協力共進的優勢，探索建立極地站區智慧人因健康支持與環境調控系統，自主研發主動式健康干預關鍵技術，讓考察設施內的人機系統健康防護效能有最大的發揮，如圖 7-2-8 所示。

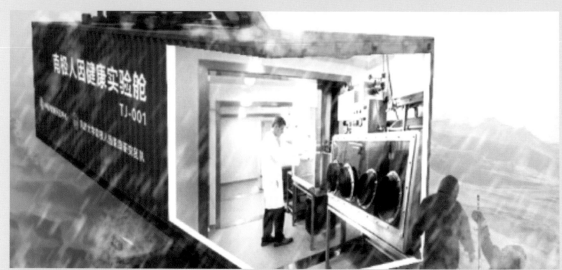

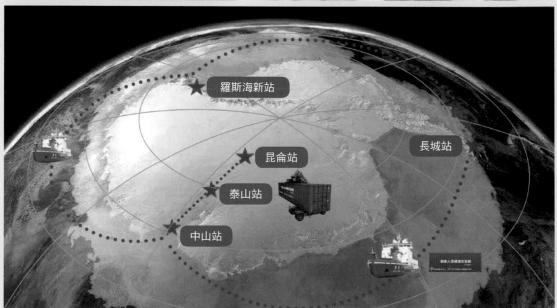

圖 7-2-8　南極智慧人因健康考察站研發計畫（上海市 2020 年度「科技創新行動計畫」社會發展科技相關項目）

7.3 上海市第十人民醫院心內科導管手術室健康光環境改造

精神心理與心血管系統之間存在著緊密聯繫，心血管疾患和心理健康症狀常常互為因果，醫學上稱之為「雙心」問題。情緒和心理壓力導致人體交感神經亢奮，引起血壓上升、心率加快與腎上腺素釋放，增加心臟負荷[2-4]，心臟血管內科病患特別是手術病患過重的心理負擔，將影響治療進程和預後結果[5]。在「生物─心理─社會」的現代醫學模式的前提下，心理健康已成為心內科醫療的重要環節。

目前臨床上降低患者緊張、焦慮情緒的心理照護，常常透過溝通宣導、語言鼓勵或行為指導等形式，來改變患者對治療和手術的看法，從而建立信心。經過實證研究，上述心理照護能使患者的憂鬱、焦慮和壓力症狀得到改善[5-7]。然而中國優質的醫療資源有限，即使是最高等級的醫院，重點科室醫護人員的臨床治療工作多處於超出負荷的狀態，很難在現有工作強度下，增加對病患的心理照護工作。而且，同時接受過多關於治療流程的訊息，也可能增加患者的焦慮、恐懼情緒並影響睡眠。發掘和驗證新的病患心理干預模式，是目前迫切的需求。

普拉布·沃多諾（Prabu Wardono）等人曾透過數字情景模擬及主觀問卷，評量光、色彩和裝飾物對社交感知、社交行為和情緒的影響。結果顯示，光照環境對情緒的影響最為顯著[8]。飛利浦照明研究中心（Philips Lighting Research）在病房內安裝了全天照度、色溫能動態變化的照明系統，透過心血管病患者住院期間的各項生理指標變化，驗證了光照環境能提高患者的正面情緒及滿意度，同時也有縮短入睡時間的作用[9]。將具有真正療癒作用的情感性照明納入護理干預措施的一部分，引入心內科醫療空間，來安撫病患焦慮、憂鬱、煩躁的負面情緒，幫助病患克服對治療的擔憂與恐懼，從而提升病患體驗和醫療效果，是設計師和醫護人員共同的願望。

郝洛西教授團隊自 2012 年 9 月以來，與上海市第十人民醫院心內科共同開發了一系列情感效應光照的研究與設計，並在心內科介入性手術室和心內科重症加護病房，完成了「改善情緒與節律的健康照明系統」探索性與創新性的實際應用。心內科光健康方案關鍵部分「醫用光照情感效應介面」（Healthcare Emotional Media Interface, HEMI）透過智能控制以及光與材料的相互作用，將醫療護理、色彩感知和照明體驗結合在一起。根據實驗結果，HEMI 可依不同使用者的需求，變化光色、亮度、圖案，預設不同

場景模式，營造個性化、訂製的情感療癒環境，為醫療空間的情感性設計注入新的概念。

7.3.1 專案概況

上海市第十人民醫院心血管內科是集心臟病診療、教學、研究一體的全方位、綜合型、國際化的心內科綜合性臨床科室，以心血管疾病介入性治療，包括冠心病介入性治療、心律不整射頻消融術、先天性心臟病的介入性治療等為主治方向。而心內科導管檢查及介入性治療手術室的空間改造，則是承擔著醫院重中之重、學科最重要的治療任務。

心內科介入性手術技術難度高、操作精細、過程緊張，醫護人員在手術期間，精神與體力均承受著巨大壓力。而且，多數介入性手術採取局部麻醉，患者在手術過程中的意識清楚，手術操作將對其造成情緒刺激。專案小組在前期調查中了解到，患者在術前與術中的高度緊張，將引發血管收縮等一系列問題，使得操作進程暫停，導致手術時間延長。因此在不影響手術室功能照明指標的前提下，光健康設計方案大膽引入了彩色的光照情感效應面板，安裝於手術床上方天花板、醫護與病患的視野區域內，讓病患跟隨面板畫面的舒緩變化調整呼吸，轉移注意力。醫護人員亦可在連續高強度緊張作業中，使精神壓力得到緩解。

2012 年，郝洛西教授團隊完成光健康改造的第一間心導管手術室，得到非常好的效果回饋。HEMI 有效緩解了患者術中的緊張焦慮情緒，提升他們對於手術的依從性；面板色彩的變化，在視覺上也對病患具有喚醒、誘導的作用，促進了醫護人員與病患的溝通，一定程度上避免了治療中迷走神經反射的發生。基於對第一間心導管室的改造經驗和使用者的回饋意見，後續完成了第二間心導管室和術前等候空間的情感性光照設計與工程應用。這是一次探索性的疊代式設計實務，為 HEMI 推廣應用到其他醫院手術空間和其他類型醫療空間上，奠定了理論與實踐基礎。

7.3.2 心導管手術室情感性光照設計

1. 改造前光環境現狀

心導管手術室平面空間大小為 7.8m×8.4m，大型數位減贅血管攝影機居中放置。頂部為 600mm×600mm 模數石膏板吊頂，嵌入式日光燈盤作為功能性照明。設計保持原有功能性照明不變，不影響各醫療設備的使用，並考慮到介入性手術採取局部麻醉的情況。

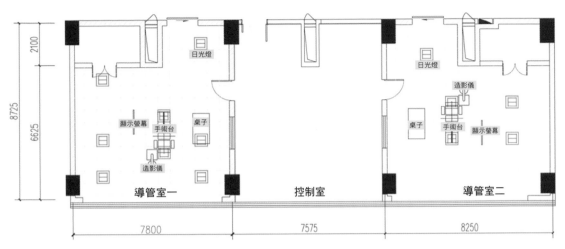

圖 7-3-1　上海市第十人民醫院心內科導管手術室平面燈具配置圖

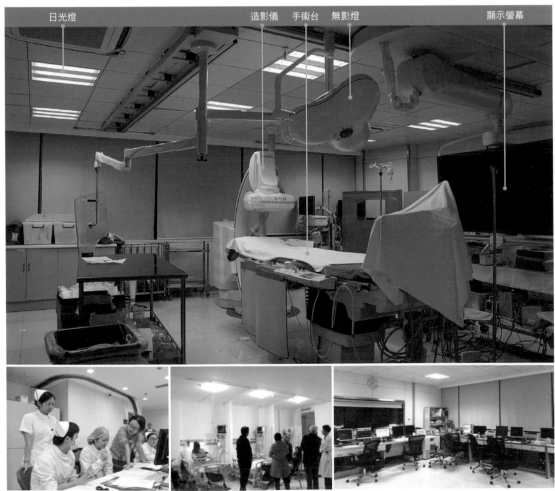

圖 7-3-2　上海市第十人民醫院心內科導管室光與色彩改造前及現場調查

原有的手術室整個空間，都由日光燈提供一般照明，無影燈則提供手術台重點照明。空間整體感覺較暗，且未達到照明規範要求。經測量，導管室第一手術台（距離燈具所在平面 2m）平均水平照度為 348lx，影像顯示螢幕垂直照度為 110lx；導管室第二手術台平均水平照度為 300lx，影像螢幕垂直照度為 65lx。兩間導管室燈具配置如圖 7-3-1 所示，空間光照分布不均勻，燈具發光面、天花板表面、牆的表面亮度對比較大，易造成視覺不舒適。天花板日光燈未做防眩光處理，使得仰面躺臥的病人容易發生頭暈目眩的感覺。空間整體色調以白色、灰色為主，過高的色溫使手術室在視覺上顯得非常冷清。週邊複雜的儀器、交織的電線以及造影儀器近距離運轉的轟鳴聲，容易加劇患者的緊張情緒（圖 7-3-2）。

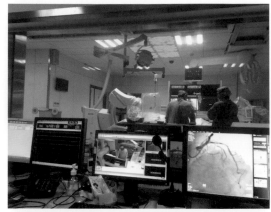
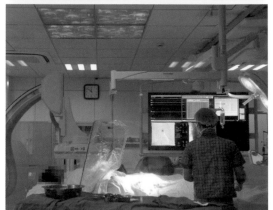

圖 7-3-3　上海市第十人民醫院心內科導管室一改造後光環境實景

2. HEMI 構造系統

玫瑰花 HEMI 的外觀尺寸為：長 600mm× 寬 600mm× 厚 120mm。其構造由三層組成：低像素間距的 LED 基層、介質層、表面層。介質層為噴上黑漆的馬口鐵，並鏤空雕刻三種尺寸大小的同心圓。表面層為半透明壓克力均光板，能使投影光線有更好的呈現，且視看柔和不刺眼。當 LED 基層發出的光線透過刻有圓形紋路的介質層時，光線透過鏤空縫隙，產生光的漫透射和折射，就能在表面層上呈現玫瑰花圖案。

3. 情感性照明場景

HEMI 的電源開關與手術室功能照明分開，單獨控制，更便於操作與使用。六個燈具是由一個控制器統一控制，每個場景模式均在控制器的 SD 卡中預設，便於替換更新。透過控制面板和遙控器，可以方便地調控 LED 面板的開與關、亮度、場景模式等，易於操作，達成一鍵式操作的便利性。針對不同年齡、性別使用者的喜好和心理特徵，可

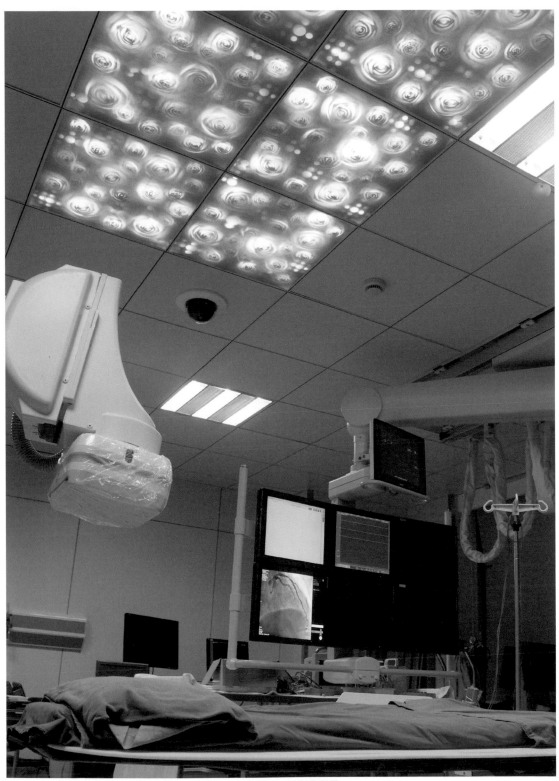

圖 7-3-4 上海市第十人民醫院心內科導管室二改造後光環境實景

選擇不同的場景模式，顯示不同的色彩和亮度。例如：在光色的設置上，將用於老年人的光色設置為明亮且柔和的黃色，成年女性為浪漫的紫色、粉色，成年男性為利於保持鎮靜的藍色、綠色，兒童則為五彩斑斕的彩色。

在亮度設置上進行適當的提高，但最終亮度則依據使用者主觀的視覺舒適度來決定，並需與手術室功能性照明和造影儀的顯示螢幕亮度等相互協調。

4. 實踐總結

上海市第十人民醫院心導管室的健康光環境改造設計，從視覺人體工學和色彩心理學的角度切入，對情感性光照面板進行了精細的研究與設計，並根據病患和醫護人員的使用後評估，調整彩色光飽和度、亮度和動態變化等數據。手術室的照明控制以及控制介面設計，同樣需要結合手術流程，進行更縝密的思考，這是在未來要落實光健康必須補充的重要部分（圖 7-3-3、圖 7-3-4）。

7.3.3 術前等候空間的情感性光照設計

等候空間是病患手術前等待的場所，十院心內科沒有設置專門的術前等候空間，一般患者會被醫護人員提前推到手術室門外的走廊等候，等候時間依據前一位患者的手術進度與狀況而不同，一般為 15 ～ 30 分鐘。等候過程若沒有家屬陪伴，面對陌生環境，病患容易產生害怕、緊張的情緒。我們主張將功能性照明與照明體驗相結合，為術前等候的患者設計 LED 光藝術面板，以分散病患注意力，緩解緊張情緒；同時為處在高強度工作中的醫護人員，營造輕鬆的工作氛圍。

1. 設計概念

研究顯示，透過提高等候環境的吸引力，可以減少等待時的負面心理。環境中的特定元素，如：光照、色彩、聲音等，已被證實對等待過程中的時間感知有所影響。醫療環境品質的改善，對提高醫療品質具有全方位的作用。環境中的正向因素可讓病患分心以減輕他們的壓力，並使生理系統發生變化，如血壓降低。若能讓視覺、聽覺等刺激吸引住患者的注意力，他們的壓力就會減小，因為他們想到的是接觸到的刺激而不是等候。因此，光藝術面板的設計結合了燈光形式、色彩、圖案設計和聲音等不同層面，以期為單調、冰冷的等候空間帶來些許溫暖。

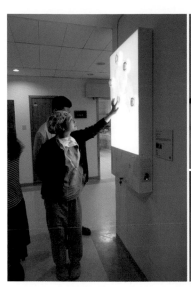
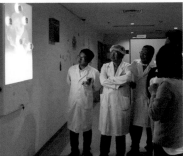
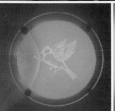
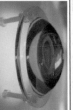

生长·生命 ｜ 2015

不会有什么色彩，比生命更绚烂
不会有什么光芒，比生命更璀璨
我们
却执意
用光与色描绘那一道风景

设计与监制：
同济大学建筑与城市规划学院建筑学 2013 级硕士研究生

周娜　　　　姚懿芸

指导教师：
郝洛西教授

技术支持：
动学：曹亦潇
声学：邱向康
色彩：孙大旺
LED：上海三思电子工程有限公司

圖 7-3-5　「生長·生命」LED 光藝術媒體介面可緩解病患術前的焦慮情緒

　　LED 光藝術面板的設計，靈感來自心臟病診斷常用的冠狀動脈造影圖。將完整的冠狀動脈造影反轉，並以藝術的方式呈現，得到的圖像就像一棵生機勃勃的樹木，寓意「生長·生命」（圖 7-3-5）。透過光與材料的相互作用，用光呈現出樹木的形象。利用 LED 光色可變、易控制的特點，透過動態影像，伴隨著舒緩的音樂，表現出樹木的生長、生命的律動。並用凸透鏡強調冠狀動脈的重要節點，放大代表生命活力的「小鳥」圖案，藝術的表現也更豐富。設計中我們將病患及其家屬害怕看到的心臟造影圖，以藝術的方式表現，既呈現了心內科的特色，也將正面、美好的情緒傳遞給病患與家屬，緩解他們在等候過程中害怕、擔心等負面情緒。

2. 應用場所

　　考慮到醫護人員需要對術前病患進行觀察，上海市第十人民醫院心內科的術前等候空間，在導管室外的走廊及走廊旁凹進的通道空間天花板，安裝節能燈照亮整個空間。走道寬 2.8m，是連接手術室的主要走道，醫護人員、病患家屬走動較多。而凹進的通道區域寬 4.8m，人流通行量較少。因此，為避免對主走道的通行產生影響，LED 光藝術面板安裝於相對獨立的凹進區域的牆面，安裝位置位於進入手術區域即可看到之處，距離地面 1m 處。站立的醫護人員、病患家屬和躺臥病患均可觀看，減弱了白色牆面的冰冷感，也緩解病患在術前等候的焦慮、緊張，營造舒適的醫療環境。

3. 構造系統

　　「生長・生命」LED 面板的尺寸為：長 645mm× 寬 1,265mm× 厚 115mm。其構造由三層組成：低像素間距的 LED 積層、介質層、表面層。LED 發出的光，透過介質層的作用以及表面層材料的選擇性呈現，形成獨特的藝術效果。

　　LED 積層是由 LED 發光點陣所構成，透過數位化的智能控制系統，控制 LED 發光點陣的亮度、色彩。介質層是影響成像的重要因素，其材料的選用、形式的使用，都經過反覆的推敲和試驗方才確定。由於樹木的形象需要表現樹枝等細節，光靠控制低像素的 LED 明暗來呈現圖像，無法呈現細節。故利用高反光性的金屬材料，將主要樹幹的區域圍合，金屬的阻擋及多次反射可將光線聚集於想要突顯的區域，使得樹幹形象更加明顯。金屬片寬度也有一定控制，太寬會增加裝置的厚度，太窄又會降低突出區域的亮度，經過多次試驗效果比對確定了金屬片的寬度和厚度，表面層不單具有承載光的作用，也對成像效果有重要的影響。

　　為使最後呈現的效果與細節更加豐富，表面層選用半透明壓克力板進行心臟造影圖案的噴繪處理。為突顯樹木各枝幹的形象，該區域透光率應為最大，因此將普通圖案做了圖地反轉的設計，也就是樹木部分不上色，背景部分進行上色。透過墨水量來控制透光量，以呈現畫面透光率不同的層次感。試驗過程中，對面層材料的選擇和墨水量進行了多種測試。材料選擇上，最初使用的透明壓克力板，雖然完成後有一定的均光效果，但透明處能看到 LED 顆粒。因此，最終選用透光率為 50% 的均光板，呈現效果柔和又無眩光。冠狀動脈的各個重要節點處，則採用訂製的透明壓克力凸透鏡加以強調，突顯放大底層的小鳥圖像，產生戲劇性的藝術效果。選用的凸透鏡材料質輕，且能確保畫面的統一感。

　　綜合考慮材料特性、成像清晰度、面板厚度控制等因素，最後才能確定三層之間的距離。整體裝置乃以乳白色不鏽鋼包邊製作箱體，上方為顯示畫面、下方為控制設備。

4. 控制系統

　　「生長・生命」LED 光藝術面板的控制介面設置於裝置的側面，外接電源插頭通電，方便安裝與控制，控制介面上則分別設置電源開關與音響開關。面板動態效果的呈現，是在 LED 基層連接的工業電腦中提前預設有聲影片，並設定好影片與 LED 基層的播放對應座標，即可在 LED 基層上播放動態畫面。文件的傳輸與座標設置，是透過外接 PC 電腦用網路線與工業電腦連接，也便於播放文件的更新替換。提前設定好工業電腦後，只要通電，LED 基層即可自動識別預設文件並進行播放，一鍵式操作簡捷方便。由於工

業電腦沒有音響設備，所以要另外設置小型音響與工業電腦連接，以同時播放音樂，並可單獨控制聲音開關與音量大小。所有的控制設備均統一設置於裝置下方的設備儲存空間。

5. 畫面設計

　　面板畫面居中設計成形似樹木的冠狀動脈造影，五處關鍵節點有不同姿態的小鳥，下部為冠狀動脈介紹及心臟病患者需注意的事項，也能發揮宣傳衛教的作用。有鑑於LED 光藝術面板使用的便捷性和適合不同族群的心理需求，影片內容設計則圍繞著生長和生命的主題來規畫。

　　動態畫面由點亮各處的小鳥開始，樹木逐漸生長，同時也模擬了心臟血液的流動。此後，透過樹木色彩的變化，演繹一年四季的更迭。色彩心理學已證實，色彩對情緒能有調節作用。選用色彩主要透過綠色、藍色、紫色和黃色，讓病患感受到活力、鎮靜、浪漫、溫暖等情緒，從而體會到手術空間的親和性，有助於緩解陌生環境造成的緊張與恐懼感。這些色彩均對病患和醫護人員的負面情緒有一定的緩解作用。不同季節模式間的色彩自然漸層過度，畫面和諧統一（圖 7-3-6）。

　　面板表面的亮度，是依畫面顯現的重要性不同而設定，冠狀動脈圖形最亮，文字部分其次，背景部分較暗。畫面不同表面亮度的處理，透過均光板的均光，形成層次豐富而又統一的效果。面板表面平均亮度與環境照明必須相互協調，以確保使用者的視覺舒適度。現場安裝完成後，測得裝置表面的不同光色，其平均亮度分別為 $72cd/m^2$（綠色）、$82cd/m^2$（紅色）、$82cd/m^2$（紫色）、$98cd/m^2$（藍色），如圖 7-3-7 所示。

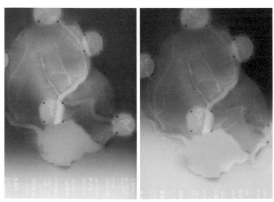

圖 7-3-6　「生長・生命」LED 光藝術媒體界面顯示效果

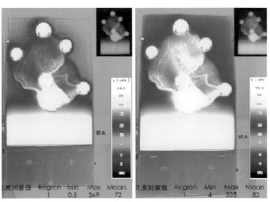

圖 7-3-7　「生長・生命」LED 光藝術媒體界面亮度分析

6. 實踐總結

　　「生長・生命」LED 光藝術面板經過了概念設計、研究模型試驗、材料選擇、電路設計、影片設計、產品製作、效果測試、現場安裝等多道工序，歷時半年才得以完成，從燈光、色彩、聲音等方面，對心血管內科的術前等候空間進行了全方位的改善。從醫護人員的評價來看，光藝術面板在一定程度上改善了等候空間的單調與冰冷感，但音樂類型希望能更加豐富，表現形式則應更柔和，這些都有待在後續改善。這次的改造，不僅從光照方面對等候空間的醫療環境進行了改善，還結合了色彩和音樂等元素，為醫療空間情感性光照設計與實務提供了新的思路。

7.4 溫州醫科大學附屬眼視光醫院醫教樓改擴建健康照明工程

　　郝洛西教授團隊負責的中國「十三五」國家重點研發計畫——面向健康照明的光生物機理及應用研究（中國國家重點研發計畫 2017YFB0403700「面向健康照明的光生物機理及應用研究」子課題 2017YFB0403704「健康照明產品的循證設計與示範應用」）的研究成果示範，應用於合作單位溫州醫科大學附屬眼視光醫院醫教樓的改擴建工程當中。溫州醫科大學附屬眼視光醫院成立於 1998 年，是目前中國規模最大、層級最高、最早進行視覺科學研究的醫療研究機構之一。經過 20 多年的發展，醫院建立了教學、科研、產業、公益、推廣為一體的眼視光健康醫療體系。光與視覺健康關係緊密，能在擁有國際頂尖水準的專業眼科醫院的照明工程中加以實際運用，是光健康理念的最佳宣傳和展示[10]。

　　根據醫院成立理念和發展方向，經過與醫院領導和眼視光專家們的多次討論，確定以「陽光多巴胺，健康光『視』界」為設計目標，旨在關注低視力族群視覺與情感的全方位需求。針對所有眼科醫療流程的健康光照實證研究與設計，創造具有眼科特色的醫療環境，引領醫院建築的健康照明設計；透過光來營造支持性環境，提升病患的就醫體驗。在功能照明方面，重點在於關注眼科醫療空間高精細視覺工作的要求和高品質照明，避免不良光照刺激的視覺健康影響。情感照明方面，則著重回應視覺障礙人群的實際問題與需求，提出了低視覺負荷舒緩型情感照明的創新理念（圖 7-4-1）[10]。

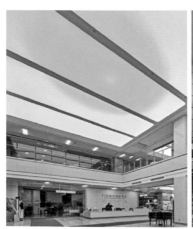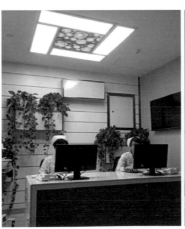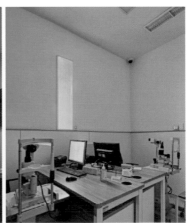

圖 7-4-1　溫州醫科大學附屬眼視光醫院健康照明工程落成效果

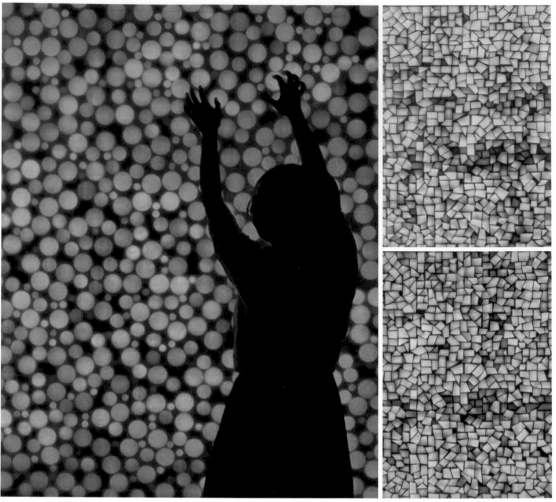

圖 7-4-2　光藝術色盲圖局部

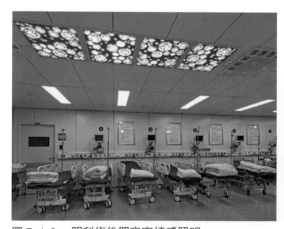

圖 7-4-3　眼科術後觀察室情感照明

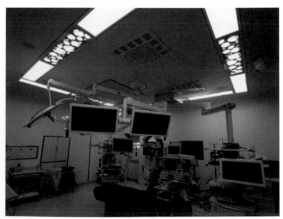

圖 7-4-4　眼科手術室情感照明

7.4.1 低視覺負荷的情感照明創新設計

　　視覺健康問題所帶來的疾病負擔與生活品質受到的影響將會涉及許多方面，而不僅僅是視力損失。眼睛是心靈之窗，情緒異常是多種眼疾的典型症狀，也是誘發視覺疾病症狀的原因。「視覺—情緒加工」的神經迴路間存在直接投射[11]，白內障、糖尿病視網膜病變、黃斑部病變、視網膜色素變性、視神經萎縮和青光眼等眼睛的病理改變，也對大腦負責情緒處理的前額葉皮質與皮質下結構產生功能性影響[12]。行為能力限制、人際交往障礙等一系列生活壓力事件，也會加重病患的情緒問題。然而，感覺障礙往往伴隨認知能力的衰退。缺少實證基礎的情感照明所造成的過度視覺刺激，除了對人眼造成損害以外，還將增加大腦的工作負荷，影響認知、判斷，引起負面情緒甚至誘發癲癇等症狀[13]，如圖7-4-5所示。因此，郝洛西教授團隊提出了針對眼科醫院的低視覺負荷情感照明理念，即透過環境調整，簡化和降低空間中的視覺干擾，並營造符合眼科病患視覺能力與認知能力的空間環境。同時，透過對亮度、色彩、圖像複雜度、圖像層次排列以及動態變化等一系列情感界面光照要素的實證研究，郝洛西教授團隊設計了一系列既能傳達積極情感視覺訊息，又可避免過度刺激的光照面板，安裝於醫療樓門診大廳、候診廳、診療室、麻醉室、手術室，讓患者就醫的每一個流程，都能感受到情感支持[10]（圖7-4-2—圖7-4-4、圖7-4-6）。

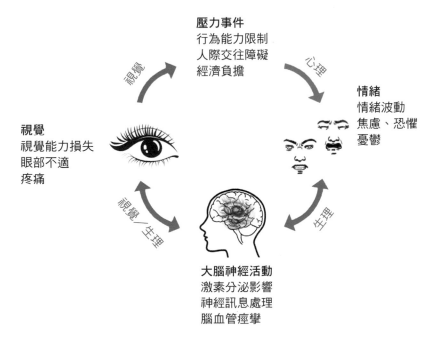

圖7-4-5　視覺問題對生理和心理疊加影響

7

光與健康的設計與實務

419

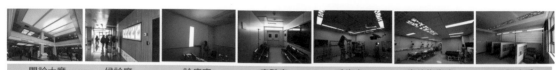

門診大廳 ········· 候診廳 ········· 診療室 ········· 麻醉室 ········· 手術室 ········· 術後恢復室 ········· 日間病房

住院 → 門診確診具備 → 術前檢查 → 預約手術及 → 手術接待 → 術前準備 → 眼科手術 → 術後觀察休息 → 出院評估 → 出院
　　　手術適應症　　麻醉評估　　入院時間　　術前衛教

圖 7-4-6 眼科醫療流程的光健康設計方案

7.4.2 陽光「多巴胺」，色彩變奏曲

　　醫院門診大廳是第一印象的窗口，是患者就醫流程中最先接觸到的醫院空間。門診大廳建築空間縱深大，採光面積小，僅依靠自然光將使室內光線昏暗，視覺感受沉悶。有鑒於此，照明方案的第一要務，就是要將最舒適的自然光引入室內，讓陽光「多巴胺」為患者注入活力與信心，展開他們的康復旅程。

　　大廳的發光天花板可提供充足光線，均勻照亮空間。大廳採用了氣候感應式光環境設計，白光照明根據室外氣候和自然光線強弱變化，綜合利用人工光和自然光，實踐節能減碳的目標，更促使人體在仿真自然光環境中產生正向的情緒反應（圖 7-4-7）。同時，門診結合大數據與智慧照明控制，中心彩色光圈的大小，會隨門診流量增減而變化，使醫院運營資訊轉為藝術化、視覺化的呈現，讓患者與醫院環境形成互動。週一至週日會變換主題色彩，為患者和醫護創造彩色心情（圖 7-4-8）。

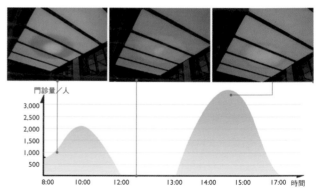

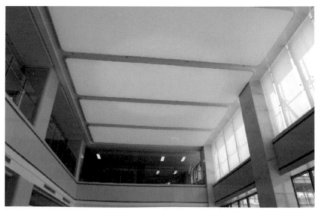

圖 7-4-7　門診大廳「陽光大數據」照明設計方案

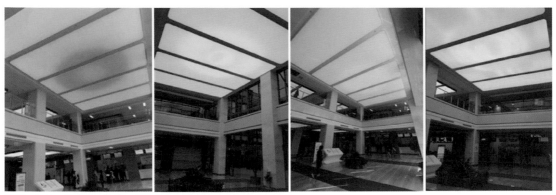

圖 7-4-8　門診大廳週一至週日的情感照明主題色示範

7.4.3 世界上最美的「眼睛」

　　醫院教學大樓候診大廳安裝的一組光照面板，是以眼科醫院的特色所設計。它以五大洲不同人種的眼睛作為素材，利用特殊的光柵材料，透過多層圖像和導光板疊加，在平面展現出動態效果。觀看者在裝置前走動經過時，便可以不借助任何設備看到眼睛眨動的效果，有極佳的空間導向作用（圖 7-4-9）。柱鏡光柵厚度、曲率半徑、光柵間距的選擇經過了多次試驗，以控制圖像的變化速度，避免光柵圖像重疊、黑色縱紋產生眩暈視感 [10]。

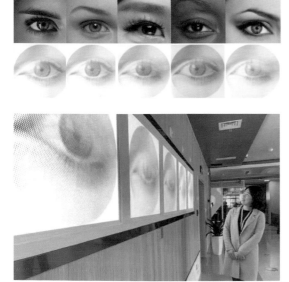

圖 7-4-9　「世界上最美的眼睛」光藝術裝置

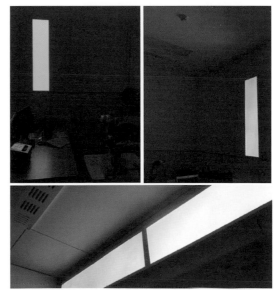

圖 7-4-10　漸層色舒緩型光照面板

7.4.4 漸層色舒緩型光照界面

　　在緊張、煩躁等高喚醒度的情緒狀態下，應避免過多的訊息刺激，使得注意力處於超過負荷狀態。因此麻醉室、眼科醫生辦公室等空間，採用了內容簡單、視覺訊息量小的漸層色舒緩型光照面板，讓醫護和病患得以放鬆情緒（圖7-4-10）。面板表面層選用了具有特殊光學性質的多層共擠聚酯膜（熱收縮聚酯薄膜），光線透過薄膜發生多次反射和交叉，使其在不同距離、不同角度下，產生不斷變換的豐富色彩效果[14]。

7.4.5 光藝術色盲圖

　　光藝術色盲圖面板設置於門診二樓、三樓電扶梯口處，它將眼科色盲檢查圖像藝術化，既能活躍空間氛圍，又能向患者傳達色盲或色弱篩檢的眼科醫療知識；既用於緩解

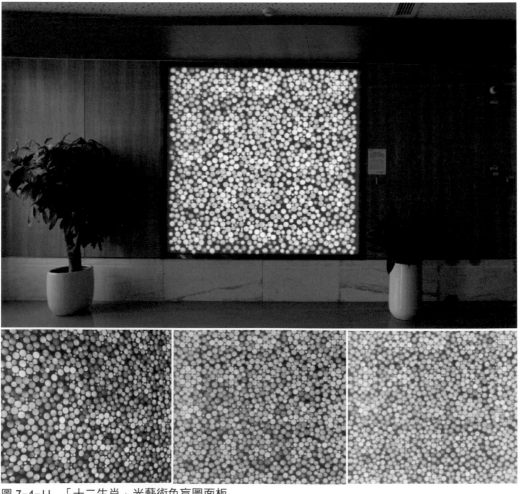

圖7-4-11　「十二生肖」光藝術色盲圖面板

醫院的緊張氣氛，紓緩患者焦慮情緒，又強調眼科特色，塑造醫院的人文形象。此裝置為了避免對患者造成視覺刺激，以及辨識圖案時跌倒或發生意外，面板色彩選擇低飽和度顏色，並嚴格控制亮度，同時圖案也比色盲色弱測試圖像醒目，更易辨識。透過色彩報時設計，可在每天不同時段呈現不同色彩組合的圖案；在特殊節假日和事件時，呈現專屬的創意互動，並可進行持續性創作。安裝色盲圖光藝術面板，出乎意料地受到病患和醫護的歡迎和好評，現已成為醫院文化的衍生品和「網紅打卡地」（圖 7-4-11）。

7.4.6 眼科手術室多場景照明

　　眼科手術包含大量的顯微鏡下操作，因此需要獨特的手術室照明規畫，以滿足高精密度眼科手術操作的專業需求（圖 7-4-12）。透過手術觀摩與醫護採訪發現，不同眼

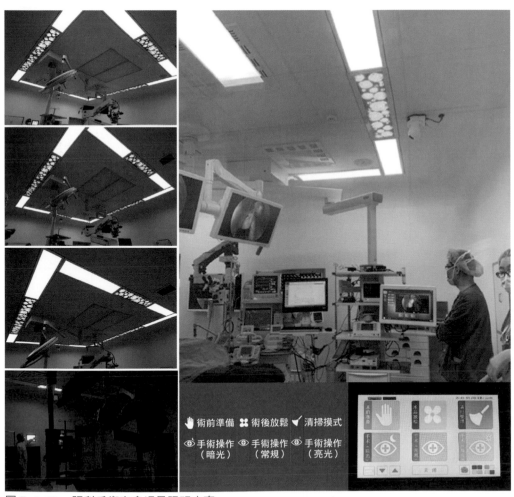

圖 7-4-12　眼科手術室多場景照明方案

科醫生完成不同手術時，對手術室光環境的需求和偏好存在著差別。因此，眼科手術室照明在選擇最高品質照明光源，並提供均勻、明亮、舒適的照明以外，還考慮了靈活的多場景照明形式，以滿足不同醫生的操作需求。例如：進行眼底手術時，環境照明可被調整至暗光操作模式，手術中心區呈現聚光燈式照明效果，使醫生能全心全意專注於顯微鏡下的操作，而其他手術人員的操作則不會受到影響。此外，考慮到眼科手術為無菌手術，手術室的潔淨要求極高，多場景健康照明系統特別設置了紫外病菌消殺模式，可在無人的情況下開啟。

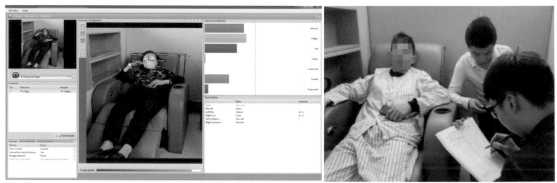

圖 7-4-13　眼科手術病患光照情感介面色彩偏好眼動實驗研究

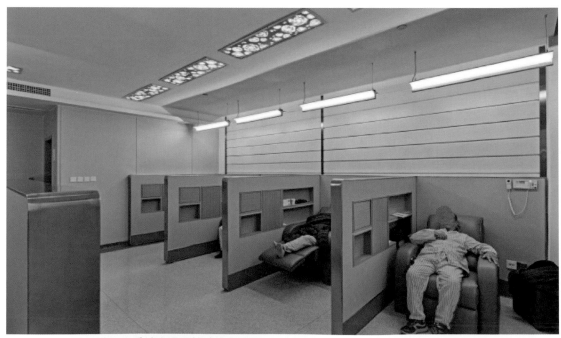

圖 7-4-14　眼科日間病房健康照明策略應用示範

7.4.7 眼科日間病房的健康照明

　　對於精密的眼科手術來說，術後護理十分關鍵，在清潔、舒適的環境中安靜休養，可有效減少術後併發症的發生，並加速傷口的癒合。日間病房的環境光線由間接照明燈具提供，柔和的漫反射光均勻地照亮空間，避免了普通日間病房病床上方平板燈、吸頂筒燈之直射強光對患者眼睛的刺激。同時在每個床位上方，都配置了一塊以山茶花（溫州市花）為主題的情緒調節光照面板，病患可根據自己的術後狀態和色彩偏好，切換「術後休養」、「檢查治療」等情感照明模式。不同模式的情感色彩，乃是依據在日間病房完成的現場實證實驗研究而確立，如圖 7-4-13、圖 7-4-14 所示。

7.5 河南科技大學第一附屬醫院血液科病房療癒光環境改造

在癌症治療和康復的漫漫長路上，患者和醫護人員都面臨著巨大的身心負擔。病程長、治療過程痛苦、併發症多、治癒率低、死亡率高，是這種令人聞風喪膽的惡性疾病之典型特徵。人們對癌症的負面認知和誤解，亦加重了患者的心理負擔，嚴重影響治癒與康復的過程。每個癌症患者都需要得到全方位生理、心理的支持。郝洛西教授團隊在位於洛陽市的河南科技大學第一附屬醫院（以下簡稱「一附院」）血液科病房，展開了光健康實證研究與工程，期望用光的療癒力量，為癌症病患帶來更多的生命支持與希望。

7.5.1 迫在眉睫，亟需改善的住院醫療環境

惡性腫瘤患者的平均每次住院時間為 12 ～ 17 天，病房是患者與疾病抗爭的主要陣地，因此良好的病房環境，對促進疾病康復有較大的作用。然而，中國是全球癌症發病率、死亡率較高的國家，面臨著每年 380.4 萬的新增病例，每天超過 1 萬人癌症確診，癌症醫療資源匱乏、配置不均的問題更加凸顯[15]。大量中西部城市三級甲等醫院癌症

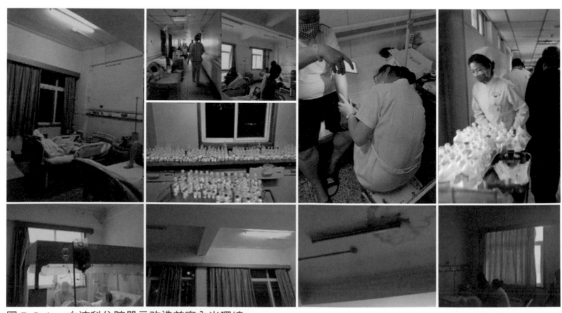

圖 7-5-1　血液科住院單元改造前室內光環境

病房一床難求，超過負荷的運作著。由於床位週轉困難和經費有限，許多醫院尤其是老舊院區的癌症住院院區，環境始終難以得到有效的改善。郝洛西教授團隊針對血液科病房，進行了光與色彩對癌症病患就醫體驗影響的調查與問卷採訪工作。多數病人反應，密集的護理和臨床治療、病房內擺放的諸多輸液用品和治療器械，以及醫療設備運行與病床呼叫噪音，使病房環境氛圍緊張而沉重；照明不足、照明品質低落、照明器具陳舊，既無法滿足臨床需求，又傳遞負面的視覺訊息和空間體驗，同時加大了醫院感染風險；擁擠而嘈雜的病房，讓病患接受過多的外界刺激，增加心理負荷，引起精神疲勞。除了引發患者的身心不適，不良的住院環境更將成為不利因素，降低病患對治療的依從性，阻礙康復進程（圖 7-5-1）。提出對臨床治療影響最小化，同時又健康舒適、經濟可靠的病房環境改造方案，對此類癌症住院患者來說已迫在眉睫。

7.5.2 旨在提升癌症病患生命品質的療癒光照

負面情緒和睡眠障礙，是癌症病患康復中遭遇的持久性困擾。然而，為獲得良好的癌症治療和康復效果，必須確保病患具有正常的晝夜節律和正向的心理狀態。一方面，抗癌藥物的治療效果往往與治療時間有關，例如：名為 PD-0332991 的抗腫瘤藥物，在早晨的治療效果比晚上更佳 [16]。另一方面，負面情緒可能會改變人體免疫系統和內分泌功能；動物研究中，小鼠的慢性壓力模型，證明了壓力環境會增加卵巢癌的腫瘤負荷以及癌細胞浸潤性生長能力 [17]。然而，疾病診斷、入院治療、放化療反應、藥物副作用和慢性疼痛的影響，讓病患的睡眠障礙和負面情緒問題的發生率，大幅高於其他人群。有鑒於此，療癒光照方案以改善睡眠品質和紓解負面情緒為目標，對病房、護理站、走廊空間進行光環境的改造，包括：調整空間光照的數量與配置、客製情感光照面板，並為血液科病房營造療癒性的室內環境，讓光與色彩發揮撫慰身心的作用，以幫助患者盡快從疾病的衝擊中恢復。引導患者將注意力從病痛中轉移，樹立積極健康的生命態度，如圖 7-5-2 ～圖 7-5-4 所示。

郝洛西教授團隊向一附院血液科先後發放了 70 份病患問卷和 25 份醫護問卷，並對血液病患每日治療流程和日常活動進行了追蹤採訪。經過與血液科醫護的多次討論，整合既有文獻，歸納出每日各時段患者的生物節律、情緒調節目標以及對應的光環境需求，制訂出晨起喚醒、日間檢查、日常活動、睡前靜養、夜間檢查，以上五個療癒光照場景。同時病患也可根據個人需要，自行調節環境照明亮度和情感照明光色。

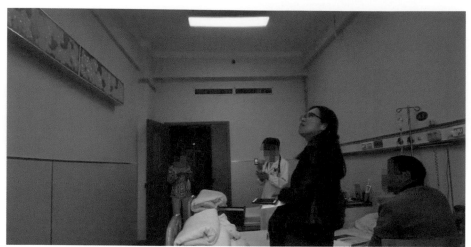

圖 7-5-2　病房光健康改造後實景

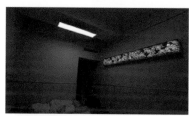

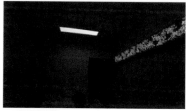

a. 夜間活動

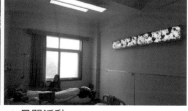

b. 夜間檢查

c. 睡前靜養

d. 日間活動

圖 7-5-3　病房多模式光照場景

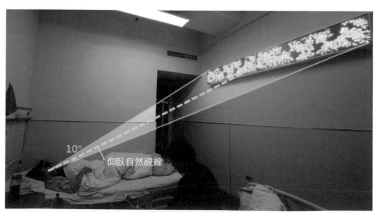

10°

仰臥自然視線

圖 7-5-4　情感媒體立面放置位置視線分析

7.5.3 量身打造地域特色的情感光照面板

　　「千年帝都、牡丹花城」這句話說明了牡丹是洛陽的城市名片，也是深受當地人們喜愛的文化符號。由於審美偏好和情緒效價（評價）有所關聯，具有自然元素的環境刺激，更易引起正面的情緒反應。因此情感光照面板的圖像，選擇了當地居民喜聞樂見的盛放牡丹作為顯示內容，將利於病患康復的外界自然元素，引入冰冷且充滿未知感的病房，營造良好的情緒體驗（圖7-5-5）。此外，考慮到癌症患者由於體力限制，住院期間會有較長時間臥床休養，因此將面板安裝在病床對牆，且仰臥時的自然視線的高度位置，面板尺寸則根據標準規格和病患視角來選擇，以利患者在病床觀看光照面板時，能保有舒適視感。

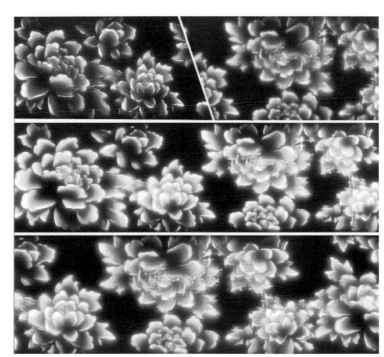

圖 7-5-5　　「牡丹花」情感性面板圖案顯示效果

7.5.4 病房走廊中的暖光

　　由於治療週期長、治療效果的不可預測，再加上地區醫療資源有限，血液科病房床位幾乎常年處於一位難求的狀態，大量患者只好在走廊上加床治療。改造前，為滿足夜間醫護臨床治療需求，走廊天花板的面板燈在夜間也必須開啟，病患平躺於臨時床位上，高亮度、低色溫的白光環境，容易產生視覺上的不適，也對睡眠休息造成極大影響。改造方案則是在扶手處加裝間接照明燈，提供環境亮度，深夜時段無特殊情況時開啟，並將原有面板燈關閉，既滿足了醫護夜間查房巡視和基本治療操作時的光線需求，藉由柔和暖色的間接光線，亦能營造溫馨、舒適的休息環境。同時，條狀 LED 的安裝與維護簡單快速，以較小的改造成本，便能獲得良好的空間效果並提升病患滿意度（圖7-5-6）。

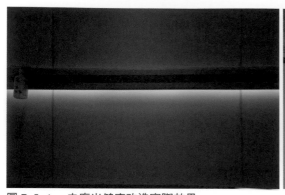
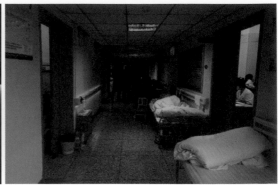

圖 7-5-6　走廊光健康改造實際效果

7.5.5 守護血液科的「平安夜」：護理站與治療室的健康照明

　　血液科中大量輸液、輸血、化療等多種靜脈治療工作，必須在夜間持續進行，重度症患者亦需要 24 小時的無間斷照護。血液科醫護承擔高壓的臨床治療任務，日夜守護病患的生命安全。然而，違背人體生物節律的繁重夜班工作，對於醫護人員體力、腦力和心理承受能力來說，也是極大的挑戰。護理站的健康照明，以克服夜間輪班易誘發的睏倦、疲勞和壓力以及減小護理失誤風險為目標，因此在護理站天花板上配置了兩套標準化的情緒及節律健康光照調節系統，劃分出立體的虛空間，作為光療區域（圖 7-5-7）。其中節律光照系統特別設定了夜間工作和清晨喚醒兩種光照場景。夜間工作場景，滿足護理師辦公需求的基本光線，確保視覺舒適度和工作環境的溫馨感。清晨喚醒場景，在夜間特定時段開啟，透過具有高強度節律效應的光照刺激，緩解夜間輪班造成的影響，讓醫護人員的身心健康也得到關懷。

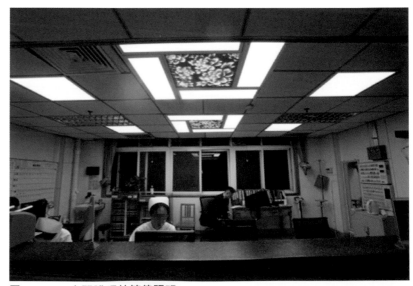

圖 7-5-7　夜間護理站節律照明

7.6 都市養老公寓 健康光環境示範工程

　　中國養老服務業龐大的市場潛力，吸引眾多機構在養老產業的加速布局，市場上新興的養老社區不斷湧現。醫療健康服務對於患有慢性病、失能或半失能老年族群來說極為重要，將生活照料和康復關懷融為一體的醫養結合概念，將成為養老機構設計的必然趨勢。營造健康光環境，是最易取得直接效果的「樂齡」設計策略，亟待通過更多的專業研究，進行推廣與應用。

　　養老公寓健康光環境示範工程根據「適老化、安全性、療癒性、智能化」四項設計原則，提出了三項設計目標：①打造具有適合老年人的現代國際養老療癒環境；②樹立養老空間光健康標桿形象；③將智能與健康照明理念計畫性地融入老年健康養老環境。除了對空間光環境設計的縝密思考以外，在專案開展前期，設計團隊還針對老年人在逐漸老化過程中，視覺和生理功能的退行性改變與特殊心態進行了全面分析，並針對健康活躍老人、半失能老人、失能失智老人等不同族群，提出光環境設計的具體目標，借助光的療癒力量，打通健康養老的「最後一哩路」[10]。

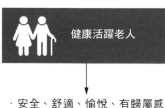

健康活躍老人

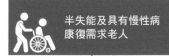

半失能及具有慢性病康復需求老人

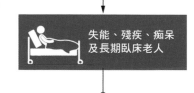

失能、殘疾、痴呆及長期臥床老人

· 安全、舒適、愉悅、有歸屬感的樂齡生活環境。
· 關注老年人經常前往的活動空間視覺環境的無障礙設計。

· 有助於老年人恢復健康狀態的療癒光照設計。
· 建構符合老年人行為習慣的全方位無障礙活動空間。

· 依據老年人低體能狀態製定療癒光照策略，減輕失智失能帶來的痛楚。
· 關注臥床老人長期照護需求的精細化光環境設計。

圖 7-6-1 健康活躍老人、半失能老人、失能失智老人的健康光環境設計目標

7.6.1 都市養老公寓健康設計創新理念

　　基於協助老年人融入都市生活的理念，除了養老公寓外，還結合了商業配套設施、長租公寓、商務辦公等業務型態，致力成為中國的創新型健康養老社區的模範。同濟大學健康設計跨學科團隊協同合作，在針對適應老化細節進行改良的同時，也對聲、光、芳香等多感官療癒開啟全面探索，並應用於老年人居室的健康設計當中。

7.6.2 醫養結合的養老公寓功能空間光環境設計

　　郝洛西教授團隊以「養老機構健康光環境實證設計研究」、「老年節律健康光照研究」、「面向長期照護需求的老年健康光照」三項實驗研究為依據，提出落實設計目標的五個對策：①關注老年人健康，引領適老空間光健康設計；②提升入住老年人居住體驗及醫務服務人員滿意度的人性化光照設計；③以需求為導向的智慧網路多場景照明解決方案；④「視覺—生理—心理」多面向光療癒效應的實際應用；⑤有助於視覺健康和節律調節的光源光譜選擇。

1. 入口大廳

　　入口大廳是連接室內外的過渡空間，也是展現養老院文化、實力、理念的重要場所。因此，在入口門廳的光環境設計中，特別重視以下三點：適當提高照度，減小與室外亮

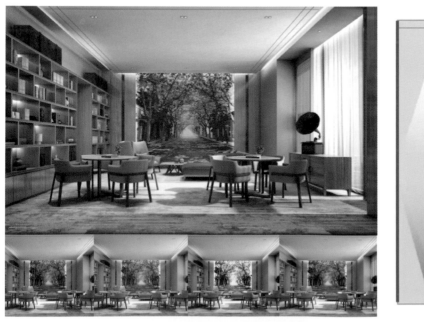
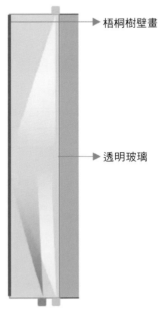

圖 7-6-2　入口門廳模擬自然多場景照明效果圖及照明方式示意

度差，留意亮度平緩過渡；作為對外聯繫的空間，可適當設置藝術化的照明，並強化設計主題；提供色溫和照度可調節的動態照明。設計中，將背景牆梧桐樹壁畫與照明相結合，透過程式模擬日光的一年四季變化、一日晨昏變化，包括動態、光色、方向和強度（圖 7-6-2）。

2. 餐廳

　　餐廳是老年人用餐的主要場所，照明設計要點為色調柔和、寧靜，有足夠的亮度；採用適當裝飾照明來強調氛圍和營造情調；此外，顯色性要夠好，讓菜色在燈光的照耀下更加誘人，從而激發老年人的食慾。餐廳空間的使用時間有限，考量到建造經費，因此在餐廳只設置功能照明，不考慮照度、色溫可調節的動態節律照明。設計方案中，將天花板上的吸頂筒燈改為 600mm×1,200mm 的面板燈，每組由三個拼接而成，一共六組裝設在餐廳短邊，面板燈兩側則安排吸頂筒燈補充局部照明。此外，餐廳一端的梧桐樹壁畫也採用和洽談區相同的做法（圖 7-6-3）。

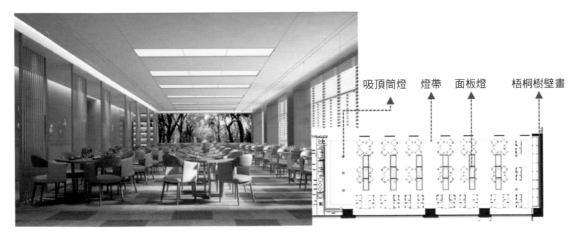

圖 7-6-3　多場景照明效果示意

3. 公共活動區

　　公共活動區是老年人白天的主要活動場所，照明設計上考慮了燈光對節律及情緒的調節作用，設置了不同的模式；並對不同的活動內容採用相對應的照明方式。項目中公共活動區中閱覽區、手工和書法區、多功能室和鋼琴區三大相對獨立的功能區以活動隔板隔開。照明部分依據公共活動區的可調節性功能設計，採用三個圈燈，劃分出三個相對獨立的區域，整體上各具風格卻又和諧統一。圈燈內部各居中裝設三組、每組六個的節律面板燈（600mm×600mm），各區的燈具可分開進行控制。此外，在鋼琴區設置筒

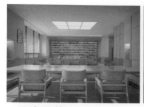 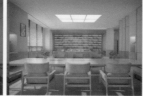 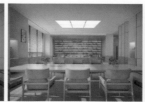 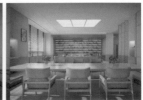

a. 日出日落　　　　　　b. 早晨　　　　　　　　c. 中午　　　　　　　　d. 陰天

圖 7-6-4　　公共活動區燈具配置及節律調節模式

燈進行重點照明，軌道燈對背景牆進行照明，如圖 7-6-4 所示。

4. 護理樓層雙人房

　　作為老年人長期居住的場所，老年人居室的燈光重點在節律及情緒調節作用；夜起需設置感應式夜燈，色溫選擇暖色溫，照度不宜過高，以免影響老年人休息；應設置不同模式，以迎合護理人員工作、患者夜間活動的不同需求；此外，控制面板的設計要大而清晰，顏色與牆面顏色對比度要大，方便老年人識別。對於浴室的光環境設計，由於浴室是老年人最易發生跌倒危險的地方，並且夜晚老年人夜起較多，無疑也增加了風險，老年人主要活動區的照明設計應完全避免產生陰影，並且適當提高照度；夜燈可沿著老年人前往浴室的路線裝設，以發揮引導作用；夜燈應採用感應式，以免影響老年人正常休息；亦可考慮色溫和照度可調節的動態照明，如圖 7-6-5 所示。

　　作為適老化光健康設計的示範應用，整體的設計得到政府、業主和有意願購房老年人等各方的認可支持，並已實際使用。

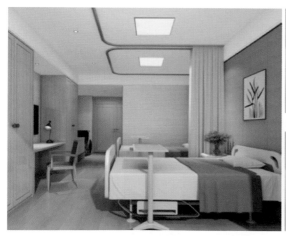
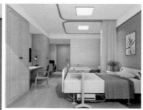 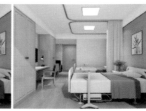

a. 日出、日落　　　　　　b. 早晨

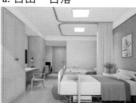 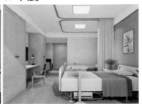

c. 中午　　　　　　　　d. 陰天

圖 7-6-5　　雙人房光照模式

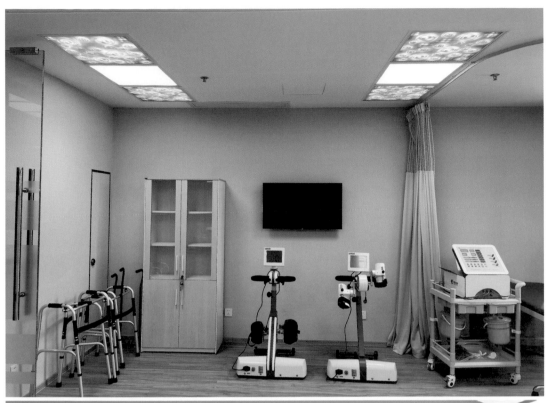

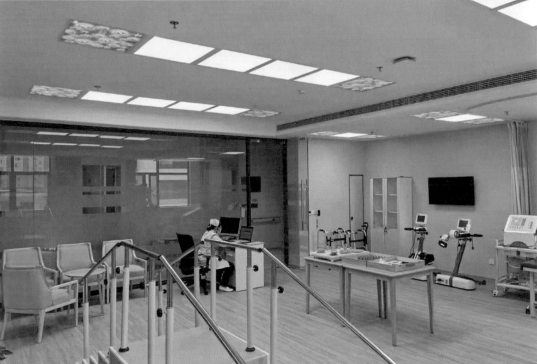

圖 7-6-6　復健室健康照明現場效果

7.7 上海顧村中心學校資源教室光與色彩設計

　　中國自 20 世紀 80 年代以來形成了以特殊學校為骨幹、大量附設特殊班與隨班就讀為主體的特殊教育格局。在隨班就讀（編注：特殊兒童在普通教育機構中，和普通兒童一起接受能滿足他們特殊需求的教育形式，是中國特殊教育的重要辦學形式）的部分，資源教室便成為隨班就讀支持保障體系內的關鍵環節。2003 年，中國教育部基礎教育司發布了《關於開展建立隨班就讀工作支持保障體系實驗縣（區）工作的通知》，提出要以隨班就讀兒童較多的學校為單位建立資源教室，同時資源教室應配備專職或兼職教師。2017 年《特殊教育提升計畫（2017—2020）》重點選擇部分普通學校建立資源教室，配有專門從事殘障人士教育的教師[18]。

　　資源教室設置於普通學校中，專為特殊學生提供適合其特殊需要的個別化教學場所，教室有專門推動特殊教育工作的資源教師，並配置各種教材、教具、教學媒體、圖書設備等。資源教室具有為特殊教育需求的學生提供篩查評估、教育與復健、學習輔導和心理輔導等功能，目的在於滿足學生的特殊教育需求[19,20]。資源教室被認為是融合教育環境中，為特殊兒童提供專業特殊教育服務不可或缺的環節[21]。資源教室對特殊學生提供的服務，主要包括資源教學、心理輔導、為隨班就讀學生進行教育評估，以及對

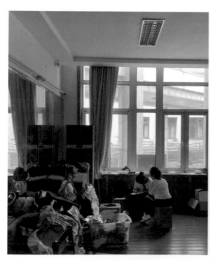
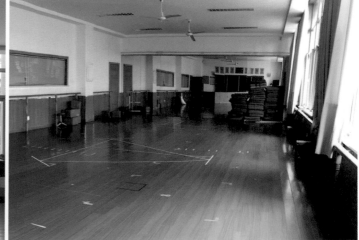

圖 7-7-1　上海市寶山區顧村中心校資源教室改造前環境

普通班教師開展在職培訓。新型的資源教室應當調度環境中的一切要素，營造健康光環境是最應採取的關愛兒童設計策略，亟待透過更多的專業研究，推動大規模的應用。

7.7.1 項目概況及設計需求

上海市寶山區顧村中心校是一所具有近百年歷史的城鎮中心校，學校有 32 個教學班，近 1,400 名學生。學校堅持「一切為了孩子，為了孩子的一切」的教育原則，關注教師與學生的共同成長，注重「名師工程、學習工程、健康工程」的建設。本次設計的資源教室由以前的多功能教室改造而來，主要為了給特殊兒童隨班學習提供優質的資源，關懷特殊兒童（圖 7-7-1）。

7.7.2 調動環境中的燈光與色彩要素，呵護特殊兒童身心健康

郝洛西教授團隊以「平等、公平、自由」為設計原則，在滿足老年人光環境設計需求的基礎上，提出了關注特殊兒童健康，引領資源教室空間光健康，提升師生教學體驗感的人性化光照的設計目標，將光與空間進行一體化整合設計。呼應教育部門保護視覺健康的照明需求，關心兒童視力健康；提升師生教學體驗感的人性化光照設計；提出關懷兒童心理和活動的智慧多場景照明解決方案。

1. 公共區：利於兒童情緒疏導和節律改善的智慧健康照明系統

健康照明系統由情緒調節光照面板、動態調節光照界面和智慧控制介面組成。其中，情緒調節光照面板可以呈現多種色彩模式的變化，既能有效緩解兒童的緊張、焦慮等負面情緒，協助心理教師對兒童進行情緒疏導；又能幫助長期高壓工作的教師放鬆身心、緩解疲勞。而動態調節光照面板選用高演色性、可調節亮度和色溫的 LED 晶片，既可滿足房間教學、輔導、遊戲等功能性照明需求，又可依據教學活動場景的使用需求，調節燈具色溫和照度，模擬一天中自然光的變化，實現自然採光與室內照明的動態平衡。燈具採用直下式的配光設計，成為可提高效率的工作面照明，燈具表面做防眩處理，營造柔和舒適的光照氛圍。智慧控制介面則可微調亮度、色溫、色彩等各項數據，讓師生享受最智能的光，如圖 7-7-2 所示。

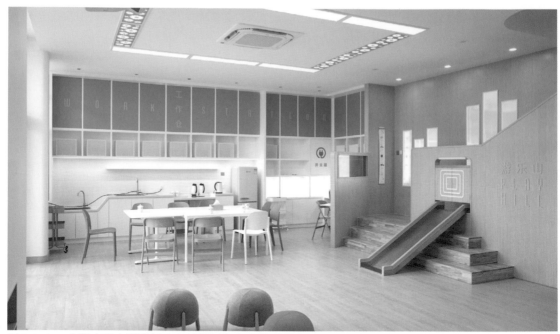

圖 7-7-2　上海市寶山區顧村中心校資源教室公共區照明

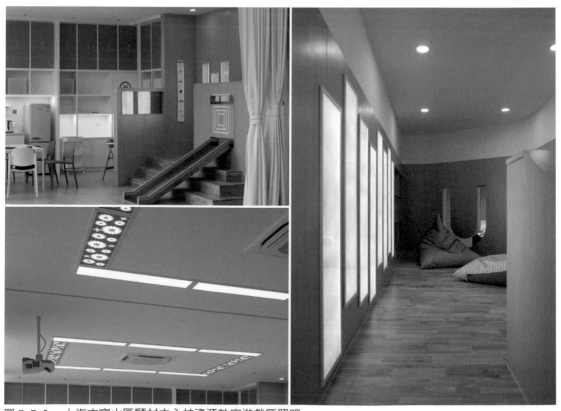

圖 7-7-3　上海市寶山區顧村中心校資源教室遊戲區照明

2. 遊戲區：低視覺負荷舒緩型的情感性光照界面

　　在兒童遊戲區的牆面上安裝了低視覺負荷的舒緩型情感效應光照面板，在舒緩情緒的同時，不會增加視覺負荷，還可創造彩虹廊道的幻彩效果，吸引兒童的注意力。該裝置採用柔和漸層色彩的光照面板，表面材料為特殊的多層塑料複合薄膜，利用光干涉原理，在光線照射下，各層次間的折射和交叉形成層次間多角度層式色澤變化，如同天空彩虹般的效果。該裝置的神奇之處，在於表面膜基材本身豐富的光效應，使人眼在不同的觀看距離和角度下，會呈現出完全不同的顏色效果，以提高兒童參與探索的趣味性和互動性，如圖 7-7-3 所示。

7.8 上海長征醫院手術中心健康照明工程

上海長征醫院的前身，是 1900 年德國醫生埃里希·寶隆（Erich Paulun）創辦的「寶隆醫院」，1958 年 9 月列編為「中國人民解放軍第二軍醫大學第二附屬醫院」，並於 1966 年 9 月，經上海市批准對外稱「上海長征醫院」。上海長征醫院是一所集教學、醫療、研究於一體的三級甲等醫院，醫療技術實力雄厚，擁有骨科、神經外科、腎臟內科、泌尿外科、整形外科、急救科等六大傳統學科，獲得數十項醫療成果獎，其中軍隊、上海市重大醫療成果獎 30 餘項，並多次獲得國家科技進步獎、中華醫學科技獎殊榮。世界首例斷肢再植動物實驗以及中國內地第一例公開報導的變性手術在此完成。同濟大學郝洛西教授光健康研究團隊承接了上海長征醫院手術中心的健康光環境與色彩改造工程，團隊以手術精確度為前提，展開了健康照明工程，旨在為創造醫療空間最高等級的照明品質。

照度水平、光源顯色性和牆面色彩環境，是決定手術室醫護人員視知覺感受的三個核心要素，如果處理不當，將導致醫護人員的視覺疲勞，專注力下降，甚至造成操作失誤，大幅增加手術事故風險。圖 7-8-1 為改造之前的 9 號手術室，由於光與色彩環境的設計問題，醫護人員屢次向院方反映他們在手術操作過程中感到眩暈、頭疼、惡心等不適症狀。郝洛西教授團隊前往現場進行實測分析後發現（圖 7-8-2），手術室原有燈具由於品質不合格及長時間開啟，發熱量過高，導致 LED 光源螢光粉性能衰減，出現了色溫飄移問題，房間顯色指數 Ra 只有 70 左右。同時手術室牆地面和天花板，選擇了顏色、反射率相似的大面積藍色，引發了醫護人員的視覺失重感，誘發眩暈。團隊項目參與人員深知這項工程責任重大，從設計、施工和應用三方面都極度重視，對光環境品質嚴格把關，以醫護高強度連續手術作業下的身心健康需求為導向，針對手術操作流程與細節進行實證研究，並與院方、工程承包商、手術室空氣淨化系統工程商反覆溝通、配合合作，以確保完工後手術室的可靠運作。

時間，是手術室改造所面臨最艱鉅的挑戰。對於長征醫院如此的上海市中心醫院手術部來說，只要一天停止運作，便意味著數條生命錯失挽救時機。為保證手術中心的正常營運，健康照明改造工期非常短，需要在一個晚上如此極其有限的時間內，完成所有照明系統的安裝及測試工作。健康照明系統製造和安裝團隊在院方的支持下，協調連夜作業，解決了燈具吊桿與天花板內其他設備管線安裝衝突、智慧控制訊號傳輸不穩等諸

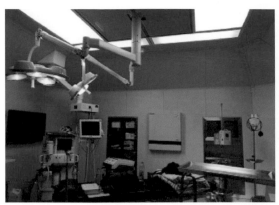

圖 7-8-1　9 號手術室使用大面積藍色，造成醫護
　　　　　人員的視覺失重感。

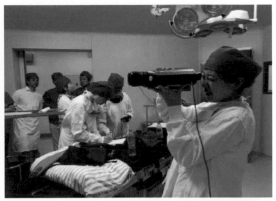

圖 7-8-2　郝洛西教授團隊研究生對問題手術室光
　　　　　環境進行實測。

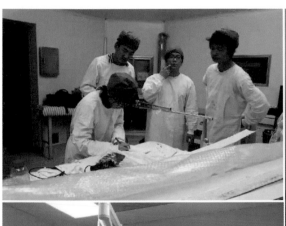

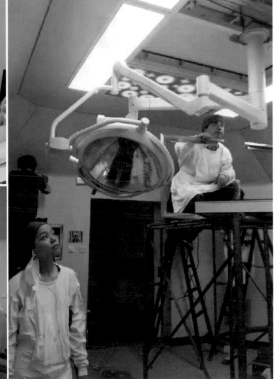

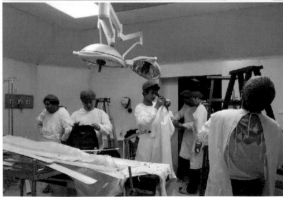

圖 7-8-3　手術室健康照明改造工程連夜施工。

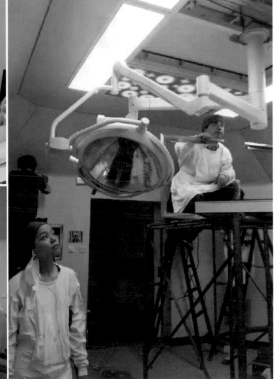

多問題，並對顯色性、手術台照度、牆面反射率、眩光等關鍵照明指標進行了實測調整，
不辭辛苦、履職盡責、配合默契絕佳，通過了嚴峻考驗，完美落實各項健康光照的設計
目標，也為團隊後期多項醫療建築健康照明示範應用工程的順利進行奠定了良好基礎，
如圖 7-8-3 ～圖 7-8-6 所示。

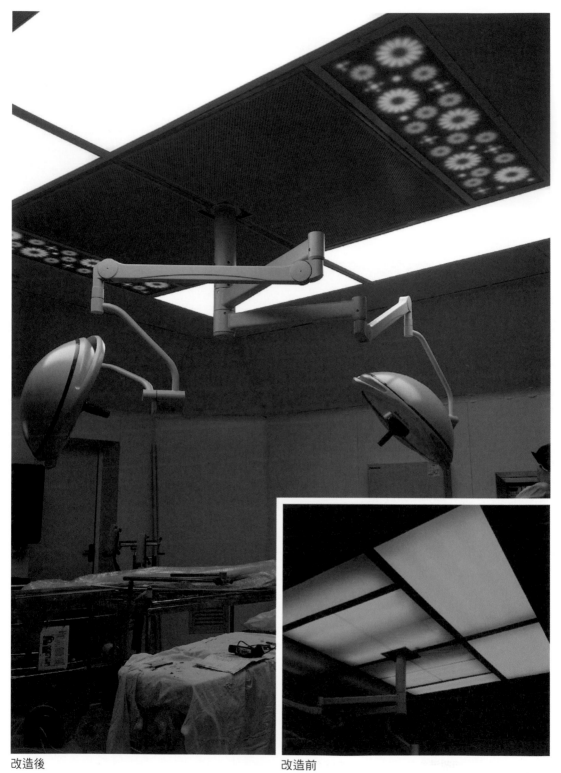

改造後   改造前

圖 7-8-4　上海長征醫院手術中心手術室改造前後對比圖

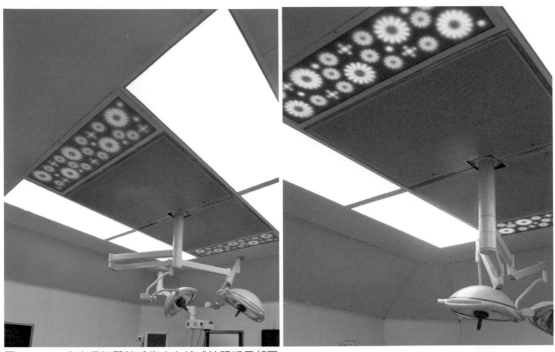

圖 7-8-5　上海長征醫院手術中心情感性照明局部圖

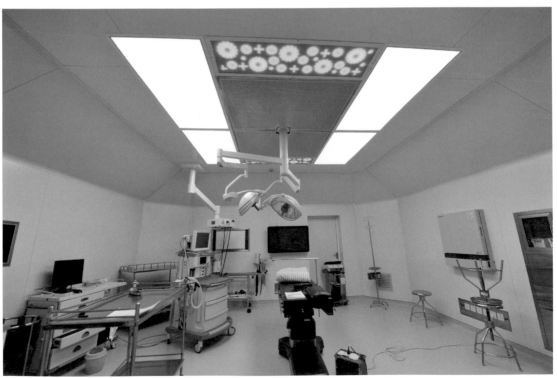

圖 7-8-6　健康照明改造後的上海長征醫院手術中心

參考文獻

第 0 章

[1] Shiffrin R M, Börner K. Mapping knowledge domains[J]. PNAS, 101 (suppl 1): 5183-5185.

[2] Chen C. The citespace manual[J]. College of Computing and Informatics, 2014, 1: 1-84.

[3] Brainard G C, Richardson B A, King T S, et al. The influence of different light spectra on the suppression of pineal melatonin content in the Syrian hamster[J]. Brain research, 1984, 294(2): 333-339.

[4] Brainard G C, Hanlfin J P, Greeson J M, et al. Action spectrum for melatonin regulation in humans: evidence for a novel circadian photoreceptor[J]. Journal of Neuroscience, 2001, 21(16): 6405-6412.

[5] Zaidi F H, Hull J T, Peirson S N, et al. Short-wavelength light sensitivity of circadian, pupillary, and visual awareness in humans lacking an outer retina[J]. Current biology, 2007, 17(24): 2122-2128.

[6] Reibel D K, Greeson J M, Brainard G C, et al. Mindfulness-based stress reduction and health-related quality of life in a heterogeneous patient population[J]. General hospital psychiatry, 2001, 23(4): 183-192.

[7] Brainard G C, Coyle W, Ayers M, et al. Solid-state lighting for the International Space Station: tests of visual performance and melatonin regulation[J]. Acta Astronautica, 2013, 92(1): 21-28.

[8] Berson D M, Dunn F A, Takao M. Phototrans-duction by retinal ganglion cells that set the circadian clock[J]. Science, 2002, 295(5557): 1070-1073.

[9] Burgess H J, Sharkey K M, Eastman C I. Bright light, dark and melatonin can promote circadian adaptation in night shift workers[J]. Sleep medicine reviews, 2002, 6(5): 407-420.

[10] IES TM-18-18. Light and Human Health: An Overview of the Impact of Optical Radiation on Visual, Circadian, Neuroendocrine, and Neurobehavioral Responses[S]. Illuminating Engineering Society of North America, 2008.

第 1 章

[1] Wikipedia.Hippocrates [EB/OL]. https://en.wikipedia.org/wiki/Hippocrates. 2021-04-17.

[2] Abdel-Kader M H. Photodynamic therapy[M]. Berlin: Springer-Verlag , 2016.

[3] Biologic Effects of Light 2001: Proceedings of a Symposium, Boston, Massachusetts, June 16-18, 2001[M]. Berlin: Springer Science & Business Media, 2002.

[4] Richard Cohen. Chasing the sun[M]. New York: Random House,2013.

[5] The Nobel Prize organization.The Nobel Prize in Physiology or Medicine 1903[EB/OL]. https://www.nobelprize.org/prizes/medicine/1903/summary/.2021-02-18.

[6] WELL Building Standard®[EB/OL].https://www.wellcertified.com/.2021-01-22.

[7] 瞿佳 . 未來人工照明 : 向陽光靠近 —— 人工智能照明與視覺健康 [J]. 中華眼視光學與視覺科學雜誌 , 2017, 019(010):513-517.

[8] CIE.Ultraviolet radiation[EB/OL]. https://cie.co.at/eilvterm/17-21-008.2021-04-23.

[9] 葉希韻 . 紫外線致皮膚光老化研究進展 [J]. 生物學教學 , 2015(11):2-5.

[10] Wikipedia.Cholecalciferol [EB/OL]. https://en. wikipedia.org/wiki/Cholecalciferol.2021-03-31.

[11] World Health Organization.Solar ultraviolet radiation: Global burden of disease from solar ultraviolet radiation, Environmental Burden of Disease Series, No. 13[EB/OL]. https://www.who.int/uv/publications/solaradgbd/en/.2021-01-05.

[12] CIE.Visible radiation[EB/OL]. https://cie.co.at/eilvterm/17-21-003.2021-04-23.

[13] Maclean M, Mckenzie K, Anderson J G, et al. 405 nm light technology for the inactivation of pathogens and its potential role for environmental disinfection and infection control[J]. Journal of Hospital Infection, 2014, 88(1):1-11.

[14] Liu C, Kong D, Hsu P C, et al. Rapid water disinfection using vertically aligned MoS2 nanofilms and visible light[J]. Nature Nanotechnology, 2016, 11:1098–1104.

[15] Hanlin P. The effects of visible light and UVR upon the visual system[J]. Review of Optometry, 2004, 141(3).

[16] Mahmoud B H, Hexsel C L, Hamzavi I H, et al. Effects of Visible Light on the Skin[J]. Photochemistry and Photobiology, 2008, 84(2):450-462.

[17] CIE.Infrared radiation [EB/OL]. https://cie.co.at/eilvterm/17-21-004.2021-04-23.

[18] 呂曉寧 , 李鳴皋 . 遠紅外線生物學效應及其在組織修復中的臨床應用 [J]. 中國組織工程研究與臨床康復 ,2009,13(46):9147-9150.

[19] NASA. NASA Light Technology Successfully Reduces Cancer Patients Painful Side Effects from Radiation and Chemotherapy [EB/OL]. https://www.nasa.gov/topics/nasalife/features/heals_photos.html.2020-06-30.

[20] Walker V P, Modlin R L. The Vitamin D Connection to Pediatric Infections and Immune Function[J]. Pediatric Research, 2009, 65(5):106–113.

[21] Chung M, Balk E M, Brendel M, et al. Vitamin D and calcium: a systematic review of health outcomes[J]. Evidence report/technology assessment, 2009 (183): 1-420.

[22] Nair, Rathish. Vitamin D: The "sunshine" vitamin [J].

Journal of Pharmacology & Pharmacotherapeutics, 2012, 3(2): 118–126.

[23] Giacomoni P U. Sun protection in man[M]. Amsterdam:Elsevier, 2001.

[24] Carlberg C, Seuter S, de Mello V D F, et al. Primary vitamin D target genes allow a categorization of possible benefits of vitamin D3 supplementation[J]. PLoS One, 2013, 8(7): e71042.

[25] Holick, Michael F. Vitamin D deficiency in 2010: health benefits of vitamin D and sunlight: a D-bate[J]. Nature Reviews Endocrinology, 2011, 7(2):73-75.

[26] Deluca H F. Overview of general physio-logic features and functions of vitamin D[J]. American Journal of Clinical Nutrition, 2004, 80(6):1689S–1696S.

[27] Ramagopalan SV, Heger A, Berlanga AJ, et al. A ChIP-seq defined genome wide map of vitamin D receptor binding: associations with disease and evolution[J]. Genome Res, 2010, 20: 1352–1360.

[28] Williams K M, Bentham G C G, Young I S, et al. Association between myopia, ultraviolet B radiation exposure, serum vitamin D concentrations, and genetic polymorphisms in vitamin D metabolic pathways in a multicountry European study[J]. JAMA ophthalmology, 2017, 135(1): 47-53.

[29] Zhou X, Pardue M T, Iuvone P M, et al. Dopamine Signaling and Myopia Development: What Are the Key Challenges[J]. Progress in Retinal and Eye Research, 2017, 61: 60-71.

[30] Moore R Y, Eichler V B. Loss of a circadian adrenal corticosterone rhythm following suprachiasmatic lesions in the rat[J]. Brain Research, 1972, 42(1):201-206.

[31] Farhud D, Aryan Z. Circadian rhythm, lifestyle and health: a narrative review[J]. Iranian journal of public health, 2018, 47(8): 1068.

[32] Brancaleoni G , Nikitenkova E , Grassi L , et al. Seasonal affective disorder and latitude of living[J]. Epidemiologia e psichiatria sociale, 2009, 18(4):336-343.

[33] Bi JL, Huang Y, Xiao Y, et al. Association of lifestyle factors and suboptimal health status: a cross-sectional study of Chinese students[J]. BMJ Open, 2014, 4(6): e5156.

[34] Mason I C, Qian J, Adler G K, et al. Impact of circadian disruption on glucose metabolism: implications for type 2 diabetes[J]. Diabetologia, 2020, 63(3): 462-472.

[35] Welberg L. Affective disorders: Less SAD with more sun and serotonin[J]. Nature Reviews Neuroscience, 2007, 8(11):812-812.

[36] André Nieoullon, Coquerel A. Dopamine: a key regulator to adapt action, emotion, motivation and cognition[J]. Current Opinion in Neurology, 2003, 16 Suppl 2(6):S3.

[37] J A J Schmitt, M Wingen, J G Ramaekers, et al. Serotonin and Human Cognitive Performance[J]. Current Pharmaceutical Design, 2006, 12(20): 2473-2486.

[38] Von K L, Almay B G, Johansson F, et al. Pain perception and endorphin levels in cerebrospinal fluid[J]. Pain, 1978, 5(4):359.

[39] Jose P A, Eisner G M, Felder R A. Renal dopamine receptors in health and hypertension[J]. Pharmacology & therapeutics, 1998, 80(2): 149-182.

[40] Mitchell R A, Herrmann N, Lanctt K L. The Role of Dopamine in Symptoms and Treatment of Apathy in Alzheimer's Disease[J]. CNS Neuroscience & Therapeutics, 2011, 17(5):411-428.

[41] 王可 , 董林 , 張曦 , 等 . 多巴胺與神經退行性疾病研究進展 [J]. 生命的化學 , 2014(02):184-192.

[42] Cawley E, Park S, Marije A H R, et al. Dopamine and light: dissecting effects on mood and motivational states in women with subsyndromal seasonal affective disorder[J]. Journal of psychiatry & neuroscience: JPN, 2013, 38(3):120181.

[43] Cawley E, Tippler M, Coupland N J, et al. Dopamine and light: Effects on facial emotion recognition[J]. Journal of Psychopharmacology, 2017, 31(9):1225-1234.

[44] Tsai H Y , Chen K C , Yang Y K , et al. Sunshine-exposure variation of human striatal dopamine D2/D3 receptor availability in healthy volunteers[J]. Prog Neuropsychopharmacol Biol Psychiatry, 2011, 35(1):107-110.

[45] Diehl D J, Mintun M A, Kupfer D J, et al. A likely in vivo probe of human circadian timing system function using PET[J]. Biological Psychiatry, 1994, 36(8):562-565.

[46] Sprouse-Blum A S, Smith G, Sugai D, et al. Understanding endorphins and their importance in pain management[J]. Hawaii Medical Journal, 2010, 69(3):70-71.

[47] Fell G, Robinson K, Mao J, et al. Skin β -endorphin mediates addiction to UV light[J]. Cell, 2014, 157(7):1527-1534.

[48] Alfredo, Meneses, Gustavo, et al. Serotonin and emotion, learning and memory[J]. Reviews in the Neurosciences, 2012, 23 (5-6):543-554.

[49] Hariri A R, Holmes A. Genetics of Emotional Regulation: The Role of the Serotonin Transporter in Neural Function[J]. Trends in Cognitive Sciences, 2006, 10(4):182-191.

[50] Veen V D, Frederik M, Evers, et al. Effects of Acute Tryptophan Depletion on Mood and Facial Emotion Perception Related Brain Activation and Performance in Healthy Women with and without a Family History of Depression[J]. Neuropsychopharmacology, 2007, 32(1):216-224.

[51] Ferraro J S, Steger R W. Diurnal variations in brain serotonin are driven by the photic cycle and are not circadian in nature[J]. Brain Research, 1990, 512(1):121-124.

[52] Young S N. How to increase serotonin in the human brain without drugs[J]. Journal of Psychiatry & Neuroscience Jpn, 2007, 32(6):394-399.

[53] Lambert G W, Reid C, Kaye D M, et al. Effect of sunlight and season on serotonin turnover in the brain[J]. Lancet, 2002, 360(9348):1840-1842.

[54] World Health Organization. 陽光與健康：如何安全地享受太陽 [EB/OL].https://www.who.int/uv/publications/solaruvflyer2006_zh.pdf?ua=1.2006-12-13.

[55] 六大措施避免烈日曬傷 [P]. 上海：浦東時報，2010-08-02.

[56] Wikipedia.Fitzpatrick scale[EB/OL].https://en.wikipedia.org/wiki/Fitzpatrick_scale.2021-04-05.

[57] The VELUX FOUNDATIONS.About the Award[EB/OL].https://thedaylightaward.com/. 2021-03-03.

[58] GB/T50378—2019. 色建築价准 [S]. 中華人民共和国住房和城鄉建設部，2019.

第 2 章

[1] Kemény L, Varga E, Novak Z. Advances in phototherapy for psoriasis and atopic dermatitis[J]. Expert review of clinical immunology, 2019, 15(11): 1205-1214.

[2] Dolmans D E, Fukumura D, Jain R K. Photodynamic therapy for cancer[J]. Nature reviews cancer, 2003, 3(5): 380-387.

[3] Slomski A. Light Therapy Improves Nonseasonal Major Depression[J]. Jama, 2016, 315(4): 337-337.

[4] Maisels M J, McDonagh A F. Phototherapy for neonatal jaundice[J]. New England Journal of Medicine, 2008, 358(9): 920-928.

[5] Liebert A, Krause A, Goonetilleke N, et al. A role for photobiomodulation in the prevention of myocardial ischemic reperfusion injury: a systematic review and potential molecular mechanisms[J]. Scientific reports, 2017, 7(1): 1-13.

[6] Jarrett P, Scragg R. A short history of phototherapy, vitamin D and skin disease[J]. Photochemical & Photobiological Sciences, 2017, 16(3): 283-290.

[7] Sato Y, Iwamoto J, Kanoko T, et al. Amelioration of osteoporosis and hypovitaminosis D by sunlight exposure in hospitalized, elderly women with Alzheimer's disease: a randomized controlled trial[J]. Journal of Bone and Mineral Research, 2005, 20(8): 1327-1333.

[8] Grubisic M, Haim A, Bhusal P, et al. Light pollution, circadian photoreception, and melatonin in vertebrates[J]. Sustainability, 2019, 11(22): 6400.

[9] Mork R, Falkenberg H K, Fostervold K I, et al. Discomfort glare and psychological stress during computer work: subjective responses and associations between neck pain and trapezius muscle blood flow[J]. International archives of occupational and environmental health, 2020, 93(1): 29-42.

[10] Boyce P R, Wilkins A. Visual discomfort indoors[J]. Lighting Research & Technology, 2018, 50(1): 98-114.

[11] Stevens R G, Brainard G C, Blask D E, et al. Breast cancer and circadian disruption from electric lighting in the modern world[J]. CA: a cancer journal for clinicians, 2014, 64(3): 207-218.

[12] Wikipedia.visual pathway[EB/OL]. https://kdocs.cn/l/cgE8w2a9wmtv.2021-02-25.

[13] 葛堅，王寧利. 眼科學 [M]. 第三版. 北京：人民衛生出版社，2015.

[14] 劉曉玲. 視覺神經生理學 [M]. 北京：人民衛生出版社，2004.

[15] 維基百科 . 視網膜 [EB/OL].https://zh.wikipedia.org/wiki/%E8%A7%86%E7%BD%91%E8%86%9C. 2014-10-18.

[16] Smith V C, Pokorny J. Spectral sensitivity of the foveal cone photopigments between 400 and 500 nm[J]. Vision research, 1975, 15(2): 161-171.

[17] CIE.17-22-016 photopic vision[EB/OL].https://cie.co.at/eilvterm/17-22-016.2021-01-20.

[18] CIE.17-22-017 scotopic vision[EB/OL].https://cie.co.at/eilvterm/17-22-017.2021-01-20.

[19] CIE.17-22-018 mesopic vision[EB/OL].https://cie.co.at/eilvterm/17-22-018.2021-01-20.

[20] Berson D M, Dunn F A, Takao M. Phototransduction by retinal ganglion cells that set the circadian clock[J]. Science, 2002, 295(5557): 1070-1073.

[21] Sonoda T, Schmidt T M. Re-evaluating the role of intrinsically photosensitive retinal ganglion cells: new roles in image-forming functions[J]. Integrative and comparative biology, 2016, 56(5): 834-841.

[22] Michael S Gazzaniga, Richard B Ivry, George R Mangun. 認知神經科學：關於心智的生物學 [M]. 周曉林，高定國，等譯 . 北京：中國輕工業出版社 , 2011.

[23] Owsley C. Aging and vision[J]. Vision research, 2011, 51(13): 1610-1622.

[24] Andersen G J. Aging and vision: changes in function and performance from optics to perception[J]. Wiley Interdisciplinary Reviews: Cognitive Science, 2012, 3(3): 403-410.

[25] Stuen C, Faye E. Vision loss: Normal and not normal changes among older adults[J]. Generations, 2003, 27(1): 8-14.

[26] Cugati S, Cumming R G, Smith W, et al. Visual impairment, age-related macular degeneration, cataract, and long-term mortality: the Blue Mountains Eye Study[J]. Archives of ophthalmology, 2007, 125(7): 917-924.

[27] Läubli T, Hünting W, Grandjean E. Postural and visual loads at VDT workplaces II. Lighting conditions and visual impairments[J]. Ergonomics, 1981, 24(12): 933-944.

[28] Van Bommel W J M, Van den Beld G J. Lighting for work: a review of visual and biological effects[J]. Lighting research & technology, 2004, 36(4): 255-266.

[29] Gwiazda J, Ong E, Held R, et al. Myopia and ambient night-time lighting[J]. Nature, 2000, 404(6774): 144-144.

[30] Ciuffreda K J. Accommodation, the pupil, and presbyopia[J]. Borish's clinical refraction, 1998: 77-120.

[31] Reinhold K, Tint P. Lighting of workplaces and health risks[J]. Elektronika ir Elektrotechnika, 2009, 90(2): 11-14.

[32] Glimne S, Brautaset R L, Seimyr G Ö. The effect of glare on eye movements when reading[J]. Work, 2015, 50(2): 213-220.

[33] Smith E L, Hung L F, Huang J. Protective effects of high ambient lighting on the development of form-deprivation myopia in rhesus monkeys[J]. Investigative ophthalmology & visual science, 2012, 53(1): 421-428.

[34] Wright K W. Visual development and amblyopia[M].// Handbook of pediatric strabismus and amblyopia. New York: Springer, 2006: 103-137.

[35] Zhao Z C, Zhou Y, Tan G, et al. Research progress about the effect and prevention of blue light on eyes[J]. International journal of ophthalmology, 2018, 11(12): 1999.

[36] Glickman R D. Phototoxicity to the retina: mechanisms of damage[J]. International journal of toxicology, 2002, 21(6): 473-490.

[37] Wikipedia.Visual pollution[EB/OL].https://en.wikipedia.org/wiki/Visual_pollution.2021-04-16.

[38] Jimenez-Molina A, Retamal C, Lira H. Using psychophysiological sensors to assess mental workload during web browsing[J]. Sensors, 2018, 18(2): 458.

[39] Ikehara C S, Crosby M E. Assessing cognitive load with physiological sensors[C]//Hawaii:Proceedings of the 38th annual hawaii international conference on system sciences. IEEE, 2005: 295a.

[40] Zhong W, Cruickshanks K J, Schubert C R, et al. Pulse wave velocity and cognitive function in older adults[J]. Alzheimer disease and associated disorders, 2014, 28(1): 44.

[41] T/CSA/TR 007-2018. 健康照明標準進展報告 [S].北京：國家半導體照明工程研發與產業聯盟，2018.

[42] Fuller P M, Gooley J J, Saper C B. Neurobiology of the sleep-wake cycle: sleep architecture, circadian regulation, and regulatory feedback[J]. Journal of biological rhythms, 2006, 21(6): 482-493.

[43] Aston-Jones G, Chen S, Zhu Y, et al. A neural circuit for circadian regulation of arousal[J]. Nature neuroscience, 2001, 4(7): 732-738.

[44] Chaudhury D, Colwell C S. Circadian modulation of learning and memory in fear-conditioned mice[J]. Behavioural brain research, 2002, 133(1): 95-108.

[45] Huang W, Ramsey K M, Marcheva B, et al. Circadian rhythms, sleep, and metabolism[J]. The Journal of clinical investigation, 2011, 121(6): 2133-2141.

[46] Valdez P. Homeostatic and circadian regulation of cognitive performance[J]. Biological Rhythm Research, 2019, 50(1): 85-93.

[47] Song B J, Rogulja D. SnapShot: circadian clock[J]. Cell, 2017, 171(6): 1468.

[48] Benitah S A, Welz P S. Circadian Regulation of Adult Stem Cell Homeostasis and Aging[J]. Cell Stem Cell, 2020, 26(6): 817-831.

[49] Refinetti R, Menaker M. The circadian rhythm of body temperature[J]. Physiology & behavior, 1992, 51(3): 613-637.

[50] Douma L G, Gumz M L. Circadian clock-mediated regulation of blood pressure[J]. Free radical biology and medicine, 2018, 119: 108-114.

[51] Smolensky M H, Hermida R C, Portaluppi F. Circadian mechanisms of 24-hour blood pressure regulation and patterning[J]. Sleep medicine reviews, 2017, 33: 4-16.

[52] Krauchi K, Wirz-Justice A. Circadian rhythm of heat production, heart rate, and skin and core temperature under unmasking conditions in men[J]. American Journal of Physiology-Regulatory, Integrative and Comparative Physiology, 1994, 267(3): R819-R829.

[53] Czeisler C A, Shanahan T L, Klerman E B, et al. Suppression of melatonin secretion in some blind patients by exposure to bright light[J]. New England Journal of Medicine, 1995, 332(1): 6-11.

[54] Sack R L, Lewy A J, Blood M L, et al. Circadian rhythm abnormalities in totally blind people: incidence and clinical significance[J]. The Journal of Clinical Endocrinology & Metabolism, 1992, 75(1): 127-134.

[55] Aranda M L, Schmidt T M. Diversity of intrinsically photosensitive retinal ganglion cells: circuits and functions[J]. Cellular and Molecular Life Sciences, 2020: 1-19.

[56] Rupp A C, Ren M, Altimus C M, et al. Distinct ipRGC subpopulations mediate light's acute and circadian effects on body temperature and sleep[J]. Elife, 2019, 8: e44358.

[57] Lazzerini Ospri L, Prusky G, Hattar S. Mood, the circadian system, and melanopsin retinal ganglion cells[J]. Annual review of neuroscience, 2017, 40: 539-556.

[58] Ralph M R, Foster R G, Davis F C, et al. Transplanted suprachiasmatic nucleus determines circadian period[J]. Science, 1990, 247(4945): 975-978.

[59] 肖利雲，賈兆君，伍會健．晝夜節律鐘調控代謝的研究進展 [J]. 中國細胞生物學學報，2013(10):1533-1539.

[60] Xie Z, Chen F, Li W A, et al. A review of sleep disorders and melatonin[J]. Neurological research, 2017, 39(6): 559-565.

[61] Blask D E. Melatonin, sleep disturbance and cancer risk[J]. Sleep medicine reviews, 2009, 13(4): 257-264.

[62] Hardeland R. Melatonin in aging and disease—multiple consequences of reduced secretion, options and limits of treatment[J]. Aging and disease, 2012, 3(2): 194.

[63] Viviani S, Bidoli P, Spinazze S, et al. Normalization of the light/dark rhythm of melatonin after prolonged subcutaneous administration of interleukin 2 in advanced small cell lung cancer patients[J]. Journal of pineal research, 1992, 12(3): 114-117.

[64] Srinivasan V, Maestroni G J M, Cardinali D P, et al. Melatonin, immune function and aging[J]. Immunity & Ageing, 2005, 2(1): 1-10.

[65] Sharma M, Palacios-Bois J, Schwartz G, et al. Circadian rhythms of melatonin and cortisol in aging[J]. Biological psychiatry, 1989, 25(3): 305-319.

[66] Pandi-Perumal S R, Smits M, Spence W, et al. Dim light melatonin onset (DLMO): a tool for the analysis of circadian phase in human sleep and chronobiological disorders[J]. Progress in Neuro-Psychopharmacology and Biological Psychiatry, 2007, 31(1): 1-11.

[67] Roberts A D L, Wessely S, Chalder T, et al. Salivary cortisol response to awakening in chronic fatigue syndrome[J]. The British Journal of Psychiatry, 2004, 184(2): 136-141.

[68] Riemann D, Klein T, Rodenbeck A, et al. Nocturnal cortisol and melatonin secretion in primary insomnia[J]. Psychiatry

research, 2002, 113(1-2): 17-27.

[69] Morris C J, Aeschbach D, Scheer F A J L. Circadian system, sleep and endocrinology[J]. Molecular and cellular endocrinology, 2012, 349(1): 91-104.

[70] 施霞. 皮質醇覺醒反應與腦功能的關係研究 [D]. 北京：中國科學院大學中國科學院心理研究所，2018.

[71] Scheer F, Buijs R M. Light affects morning salivary cortisol in humans[J]. Journal of Clinical Endocrinology and Metabolism, 1999, 84: 3395-3398.

[72] Thorn L, Hucklebridge F, Esgate A, et al. The effect of dawn simulation on the cortisol response to awakening in healthy participants[J]. Psychoneuroendocrinology, 2004, 29(7): 925-930.

[73] Figueiro M G, Rea M S. Short-wavelength light enhances cortisol awakening response in sleep-restricted adolescents[J]. International Journal of Endocrinology, 2012(30):19-35.

[74] West K E, Jablonski M R, Warfield B, et al. Blue light from light-emitting diodes elicits a dose-dependent suppression of melatonin in humans[J]. Journal of applied physiology, 2011(8):619-626

[75] McIntyre I M, Norman T R, Burrows G D, et al. Human melatonin suppression by light is intensity dependent[J]. Journal of pineal research, 1989, 6(2): 149-156.

[76] Duffy J F, Czeisler C A. Effect of light on human circadian physiology[J]. Sleep medicine clinics, 2009, 4(2): 165-177.

[77] Do M T H, Kang S H, Xue T, et al. Photon capture and signalling by melanopsin retinal ganglion cells[J]. Nature, 2009, 457(7227): 281-287.

[78] Lewy A J, Wehr T A, Goodwin F K, et al. Light suppresses melatonin secretion in humans[J]. Science, 1980, 210(4475): 1267-1269.

[79] Lucas R J, Peirson S N, Berson D M, et al. Measuring and using light in the melanopsin age[J]. Trends in neurosciences, 2014, 37(1): 1-9.

[80] Dauchy R T, Dauchy E M, Tirrell R P, et al. Dark-phase light contamination disrupts circadian rhythms in plasma measures of endocrine physiology and metabolism in rats[J]. Comparative medicine, 2010, 60(5): 348-356.

[81] Jewett M E, Rimmer D W, Duffy J F, et al. Human circadian pacemaker is sensitive to light throughout subjective day without evidence of transients[J]. American Journal of Physiology-Regulatory, Integrative and Comparative Physiology, 1997, 273(5): R1800-R1809.

[82] Rimmer D W, Boivin D B, Shanahan T L, et al. Dynamic resetting of the human circadian pacemaker by intermittent bright light[J]. American Journal of Physiology-Regulatory, Integrative and Comparative Physiology, 2000, 279(5): R1574-R1579.

[83] Chang A M, Santhi N, St Hilaire M, et al. Human responses to bright light of different durations[J]. The Journal of physiology, 2012, 590(13): 3103-3112.

[84] Smith K A, Schoen M W, Czeisler C A. Adaptation of human pineal melatonin suppression by recent photic history[J]. The Journal of Clinical Endocrinology & Metabolism, 2004, 89(7): 3610-3614.

[85] Rea M S, Figueiro M G, Bierman A, et al. Modelling the spectral sensitivity of the human circadian system[J]. Lighting Research & Technology, 2012, 44(4): 386-396.

[86] CIE S 026/E:2018. CIE System for Metrology of Optical Radiation for ipRGC-Influenced Responses to Light[S]. International Commission on Illumination, 2018.

[87] Enezi J, Revell V, Brown T, et al. A "melanopic" spectral efficiency function predicts the sensitivity of melanopsin photoreceptors to polychromatic lights[J]. Journal of biological rhythms, 2011, 26(4): 314-323.

[88] Revell V L, Barrett D C G, Schlangen L J M, et al. Predicting human nocturnal nonvisual responses to monochromatic and polychromatic light with a melanopsin photosensitivity function[J]. Chronobiology international, 2010, 27(9-10): 1762-1777.

[89] Rea M S, Nagare R, Figueiro M G. Modeling circadian phototransduction: retinal neurophysiology and neuroanatomy[J]. Frontiers in Neuroscience, 2020, 14: 615305.

[90] 韓芳. 晝夜節律性睡眠障碍 [J]. 生命科學, 2015, 27, 200(11):1448-1454.

[91] Van Maanen A, Meijer A M, van der Heijden K B, et al. The effects of light therapy on sleep problems: a systematic review and meta-analysis[J]. Sleep medicine reviews, 2016, 29: 52-62.

[92] Hanford N, Figueiro M. Light therapy and Alzheimer's disease and related dementia: past, present, and future[J]. Journal of Alzheimer's Disease, 2013, 33(4): 913-922.

[93] Dowling G A, Hubbard E M, Mastick J, et al. Effect of morning bright light treatment for rest–activity disruption in institutionalized patients with severe Alzheimer's disease[J]. International psychogeriatrics/IPA, 2005, 17(2): 221.

[94] CIE 158:2009.Ocular Lighting Effects on Human Physiology and Behavior[S]. International Commission on Illumination, 2009.

[95] DIN SPEC67600-2013. Biologically effective illumination - Design guidelines[S]. Berlin: German Institute for Standardization, 2013.

[96] CIE 218: 2016.Research Roadmap for Healthful Interior Lighting Applications[S]. International Commission on Illumination, 2016.

[97] Halliday, J. Concept of a psychosomatic affection[J]. The Lancet, 1943, 242(6275), 692-696.

[98] Schnidler J A. How to live 365 days a year[M]. Englewood Cliffs, NJ: Prentice-Hall, 1954.

[99] Mayer E A, Craske M, Naliboff B D. Depression, anxiety, and the gastrointestinal system[J]. Journal of Clinical Psychiatry, 2001, 62: 28-37.

[100] Levy R L, Olden K W, Naliboff B D, et al. Psychosocial aspects of the functional gastrointestinal disorders[J]. Gastroenterology, 2006, 130(5): 1447-1458.

[101] 達爾文. 人類和動物的表情 [M]. 周邦立, 譯. 北京：科學出版社,1958.

[102] James, William. "What Is an Emotion?" [J].Mind,1884, 9(34): 188-205.

[103] Cannon W B. The James-Lange theory of emotions: A critical examination and an alternative theory[J]. The American journal of psychology, 1927, 39(1/4): 106-124.

[104] Schachter S, Singer J. Cognitive, social, and physiological determinants of emotional state[J]. Psychological review, 1962, 69(5): 379.

[105] Arnold M B. An excitatory theory of emotion[A]. //M. L. Reymert , Ed. Feelings and emotions: The Mooseheart Symposium [M]. New York: McGraw-Hill, 1950:11-33.

[106] Papez J W. A proposed mechanism of emotion[J]. Archives of Neurology & Psychiatry, 1937, 38(4): 725-743.

[107] Izard C E. The psychology of emotions[M]. Berlin: Springer Science & Business Media, 1991.

[108] EKMAN P, FRIESEN W V, ELLSWORTH P. Emotion in the Human Face[M].Oxford: Pergamon Press , 1972.

[109] Robert W Rieber. Wilhelm Wundt and the Making of a Scientific Psychology[M]. Boston:Springer,1980.

[110] Robert Plutchik, Henry Kellerman.Theories of Emotion[M]. Massachusetts:Academic Press,1980.

[111] Osgood C E, Suci G J, Tannenbaum P H. The measurement of meaning[M]. Illinois:University of Illinois press, 1957.

[112] Mehrabian A, Russell J A. An approach to environmental psychology[M].Massachusetts: the MIT Press, 1974.

[113] Spunt R P, Ellsworth E, Adolphs R. The neural basis of understanding the expression of the emotions in man and animals[J]. Social cognitive and affective neuroscience, 2017, 12(1): 95-105.

[114] MacLean P D. Some psychiatric implications of physiological studies on frontotemporal portion of limbic system (visceral brain)[J]. Electroencephalography & Clinical Neurophy-siology, 1952, 4：407–418.

[115] Tsuchiya N, Adolphs R. Emotion and consciousness[J]. Trends in cognitive sciences, 2007, 11(4): 158-167.

[116] Flynn J E, Spencer T J, Martyniuk O, et al. Interim study of procedures for investigating the effect of light on impression and behavior[J]. Journal of the Illuminating Engineering Society, 1973, 3(1): 87-94.

[117] Xu A J, Labroo A A. Incandescent affect: Turning on the hot emotional system with bright light[J]. Journal of Consumer Psychology, 2014, 24(2): 207-216.

[118] IES.ieslightlogic-How Lighting Impacts Our Emotions[EB/OL]. http://ieslightlogic.org/how-lighting-impacts-our-emotions.2021-03-12.

[119] Hurlbert A C, Ling Y. Biological components of sex differences in color preference[J]. Current biology, 2007, 17(16): R623-R625.

[120] Campbell P D, Miller A M, Woesner M E. Bright light therapy: seasonal affective disorder and beyond[J]. The Einstein journal of biology and medicine: EJBM, 2017, 32: E13.

[121] Lam R W, Levitt A J, Levitan R D, et al. Efficacy of bright light treatment, fluoxetine, and the combination in patients with nonseasonal major depressive disorder: a randomized clinical trial[J]. JAMA psychiatry, 2016, 73(1): 56-63.

[122] Benedetti F, Colombo C, Barbini B, et al. Morning sunlight reduces length of hospitalization in bipolar depression[J]. Journal of affective disorders, 2001, 62(3): 221-223.

[123] Zalta A K, Bravo K, Valdespino Hayden Z, et al. A placebo controlled pilot study of a wearable morning bright light treatment for probable PTSD[J]. Depression and anxiety, 2019, 36(7): 617-624.

[124] Oren D A, Wisner K L, Spinelli M, et al. An open trial of morning light therapy for treatment of antepartum depression[J]. American Journal of Psychiatry, 2002, 159(4): 666-669.

[125] Lyall L M, Wyse C A, Graham N, et al. Association of disrupted circadian rhythmicity with mood disorders, subjective wellbeing, and cognitive function: a cross-sectional study of 91 105 participants from the UK Biobank[J]. The Lancet Psychiatry, 2018, 5(6): 507-514.

[126] Yoo S S, Hu P T, Gujar N, et al. A deficit in the ability to form new human memories without sleep[J]. Nature neuroscience, 2007, 10(3): 385-392.

[127] Franzen P L, Buysse D J, Dahl R E, et al. Sleep deprivation alters pupillary reactivity to emotional stimuli in healthy young adults[J]. Biological psychology, 2009, 80(3): 300-305.

[128] Norman E Rosenthal, David A Sack, J Christian Gillin, et al. Seasonal Affective Disorder A Description of the Syndrome and Preliminary Findings With Light Therapy[J]. Arch Gen Psychiatry,1984,41(1):72-80.

[129] Terman M, Terman J S, Quitkin F M, et al. Light therapy for seasonal affective disorder[J]. Neuropsychopharmacology, 1989, 2(1): 1-22.

[130] Glickman G, Byrne B, Pineda C, et al. Light therapy for seasonal affective disorder with blue narrow-band light-emitting diodes (LEDs)[J]. Biological psychiatry, 2006, 59(6): 502-507.

[131] Lam R W, Levitt A J, Levitan R D, et al. The Can-SAD study: a randomized controlled trial of the effectiveness of light therapy and fluoxetine in patients with winter seasonal affective disorder[J]. American Journal of Psychiatry, 2006, 163(5): 805-812.

[132] Gabel V, Maire M, Reichert C F, et al. Effects of artificial dawn and morning blue light on daytime cognitive performance, well-being, cortisol and melatonin levels[J]. Chronobiology international, 2013, 30(8): 988-997.

[133] Terman M, Terman J S, Quitkin F M, et al. Light therapy for seasonal affective disorder[J]. Neuropsychopharmacology, 1989, 2(1): 1-22.

[134] Prasko J, Horacek J, Klaschka J, et al. Bright light therapy and/or imipramine for inpatients with recurrent non-seasonal depression[J]. Neuroendocrinology Letters, 2002, 23(2): 109-114.

[135] Sit D K, McGowan J, Wiltrout C, et al. Adjunctive bright light therapy for bipolar depression: a randomized double-blind placebo-controlled trial[J]. American Journal of Psychiatry, 2018, 175(2): 131-139.

[136] Eastman C I, Young M A, Fogg L F, et al. Bright light treatment of winter depression: aplacebo-controlled trial[J].

Archives of general psychiatry, 1998, 55(10): 883-889.

[137] Fitelson E, Kim S, Baker A S, et al. Treatment of postpartum depression: clinical, psychological and pharmacological options[J]. International journal of women's health, 2011, 3: 1.

[138] Corral M, Kuan A, Kostaras D. Bright light therapy's effect on postpartum depression[J]. American journal of psychiatry, 2000, 157(2): 303-304.

[139] Corral M, Wardrop A A, Zhang H, et al. Morning light therapy for postpartum depression[J]. Archives of women's mental health, 2007, 10(5): 221-224.

[140] GB/T 13379—2008. 視覺工效學原則 室內工作場所照明 [S]. 北京：中華人民共和國國家質量監督檢驗檢疫總局，中國國家標準化管理委員會，2008.

[141] ISO 8995:2002.Principles of visual ergonomics—The lighting of indoor work systems[S]. International Organization for Standardization, 2002.

[142] CIE 191:2010.Recommended System for Mesopic Photometry Based on Visual Performance[S]. International Commission on Illumination, 2010.

[143] CIE 19.22-1981. An analytic model for describing the influence of lighting parameters upon visual performance, 2nd ed[S]. International Commission on Illumination, 1981.

[144] CIE 145:2002. The correlation of models for vision and visual performance[S]. International Commission on Illumination, 2002.

[145] Boyce P R. Age, illuminance, visual performance and preference[J]. Lighting Research & Technology, 1973, 5(3): 125-144.

[146] Miller J W, Ludvigh E. The Effect of Relative Motion on Visual Acuity[J]. Survey of ophthalmology, 1962, 7: 83-116.

[147] 丁玉蘭 . 人機工程學 (修訂版)[M]. 北京：北京理工大學出版社 ,2000.

[148] 晏廷亮，錢興勇 . 生理學 [M]. 杭州：浙江大學出版社 ,2018.

[149] Wyszecki, Gunter. Color[M]. Chicago: World Book Inc, 2006.

[150] Lesnik H, Poborc-Godlewska J. The relationship between ciliary muscle fatigue and the type of artificial light used to illuminate the area of visual work[J]. Pol J Occup Med Environ Health, 1993, 6: 287-292.

[151] Wilkins A J . 6. Lighting[J]. Visual Stress, 1995:83-104.

[152] Winterbottom M, Wilkins A. Lighting and discomfort in the classroom[J]. Journal of environmental psychology, 2009, 29(1): 63-75.

[153] Boyce P R. The impact of light in buildings on human health[J]. Indoor and Built environment, 2010, 19(1): 8-20.

[154] Hatada T, Sakata H, Kusaka H. Psychophysical analysis of the "sensation of reality" induced by a visual wide-field display[J]. Smpte Journal, 1980, 89(8): 560-569.

[155] Katz M, Kruger P B. The human eye as an optical system[J]. Clinical Ophthalmology, T. D. Duane, 1981, 1:30-33.

[156] GB 50034—2013. 建築照明設計標準 [S]. 北京：中華人民共和國住房和城鄉建設部，中國國家質量監督檢驗檢疫總局，2013.

[157] GB/T 26189 --2010. 室內工作場所的照明 [S]. 北京：中華人民共和國國家品質監督檢驗檢疫總局，中國國家標準化管理委員會，2010.

[158] Weston H C. Relation between illumination and visual efficiency-The effect of brightness contrast[M]. London: His Majesty's Stationery Office, 1945.

[159] Rea M S. Toward a model of visual performance: foundations and data[J]. Journal of the Illuminating Engineering Society, 1986, 15(2): 41-57.

[160] 劉加平 . 建築物理 [M]. 第 4 版 . 北京：中國建築工業出版社 , 2009.

[161] CIE S 017/E:2020.International lighting vocabulary[S]. International Commission on Illumination, 2020.

[162] CIE 227:2017.Lighting for Older People and People with Visual Impairment in Buildings[S]. International Commission on Illumination, 2017.

[163] Wilkins A J, Nimmo-Smith I, Slater A I, et al. Fluorescent lighting, headaches and eyestrain[J]. Lighting Research & Technology, 1989, 21(1): 11-18.

[164] Wilkins A, Veitch J, Lehman B. LED lighting flicker and potential health concerns: IEEE standard PAR1789 update[C]//2010 IEEE Energy Conversion Congress and Exposition. IEEE, 2010: 171-178.

[165] Kuller R, Laike T. The impact of flicker from fluorescent lighting on well-being, performance and physiological arousal[J]. Ergonomics, 1998, 41(4): 433-447.

[166] Jordan G, Deeb S S, Bosten J M, et al. The dimensionality of color vision in carriers of anomalous trichromacy[J]. Journal of vision, 2010, 10(8): 12.

[167] Wikipedia.Color vision[EB/OL]. https://en.wikipedia.org/wiki/Color_vision. 2021-06-03.

[168] Ponza (Dr). De l'influence de la lumiere coloree dans le traitement de la folie[M]. Paris:E. Donnaud, 1876.

[169] Küller R. The use of space-some physiological and philosophical aspects[C]//Strasbourgh:Proceedings of the Strasbourgh Conference, 1976: 154-163.

[170] Wilms L, Oberfeld D. Color and emotion: effects of hue, saturation, and brightness[J]. Psychological research, 2018, 82(5): 896-914.

[171] Swirnoff L. Dimensional color[M]. NY:WW Norton & Company, 2003.

[172] Naveen K V, Telles S. Psychophysiological effects of colored light used in healing[J]. Psychology,2006,27(2):599-607.

[173] Kwallek N, Lewis C M, Robbins A S. Effects of office interior color on workers' mood and productivity[J]. Perceptual and Motor Skills, 1988, 66(1): 123-128.

[174] Valdez P, Mehrabian A. Effects of color on emotions[J]. Journal of experimental psychology: General, 1994, 123(4): 394.

[175] Shahenda Ayman. Do Women see More Colors than Men?[EB/OL]. https://www.bibalex.org/SCIplanet/en/

Article/Details?id=10304. 2017-11-23.

[176] Hamblin M R, Demidova T N. Mechanisms of low level light therapy[C]//Mechanisms for low-light therapy. International Society for Optics and Photonics, 2006, 6140: 614001.

[177] Wong T, Hsu L, Liao W. Phototherapy in psoriasis: a review of mechanisms of action[J]. Journal of cutaneous medicine and surgery, 2013, 17(1): 6-12.

[178] Gambichler T, Breuckmann F, Boms S, et al. Narrowband UVB phototherapy in skin conditions beyond psoriasis[J]. Journal of the American Academy of Dermatology, 2005, 52(4): 660-670.

[179] Whelan H T, Buchmann E V, Whelan N T, et al. NASA light emitting diode medical applications from deep space to deep sea[C]//AIP Conference Proceedings. American Institute of Physics, 2001, 552(1): 35-45.

[180] Opel D R, Hagstrom E, Pace A K, et al. Light-emitting diodes: a brief review and clinical experience[J]. The Journal of clinical and aesthetic dermatology, 2015, 8(6): 36.

[181] Papageorgiou P, Katsambas A, Chu A. Phototherapy with blue (415 nm) and red (660 nm) light in the treatment of acne vulgaris[J]. British journal of Dermatology, 2000, 142(5): 973-978.

[182] Keppeler D, Schwaerzle M, Harczos T, et al. Multichannel optogenetic stimulation of the auditory pathway using microfabricated LED cochlear implants in rodents[J]. Science Translational Medicine, 2020, 12(553).

[183] Boyden E S, Zhang F, Bamberg E, et al. Millisecond-timescale, genetically targeted optical control of neural activity[J]. Nature neuroscience, 2005, 8(9): 1263-1268.

[184] Yizhar O, Fenno L E, Prigge M, et al. Neocortical excitation/ inhibition balance in information processing and social dysfunction[J]. Nature, 2011, 477(7363): 171-178.

[185] Wu J, Seregard S, Algvere P V. Photochemical damage of the retina[J]. Survey of ophthalmology, 2006, 51(5): 461-481.

[186] Tosini G, Ferguson I, Tsubota K. Effects of blue light on the circadian system and eye physiology[J]. Molecular vision, 2016, 22: 61.

[187] Oh J H, Yoo H, Park H K, et al. Analysis of circadian properties and healthy levels of blue light from smartphones at night[J]. Scientific reports, 2015, 5(1): 1-9.

[188] Glickman G, Levin R, Brainard G C. Ocular input for human melatonin regulation: relevance to breast cancer[J]. Neuroendocrinology Letters, 2002, 23: 17-22.

[189] GB/T 20145—2006. 燈和燈系統的光生物學安全性 [S]. 北京：中國國家質量監督檢驗檢疫總局，中國國家標準化管理委員會，2006.

[190] IEC/EN 62471:2006. Photobiological safety of lamps and lamp system[S].Geneva: International Electrotechnical Commission,2006.

[191] IEC 60432-2:1999. Incandescent lamps - Safety specifications - Part 2: Tungsten halogen lamps for domestic and similar general lighting purposes[S]. International Electrotechnical Commission, 2012.

[192] CIE.Position statement on the blue light hazard [EB/OL].
https://cie.co.at/publications/position-statement-blue-light-hazard-april-23-2019.2019-04-23.

第 3 章

[1] 聯合國新聞. 聯合國慶祝第二個國際光日：對光的理解和運用惠及全人類 [EB/OL].https://unesdoc.unesco.org/ark:/48223/pf0000367948_chi. 2019-05-16.

[2] Logan R W, McClung C A. Rhythms of life: circadian disruption and brain disorders across the lifespan[J]. Nature Reviews Neuroscience, 2019, 20(1): 49-65.

[3] Pickford R W. Individual differences in colour vision and their measurement[J]. The Journal of psychology, 1949, 27(1): 153-202.

[4] Phillips A J K, Vidafar P, Burns A C, et al. High sensitivity and interindividual variability in the response of the human circadian system to evening light[J]. Proceedings of the National Academy of Sciences, 2019, 116(24): 12019-12024.

[5] 孫濤，何清湖. 走出亞健康 [M]. 北京：中國中醫藥出版社，2011.

[6] 田明，張國霞. 中醫「治未病」與當代「亞健康」[J]. 吉林中醫藥,2011,31(10):925-926.

[7] 世界衛生組織. 關於老齡化與健康的全球報告 [R]. Geneva:WHO,2016.

[8] 王建枝，殷蓮華. 病理生理學 [M]. 第 8 版. 北京：人民衛生出版社,2008.

[9] 孫理軍，張登本. 論體質與亞健康狀態的預防 [J]. 中醫藥學刊,2004(11):2006-2007.

[10] 王天芳，孫濤. 亞健康與「治未病」的概念、範疇及其相互關係的探討 [J]. 中國中西醫結合雜誌,2009,29(10):929-933.

[11] 周寶寬，崔家鵬. 治未病與亞健康 [J]. 中華中醫藥學刊,2007,25(9): 1910-1912.

[12] 福建中醫院. 亞健康調理 [EB/OL].http://www.ongfujian.com.sg/Chinese/health.php.2018-05-20.

[13] 龔海洋，王琦. 亞健康狀態及其中醫學研究進展述評 [J]. 北京中醫藥大學學報,2003,26 (5):2-6.

[14] Bi JL, Huang Y, Xiao Y, et al. Association of lifestyle factors and suboptimal health status: a cross-sectional study of Chinese students[J]. BMJ Open, 2014, 4(6): e5156.

[15] 陳潔瑜，趙曉山，王嘉莉，等. 亞健康狀態影響因素的研究進展 [J]. 現代預防醫學，2016, 43 (11) :1987-1990.

[16] 郝洛西，曹亦瀟，崔哲，等. 光與健康的研究動態與應用展望 [J]. 照明工程學報,2017,28(06):1-15+23.

[17] 岑澔. 中醫體質與亞健康狀態相關性的流行病學研究 [D]. 北京：北京中醫藥大學,2007.

[18] 周寶寬，李德新. 疲勞的中醫病因病機淺析 [J]. 中醫藥學刊,2004, 22(1): 142.

[19] 周寶寬，李德新. 中醫疲勞術語整理研究 [J]. 中國中醫基礎醫學雜誌, 2003, 9(3): 8.

[20] Boubekri M, Cheung I N, Reid K J, et al. Impact of windows and daylight exposure on overall health and sleep quality of office workers: a case-control pilot study[J].

Journal of clinical sleep medicine, 2014, 10(6): 603-611.

[21] 嚴永紅, 何思琪, 胡韻萩, 等. 班前 LED 光暴露對流水線工人警覺性、注意力和情緒影響研究 [J]. 南方建築, 2019(03):70-75.

[22] Bommel W J M V . Non-visual biological effect of lighting and the practical meaning for lighting for work[J]. Applied Ergonomics, 2006, 37(4):461-466.

[23] Meijer K, Robb M, Smit J. Shift Work Fatigue in the Petroleum Industry: A Proactive Fatigue Countermeasure[C/OL]//SPE Annual Technical Conference and Exhibition. https://onepetro.org/SPEATCE/proceedings-abstract/17ATCE/2-17ATCE/D021S017R007/193100. OnePetro, 2017.

[24] 林怡, 劉聰. 辦公照明的光生物效應研究綜述 [J]. 照明工程學報, 2017, 28(03):1-8+19.

[25] 郎瑩, 蔣國江, 馬國重, 等. 光照療法對輪班睡眠時相障礙患者晝夜節律恢復作用的療效觀察 [J]. 中國臨床神經科學, 2013(03):52-56.

[26] 郝洛西, 曹亦瀟, 汪統岳, 等. 面向人居健康的城市夜景照明：進展與挑戰 [J]. 照明工程學報, 2019, 30(06):1-6+31.

[27] Stevens R G, Zhu Y . Electric light, particularly at night, disrupts human circadian rhythmicity: is that a problem?[J]. Philos Trans R Soc Lond B Biol Sci, 2015, 370(1667): 1-9.

[28] Fultz N E, Bonmassar G, Setsompop K, et al. Coupled electrophysiological, hemodynamic, and cerebrospinal fluid oscillations in human sleep[J]. Science, 2019, 366(6465): 628-631.

[29] Dhandapani R, Arokiaraj C M, Taberner F J, et al. Control of mechanical pain hypersensitivity in mice through ligand-targeted photoablation of TrkB-positive sensory neurons[J]. Nature communications, 2018, 9(1): 1-14.

[30] Noseda R, Bernstein C A, Nir R R, et al. Migraine photophobia originating in cone-driven retinal pathways[J]. Brain, 2016, 139(7): 1971-1986.

[31] Orsam.Biologisch wirksames Licht im Schmerztherapiezentrum (ZIS) am Klinikum rechts der Isar[EB/OL].https://www.osram.de/ds/wissenswertes/die-biologische-wirkung-des-lichts/projekte/schmerztherapiezentrum-im-klinikum-rechts-der-isar/index.jsp.2021-2-13.

[32] The gospel of obese people! LED medical application in the field of weight loss[EB/OL].http://www.ogradyelectric.com/post-2026.html.2021-02-12.

[33] 隋樹傑, 王崴, 仰曙芬. 國內人群亞健康狀態現狀及研究進展 [J]. 護理學報, 2008(01):26-28.

[34] Wan S H, Ham J, Lakens D, et al. The influence of lighting color and dynamics on atmosphere perception and relaxation: Proceedings of EXPERIENCING LIGHT 2012: International Conference on the Effects of Light on Wellbeing[C].Eindhoven:Technische Universiteit Eindhoven. 2012:1-4.

[35] IM Iskra-Golec a, Wazna Ma, Smith L · Effects of blue-enriched light on the daily course of mood, sleepiness and light perception: A field experiment[J]. Lighting Res.

Technol, 2012, 44:506-513 ·

[36] Baron R A , Rea M S , Daniels S G . Effects of indoor lighting (illuminance and spectral distribution) on the performance of cognitive tasks and interpersonal behaviors: The potential mediating role of positive affect[J]. Motivation and Emotion, 1992, 16(1):1-33.

[37] Baron R A , Fortin S P , Frei R L , et al. Reducing organizational conflict: the role of socially induced positive affect[J]. International Journal of Conflict Management, 1990, 1(2):133-152.

[38] Rot M A H , Moskowitz D S , Young S N. Exposure to bright light is associated with positive social interaction and good mood over short time periods: A naturalistic study in mildly seasonal people[J]. Journal of Psychiatric Research, 2008, 42(4):311-319.

[39] Wessolowski N , Koenig H , Schulte-Markwort M , et al. The effect of variable light on the fidgetiness and social behavior of pupils in school[J]. Journal of Environmental Psychology, 2014, 39:101-108.

[40] 弗羅倫斯·南丁格爾. 世界科普巨匠經典譯叢（第3輯）：護理札記 [M]. 上海：上海科普出版社, 2014.

[41] Gbyl K, Madsen H Ø, Svendsen S D, et al. Depressed patients hospitalized in southeast-facing rooms are discharged earlier than patients in northwest-facing rooms[J]. Neuropsychobiology, 2016, 74(4): 193-201.

[42] Pennings E. Hospital lighting and patient's health[D]. Wageningen：Wageningen University, 2018.

[43] Killgore W D S, Vanuk J R, Shane B R, et al. A randomized, double-blind, placebo-controlled trial of blue wavelength light exposure on sleep and recovery of brain structure, function, and cognition following mild traumatic brain injury[J]. Neurobiology of disease, 2020, 134: 104679.

[44] Noseda R, Bernstein CA, Nir RR, et al. Migraine photophobia originating in cone-driven retinal pathways[J]. Brain. 2016, 139(7):1971-1986.

[45] Ibrahim M M, Patwardhan A, Gilbraith K B, et al. Long-lasting antinociceptive effects of green light in acute and chronic pain in rats[J]. Pain, 2017, 158(2): 347.

[46] Walch J M, Rabin B S, Day R, et al. The effect of sunlight on postoperative analgesic medication use: a prospective study of patients undergoing spinal surgery[J]. Psychosomatic medicine, 2005, 67(1): 156-163.

[47] Lang-Illievich K, Winter R, Rumpold-Seitlinger G, et al. The Effect of Low-Level Light Therapy on Capsaicin-Induced Peripheral and Central Sensitization in Healthy Volunteers: A Double-Blinded, Randomized, Sham-Controlled Trial[J]. Pain and Therapy, 2020, 9(2): 717-726.

[48] Martin L, Porreca F, Mata E I, et al. Green light exposure improves pain and quality of life in fibromyalgia patients: A preliminary one-way crossover clinical trial[J]. Pain Medicine, 2021, 22(1): 118-130.

[49] Landgrebe M, Nyuyki K, Frank E, et al. Effects of colour exposure on auditory and somatosensory perception—Hints for cross-modal plasticity[J]. Neuroendocrinology Letters, 2008, 29(4): 518.

[50] 史妙, 王甯, 王錦琰, 等. 疼痛的心理學相關研究進展 [J]. 中華護理雜誌, 2009, 044(006):574-576.

[51] Cooper R G, Booker C K, Spanswick C C. What is pain management, and what is its relevance to the rheumatologist?[J]. Rheumatology, 2003, 42(10): 1133-1137.

[52] Ulrich R S. View through a window may influence recovery from surgery[J]. Science, 1984, 224(4647): 420-421.

[53] Kopp B T, Hayes Jr D, Ghera P, et al. Pilot trial of light therapy for depression in hospitalized patients with cystic fibrosis[J]. Journal of affective disorders, 2016, 189: 164-168.

[54] Quan X, Joseph A, Nanda U, et al. Improving pediatric radiography patient stress, mood, and parental satisfaction through positive environmental distractions: A randomized control trial[J]. Journal of pediatric nursing, 2016, 31(1): c11-c22.

[55] Okkels N, Jensen L G, Arendt R, et al. Light as an aid for recovery in psychiatric inpatients: A randomized controlled effectiveness pilot trial[J]. European Psychiatry, 2017, 41(S1): S287-S288.

[56] Lovell B B, Ancoli-Israel S, Gevirtz R. Effect of bright light treatment on agitated behavior in institutionalized elderly subjects[J]. Psychiatry research, 1995, 57(1): 7-12.

[57] Montaigne D, Marechal X, Modine T, et al. Daytime variation of perioperative myocardial injury in cardiac surgery and its prevention by Rev-Erb α antagonism: a single-centre propensity-matched cohort study and a randomised study[J]. The Lancet, 2018, 391(10115): 59-69.

[58] 秦粉菊, 陳麗莉, 童建. 時間毒理學研究進展 [J]. 生命科學,2015(11):1427-1432.

[59] GOLDENHEIM P D, CHERNIACK R M. Circadian Variations in Theophylline Concentrations and the Treatment of Nocturnal Asthma ?[J]. Am Rev Respir Dis, 1989, 139: 47S-47B.

[60] Levi F, Louarn C L, Reinberg A. Timing optimizes sustained release indomethacin treatment of osteoarthritis[J]. Clinical Pharmacology & Therapeutics, 1985, 37(1): 77-84.

[61] Portaluppi F, Degli Uberti E, Strozzi C, et al. Slow-release nifedipine: effect on the circadian rhythm of blood pressure in essential hypertension[J]. Acta cardiologica, 1987, 42(1): 37-47.

[62] Bullough J, Rea M S. Lighting for neonatal intensive care units: some critical information for design[J]. International Journal of Lighting Research and Technology, 1996, 28(4): 189-198.

[63] Ennever J F, McDonagh A F, Speck W T. Phototherapy for neonatal jaundice: optimal wavelengths of light[J]. The Journal of pediatrics, 1983, 103(2): 295-299.

[64] Adams R J, Courage M L, Mercer M E. Systematic measurement of human neonatal color vision[J]. Vision Research, 1994, 34(13):0-1701.

[65] Rivkees S A, Mayes L, Jacobs H, et al. Rest-Activity Patterns of Premature Infants Are Regulated by Cycled Lighting[J]. PEDIATRICS, 2004, 113(4):833-839.

[66] Rivkees S A. The development of circadian rhythms: from animals to humans[J]. Sleep medicine clinics, 2007, 2(3): 331-341.

[67] Mann N P, Haddow R, Stokes L, et al. Effect of night and day on preterm infants in a newborn nursery: randomised trial[J]. Br Med J (Clin Res Ed), 1986, 293(6557): 1265-1267.

[68] 劉璽誠. 兒童睡眠醫學研究進展 [J]. 實用兒科臨床雜誌, 2007, 22(12): 881-883.

[69] Mindell J A, Owens J A. A clinical guide to pediatric sleep: diagnosis and management of sleep problems[M]. Philadelphia：Lippincott Williams & Wilkins, 2015.

[70] 張潔. 兒童睡眠以及相關因素研究進展 [C]// 中國睡眠研究會第九屆學術年會. 北京: 中國睡眠研究會,2016.

[71] 陳彤穎. 優質睡眠從嬰幼兒抓起 [J]. 江蘇衛生保健,2019(06):37.

[72] Owem JA, Fernandos，Mc Guinn M, et al. Sleep disturbance and injury risk in young children[J]. Behav Sleep Med, 2005, 3: 18-31.

[73] 江帆, 顏崇淮, 吳勝虎, 等.1-23 個月兒童睡眠問題的流行病學研究 [J]. 中華預防醫學雜誌.2003,37(6):435-438.

[74] Burnham M M. The ontogeny of diurnal rhythmicity in bed-sharing and solitary-sleeping infants: a preliminary report[J]. Infant and Child Development, 2007.

[75] Lickliter R. The role of sensory stimulation in perinatal development: insights from comparative research for care of the high-risk infant[J]. Journal of Developmental & Behavioral Pediatrics Jdbp, 2000, 21(6):437-47.

[76] Lotto R B. Visual Development: Experience Puts the Colour in Life[J]. Current Biology, 2004, 14(15):R619-R621.

[77] 朱曉明, 嚴宏. 視覺發育敏感期的研究進展 [J]. 眼視光學雜誌, 2004, 6(004):261-263.

[78] 王婷雪. 嬰兒視覺發育的臨床研究 [D]. 上海：復旦大學,2008.

[79] 黃小娜, 王惠珊, 劉璽誠. 嬰兒早期睡眠及晝夜節律的發展 [J]. 中國兒童保健雜誌,2009,17(03):320-321+324.

[80] 齊險峰. 學齡前兒童視力篩查結果及視力異常影響因素分析 [J]. 臨床醫學,2019,39(05):63-65.

[81] Ayaki M, Torii H, Tsubota K, et al. Decreased sleep quality in high myopia children[J]. Scientific reports, 2016, 6(1): 1-9.

[82] Lee S, Matsumori K, Nishimura K, et al. Melatonin suppression and sleepiness in children exposed to blue enriched white LED lighting at night[J]. Physiological reports, 2018, 6(24): e13942.

[83] Tappe K A, Glanz K, Sallis J F, et al. Children's physical activity and parents' perception of the neighborhood environment: neighborhood impact on kids study[J]. International journal of behavioral nutrition and physical activity, 2013, 10(1): 1-10.

[84] 金建東，萬平. 6 歲幼兒的視野只有成人的三分之二 [J]. 父母必讀，1991(7):42.

[85] Franklin M, Yin X, McConnell R, et al. Association of the Built Environment With Childhood Psychosocial Stress[J]. JAMA network open, 2020, 3(10): e2017634

[86] Jee D, Morgan I G, Kim E C. Inverse relationship between sleep duration and myopia[J]. Acta ophthalmologica, 2016, 94(3): e204-e210.

[87] 謝繼春. 持續視近所致眼壓變化與近視發展速度的關係 [J]. 臨床醫藥實踐，2010, 019(001):9-10.

[88] Paksarian D, Rudolph K E, Stapp E K, et al. Association of Outdoor Artificial Light at Night With Mental Disorders and Sleep Patterns Among US Adolescents[J]. JAMA psychiatry, 77(12):1266-1275.

[89] Figueiro M G, Rea M S. Lack of short wavelength light during the school day delays dim light melatonin onset (DLMO) in middle school students[J]. Neuro endocrinology letters, 2010, 31(1):92-96.

[90] Figueiro M G, Rea M S. Evening daylight may cause adolescents to sleep less in spring than in winter[J]. Chronobiology International, 2010, 27(6): 1242-1258.

[91] Sharkey K M, Carskadon M A, Figueiro M G, et al. Effects of an advanced sleep schedule and morning short wavelength light exposure on circadian phase in young adults with late sleep schedules[J]. Sleep Medicine, 2011, 12(7):685-692.

[92] Lee K A, Gay C L. Sleep in late pregnancy predicts length of labor and type of delivery[J]. American journal of obstetrics and gynecology, 2004, 191(6): 2041-2046.

[93] Hsu C N, Tain Y L. Light and circadian signaling pathway in pregnancy: Programming of adult health and disease[J]. International journal of molecular sciences, 2020, 21(6): 2232.

[94] Oren D A, Wisner K L, Spinelli M, et al. An open trial of morning light therapy for treatment of antepartum depression[J]. Am J Psychiatry, 2002; 159: 666-669.

[95] Epperson C N, Terman M, Terman J S, et al. Randomized clinical trial of bright light therapy for antepartum depression: preliminary findings[J]. The Journal of Clinical Psychiatry, 2004, 65(3): 421-425.

[96] Wirz-Justice A, Bader A, Frisch U, et al. A randomized, double-blind, placebo-controlled study of light therapy for antepartum depression[J]. Clin Psychiatry, 2011, 72(7): 986-993.

[97] Sharkey J T, Puttaramu R, Word R A, et al. Melatonin synergizes with oxytocin to enhance contractility of human myometrial smooth muscle cells[J]. The Journal of Clinical Endocrinology & Metabolism, 2009, 94(2): 421-427.

[98] Goyal D, Gay C, Torres R, et al. Shortening day length: A potential risk factor for perinatal depression[J]. Journal of behavioral medicine, 2018, 41(5): 690-702.

[99] Corral M, Kuan A, Kostaras D. Bright light therapy's effect on postpartum depression[J]. Am J Psychiatry, 2000, 157: 303-304.

[100] Corral M, Wardrop A, Zhang H, et al. Morning light therapy for postpartum depression[J]. Arch Women's Ment Health, 2007, 10: 221–224.

[101] Rabinowitz Y G, Mausbach B T, Coon D W, et al. The moderating effect of self-efficacy on intervention response in women family caregivers of older adults with dementia[J]. Am J Geriatr Psychiatry,2006,14(8):642-649.

[102] 樂怡平，林建華. 高齡孕婦併發妊娠期高血壓疾病的風險及應對策略 [J]. 中國臨床醫生雜誌，2015, 08(43):15-17.

[103] Boyce P R. Human Factors in Lighting.[M]3rd Edition. Boca Raton：Crc Press, 2014.

[104] Jackson G R, Owsley C, Jr M G. Aging and dark adaptation[J]. Vision Research, 1999,39(23):3975-3982.

[105] Hatton J. Aging and the glare problem[J].Journal of Gerontological Nursing, 1977,3(5):3844.

[106] Hofman M A, Swaab D F. Alterations in circadian rhythmicity of the vasopressin-producing neurons of the human suprachiasmatic nucleus (SCN) with aging.[J]. Brain Research, 1994, 651(1-2):134-142.

[107] Toshima H. Circadian rhythm of autonomic function and sleep patterns in the elderly[J]. Journal of the Neurological Sciences, 2017, 381:922.

[108] 黃永璐，汪青松，吳穎慧，等. 晝夜靜息—活動、睡眠—覺醒節律的年齡相關性變化 [J]. 安徽醫科大學學報，2002, 37(1):44-46.

[109] Hood S, Amir S. The aging clock: circadian rhythms and later life[J]. The Journal of clinical investigation, 2017, 127(2): 437-446.

[110] Thies S B, Richardson J K, Ashton-Miller J A. Effects of surface irregularity and lighting on step variability during gait: A study in healthy young and older women[J]. Gait & Posture, 2005, 22(1):0-31.

[111] Scholtens R M, van Munster B C, van Kempen M F, et al. Physiological melatonin levels in healthy older people: a systematic review[J]. Journal of psychosomatic research, 2016, 86: 20-27.

[112] Carrier J, Monk T H, Buysse D J, et al. Sleep and morningness-eveningness in the 'middle' years of life (20–59y) [J]. Journal of sleep research, 1997, 6(4): 230-237.

[113] Cauter V Eve. Age-Related Changes in Slow Wave Sleep and REM Sleep and Relationship With Growth Hormone and Cortisol Levels in Healthy Men[J]. Jama, 2000, 284(7):861.

[114] Huang Y L, Liu R Y, Wang Q S, et al. Age-associated difference in circadian sleep–wake and rest–activity rhythms[J]. Physiology & behavior, 2002, 76(4-5): 597-603.

[115] Chen Y, Hicks A, While A E. Depression and related factors in older people in China: a systematic review[J]. Reviews in Clinical Gerontology, 2012, 22(1): 52.

[116] World Health Organization. The global burden of disease: 2004 update[M]. Geneva:WHO, 2008.

[117] Mishima K, Okawa M, Hishikawa Y, et al. Morning bright light therapy for sleep and behavior disorders in elderly patients with dementia[J]. Acta Psychiatrica Scandinavica, 1994, 89(1): 1-7.

[118] Akyar I, Akdemir N. The effect of light therapy on the sleep quality of the elderly: an intervention study[J]. The Australian Journal of Advanced Nursing, 2013, 31(2): 31.

[119] Rubiño J A, Gamundí A, Akaarir M, et al. Bright Light Therapy and Circadian Cycles in Institutionalized Elders[J]. Frontiers in Neuroscience, 2020, 14: 359.

[120] Satlin A, Volicer L, Ross V, et al. Bright light treatment of behavioral and sleep disturbances[J]. Am J Psychiatry, 1992, 149: 1028.

[121] Figueiro M G, Bierman A, Bullough J D, et al. A personal light-treatment device for improving sleep quality in the elderly: dynamics of nocturnal melatonin suppression at two exposure levels[J]. Chronobiology international, 2009, 26(4): 726-739.

[122] Van Hoof J, Aarts M P J, Rense C G, et al. Ambient bright light in dementia: Effects on behaviour and circadian rhythmicity[J]. Building and Environment, 2009, 44(1): 146-155.

[123] Swaab D F, Fliers E, Partiman T S. The suprachiasmatic nucleus of the human brain in relation to sex, age and senile dementia[J]. Brain research, 1985, 342(1): 37-44.

[124] 世界衛生組織 . 照護年老體衰、呆傻迷糊和生命垂危的人 [EB/OL].https://www.who.int/bulletin/volumes/88/9/10-030910/zh/.2010-09-30.

第 4 章

[1] Chang Chai . 從中國綠色建築發展史到國際綠建大會 [EB/OL].https://www.construction21.org/china/articles/h/ 從中國綠色建築發展史到國際綠建大會 .html. 2018-01-29.

[2] 王清勤 , 鄧月超 , 李國柱 , 孟衝 , 謝琳娜 , 劉茂林 , 曾璐瑤 . 我國健康建築發展的現狀與展望 [J/OL]. http:// kns.cnki.net/kcms/detail/11.1784.N.20200204.2308.082. html. 科學通報 . 2020-02-23.

[3] 汪安安 , 李陽 . 國內外健康建築的理念標準與實踐探索 [J/OL]. http://www.chinaqking.com/yc/2018/1063834. html. 建築學研究前沿 , 2018-03-02.

[4] Ranson R P. Guidelines for Healthy Housing[J]. World Health Organization, 1988. 1:259.

[5] World Health Organization. Housing and health guidelines[R].Geneva: WHO, 2018.

[6] 王清勤 , 孟衝 , 李國柱 . T/ASC 02—2016《健康建築評價標準》編制介紹 [J].建築科學 , 2017, 33(002):163-166.

[7] 世界衛生組織 . 近四分之一的疾病是由環境暴露造成的 [EB/OL]. https://apps.who.int/mediacentre/news/ releases/2006/pr32/zh/index.html. 2006-06-16.

[8] Colomina B. X-ray Architecture[M]. Zürich: Lars Müller Publishers, 2019.

[9] The International Ultraviolet Association.IUVA Fact Sheet on UV Disinfection for COVID-19[R/OL].https://iuva.org/ IUVA-Fact-Sheet-on-UV-Disinfection-for-COVID-19/>. 2020-04-27.

[10] International Commission on Illumination.CIE Position Statement on Ultraviolet (UV) Radiation to Manage the Risk of COVID-19 Transmission[EB/OL]. http://cie.co.at/ files/CIE%20Position%20Statement%20-%20UV%20 radiation%20%282020%29.pdf>. 2020-05-12.

[11] International Commission on Non-Ionizing Radiation Protection. ICNIRP Guidelines on limits of exposure to ultraviolet radiation of wavelengths between 180 nm and 400 nm (incoherent optical radiation)[J]. Health Physics, 2004, 87(2): 171-186.

[12] IEC/CIE.IEC 62471:2006/CIE S 009:2002 Photobiological safety of lamps and lamp systems[S].International Electrotechnical Commission, 2006./International Commission on Illumination, 2002.

[13] Fonseca M J, Tavares F. The bactericidal effect of sunlight[J]. The american biology Teacher, 2011, 73(9): 548-552.

[14] Fahimipour A K, Hartmann E M, Siemens A, et al. Daylight exposure modulates bacterial communities associated with household dust[J]. Microbiome, 2018, 6(1): 1-13.

[15] Dai T, Gupta A, Murray C K, et al. Blue light for infectious diseases: Propionibacterium acnes, Helicobacter pylori, and beyond?[J]. Drug Resistance Updates, 2012, 15(4): 223-236.

[16] Maclean M, MacGregor S J, Anderson J G, et al. High-intensity narrow-spectrum light inactivation and wavelength sensitivity of Staphylococcus aureus[J]. FEMS microbiology letters, 2008, 285(2): 227-232.

[17] Fujishima A, Honda K. Electrochemical photolysis of water at a semiconductor electrode[J]. Nature, 1972, 238(5358): 37-38.

[18] Wolverton B C, Johnson A, Bounds K. Interior landscape plants for indoor air pollution abatement[R]. MS：National Aeronautics and Space Administration, John C. Stennis Space Center Science and Technology Laboratory,1989.

[19] Sullivan J A , Deng X W . From seed to seed: the role of photoreceptors in Arabidopsis development[J]. Developmental Biology, 2003, 260(2):289-297.

[20] 中華人民共和國教育部 . 教育部等八部門印發《綜合防控兒童青少年近視實施方案》的通知 [EB/OL]. http://www.moe.gov.cn/s78/A17/moe _797/201908/ t20190830_396649.html. 2018-08-30.

[21] 瞿佳 , 侯方 , 周佳瑋 , 等 . 近視防控教室 LED 照明專家共識 [J]. 照明工程學報 ,2019,30(06):36-40+46.

[22] 陳榮凱 , 江海棠 , 畢嘉琦 , 等 . 2011—2014 年深圳市寶安區中小學校教室採光照明與學生視力不良的關係 [J]. 預防醫學論壇 , 2016, 22(2): 131-133.

[23] 宋俊生 . 教室採光照明對學生視力的影響 [J]. 中國學校衛生 ,1996,17(5):355-355.

[24] 蔣思彬 , 王政和 , 余紅 , 等 . 教室燈光改造對中小學生視力及視力不良的影響 [J]. 照明工程學報 ,2019,30(03):15-18.

[25] GB 7793—2010. 中小學校教室採光和照明衛生標準 [S]. 北京：中華人民共和國衛生部 ，2010.

[26] FAGERHULT.An inclusive learning environment[EB/OL]. https://www.fagerhult.com/knowledge-hub/light-guides/ schools-and-learning-environments/classrooms/. 2019-12-

10.

[27] DB31/T 539—2020. 中小學校及幼兒園教室照明設計規範 [S]. 上海：上海市市場監督管理局，2020

[28] 李振霞，沈天行. 多媒體教室的光環境實測調查 [J]. 照明工程學報,2009,(02):46-50.

[29] Hinterlong J E, Holton V L, Chichen Chiang, et al. Association of multimedia teaching with myopia: A national study of schoolchildren[J]. Journal of Advanced Nursing, 2019, 75(12) :3643-3653.

[30] 游傑，夏偉，陳偉峰，等. 基於模糊綜合評判法的學校多媒體教室光環境評估 [J]. 中國學校衛生,2016,37(03):428-431.

[31] GB 50033—2013. 建築採光設計標準 [S]. 北京：中華人民共和國住房和城鄉建設部，2013.

[32] 楊春宇，梁樹英，張青文. 調節和預防人學生季節性憂鬱情緒的光照研究 [J]. 燈與照明,2013,37(01):1-3+11.

[33] 林怡，戴奇,邵戎鏑,等.辦公空間光環境設計趨勢——人員需求的平衡與技術迭代的探索 [J]. 照明工程學報,2018,29(03):1-5+16.

[34] 黃海靜，韓璐. 老年人電腦 VDT 使用現狀及照明要求調研分析 [J]. 照明工程學報,2020,31(01):176-183.

[35] The Well Building Standard.i67Electric Light Glare Control [EB/OL]. https://v2.wellcertified.com/wellv2/en/light/feature/4. 2020-05-20.

[36] ANSI/IESNA-RP-1–04. American national standard practice for office lighting [S]. New York：American National Standards Institute, Illuminating Engineering Society of North America, 2013

[37] Sheedy J E, Smith R, Hayes J. Visual effects of the luminance surrounding a computer display[J]. Ergonomics, 2005, 48(9): 1114-1128.

[38] DaeWha Kang Design. The Shard Living Lab [EB/OL]. https://www.daewhakang.com/project/the-shard-living-lab/. 2019-2-28.

[39] Schlangen L J M. CIE position statement on non-visual effects of light: recommending proper light at the proper time[R].Vienna: CIE,2019.

[40] Stefani O, Cajochen C. Should We Re-think Regulations and Standards for Lighting at Workplaces? A Practice Review on Existing Lighting Recommendations[J]. Frontiers in Psychiatry, 2021, 12: 671.

[41] DIN SPEC67600-2013. Biologically effective illumination-design guidelines[S]. Berlin:German Institute for Standardisation, 2013.

[42] 陸文虎. 利於辦公人員情緒健康與工作績效的人工光環境設計研究 [D]. 上海：同濟大學，2020.

[43] T/CIES 030—2020. 中小學教室健康照明設計規範 [S]. 北京：中國照明學會，2020.

[44] 鄭宏飛. 重慶地區機械工廠光環境現狀分析和研究 [J]. 產業與科技論壇，2017,16(22):92-93.

[45] Gosling W A . To Go or Not to Go? Library as Place[J]. American Libraries, 2000, 31(11):44-45.

[46] Henri Juslén, Tenner A . Mechanisms involved in enhancing human performance by changing the lighting in the industrial workplace[J]. International Journal of Industrial Ergonomics, 2005, 35(9):843-855.

[47] 胡韻萩. LED 曝光對流水線工人生理節律的影響研究 [D]. 重慶：重慶大學,2017.

[48] 沈琦譯. 照明健康與工作效率 [J]. 中國照明電器，2001, 02(2):21.

[49] 嚴永紅，何思琪，胡韻萩，等. 班前 LED 光暴露對流水線工人警覺性、注意力和情緒影響研究 [J]. 南方建築, 2019, (3):70-75.

[50] 於永民，張宇，馮偉一. 環境色彩對槽筒操作工人視覺疲勞的影響研究 [J]. 科技信息, 2010, 000(003):79,50.

[51] Ranson R. Healthy housing: a practical guide[M]. Oxfordshire:Taylor & Francis, 2002.

[52] Acosta I, Campano M Á, Molina J F. Window design in architecture: Analysis of energy savings for lighting and visual comfort in residential spaces[J]. Applied Energy, 2016, 168: 493-506.

[53] Sugino T, Yamada H, Kajimoto O. Effects of a Combination of Wooden Interior and Indirect Lighting in the Bedroom on Improving Sleep Quality and Attenuating Fatigue[J]. Japanese Journal of Complementary and Alternative Medicine, 2015, 12(2): 55-64.

[54] Lee K A, Gay C L. Can modifications to the bedroom environment improve the sleep of new parents? Two randomized controlled trials[J]. Research in nursing & health, 2011, 34(1): 7-19.

[55] Papamichael K, Siminovitch M, Veitch J A, et al. High color rendering can enable better vision without requiring more power[J]. Leukos, 2016, 12(1-2): 27-38.

[56] 房媛,賀曉陽,曹帆,等. 中日韓住宅照明聯合調查報告——2011-2015 期間研究進展 [A]// 海峽兩岸第二十二屆照明科技與營銷研討會專題報告暨論文集，2015.

[57] LRC.Survey Results Now Available! More Daytime Light = Better Sleep and Mood[EB/OL].https://www.lrc.rpi.edu/resources/newsroom/pr_story.asp?id=464#.YM26mb0zY2z.2020-06-15.

[58] Rivkees S A, Mayes L, Jacobs H, et al. Rest-activity patterns of premature infants are regulated by cycled lighting[J]. Pediatrics, 2004, 113(4): 833-839.

[59] GB 50034—2013. 建築照明設計標準 [S]. 北京：中華人民共和國住房和城鄉建設部，2013.

[60] Berman S M, Navvab M, Martin M J, et al. Children's near acuity is better under high colour temperature lighting[C]// CIE Midterm Meeting and Internat ional Lighting Congress. 2005, 16.

[61] 董英俊，張昕. 喚醒照明研究綜述與應用展望 [J]. 新建築, 2019(5):18-22.

[62] Rautkylä E, Puolakka M, Halonen L. Alerting effects of daytime light exposure–a proposed link between light exposure and brain mechanisms[J]. Lighting Research & Technology, 2012, 44(2): 238-252.

[63] Scheer F, Buijs R M. Light affects morning salivary cortisol in humans[J]. Journal of Clinical Endocrinology and Metabolism, 1999, 84: 3395-3398.

[64] 楊春宇, 劉煒, 陳仲林. 住宅的人工照明與健康研究 [J]. 住宅科技, 2001(10):10-13.

[65] Hanford N, Figueiro M. Light therapy and Alzheimer's disease and related dementia: past, present, and future[J]. Journal of Alzheimer's Disease, 2013, 33(4): 913-922.

[66] GB 51039—2014. 綜合醫院建築設計規範 [S]. 北京：中華人民共和國住房和城鄉建設部，2014.

[67] 班淇超、陳冰，Stephen Sharples, Michael Phiri. 循證設計策略在醫療建築環境領域的應用研究 [J]. 中國醫院建築與裝備，2016, (10):95-100.

[68] 弗羅倫斯·南丁格爾. 世界科普巨匠經典譯叢 (第 3 輯)：護理札記 [M]. 上海：上海科普出版社, 2014.

[69] ANSI/IES RP-29-16. Lighting For Hospitals And Healthcare Facilities[S]. New York: American National Standards Institute, Illuminating Engineering Society of North America, 2016.

[70] Giménez, Marina C, et al. Patient room lighting influences on sleep, appraisal and mood in hospitalized people[J]. Journal of Sleep Research, 2017, 26(2):236-246.

[71] New York University. Nurses sleep less before a scheduled shift, hindering patient care and safety[EB/OL].https://www.nyu.edu/about/news-publications/news/2019/december/nurses-sleep-health.html.2019-12-10.

[72] IATA 國際航協 2019 年度報告 .IATA's Annual Review 2019[EB/OL].https://annualreview.iata.org/. 2019-12-10.

[73] J Waterhouse, T Reilly, G Atkinson. Jet lag: trends and coping strategies[J]. The Lancet, 2007. 369(9567): 1117–1129.

[74] Torresi J, McGuinness S, Leder K, et al. Manual of Travel Medicine[M]. Basingstoke:Springer Nature, 2019.

[75] Reid K J , Abbott S M . Jet Lag and Shift Work Disorder[J]. Sleep Medicine Clinics, 2015, 10(4):523-535.

[76] IATA.Medical Manual 11th Edition-rev1 - IATA [R/OL]. https://pdf4pro.com/view/medical-manual-11th-edition-rev1-iata-home-1f8426.html. 2018-06-20.

[77] World Health Organization. Air travel advice[EB/OL]. https://www.who.int/ith/mode_of_travel/jet_lag/en/. 2020-04-27.

[78] Aerospace Medical Association. Medical Considerations for Airline Travel[EB/OL]. https://www.asma.org/publications/medical-publications-for-airline-travel/medical-considerations-for-airline-travel. 2018-08-22.

[79] Mayo Clinic. Jet lag disorder[EB/OL]. https://www.mayoclinic.org/diseases-conditions/jet-lag/symptoms-causes/syc-20374027.2020-10-02.

[80] The American Academy of Sleep Medicine.What is jet lag? [EB/OL].https://sleepeducation.org/sleep-disorders/jet-lag/. 2020-08-10.

[81] Revell V L, Eastman C I. Jet lag and its prevention[J]. Therapy in Sleep Medicine, 2012, Elsevier, 390–401.

[82] Waterhouse J, Atkinson G, Reilly T. Jet lag[J]. Lancet 1997, 350: 1611–16.

[83] Boivin D B, Czeisler C A. Resetting of circadian melatonin and cortisol rhythms in humans by ordinary room light[J]. Neuroreport, 1998, 9(5): 779-782.

[84] Chesson A L, Littner M, Davila D, et al. Practice parameters for the use of light therapy in the treatment of sleep disorders[J]. Sleep, 1999, 22(5): 641-660.

[85] Keystone J S, Freedman D O, Kozarsky P E, et al. Travel Medicine: Expert Consult-Online and Print[M]. Amsterdam:Elsevier Health Sciences, 2012.

[86] Zhao F, Yang J, Cui R. Effect of hypoxic injury in mood disorder[J]. Neural plasticity, 2017:6986983.

[87] Li X Y, Wu X Y, Fu C, et al. Effects of acute mild and moderate hypoxia on human mood state[J]. Hang tian yi xue yu yi xue gong cheng= Space medicine & medical engineering, 2000, 13(1): 1-5.

[88] Winzen J, Albers F, Marggraf-Micheel C. The influence of coloured light in the aircraft cabin on passenger thermal comfort[J]. Lighting Research & Technology, 2014, 46(4): 465 475.

[89] Huebner G M, Shipworth D T, Gauthier S, et al. Saving energy with light? Experimental studies assessing the impact of colour temperature on thermal comfort[J]. Energy Research & Social Science, 2016, 15: 45-57.

[90] 楊彪. 民機駕駛艙光環境設計及視覺工效學研究 [D]. 上海：復旦大學, 2011.

[91] 林燕丹, 艾劍良, 楊彪, 等. 民機駕駛艙在惡劣光環境下的飛行員視覺工效研究 [J]. 科技資訊, 2016, 014(013):175-176.

[92] 王素環 .LED 在民用飛機駕駛艙泛光照明中的應用 [J]. 照明工程學報,2015,26(06):14-18.

[93] Miles W R. Effectiveness of red light on dark adaptation[J]. JOSA, 1953, 43(6): 435-441.

[94] MSC/Circ 982. Guidelines on Ergonomic Criteria for Bridge Equipment and Layout [S].London:International Maritime Organization,2000.

[95] IACS Rec.No.132 Human Element Recommendations for structural design of lighting, ventilation,vibration, noise, access and egress arrangements[S]. Oakbrook: International Association of Classification Societies,2018.

[96] GD 22—2013. 船舶人體工程學應用指南 [S]. 北京：中國船級社，2014.

[97] ABS 0102:2012. Guide for Crew Habitability on Ship[S]. American Bureau of Shipping, 2016.

[98] 李玲, 解洪成, 陳圻 . 人因工程技術及其在艦船設計中的應用 [J]. 人類工效學,2007(01):43-45.

[99] 陳霞, 劉雙 . 海軍裝備領域人因工程研究現狀及發展 [J]. 艦船科學技術,2017,39(07):8-13.

[100] A Rothblum,D Wyatt.Night Vision And Nighttime Lighting For Boaters[EB/OL]. http://www.plaisance-pratique.com/IMG/pdf/6_-_Rothblum_-_Night_Vision_and_Nighttime_Lighting_for_Mariners_2_.pdf. 2020-06-20.

[101] 喬納森·M. 羅斯 . 海軍艦艇設計和操作中的人因 [M]. 盧曉平，熊虎，張文山，譯 . 北京：電子工業出版社,2017.

[102] 柯文棋 . 現代艦船衛生學 [M]. 北京：人民軍醫出版

社 ,2005.

[103] 沈中偉 . 地下空間中的建築學 [J]. 時代建築 , 2019, 5：
23-26.

[104] Vähäaho I. Underground space planning in Helsinki[J].
Journal of Rock Mechanics and Geotechnical Engineering,
2014, 6(5): 387-398.

[105] 王劍宏 , 劉新榮 . 淺談日本的城市地下空間的開發與
利用 [J]. 地下空間與工程學報 , 2006,3:349-353.

[106] Peila D, Pelizza S. Civil reuses of underground mine
openings: a summary of international experience[J].
Tunnelling and Underground Space Technology, 1995,
10(2): 179-191.

[107] INHABITAT. Solatube Skylights[EB/OL].https://inhabitat.
com/solar-tube/. 2006-12-28.

[108] 建築人 . 一款神奇的燈 , 在地下室坐擁陽光和藍
天 [EB/OL].http://www.cityup.org/chinasus/lighting/
hyzx/20171019/119443.shtml. 2017-10-19.

[109] Lighting Archives.Bluetooth deal to drive adoption of
human centric lighting[EB/OL].https://www.luxreview.
com/2019/09/09/Bluetooth-deal-to-drive-adoption-of-
daylight-human-centric-lighting/. 2019-09-09.

[110] Wilson E O. Biophilia[M]. Cambridge: Harvard university
press, 1984.

[111] CECS 45:92. 地下建築照明設計標準 [S]. 北京：中國
建築科學研究院，1993.

[112] 北京市住房城鄉建設委員會 , 北京市人民防空辦公室 ,
北京市應急管理局 . 關於印發《北京市人民防空工程
和普通地下室安全使用管理規範》的通知 [EB/OL].
http://www.gov.cn/xinwen/2019-08/12/content_5420730.
htm. 2019-08-12.

[113] MC Finnegan，LZ Solomon. Work attitudes in windowed
vs. windowless environments[J]. Journal of Social
Psychology, 1981,115: 291-292.

[114] Roberts A C, Christopoulos G I, Car J, et al. Psycho-
biological factors associated with underground spaces: What
can the new era of cognitive neuroscience offer to their
study?[J]. Tunnelling and Underground Space Technology
incorporating Trenchless Technology Research, 2016,
55:118-334.

[115] 徐慶輝 . 燈光就是魔術師！地下室秒變萊
茵河畔 [EB/OL].https://mp.weixin.qq.com/s/
QxEe4yEq6i2eLsxbGEeIvA.https://www.iald.org/About/
Lighting-Design-Awards/2018-Award-Winners.2018-12-11.

[116] 蔣正傑 , 張緒 , 馬瑤瑤 , 苗鳳英 . 某部地下指
揮所轉進任務衛勤保障方法研究 [J]. 職業與健
康 ,2019,35(11):1550-1553+1557.

[117] 郝永建 , 廖遠祥 , 高志丹 , 等 . 某部坑道駐訓期間官兵
健康狀況調查 [J]. 解放軍預防醫學雜誌 ,2015, 33 (06)
:686.

[118] 郝洛西 , 曹亦瀟 , 汪統岳 . 旨在節律和情緒改善的健
康照明研究與應用 [J]. 燈與照明 , 2019,43(01):6-10.

[119] Chen N, Wu Q, Xiong Y, et al. Circadian rhythm and sleep
during prolonged Antarctic residence at Chinese Zhongshan
station[J]. Wilderness & environmental medicine, 2016,

27(4): 458-467.

[120] 郝洛西 , 林怡 , 徐俊麗 , 等 . 南極與照明科技 [J]. 照明
工程學報 ,2014,25(01):1-7+152.

[121] Paul F U J, Mandal M K, Ramachandran K, et al.
Interpersonal behavior in an isolated and confined
environment[J]. Environment and Behavior, 2010, 42(5):
707-717.

[122] 陳楠 . 長期居留南極中山站越冬隊員晝夜節律、睡眠
及心理的變化 [A]// 中國睡眠研究會第八屆學術年會
暨 20 週年慶典論文匯編 . 北京：中國睡眠研究會 ,
2014

[123] Kawasaki A, Wisniewski S, Healey B, et al. Impact of
long-term daylight deprivation on retinal light sensitivity,
circadian rhythms and sleep during the Antarctic winter[J].
Scientific reports, 2018, 8(1): 1-12.

[124] Pattyn N, Van Puyvelde M, Fernandez-Tellez H, et al. From
the midnight sun to the longest night: Sleep in Antarctica[J].
Sleep medicine reviews, 2018, 37: 159-172.

[125] Palinkas L A, Houseal M, Rosenthal N E. Subsyndromal
seasonal affective disorder in Antarctica[J]. Journal of
nervous and mental disease, 1996,184(9), 530–534.

[126] Reed H L , Silverman E D , Shakir K M , et al. Changes
in Serum Triiodothyronine (T3) Kinetics after Prolonged
Antarctic Residence: The Polar T3 Syndrome[J]. Journal of
Clinical Endocrinology & Metabolism, 1990, 70(4):965-
974.

[127] 徐成麗 , 祖淑玉 , 李曉冬 , 等 . 居留南極對考察隊
員血中甲狀腺素和兒茶酚胺含量的影響 [J]. 極地研
究 ,2001(04):294-300.

[128] 葉芊 , 閆鞏固 . 南極越冬隊員極地生活適應及應對策
略 [J]. 極地研究 , 2010, 22(3): 262-270.

[129] Sandal G M, van deVijver F J R, Smith N. Psychological
hibernation in Antarctica[J]. Frontiers in psychology, 2018,
9: 22-35.

[130] 閆鞏固 , 葉芊 . 極地環境中的心理學研究 [J]. 心理科
學進展 , 2009, 17(01): 227-232.

[131] Najjar R P, Wolf L, Taillard J, et al. Chronic artificial blue-
enriched white light is an effective countermeasure to
delayed circadian phase and neurobehavioral decrements[J].
PloS one, 2014, 9(7): e102827.

[132] Arendt J. Biological rhythms during residence in polar
regions[J]. Chronobiology international, 2012, 29(4): 379-
394.

[133] Corbett R W, Middleton B, Arendt J. An hour of bright
white light in the early morning improves performance and
advances sleep and circadian phase during the Antarctic
winter[J]. Neuroscience letters, 2012, 525(2): 146-151.

[134] AECOM.Rhythm of light[EB/OL].https://aecom.com/
without-limits/article/rhythm-light/.2021-04-21.

[135] Mairesse O, MacDonald-Nethercott E, Neu D, et al.
Preparing for Mars: human sleep and performance during a
13 month stay in Antarctica[J]. Sleep, 2019, 42(1): 206.

[136] 宋春丹 . 水下 90 天：中國核潛艇的極限長航 [J]. 中國
新聞週刊 , 2018, 000(030):68-73.

[137] 燕銳，肖存傑. 某潛艇艙室微生物本底調查和污染現狀分析 [J]. 軍事醫學，2013(06):17-19.

[138] Crepeau L J，Bullough J D，Figueiro M G，et al. Lighting as a Circadian Rhythm-Entraining and Alertness-Enhancing Stimulus in the Submarine Environment[J]. SSRN Electronic Journal, 2006.

[139] Wikipedia.Human mission to Mars[EB/OL]. https://en.wikipedia.org/wiki/Human_mission_to_Mars.2021-06-05.

[140] Gundel A, Polyakov V V, Zulley J. The alteration of human sleep and circadian rhythms during spaceflight[J]. Journal of sleep research, 1997, 6(1): 1-8.

[141] Stampi C. Sleep and circadian rhythms in space[J]. The Journal of Clinical Pharmacology, 1994, 34(5): 518-534.

[142] JC McPhee, JB Charles. Human health and performance risks of space exploration missions: evidence reviewed by the NASA human research program[M]. Houston:NASA,Lyndon B. Johnson Space Center, 2009.

[143] Barger L K, Flynn-Evans E E, Kubey A, et al. Prevalence of sleep deficiency and use of hypnotic drugs in astronauts before, during, and after spaceflight: an observational study[J]. The Lancet Neurology, 2014, 13(9): 904-912.

[144] Santy P A, Kapanka H, Davis J R, et al. Analysis of sleep on Shuttle missions[J]. Aviation, space, and environmental medicine, 1988, 59(11 Pt 1): 1094-1097.

[145] Flynn-Evans E E, Barger L K, Kubey A A, et al. Circadian misalignment affects sleep and medication use before and during spaceflight[J]. npj Microgravity, 2016, 2(1): 1-6.

[146] NASA.Let There Be (Better) Light[EB/OL]. https://www.nasa.gov/mission_pages/station/research/let-there-be-better-light. 2016-10-20.

[147] 中國新聞網. 國際空間站俄艙體將安裝照明器複製地球光照變化 [EB/OL]. https://world.huanqiu.com/article/9CaKrnKju1a. 2019-04-02.

[148] 張天湘，李皖玲，程釗. 一種大型載人航天器的情景照明系統設計 [J]. 載人航天，2018, 24, 82(02):40-44.

第 5 章

[1] 郝洛西，曹亦瀟，汪統岳，等. 面向人居健康的城市夜景照明 : 進展與挑戰 [J]. 照明工程學報，2019, 030(006):1-6,31.

[2] 劉清. 廣告招牌「亮瞎眼」燈光擾民待整治 [EB/OL]. https://www.sohu.com/a/248089138_645197.2018-08-17.

[3] U.S. Air Force Space and Missile Systems Center. DMSP night light data[EB/OL].https://www.lightpollutionmap.info/stats/#z oom=3&lat=4501453&lon=11144185.2020-9-10.

[4] 中國之光網. 揭曉！「高光效長壽命半導體照明關鍵技術與產業化」項目獲國家科技進步獎一等獎 [EB/OL].https://www.hangjianet.com/topic/15786465004370000.2020-1-11.

[5] Ohayon M M, Milesi C. Artificial outdoor nighttime lights associate with altered sleep behavior in the American general population[J]. Sleep, 2016, 39(6): 1311-1320.

[6] Min J, Min K. Outdoor light at night and the prevalence of depressive symptoms and suicidal behaviors: a cross-sectional study in a nationally representative sample of Korean adults[J]. Journal of affective disorders, 2018, 227: 199-205.

[7] Wakil K, Naeem M A, Anjum G A, et al. A Hybrid Tool for Visual Pollution Assessment in Urban Environments[J]. Sustainability, 2019, 11(8): 2211.

[8] Bodur S Kucur, R Görüntü kirlilii üzerine[J]. Ekoloji Dergisi, 1994 ,12: 50-51.

[9] Ramsey N F, Jansma J M, Jager G, et al. Neurophysiological factors in human information processing capacity[J]. Brain, 2004, 127(3): 517-525.

[10] Goadsby P J, Holland P R, Martins-Oliveira M, et al. Pathophysiology of migraine: a disorder of sensory processing[J]. Physiological reviews, 2017, 30(4) 553-622

[11] Pheasant R J, Fisher M N, Watts G R, et al. The importance of auditory-visual interaction in the construction of 'tranquil space' [J]. Journal of environmental psychology, 2010, 30(4): 501-509.

[12] Min J, Min K. Outdoor artificial nighttime light and use of hypnotic medications in older adults: a population-based cohort study[J]. Journal of Clinical Sleep Medicine, 2018, 14(11): 1903-1910.

[13] Zielinska-Dabkowska K M, Xavia K. Global Approaches to Reduce Light Pollution from Media Architecture and Non-Static, Self-Luminous LED Displays for Mixed-Use Urban Developments[J]. Sustainability, 2019, 11(12): 3446.

[14] Tomczuk P, Chrzanowicz M, Jaskowski P. Procedure for measuring the luminance of roadway billboards and preliminary results[J]. LEUKOS, 2021: 1-19.

[15] GB/T 35626—2017. 室外照明干擾光限制規範 [S]. 北京：國家標準化管理委員會，2017.

[16] 何榮，邱卓濤. 高校校園交通監控補光照明的眩光調查——以重慶大學為例 [J]. 照明工程學報，2018, 29(04):136-141

[17] CIE 031-1976.Glare and uniformity in road lighting installations[S].International Commission on Illumination, 1976.

[18] Oviedo-Trespalacios O, Truelove V, Watson B, et al. The impact of road advertising signs on driver behaviour and implications for road safety: A critical systematic review[J]. Transportation research part A: policy and practice, 2019, 122: 85-98.

[19] Ngarambe J, Kim G. Sustainable lighting policies: the contribution of advertisement and decorative lighting to local light pollution in Seoul, South Korea[J]. Sustainability, 2018, 10(4): 1007.

[20] Sendek-Matysiak E. Influence of roadside illuminated advertising on drivers' behaviour[J]. Archiwum Motoryzacji, 2017, 77(3):149-162

[21] JGJ/T 163-2008. 城市夜景照明設計規範 [S]. 北京：中華人民共和國住房和城鄉建設部，2008.

[22] 馮凱，郝洛西. 媒體立面照明中亮度控制指標的評估與優化建議 [J]. 照明工程學報,2021(01):87-97.

[23] 北京照明學會. 城市夜景照明技術指南 [M]. 北京：中國電力出版社, 2004.

[24] Čikić-Tovarović J, Ivanović-Šekularac J, Šekularac N. Media architecture and sustainable environment[C]//Keeping up with technologies to make healthy places: book of conference proceedings/[2nd International Academic Conference] Places and Technologies 2015, Nova Gorica: Faculty of Architecture, 2015: 171-178.

[25] CIE136-2000.Guide to the lighting of urban areas[S]. International Commission on Illumination, 2000.

[26] Lewin I. Digital billboard recommendations and comparisons to conventional billboards[J]. Lighting Sciences. 2008.

[27] 劉立欣, 劉亦菲. 一個基於 PC 的計算機立體顯示系統 [C].2003 全國數字媒體與數字城市學術會議, 2003.

[28] 李熹霖. 談 LED 大屏的刷新頻率和換幀頻率 [J]. 現代顯示,2004(01):22-26.

[29] 邱奕翔. 從 LED 芯片評析 LED 顯示屏的視覺刷新頻率、灰度級數與 LED 利用率效能表現 [J]. 現代顯示,2012(09):292-298.

[30] Elliot A J, Maier M A. Color psychology: Effects of perceiving color on psychological functioning in humans[J]. Annual review of psychology, 2014, 65: 95-120.

[31] Ioannucci S, Borragán G, Zénon A. Passive visual stimulation induces fatigue or improvement depending on cognitive load[J]. bioRxiv, 2020(11):390096.

[32] 吳維聰. 世博會場館 LED 媒體界面設計手法與發展趨勢 [J], 照明工程學報,2011,22(1):42-48.

[33] Michael Bloch. Light pollution boosts air pollution[EB/OL]. http://www.greenlivingtips.com/eco-news/light-pollution-boosts-air-pollution.html.2010-12-16.

[34] Fisher RS, Harding G, Erba G, Barkley GL, Wilkins A. Photic- and pattern-induced seizures: A review for the Epilepsy Foundation of America Working Group[J]. Epilepsia, 2005(46): 1426-1441.

[35] Mainster M A , Turner P L . Glare\"s Causes, Consequences, and Clinical Challenges After a Century of Ophthalmic Study[J]. American Journal of Ophthalmology, 2012, 153(4): 0-593.

[36] Villa C, Bremond R, Saint-Jacques E. Assessment of pedestrian discomfort glare from urban LED lighting[J]. Lighting Research & Technology, 2017, 49(2): 147-172.

[37] 唐永連, 谷靜芝, 李少白. 視覺環境中的光與色覺機理——防光污染與防近視（續）[J]. 中國眼鏡科技雜誌, 2003(3):55-56.

[38] Mainster M A, Ham Jr W T, Delori F C. Potential retinal hazards: instrument and environmental light sources[J]. Ophthalmology, 1983, 90(8): 927-932.

[39] Yu D Y, Cringle S J. Retinal degeneration and local oxygen metabolism[J]. Experimental eye research, 2005, 80(6): 745-751.

[40] Contín M A, Benedetto M M, Quinteros-Quintana M L, et al. Light pollution: the possible consequences of excessive illumination on retina[J]. Eye, 2015, 30(2):255.

[41] Noell W K, Walker V S, Kang B S, et al. Retinal damage by light in rats[J]. Invest Ophthalmol, 1966, 5(5):450-473.

[42] Sagawa K. Visual comfort to colored images evaluated by saturation distribution[J]. Color Research &Application, 2015, 24(5):313-321.

[43] Monger L J, Wilkins A J, Allen P M. Pattern glare: the effects of contrast and color[J]. Frontiers in psychology, 2015, 6: 1651.

[44] Harle D E , Shepherd A J , Evans B J W . Visual Stimuli Are Common Triggers of Migraine and Are Associated With Pattern Glare[J]. Headache: The Journal of Head and Face Pain, 2006, 46(9):1431-1440.

[45] 劉鳴, 馬劍, 蘇曉明, 等. 動態干擾光對人的視覺、心理、情緒的影響 [J]. 人類工效學, 2009, 15(4):21-21.

[46] Motta M. American Medical Association Statement on Street Lighting[J]. Journal of the American Association of Variable Star Observers (JAAVSO), 2018, 46(2): 193.

[47] CIE. position statement on non-visual effects of light: recommending proper light at the proper time[R/OL]. https://cie.co.at/publications/position-statement-non-visual-effects-light-recommending-proper-light-proper-time-2nd. 2021-05-21.

[48] Bedrosian T A, Nelson R J. Timing of light exposure affects mood and brain circuits[J]. Translational Psychiatry,2017,7(1) : 1017.

[49] Chepesiuk R. Missing the dark: health effects of light pollution[J]. Environ Health Perspect, 2009, 117(1):A20-A27.

[50] Bedrosian T A, Nelson R J. Influence of the modern light environment on mood[J]. Molecular psychiatry, 2013, 18(7): 751-757.

[51] Zeitzer J M, Dijk D J, Kronauer R E, et al. Sensitivity of the human circadian pacemaker to nocturnal light: melatonin phase resetting and suppression[J]. The Journal of physiology, 2000, 526(3): 695-702.

[52] Chen S, Wei M, Dai Q, et al. Estimation of possible suppression of melatonin production caused by exterior lighting in commercial business districts in metropolises[J]. LEUKOS, 2019,16(2) :137-144

[53] Bedrosian T A , Weil Z M , Nelson R J . Chronic dim light at night provokes reversible depression-like phenotype: possible role for TNF[J]. Molecular Psychiatry, 2013, 18: 930-936.

[54] Legates T A , Altimus C M , Wang H , et al. Aberrant light directly impairs mood and learning through melanopsin-expressing neurons[J]. Nature, 2012, 491(7425):594-598.

[55] Benfield J A , Nutt R J , Derrick T B , et al. A laboratory study of the psychological impact of light pollution in National Parks[J]. Journal of Environmental Psychology, 2018,57(6):62-72.

[56] Marquie J C , Tucker P , Folkard S , et al. Chronic effects of shift work on cognition: findings from the VISAT longitudinal study[J]. Occupational and Environmental Medicine, 2015, 72(4):258-264.

[57] Kalmbach D A, Pillai V, Cheng P, et al. Shift work disorder,

depression, and anxiety in the transition to rotating shifts: the role of sleep reactivity[J]. Sleep medicine, 2015, 16(12): 1532-1538.

[58] Healy D, Minors D S, Waterhouse J M. Shiftwork, helplessness and depression[J]. J Affect Disord, 1993, 29(1):17-25.

[59] Lunn R M, Blask D E, Coogan A N, et al. Health consequences of electric lighting practices in the modern world: A report on the National Toxicology Program\"s workshop on shift work at night, artificial light at night, and circadian disruption[J]. Science of The Total Environment, 2017, 607-608:1073-1084.

[60] Bauer S E, Wagner S E, Burch J, et al. A case-referent study: Light at night and breast cancer risk in Georgia[J]. International Journal of Health Geographics, 2013, 12(1):23.

[61] Kloog I, Stevens R G, Haim A, et al. Nighttime light level co-distributes with breast cancer incidence worldwide[J]. Cancer Causes and Control, 2010, 21(12):2059-2068.

[62] Stevens R G. Light-at-night, circadian disruption and breast cancer: assessment of existing evidence[J]. International Journal of Epidemiology, 2009, 38(4):963-970.

[63] Kloog I, Haim A, Stevens R G, et al. Global Co Distribution of Light at Night (LAN) and Cancers of Prostate, Colon, and Lung in Men[J]. Chronobiology International, 2009, 26(1):108-125.

[64] Koo Y S, Song J Y, Joo E Y, et al. Outdoor artificial light at night, obesity, and sleep health: cross-sectional analysis in the KoGES study[J]. Chronobiology international, 2016, 33(3): 301-314.

[65] Rybnikova N A, Haim A, Portnov B A. Does artificial light-at-night exposure contribute to the worldwide obesity pandemic?[J]. International Journal of Obesity, 2016, 40(5): 815-823.

[66] Obayashi K, Saeki K, Iwamoto J, et al. Exposure to Light at Night, Nocturnal Urinary Melatonin Excretion, and Obesity/Dyslipidemia in the Elderly: A Cross-Sectional Analysis of the HEIJO-KYO Study[J]. The Journal of Clinical Endocrinology & Metabolism, 2013, 98(1):337-344.

[67] Obayashi K, Saeki K, Iwamoto J, et al. Association between light exposure at night and nighttime blood pressure in the elderly independent of nocturnal urinary melatonin excretion[J]. Chronobiology International, 2014, 31(6):779-786.

[68] Stevens R G, Zhu Y. Electric light, particularly at night, disrupts human circadian rhythmicity: is that a problem?[J]. Philos Trans R Soc Lond B Biol Sci, 2015, 370(1667): 1-9.

[69] Rund S S C, Labb L F, Benefiel O M, et al. Artificial Light at Night Increases Aedes aegypti Mosquito Biting Behavior with Implications for Arboviral Disease Transmission[J]. The American Journal of Tropical Medicine and Hygiene, 2020, 103(6): 2450-2452.

[70] Kernbach M E, Martin L B, Unnasch T R, et al. Light pollution affects West Nile virus exposure risk across Florida[J]. Proceedings of the Royal Society B, 2021, 288(1947): 20210253.

[71] CIE 001:1980. Guidelines for minimizing urban sky glow near astronomical observatories [S]. International Commission on Illumination, International Astronomical Union, 1980.

[72] CIE 150:2017.Guide on the Limitation of the Effects of Obtrusive Light from Outdoor Lighting Installations, 2nd Edition[S]. International Commission on Illumination, 2017

[73] 李媛, 李鐵楠. CIE 150《室外照明設施干擾光影響限制指南》修訂變化解析 [J]. 照明工程學報, 2018, 029(006):40-45.

[74] CIE 234:2019.A Guide to Urban Lighting Masterplanning[S]. International Commission on Illumination,2019.

[75] DB31/T 316 --2012. 上海市城市環境裝飾照明規範 [S]. 上海：上海市品質技術監督局，2012.

[76] GB/T 38439 --2019. 室外照明干擾光測量規範 [S]. 北京：國家標準化管理委員會,2020.

[77] United Nations Department of Economic and Social Affairs. World Urbanization Prospects Revision 2018[R].New York: United Nations,2019.

[78] Rusak B, Zucker I. Biological rhythms and animal behavior[J]. Annual review of psychology, 1975, 26(1): 137-171.

[79] McClung C R. Plant circadian rhythms[J]. The Plant Cell, 2006, 18(4): 792-803.

[80] Cohen S E, Golden S S. Circadian rhythms in cyanobacteria[J]. Microbiology and Molecular Biology Reviews, 2015, 79(4): 373-385.

[81] Falkowski P G, LaRoche J. Acclimation to spectral irradiance in algae[J]. Journal of Phycology, 1991, 27(1): 8-14.

[82] Khoeyi Z A, Seyfabadi J, Ramezanpour Z. Effect of light intensity and photoperiod on biomass and fatty acid composition of the microalgae, Chlorella vulgaris[J]. Aquaculture International, 2012, 20(1): 41-49.

[83] Catherine Rich, Travis Longcore. Ecological consequences of artificial night lighting[M]. Washington, D.C.：Island Press, 2013.

[84] MacGregor C J, Pocock M J O, Fox R, et al. Pollination by nocturnal L epidoptera, and the effects of light pollution: a review[J]. Ecological entomology, 2015, 40(3): 187-198.

[85] Bennie J, Davies T W, Cruse D, et al. Cascading effects of artificial light at night: resource-mediated control of herbivores in a grassland ecosystem[J]. Philosophical Transactions of the Royal Society B: Biological Sciences, 2015, 370(1667): 20140131.

[86] Buchanan B W. Effects of enhanced lighting on the behaviour of nocturnal frogs[J]. Animal behaviour, 1993, 45(5): 893-899.

[87] Perry G, Buchanan B W, Fisher R N, et al. Effects of artificial night lighting on amphibians and reptiles in urban environments[J]. Urban herpetology, 2008, 3: 239-256.

[88] Gates D M, Keegan H J, Schleter J C, et al. Spectral

properties of plants[J]. Applied optics, 1965, 4(1): 11-20.

[89] Kirk J T O. Light and photosynthesis in aquatic ecosystems[M]. Cambridge: Cambridge University Press, 1994.

[90] Solymosi K, Schoefs B. Etioplast and etio-chloroplast formation under natural conditions: the dark side of chlorophyll biosynthesis in angiosperms[J]. Photosynthesis Research, 2010, 105(2): 143-166.

[91] Powles S B. Photoinhibition of photosynthesis induced by visible light[J]. Annual review of plant physiology, 1984, 35(1): 15-44.

[92] Terry K L. Photosynthesis in modulated light: quantitative dependence of photosynthetic enhancement on flashing rate[J]. Biotechnology and Bioengineering, 1986, 28(7): 988-995.

[93] Kami C, Lorrain S, Hornitschek P, et al. Light-regulated plant growth and development[J]. Current topics in developmental biology, 2010, 91: 29-66.

[94] Briggs W R. Physiology of plant responses to artificial lighting[J]. Ecological consequences of artificial night lighting, 2006: 389-411.

[95] Kulchin Y N, Nakonechnaya O V, Gafitskaya I V, et al. Plant morphogenesis under different light intensity[C]//Defect and Diffusion Forum. Zurich:Trans Tech Publications Ltd, 2018, 386: 201-206.

[96] Musters C J M, Snelder D J, Vos P. The effects of coloured light on nature[R]. Leiden2: CML Institute of Environmental Sciences, Leiden University, 2009.

[97] Parks B M. The red side of photomorphog-enesis[J]. Plant physiology, 2003, 133(4): 1437-1444.

[98] 陳仲林 . 綠色照明工程 [J]. 重慶建築大學學報 , 1997, (3) :84-88.

[99] Bünning E. Circadian rhythms and the time measurement in photoperiodism[C]//Cold Spring Harbor Symposia on Quantitative Biology. NY: Cold Spring Harbor Laboratory Press, 1960, 25: 249-256.

[100] Golonka D, Fischbach P, Jena S G, et al. Deconstructing and repurposing the light-regulated interplay between Arabidopsis phytochromes and interacting factors[J]. Communications biology, 2019, 2(1): 1-12.

[101] Ashdown I, Eng P, FIES S S. Botanical Light Pollution - Red is the New Blue[EB/OL]. https://www.led-professional.com/resources-1/articles/botanical-light-pollution-red-is-the-new-blue.2016-10-20.

[102] Srivastava D, Shamim M, Kumar M, et al. Role of circadian rhythm in plant system: An update from development to stress response[J]. Environmental and Experimental Botany, 2019, 162: 256-271.

[103] Ffrench-Constant R H, Somers-Yeates R, Bennie J, et al. Light pollution is associated with earlier tree budburst across the United Kingdom[C]// Proceedings of the Royal Society B: Biological Sciences. London:Royal Society, 2016, 283(1833): 20160813.

[104] FAU Astronomical Observatory.Light Pollution Harms Plants in the Environment[EB/OL].https://cescos.fau.edu/

observatory/lightpol-Plants.html.2021-02-06.

[105] Davies T W, Coleman M, Griffith K M, et al. Night-time lighting alters the composition of marine epifaunal communities[J]. Biology letters, 2015, 11(4): 0080.

[106] Kate Wheeling.Artificial light may alter underwater ecosystems[EB/OL].https://www.sciencemag.org/news/2015/04/artificial-light-may-alter-underwater-ecosystems.2015-04-28.

[107] 華為 . NB-IOT 華為智慧照明解決方案白皮書 [EB/OL].https://www.huaweicloud.com.2018-09-06.

第 6 章

[1] 郝洛西 , 曹亦瀟 . 面向人居健康的光環境循證研究與設計實踐 [J]. 時代建築 , 2020(05):22-27.

[2] 呂志鵬 , 朱雪梅 . 循證設計的理論研究與實踐 [J]. 中國醫院建築與裝備 , 2012, 013(010):24-29.

[3] 維基百科 . 循證醫學 [EB/OL].https://zh.wiki-pedia.org/wiki/%E5%BE%AA%E8%AF%81%E5%8C%BB%E5%AD%A6.2021-03-12.

[4] 方圓 . 循證設計理論及其在中國醫療建築領域應用初探 [D]. 天津 : 天津大學 , 2013.

[5] Ulrich R S. View through a window may influence recovery from surgery[J]. Science, 1984, 224(4647): 420-421.

[6] Joseph A, Kirk Hamilton D. The Pebble Projects: coordinated evidence-based case studies[J]. Building Research & Information, 2008, 36(2): 129-145.

[7] Wohlfarth H. Colour and Light Effects on Students' Achievement, Behavior and Physiology[M]. Edmonton:Alberta Education, 1986.

[8] Mirrahimi S, Ibrahim N L N, Surat M. Effect of daylighting on student health and performance[C]//Kuala Lumpur: Proceedings of the 15th International Conference on Mathematical and Computational Methods in Science and Engineering, 2013: 2-4.

[9] Tianyuan L, Yan S. Evidence-based Design And Multi-stakeholders Cooperation In Healthy City Planning: Healthy Public Space Design Guideline, NewYork[J]. Planners, 2015(06):27-33.

[10] Hart C W M. The hawthorne experiments[J]. The Canadian Journal of Economics and Political Science/Revue canadienne d'Economique et de Science politique, 1943, 9(2): 150-163.

[11] Cuttle C. A fresh approach to interior lighting design: The design objective–direct flux procedure[J]. Lighting Research & Technology, 2018, 50(8): 1142-1163.

[12] 維基百科 . 使用後評估 [EB/OL]. https://zh.wikipedia.org/wiki/%E4%BD%BF%E7%94%A8%E5%BE%8C%E8%A9%95%E4%BC%B0.2020-12-17.

[13] 汪曉霞 . 建築後評估及其操作模式探究 [J]. 城市建築 , 2009 (7): 16-19.

[14] Santhi N, Thorne H C, Van Der Veen D R, et al. The spectral composition of evening light and individual differences in the suppression of melatonin and delay of sleep in humans[J]. Journal of pineal research, 2012, 53(1):

47-59.

[15] Sletten T L, Revell V L, Middleton B, et al. Age-related changes in acute and phase-advancing responses to monochromatic light[J]. Journal of biological rhythms, 2009, 24(1): 73-84.

[16] Phillips A J K, Vidafar P, Burns A C, et al. High sensitivity and interindividual variability in the response of the human circadian system to evening light[J]. Proceedings of the National Academy of Sciences, 2019, 116(24): 12019-12024.

[17] Dijk D J, Duffy J F. Novel approaches for assessing circadian rhythmicity in humans: A review[J]. Journal of Biological Rhythms, 2020, 35(5): 421-438.

[18] Reid K J. Assessment of circadian rhythms[J]. Neurologic clinics, 2019, 37(3): 505-526.

[19] Akashi M, Soma H, Yamamoto T, et al. Noninvasive method for assessing the human circadian clock using hair follicle cells[J]. Proceedings of the National Academy of Sciences, 2010, 107(35): 15643-15648.

[20] Parkar S G, Kalsbeek A, Cheeseman J F. Potential role for the gut microbiota in modulating host circadian rhythms and metabolic health[J]. Microorganisms, 2019, 7(2): 41.

[21] 曾堃, 郝洛西. 適於健康照明研究的光與情緒實驗方法探討 [J]. 照明工程學報, 2016 (05): 1-8.

[22] 王毅軍. 基於節律調製的腦—機接口系統——從離線到在線的跨越 [D]. 北京：清華大學, 2007.

[23] Russell W M S, Burch R L. The principles of humane experimental technique[M]. London: Methuen & co. ltd, 1959.

第 7 章

[1] 郝洛西. 同濟大學建築學專業建築物理光環境教學成果專輯 [M]. 上海：同濟大學出版社, 2016.

[2] Sirois B C, Burg M M. Negative emotion and coronary heart disease: A review[J]. Behavior modification, 2003, 27(1): 83-102.

[3] Torpy J M, Burke A E, Glass R M. Acute emotional stress and the heart[J]. Jama, 2007, 298(3): 360-360.

[4] 代倩. CCU 患者階段性的心理護理 [J]. 當代醫學,2010,16(24):109.

[5] Salzmann S, Salzmann-Djufri M, Wilhelm M, et al. Psychological Preparation for Cardiac Surgery[J]. Current Cardiology Reports, 2020, 22(12): 1-10.

[6] Whalley B, Thompson D R, Taylor R S. Psychological interventions for coronary heart disease: cochrane systematic review and meta-analysis[J]. International journal of behavioral medicine, 2014, 21(1): 109-121.

[7] 張素英, 袁金霞. 心內科介入治療患者心理護理干預效果研究 [J]. 內蒙古醫學雜誌, 2013, 45(2): 240-241.

[8] Wardono P, Hibino H, Koyama S. Effects of interior colors, lighting and decors on perceived sociability, emotion and behavior related to social dining[J]. Procedia-Social and Behavioral Sciences, 2012, 38: 362-372.

[9] Giménez M C, Geerdinck L M, Versteylen M, et al. Patient room lighting influences on sleep, appraisal and mood in hospitalized people[J]. Journal of sleep research, 2017, 26(2): 236-246.

[10] 郝洛西, 曹亦瀟. 面向人居健康的光環境循證研究與設計實踐 [J]. 時代建築，2020(05):22-27.

[11] Diederich N J, Stebbins G, Schiltz C, et al. Are patients with Parkinson's disease blind to blindsight?[J]. Brain, 2014, 137(6): 1838-1849.

[12] 張麗芝. 眼科病人的心理護理 [J]. 醫藥衛生 (文摘版), 2017 (02): 00232.

[13] Lipowski Z J. Sensory and information inputs overload: behavioral effects[J]. Comprehensive Psychiatry, 1975, 16(3):199-221.

[14] 王佩璋, 王瀾. 多層光干涉膜層結構的研究 [J]. 塑料,2004(04):70-73.

[15] Bray F, Ferlay J, Soerjomataram I, et al. Global cancer statistics 2018: GLOBOCAN estimates of incidence and mortality worldwide for 36 cancers in 185 countries[J]. CA: A Cancer Journal for Clinicians, 2018, 68(6): 394-424.

[16] Lee Y, Lahens N F, Zhang S, et al. G1/S cell cycle regulators mediate effects of circadian dysregulation on tumor growth and provide targets for timed anticancer treatment[J]. PLoS biology, 2019, 17(4): e3000228.

[17] Thaker P H, Han L Y, Kamat A A, et al. Chronic stress promotes tumor growth and angiogenesis in a mouse model of ovarian carcinoma[J]. Nature medicine, 2006, 12(8): 939-944.

[18] 趙梅菊. 美國資源教室對學習障礙兒童教學質量的分析與啟示 [J]. 殘疾人研究 ,2018,2:79 – 85.

[19] 湯盛欽. 特殊教育概論：普通班級中有特殊教育需要的學生 [M]. 上海：上海教育出版社 , 2002.

[20] 王紅霞. 資源教室建設方案與課程指導 [M]. 北京：華夏出版社 , 2017.

[21] 徐美貞, 楊希潔. 資源教室在隨班就讀中的作用 [J]. 中國特殊教育 , 2003, 4(40): 13-14.

圖表來源

第 0 章

圖 0-1　曹亦瀟 繪
圖 0-2　曹亦瀟 繪
圖 0-3　曹亦瀟 繪
圖 0-4　曹亦瀟 繪
圖 0-5　曹亦瀟 繪
表 0-1　曹亦瀟 製

第 1 章

圖 1-0-1　Wikimedia Commons
　　　　　https://commons.wikimedia.org/wiki/File:Akhenaten,_Nefertiti_and_their_children.jpg
圖 1-0-2　akg-images
　　　　　https://www.akg-images.fr/C.aspx?VP3=SearchResult&ITEMID=2UMDHUFR214R&LANGSWI=1&LANG=Englishniels-ryberg-finsen-7310.php
圖 1-0-3　thefamouspeople
　　　　　https://www.thefamouspeople.com/profiles/niels-ryberg-finsen-7310.php
圖 1-1-1　Fondriest Environmental
　　　　　https://www.fondriest.com/environmental-measurements/parameters/weather/photosynthetically-active-radiation/
圖 1-1-2　Fondriest Environmental
　　　　　https://www.fondriest.com/environmental-measurements/parameters/weather/photosynthetically-active-radiation/
圖 1-1-3　曹亦瀟 繪
圖 1-1-4　Sunburn Map　https://sunburnmap.com
圖 1-1-5　李仲元 繪
圖 1-1-6　郝洛西 繪
圖 1-1-7　郝洛西 攝
圖 1-2-1　郝洛西 繪
圖 1-2-2　郝洛西 繪
圖 1-4-1　李仲元 繪
圖 1-5-1　李仲元 繪
圖 1-5-2　李仲元 繪
圖 1-5-3　李仲元 繪
圖 1-6-1　曹亦瀟 繪
圖 1-6-2　曹亦瀟 繪
圖 1-7-1　Iwan van Wolputte
　　　　　https://i.pinimg.com/originals/2c/8e/67/2c8e671253f6

5081daa7526d530beb54.jpg
圖 1-7-2　Shutterstock Images
圖 1-7-3　王振宇 攝
圖 1-7-4　曹亦瀟 繪
圖 1-7-5　羅曉夢 繪
圖 1-7-6　劉聰 繪
圖 1-7-7　曹亦瀟 繪
圖 1-7-8　Iwan Baan 攝
圖 1-7-9　徐雍皓 繪
圖 1-7-10　Köster Lichtplanung
　　　　　https://www.glassonweb.com/article/energymanagement-daylight-control
圖 1-7-11　曹亦瀟 繪
圖 1-7-12　李俊良 繪

第 2 章

圖 2-1-1　曹亦瀟 繪
圖 2-1-2　曹亦瀟 繪
圖 2-1-3　Shutterstock Gritsalak Karalak 繪，曹亦瀟 譯
圖 2-1-4　http://www.webexhibits.org/causesofcolor/1G.html 李仲元 改繪
圖 2-1-5　曹亦瀟 繪
圖 2-1-6　Netterimages Frank H. Netter 繪，張淼桐 譯
圖 2-1-7　羅路雅 繪
圖 2-2-1　Amusingplanet.com
　　　　　https://www.amusingplanet.com/2019/07/linnaeuss-flower-clock-keeping-time.html
圖 2-2-2　曹亦瀟 繪
圖 2-2-3　來源文獻：LeGates T A, Fernandez D C, Hattar S. Light as a central modulator of circadian rhythms, sleep and affect[J]. Nature Reviews Neuroscience, 2014, 15(7): 443-454. 曹亦瀟 改繪
圖 2-2-4　李娟潔 繪
圖 2-2-5　來源文獻：Duffy J F, Czeisler C A. Effect of light on human circadian physiology[J]. Sleep medicine clinics, 2009, 4(2): 165-177.
　　　　　Jamie M. Zeitzer 繪，李仲元 描圖
圖 2-2-6　來源文獻：Duffy J F, Czeisler C A. Effect of light on human circadian physiology[J]. Sleep medicine clinics, 2009, 4(2): 165-177.
　　　　　Jamie M. Zeitzer 繪，李仲元 描圖
圖 2-2-7　來源文獻:Dai Q, Cai W, Shi W, et al. A proposed lighting-design space: circadian effect versus visual illuminance[J]. Building and Environment, 2017, 122:

287-293.

戴奇 繪，李仲元 描圖

圖 2-3-1　Librarything.com

https://www.librarything.com/author/schindlerjohna

圖 2-3-2　Amazon.com

https://www.amazon.com/How-Live-365-Days-Year/dp/0762416955

圖 2-3-3　王燕尼 繪

圖 2-3-4　王燕尼 繪

圖 2-3-5　胡國劍 攝

圖 2-3-6　曹亦瀟 繪

圖 2-4-1　曹亦瀟 繪

圖 2-4-2　羅路雅 繪

圖 2-4-3　羅路雅 繪

圖 2-4-4　羅曉夢 繪

圖 2-4-5　羅曉夢 繪

圖 2-4-6　Zyxwv99

https://commons.wikimedia.org/wiki/User:Zyxwv99
張淼桐 繪

圖 2-4-7　曹亦瀟 繪

圖 2-4-8　羅曉夢 繪

圖 2-4-9　羅曉夢 繪

圖 2-4-10　來源文獻：Weston H C. Relation between illumination and visual efficiency-The effect of brightness contrast[M]. London: His Majesty's Stationery Office, 1945. 羅曉夢 譯

圖 2-4-11　來源文獻：Rea M S. Toward a model of visual performance: foundations and data[J]. Journal of the Illuminating Engineering Society, 1986, 15(2): 41-57, Journal of the Illuminating Engineering Society, 15, 41-58. 曹亦瀟 改繪

圖 2-4-12　羅路雅 繪

圖 2-4-13　https://www.provideocoalition.com/tlci-vs-cri-vs-cqs-stack/

圖 2-4-14　https://www.alibaba.com/product-detail/-Luvis-Luvis-E100-Examination-LED_1700003484689.html

圖 2-4-15　羅曉夢 改繪

圖 2-4-16　羅曉夢 繪

圖 2-4-17　ERCO 歐科照明 提供

圖 2-4-18　羅曉夢 繪

圖 2-4-19　曹亦瀟 攝

圖 2-5-1　VectorStock

https://www.vectorstock.com/royalty-free-vector/retina-rod-cells-and-cone-cells-vector-1057136
葛文靜 改繪

圖 2-5-2　Klaus Schmitt 繪

https://earthlymission.com/human-vision-vs-bird-vision-/;Gonepteryx Cleopatra Cleo,https://bird-ok.

blogspot.com/2019/07/bird-vision-vs-human.html
羅曉夢 改繪

圖 2-5-3　羅曉夢 改繪

圖 2-5-4　羅曉夢 改繪

圖 2-5-5　羅曉夢 改繪

圖 2-5-6　羅曉夢 改繪

圖 2-5-7　羅曉夢 改繪

圖 2-5-8　曹亦瀟 繪

圖 2-5-9　曹亦瀟 繪

圖 2-5-10　曹亦瀟 繪

圖 2-5-11　李仲元 繪

圖 2-5-12　曹亦瀟 繪

圖 2-5-13　郝洛西 攝

圖 2-5-14　郝洛西 攝

圖 2-5-15　梁靖 攝

圖 2-5-16　https://www.metahospitalar.com.br/noticia

圖 2-5-17　https://www.scchr.jp/index.html

圖 2-6-1　a. etr Bonek. Shutterstock.com

b. https://www.spalyfe.com/advanced-skin-care

c. http://www.bioptron.com/

圖 2-6-2　羅路雅 繪

圖 2-6-3　羅路雅 繪

圖 2-6-4　王秀麗 攝

圖 2-6-5　王秀麗 攝

圖 2-6-6　Revian.com

https://revian.com/product/revian-red-system-for-us/

圖 2-6-7　D. Keppeler et al.,

來源文獻：Keppeler D, Schwaerzle M, HarczosT, Jablonski L, Dieter A & Wolf B, et al. (2020). Multichannel optogenetic stimulation of the auditory pathway using microfabricated LED cochlear implants in rodents. Science Translational Medicine, 12(553), eabb8086. Doi: 10.1126/scitranslmed.abb8086

圖 2-6-8　Burger/Phanie, Alamy Stock Photo

圖 2-6-9　左圖 http://www.etudogentemorta.com/wp-content/uploads/2010/05/optogenetics.jpg

右圖 John B. Carnett/Getty Images Photograph: John B. Carnett/Popular Science via Getty Images

圖 2-7-1　李娟潔 繪

表 2-1-1　《健康照明標準進展報告》（T/CSA/TR 007-2018）汪統岳 改製

表 2-2-1　汪統岳 製

表 2-2-2　曹亦瀟 製

表 2-3-1　北美照明工程學會 王燕尼 製

表 2-7-1　IEC/EN 62471 Photobiological safety of lamps and lamp system 李娟潔 製

表 2-7-2　IEC 62471-2006 Safety of Lamps and Lamp Systems

李娟潔 製

表 2-7-3　IEC 62471-2006 Safety of Lamps and Lamp Systems
李娟潔 製

第 3 章

圖 3-0-1　聯合國教科文組織

https://unesdoc.unesco.orgark:/48223/pf0000367948_
eng

圖 3-1-1　丁香醫生《2020 國民健康洞察報告》曹亦瀟 改繪

圖 3-1-2　美國國家睡眠基金會 曹亦瀟 改繪

圖 3-1-3　來源文獻：Pickford R W. Individual differences in colour vision and their measurement[J]. The Journal of psychology, 1949, 27(1): 153-202. 曹亦瀟 改繪

圖 3-1-4　曹亦瀟 繪

圖 3-2-1　羅路雅 繪

圖 3-2-2　左圖：Osram GmbH

https://www.merkur.de/leben/gesundheit/blaues-licht-gegen-schmerzen-einzigartiges-therapie-konzept-muenchen-meta-zr-3022643.html

右圖：Alle Bildergalerien

https://www.highlight-web.de/2736/muenchner-klinikum-licht-gegen-den-schmerz/?view=gallery&gallerypage=1

圖 3-3-1　Sunlight Inside

https://www.sunlightinside.com/product/migraine-lamp/

圖 3-3-2　曹亦瀟 繪

圖 3-3-3　曹亦瀟 繪

圖 3-3-4　曹亦瀟 繪

圖 3-4-1　郝洛西 攝

圖 3-4-2　郝洛西 攝

圖 3-4-3　張淼桐 繪

圖 3-4-4　李一丹 繪

圖 3-4-5　施雯苑 繪

圖 3-5-1　來源文獻：Pickford R W. Individual differences in colour vision and their measurement[J]. The Journal of psychology, 1949, 27(1): 153-202.　曹亦瀟 改繪

圖 3-5-2　曹亦瀟 繪

圖 3-5-3　曹亦瀟 繪

圖 3-6-1　王雨婷 繪

圖 3-6-2　王雨婷 繪

圖 3-6-3　來源文獻：Hood S, Amir S. The aging clock: circadian rhythms and later life[J]. The Journal of clinical investigation, 2017, 127(2): 437-446.　王雨婷 改繪

圖 3-6-4　陳堯東 攝

表 3-6-1　王雨婷 製

表 3-6-2　王雨婷 製

表 3-6-3　王雨婷 製

第 4 章

圖 4-1-1　International WELL Building Institute

https://www.wellcertified.com/

圖 4-1-2　HDR, Inc.

https://twitter.com/kimsosarch

圖 4-1-3　Harvard T.H. Chan School of Public Health

https://9foundations.forhealth.org/　羅路雅 譯繪

圖 4-1-4　Built environment plus

https://builtenvironmentplus.org/event/living-building-challenge-lbc-roundtable/

圖 4-1-5　曹亦瀟 繪

圖 4-1-6　My ASD Child

http://www.myaspergerschild.com/2018/07/the-benefits-of-sensory-room-for-kids.html

圖 4-1-7　Akito Goto , Hiroyasu Shoji

https://www.iald.org/News/Spotlight/IALD-MEMBER-SPOTLIGHT-MAY-2015

圖 4-1-8　Led Rise

https://www.ledrise.eu/blog/uv-fluence-for-disinfection/ 曹亦瀟 改繪

圖 4-1-9　左圖：Northwell Health

https://www.northwell.edu/news/ultraviolet-disinfection-97-7-percent-effective-in-eliminating-pathogens-in-hospital-settings-study-shows

右圖：Sustainable Bus

https://www.sustainable-bus.com/news/bus-disinfection-through-uv-lights-a-way-to-fight-coronavirus-in-shanghai/

圖 4-1-10　左圖：Belmar Technologies

https://www.belmartechnologies.co.uk/What-is-UV-Water-Disinfection.html

右圖：enbio

圖 4-1-11　李娟潔 繪

圖 4-1-12　左圖：Smiley.toerist

https://commons.wikimedia.org/wiki/File:Seoul_City_Hall_green_wall_4.JPG

右圖：Natural greenwalls(New Psychi-atric Department at Aabenraa)

https://en.naturalgreenwalls.com/portfolio/psychiatric-hospital/

圖 4-1-13　中國極地研究中心 供圖

圖 4-2-1　曹亦瀟 繪

圖 4-2-2　曹亦瀟 繪

圖 4-2-3　曹亦瀟 繪

圖 4-2-4　曹亦瀟 改繪

圖 4-2-5　曹亦瀟 改繪

圖 4-2-6　羅路雅 繪

圖 4-2-7　羅路雅 繪

圖 4-2-8　羅路雅 繪

圖 4-2-9　德國歐科（ERCO）照明 供圖，羅路雅 改繪

圖 4-2-10　羅路雅 繪

圖 4-2-11　Pixabay

　　　　　https://pixabay.com/zh/photos/welding-factory-
produce-palette-1628552/

圖 4-2-12　周佳瑋 攝

圖 4-2-13　羅曉夢 繪

圖 4-2-14　羅曉夢、羅路雅 攝

圖 4-2-15　羅曉夢 繪

圖 4-2-16　羅曉夢 繪

圖 4-2-17　699pic

　　　　　http://699pic.com/tupian-500839475.html?

圖 4-2-18　羅曉夢 繪

圖 4-2-19　羅曉夢 繪

圖 4-2-20　Philips.com

　　　　　http://www.lighting.philips.com.cn/cases/cases/
manufacturing/led-factory

圖 4-2-21　羅曉夢 攝

圖 4-2-22　羅曉夢 攝

圖 4-3-1　王雨婷 攝

圖 4-3-2　王雨婷 繪

圖 4-3-3　郝洛西 攝

圖 4-3-4　The Lighting Research Center

　　　　　https://www.lrc.rpi.edu/resources/newsroom/pr_story.
asp?id=464#.YMyBpL0zY2z

圖 4-3-5　施雯苑 繪

圖 4-3-6　郝洛西 攝

圖 4-3-7　左圖：孟欣然 攝，右圖：彭睿陽 攝

圖 4-3-8　邱鴻宇 攝

圖 4-3-9　陳堯東 攝

圖 4-4-1　曹亦瀟 繪

圖 4-4-2　郝洛西 繪

圖 4-4-3　左上：徐俊麗 攝，右上：郝洛西 攝，下圖：郝
洛西 攝

圖 4-4-4　Enbloc

　　　　　http://www.enbloc-cleanrooms.com/cms/wp-content/
uploads/2017/07/1_ENBLOC-CLEAN-LED-
SMOOTH.pdf

圖 4-4-5　胡文傑 攝

圖 4-4-6　Winning-nature-trail https://www.designindaba.com/
articles/creative-work/winning-nature-trail

圖 4-4-7　郝洛西 攝

圖 4-4-8　Architonic.com

　　　　　https://www.architonic.com/en/story/light-building-
light-building-human-centric-lighting/7001836

圖 4-4-9　曹亦瀟 繪

圖 4-4-10　Light.philips

　　　　　https://www.facebook.com/light.philips/photos/pcb.1783
082008412170/1783071361746568/?type=3&theater

圖 4-4-11　郝洛西 攝

圖 4-5-1　Wikipedia

　　　　　https://en.wikipedia.org/wiki/Civil_aviation

圖 4-5-2　Luxurytraveladvisor

　　　　　https://www.luxurytraveladvisor.com/destinations/14-
amazing-facts-about-time-zones

　　　　　曹亦瀟 改繪

圖 4-5-3　曹亦瀟 繪

圖 4-5-4　Apex.aero.

　　　　　https://apex.aero/2020/03/06/vistara-dreamliner-jetlite

圖 4-5-5　來源文獻：Winzen J, Albers F, Margg-raf-Micheel C.
The influence of coloured light in the aircraft cabin
on passenger thermal comfort[J]. Lighting Research &
Technology, 2014, 46(4): 465-475.　曹亦瀟 改繪

圖 4-5-6　Jontsa73

　　　　　https://www.youtube.com/watch?v=ZDTfS-7BdnU

圖 4-5-7　Trendszilla.net.

　　　　　https://www.trendszilla.net/2018/06/05/5-secrets-of-
flight-attendants-you-need-to-know-before-your-next-
flight/

圖 4-5-8　Dunja Djudjic

　　　　　https://www.diyphotography.net/this-breathtaking-
photo-shows-rare-st-elmos-fire-from-an-airplane-
cockpit/

圖 4-5-9　u/samueljohann

　　　　　https://www.reddit.com/r/aviation/comments/7tmbg1/
airbus_a350_cockpit_looks_amazing/

圖 4-5-10　新浪新聞中心

　　　　　http://share.wukongwenda.cn/question/674226
3027569000718/ 曹亦瀟 改繪

圖 4-5-11　ABC News: Rachel Riga

　　　　　https://www.abc.net.au/news/2019-04-04/
hmas-brisbane-australias-most-advanced-navy-
warship/10969318

圖 4-5-12　ShipInsight.Equipment is at the heart of vessel cyber
security

　　　　　https://shipinsight.com/articles/equipment-is-at-the-
heart-of-vessel-cyber-security

圖 4-5-13　左圖：Picuki.com

　　　　　https://www.picuki.com/media/21678943637
60536570

　　　　　右圖：Andy Cross

　　　　　https://www.bwsailing.com/night-moves/

圖 4-5-14 曹亦瀟 繪

圖 4-5-15 曹亦瀟 繪

圖 4-5-16 國家海洋環境預報中心

　　　https://www.sohu.com/a/276385121_115479

　　　曹亦瀟 改繪

圖 4-5-17 羅路雅 繪

圖 4-5-18 羅路雅 繪

圖 4-5-19 曹亦瀟 繪

圖 4-5-20 Coelux

　　　https://www.coelux.com/

圖 4-5-21 Seoul-semicon

　　　http://seoul-semicon.co.kr/cn/product/SunLike/　汪統
　　　岳 譯繪

圖 4-5-22 郭昱 攝

圖 4-5-23 Architecturalrecord.com

　　　https://www.architecturalrecord.com/articles/13378-
　　　hsbc-canteen-by-ttsp-hwp-seidel-and-licht-kunst-licht

圖 4-5-24 北京日報

　　　https://ie.bjd.com.cn/5b165687a010550e 5ddc0e6a/
　　　contentApp/5b1a1310e4b03aa54d764015/
　　　AP5d0c477fe4b0c2880a5a1d4e.html?isshare=1

圖 4-5-25 Paul Sorene

　　　https://flashbak.com/light-therapy-for-naked-
　　　children-delicate-adults-sick-pigs-and-quacks-
　　　photos-1900-1950-41389/

圖 4-6-1 EuroGeosciences

　　　https://twitter.com/EuroGeosciences/
　　　status/767597218429865984

圖 4-6-2 魏力 數據採集，李一丹 繪

圖 4-6-3 妙星 攝

圖 4-6-4 郝洛西 攝

圖 4-6-5 Bof artchitekten

　　　https://newatlas.com/bharathi-research-base/ 28498/

圖 4-6-6 Outdoorstu

　　　https://highexposure.photography

圖 4-6-7 左圖：Hugh Broughton Architects

　　　http://www.sohu.com/a/124832058_556721

　　　右圖：AECOM

　　　https://na.eventscloud.com/file_uploads/93b4d7d7f62
　　　5021065629168edb7b878_MTS5AnnaRooney.pdf

圖 4-6-8 妙星 攝

圖 4-6-9 郝洛西 攝

圖 4-6-10 中國極地研究中心 供圖

圖 4-6-11 新華網

　　　http://www.stdaily.com/cxzg80/redian/2017- 06/02/
　　　content_548446.shtml

圖 4-6-12 Gettyimages.

　　　https://www.gettyimages.cn/photos/submarine-control-
　　　room

圖 4-6-13 Businessinsider.com

　　　https://www.businessinsider.com/life-inside-nuclear-
　　　submarine-2016-11#seamen-in-their-bunks-on-the-
　　　vigilant-13

圖 4-6-14 看點快報

　　　https://kuaibao.qq.com/s/20200402A0KPYY00?
　　　Refer=spider

圖 4-6-15 The Herald

　　　https://www.heraldscotland.com/news/14708427.
　　　Inside-faslane-everyday-life-uks-contentious-base/

圖 4-6-16 Dreamstime

　　　https://www.dreamstime.com/submarine-cold-war-era-
　　　image118040591#ref781

圖 4-6-17 左圖：Conrad

　　　https://www.conrad.com/p/osram-submarine-wet-
　　　room-diffusor-led-monochrome-g13-40-w-neutral-
　　　white-grey-1515039 adwo@hotmail.com

　　　右圖：lightingsourceled

　　　http://www.lightingsourceled.com/led-underwater-
　　　boat-light/rgb-100w-led-boat-light.html

圖 4-6-18 Geoffrey Morrison

　　　https://www.cnet.com/pictures/a-tour-of-the-ballistic-
　　　missile-submarine-redoutable/29/?ftag=ACQ0249d8e
　　　&vndid=dailymail-us

圖 4-6-19 NASA

　　　https://www.nasa.gov/mission_pages/station/research/
　　　news/bassII/

圖 4-6-20 NASA

　　　https://www.space.com/31733-weightless-water-ping-
　　　pong-astronaut-video.html

圖 4-6-21 Nationalgallery.org.uk.

　　　https://www.nationalgallery.org.uk/paintings/joseph-
　　　wright-of-derby-an-experiment-on-a-bird-in-the-air-
　　　pump

圖 4-6-22 Scienceintheclassroom

　　　https://www.scienceintheclassroom.org/research-papers/
　　　curiosity-tells-all-about-mars-radiation-environment
　　　羅路雅 譯繪

圖 4-6-23 Videos.space.com

　　　https://videos.space.com/m/KaEd0qv3/new-led-
　　　lights-on-space-station-will-help-with-sleep-study-
　　　video%3Flist=9wzCTV4g 羅路雅 譯繪

圖 4-6-24 NASA

　　　https://www.nasa.gov/mission_pages/station/research/
　　　astronauts_improve_sleep

圖 4-6-25 Videos.space.com

　　　https://videos.space.com/m/KaEd0qv3/new-led-
　　　lights-on-space-station-will-help-with-sleep-study-
　　　video%3Flist=9wzCTV4g 羅路雅 譯繪

後記

　　郝洛西教授團隊的光與健康研究工作已經開展了 15 年餘，人居健康光環境一直是團隊關注的核心點。團隊多年來透過極地、醫院、養老、起居、辦公等人居空間的光照環境設計研究及示範應用，將光與照明從視覺工效拓展到情緒、睡眠、認知、節律等方面，充分發揮光的療癒作用，調動環境中一切正向因素調節和改善人們的身心狀態。在「健康中國」國家戰略的指引下，團隊的光與健康研究以推動改變傳統的被動醫療向主動健康狀態的轉變為目標，從最迫切需要良好光環境卻最易被忽視的「硬骨頭」——病房、手術室等空間開始，開拓性地將實證設計研究方法應用到光健康研究中，從理論研究到設計實踐全鏈程無縫銜接，在各類典型空間中進行了示範應用。

　　健康照明多應用於醫院、養老院，這裡面對的族群也較特殊，身體的病痛、心理焦慮和恐懼、無用感是病患和老年人常見的感受，而醫護和照護人員工作強度大、面臨巨大的精神和心理壓力，醫院中各類陌生的精密儀器也會加劇病人的距離感和隔離感，空間中人和環境的關係極為複雜，涉及視覺、情緒和節律問題，因此只有依賴實驗研究釐清關聯。實驗研究基於實證設計的思想，明確照明設計中需要解決的實際問題，透過實驗過程量化最佳光照環境數據，建立健康光照的理論基礎，給健康照明的研究與設計提供以空間性能與人體客觀反應和真實數據支撐的解決方案。同時健康照明實驗研究與人密切相關，實驗前應通過倫理審查，保護醫護及病患的權益。

　　郝洛西教授團隊在實證設計與研究方面進行了有益的探索與實踐，而研究成果真正地落實，需要經過產品研發、產品生產、產品檢測，結合室內空間的光環境開展針對性設計、應用場景設計、使用後評估的產學研協同全過程。具體到每個步驟還包括更多環節，如：產品的研發需要經過 LED 芯片篩選、電路設計、控制系統的開發、首模的製作，這些環環相扣的環節，才能真正驗證研究成果的適用性、精準性，同時逆向回饋修正研究的結論，形成「研究—實踐—回饋」循環。缺乏這些示範應用的過程，我們的研究會成為無源之水、無本之木。

　　郝洛西教授的光與健康研究，將建築光環境與人體健康聯繫起來，為健康照明領域的發展開闢了新的思路，夯實了理論基礎，提供了數據支撐。回首 15 年歷程，我們的健康照明研究才剛剛開始，還需孜孜以求，繼續不懈探索，讓人因照明、療癒照明的理念更廣泛地應用於實踐，真正為民生服務。

邵戎鑣

同濟大學郝洛西教授光健康研究團隊設計總監

2021 年 3 月 20 日

光與健康

以實證設計為根基，引領全球光與照明的研究與應用

光与健康：研究 设计 应用

作　　者	郝洛西・曹亦瀟
審　　校	張榮森・謝坤學
選　　書	林紀良

編輯團隊
封面設計	許紘維
內頁構成	簡至成
特約編輯	徐詩淵
責任編輯	劉淑蘭
總 編 輯	陳慶祐

行銷團隊
行銷企劃	林瑀・陳慧敏
行銷統籌	駱漢琦
業務發行	邱紹溢
營運顧問	郭其彬

出版	一葦文思／漫遊者文化事業股份有限公司
地址	台北市松山區復興北路 331 號 4 樓
電話	(02) 2715-2022
傳真	(02) 2715-2021
服務信箱	service@azothbooks.com
漫遊者臉書	http://www.facebook.com/azothbooks.read
漫遊者官網	http://www.azothbooks.com
劃撥帳號	50022001
戶　　名	漫遊者文化事業股份有限公司
發　　行	大雁文化事業股份有限公司
地　　址	台北市松山區復興北路三三三號十一樓之四
初版一刷	2022 年 6 月
定價	台幣 1800 元
ISBN	978-626-95513-2-3

© 2021 by Tongji University Press Co., Ltd.

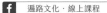

書是方舟，度向彼岸
www.facebook.com/GateBooks.TW
一葦文思 GATE BOOKS
f 一葦文思

漫遊，一種新的路上觀察學
www.azothbooks.com
漫遊者
f 漫遊者文化

大人的素養課，通往自由學習之路
www.ontheroad.today
遍路文化 on the road
f 遍路文化・線上課程

國家圖書館出版品預行編目（CIP）資料

光與健康: 以實證設計為根基，引領全球
光與照明的研究與應用/郝洛西，曹亦瀟
作. -- 初版. -- 臺北市：一葦文思, 漫遊者文
化出版：大雁文化發行, 2022.06
472面；19*26公分
ISBN 978-626-95513-2-3（平裝）

1.CST: 光療法 2.CST: 健康法 3.CST: 建築

418.9323　　　　　　　　111007982